"十四五"时期国家重点出版物出版专项规划项目

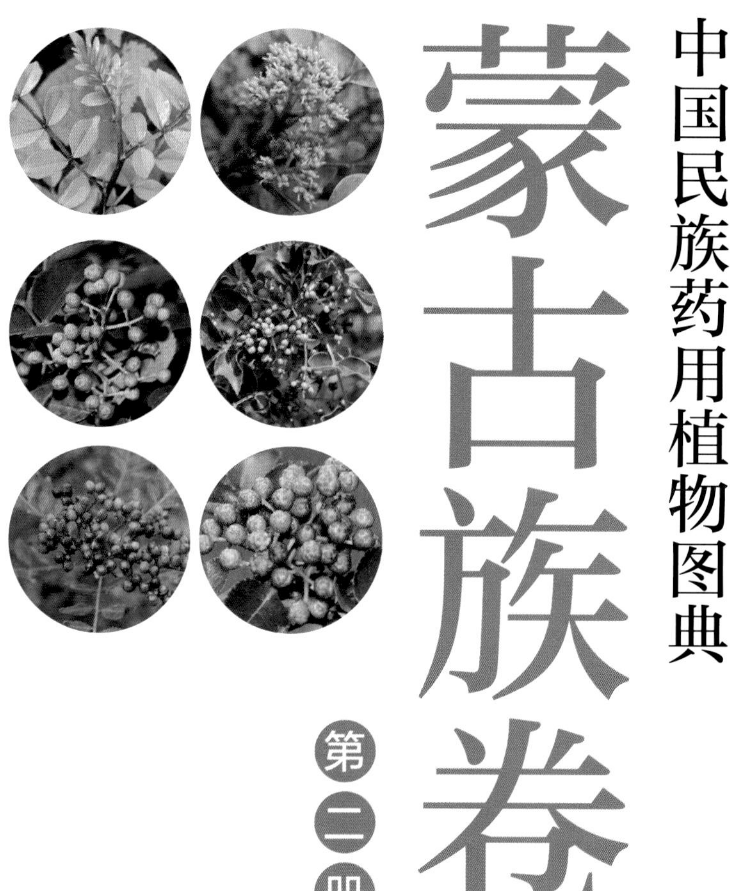

中国民族药用植物图典

蒙古族卷

第二册

总 主 编：肖培根　诸国本

主　　编：李其信　谢　宇　周重建

副 主 编：齐　菲　杨　芳　马　华　刘士勋　高楠楠　项　红　孙　玉　薛晓月

编　　委：马　楠　王　俊　王忆萍　王丽梅　王郁松　王梅红　卢　军　卢立东　田大虎　冯　倩　吕凤涛　刘　芳　刘　艳　刘士勋　刘卫华　刘立文　孙　宇　孙瑗琨　严　洁　李　惠　李远清　李俊勇　杨　帆　杨冬华　余海文　邹智峰　宋　伟　张　坤　张印辉　陈艳蕊　陈朝霞　罗建锋　郑小玲　赵白宇　赵卓君　段艳梅　饶　佳　秦　臻　耿赫兵　莫　愚　贾政芳　翁广云　郭春芳　黄　红　蒋思琪　程宜康　翟文慧　戴　峰　鞠玲霞　魏献波

图片摄影：周重建　谢　宇　裴　华　邬坤乾　袁井泉　孙骏威　谢　言　钟炯平　李　萍　夏云海

CNS K 湖南科学技术出版社 · 长沙

国家一级出版社　全国百佳图书出版单位

"十四五"时期国家重点出版物出版专项规划项目

《中国民族药用植物图典》丛书编委会

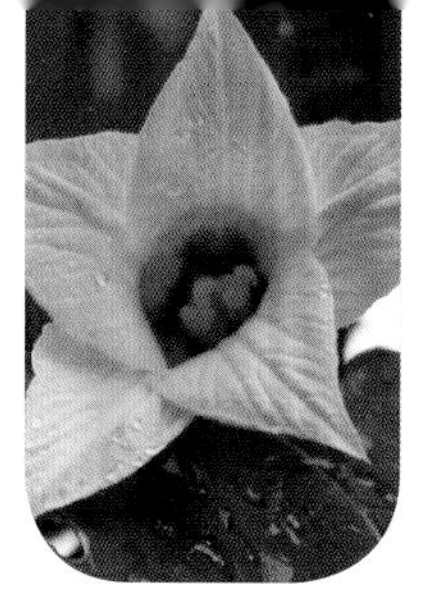

目录

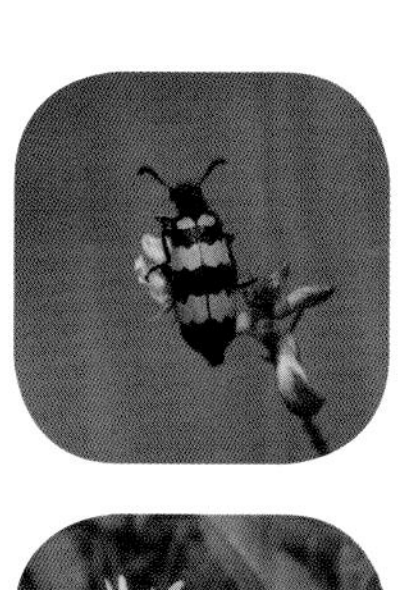
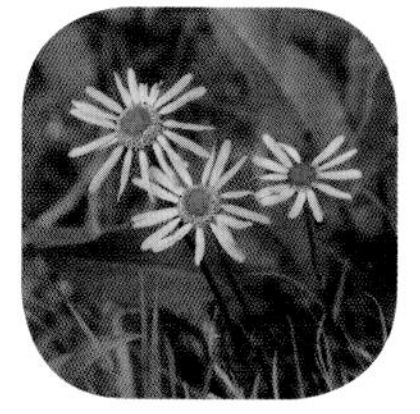
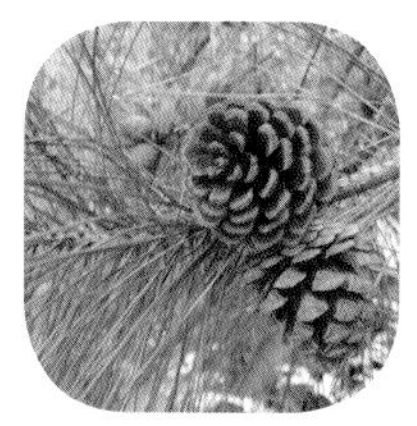
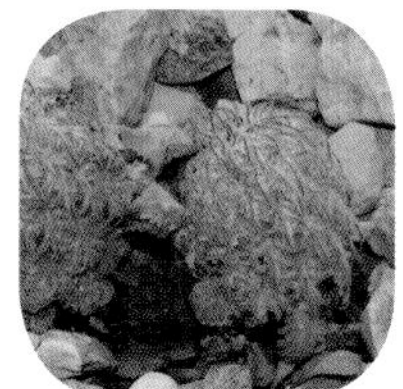

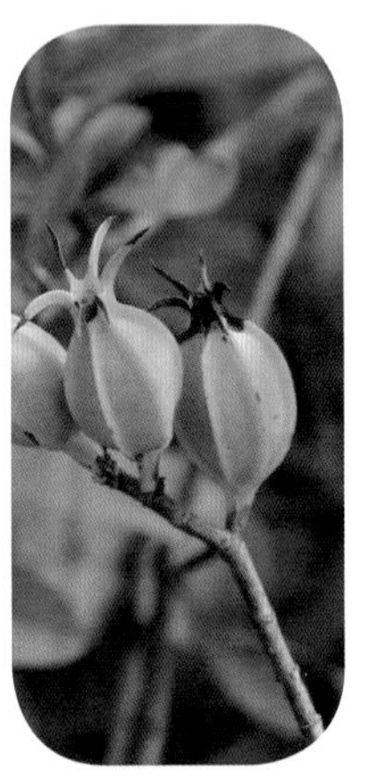

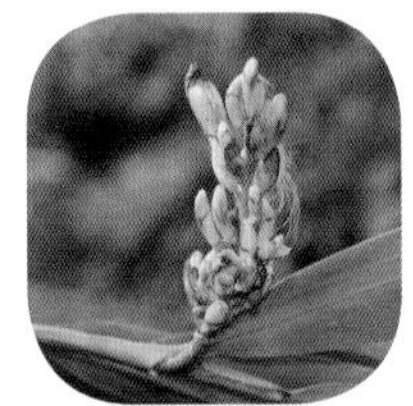

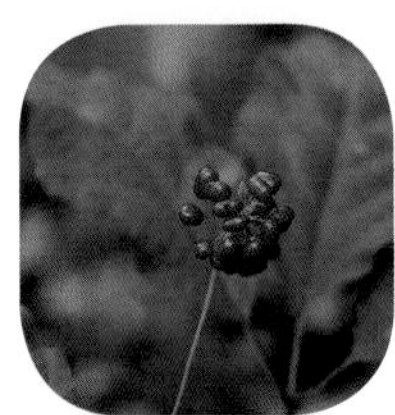

中国民族药用植物图典（第一辑）

蒙古族卷（第二册）

中国民族药用植物图典·苗族卷
中国民族药用植物图典·壮族卷
中国民族药用植物图典·藏族卷
中国民族药用植物图典·蒙古族卷
中国民族药用植物图典·水族卷
中国民族药用植物图典·维吾尔族卷

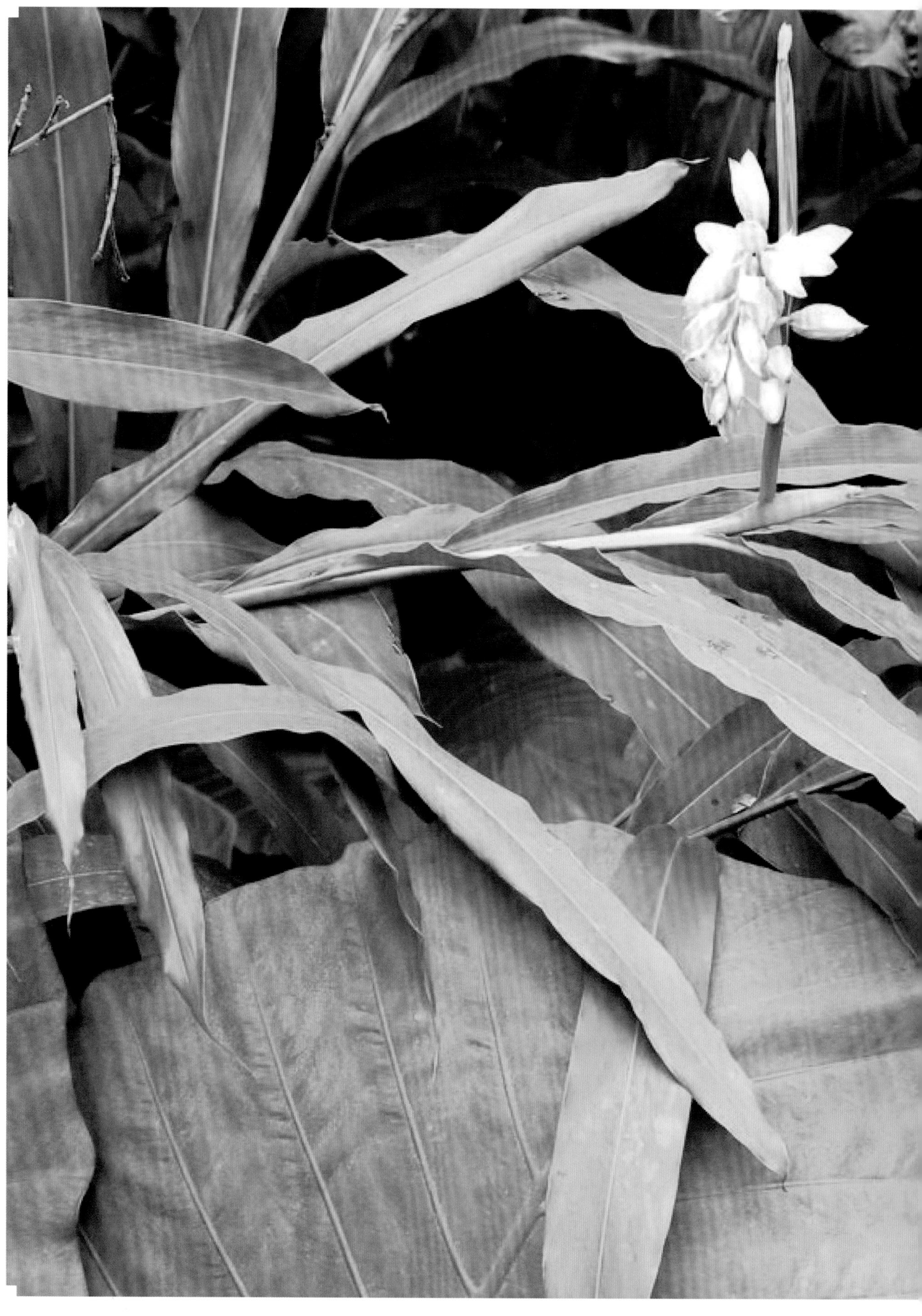

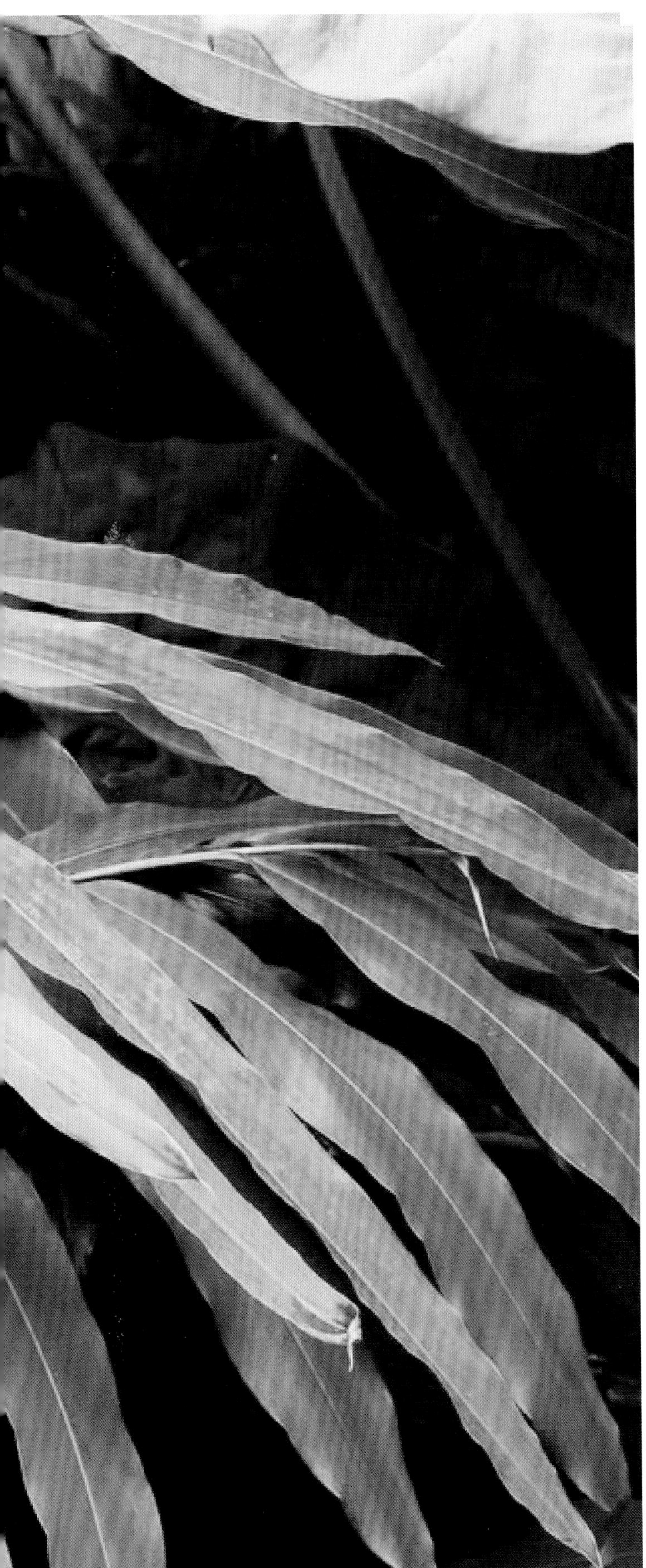

白豆蔻

【蒙药名】查干。

【别　名】额拉、思达尔日、白豆蔻仁、勃仁乃赛音。

【来　源】本品为姜科多年生草本植物白豆蔻 *Amomum kravanh* Pierre ex Gagnep. 的成熟果实。

【性味归经】味辛，性温。归肺、脾、胃经。

识别特征

多年生草本，株高 1.5 ~ 3.0 m，叶柄长 1.5 ~ 2.0 cm；叶片狭椭圆形或线状披针形，长 50 ~ 65 cm，宽 6 ~ 9 cm，先端渐尖，基部渐狭，有缘毛，两面无毛或仅在下面被极疏的粗毛；叶舌卵形，长 5 ~ 8 mm，外被粗毛。总状花序顶生，直立，长 20 ~ 30 cm，花序轴密被粗毛，小花梗长约 3 cm，小苞片乳白色，阔椭圆形，长约 3.5 cm，先端钝圆，基部联合；花萼钟状，白色，长 1.5 ~ 2.5 cm，先端有不规则 3 钝齿，一侧深裂，外被毛；花冠白色，花冠管长约 8 mm，裂片 3，长圆形，上方裂片较大，长约 3.5 cm，宽约 3.0 cm，先端 2 浅裂，边缘具缺刻，前部具红色或红黑色条纹，后部具淡紫红色斑点；侧生退化雄蕊披针形，长 4 mm 或有时不存；雄蕊 1，长 2.2 ~ 2.5 cm，花药椭圆形，药隔背面被腺毛，花丝扁平，长约 1.5 cm；子房卵圆形，下位，密被淡黄色绢毛。蒴果近圆形，直径约 3 cm，外被粗毛，熟时黄色。花期 4—6 月，果期 6—8 月。

生境分布

生长于山沟阴湿处，我国多栽培于树阴下。分布于泰国、柬埔寨、越南，我国云南、广东、广西等省区也有栽培。按产地不同，分为原豆蔻和印尼白蔻。

采收加工

秋季采收，晒干生用，用时捣碎。

药材鉴别

本品呈球形，直径约 1.5 cm，白色或淡黄棕色，略具钝 3 棱，有 7 ~ 9 条槽及许多纵线，顶端及基部有黄色茸毛。果皮薄，木质，易开裂，易散碎。

功效主治

化湿行气，温中止呕。本品辛温以化湿行气，归脾胃温中焦，中焦和、胃气行而呕吐可止，故有化湿行气、温中止呕之功。

用法用量

内服：3 ~ 6 g，煎服。

民族药方

1．肾寒腰痛，肾结石，膀胱结石，尿闭　白豆蔻 25 g，干姜、荜茇、硇砂、冬葵果、蒲桃子、大托叶云实各 10 g，麝香 2.5 g，螃蟹 40 g，芒果核 5 g。制成散剂，温开水送服，每次 1.5 ~ 3.0 g，每日 1 ~ 2 次。

2．肾赫依、心赫依病，腰腿酸痛，白带过多　白豆蔻 150 g，黄精、佛手参、天冬、肉豆蔻、丁香、沉香各 25 g。制成散剂，温开水送服，每次 1.5 ~ 3.0 g，每日 1 ~ 3 次。

3．消化不良，胃火衰退　白豆蔻、肉桂各 5 g，全石榴 25 g，荜茇 8.5 g。制成散剂，温开水送服，每次 1.5 ~ 3.0 g，每日 1 ~ 2 次。

4．消化不良，口臭　白豆蔻 1 g。分数次含于口中，缓缓咀嚼，既助消化，又除口臭。

5．胃腹胀满，呕吐　白豆蔻 3 g，藿香、生姜各 6 g，半夏、陈皮各 4.5 g。水煎服。

6．食管癌　白豆蔻、砂仁各 2 g，荷叶半张。荷叶洗净，切碎，与洗净的白豆蔻、砂仁同放入砂锅中，加足量水，大火煮沸，改用小火煨煮 20 分钟，用洁净纱布过滤，取汁。代茶，每日分 2 次服用。服时，视需要可温服。

7．胃寒作吐及作痛者　白豆蔻 9 g。研为细末，酒送下。

8．产后呃逆　白豆蔻、丁香各 19 g。研细，桃仁汤服 3.7 g，少顷再服。

使用注意

本品以入散剂为宜。若入煎剂，宜后下。

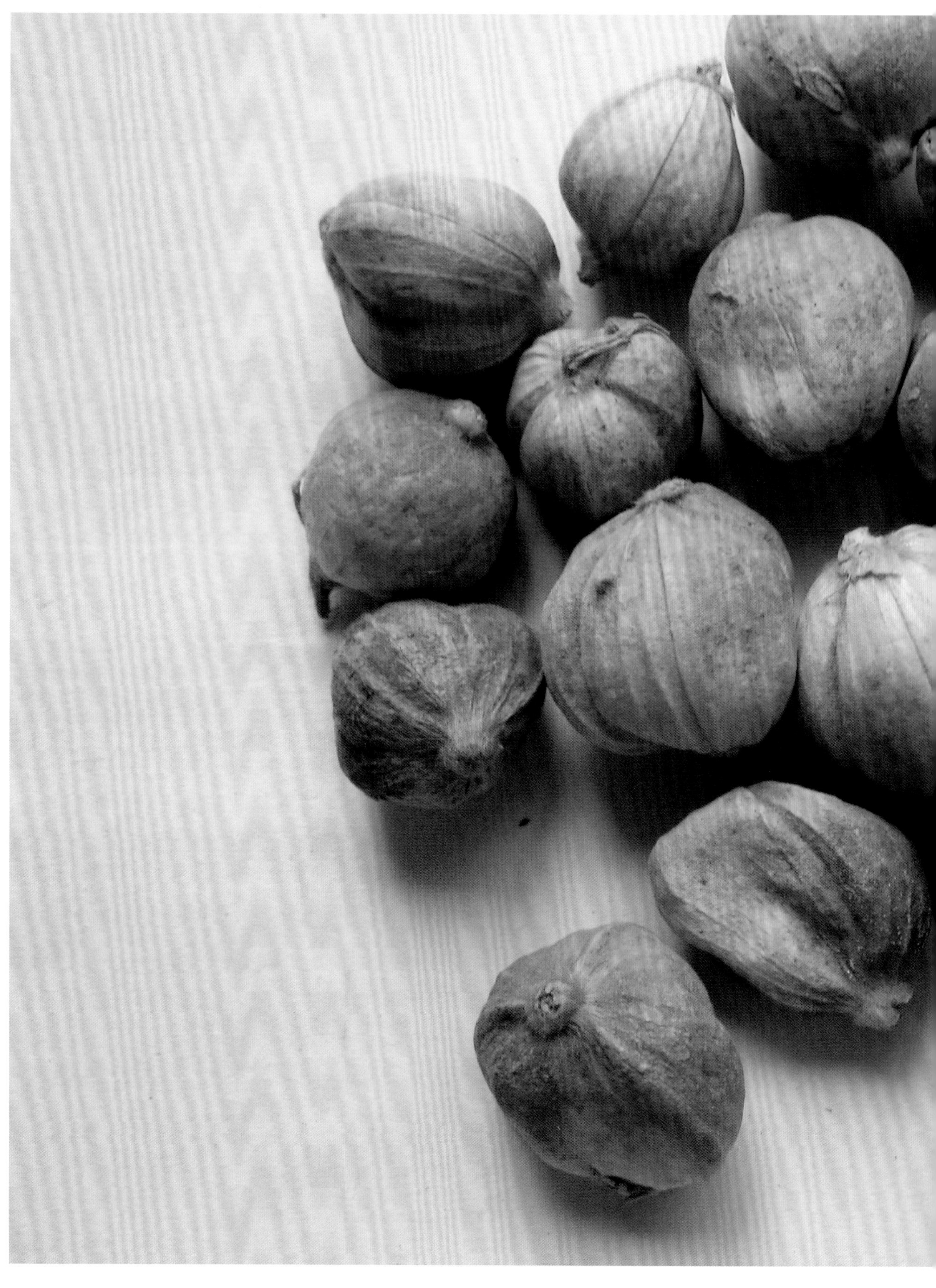

白豆蔻

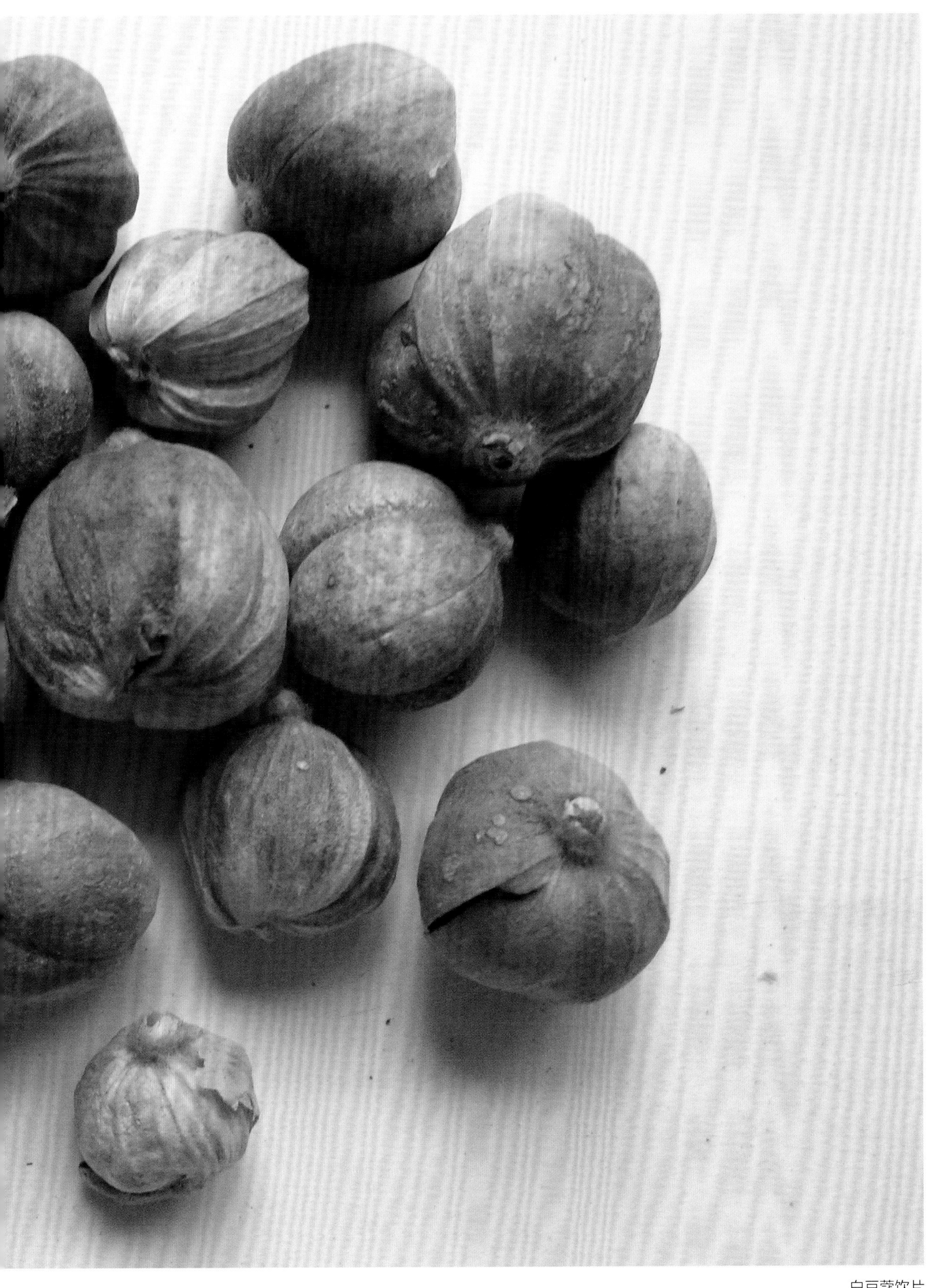

白豆蔻饮片

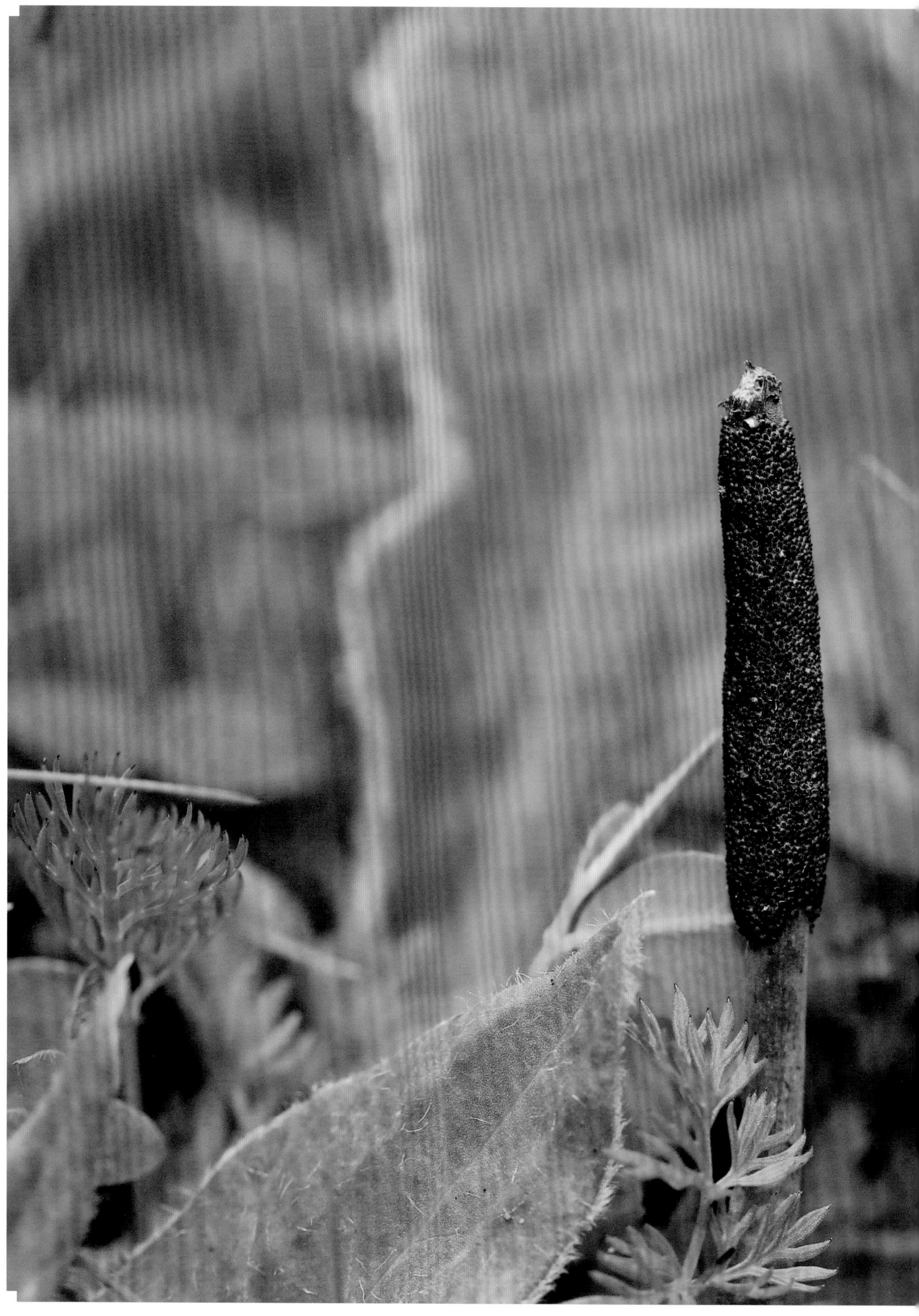

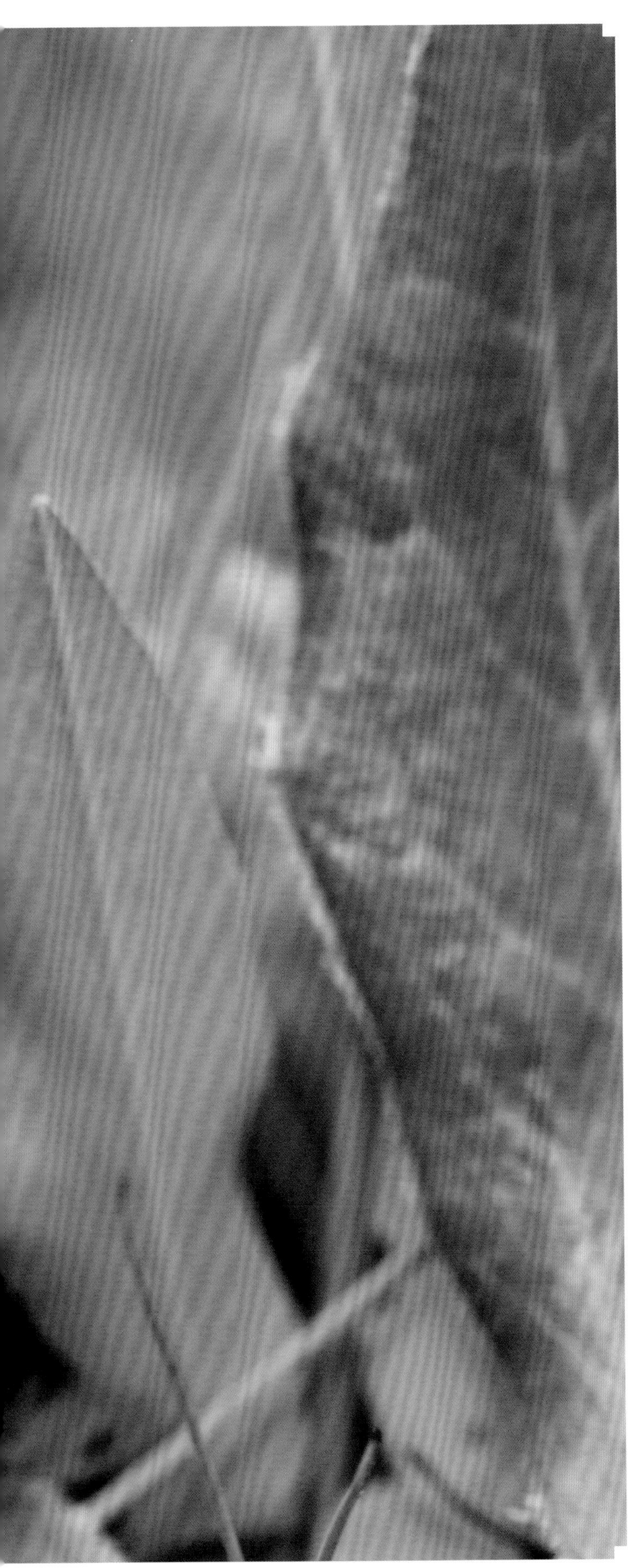

冬虫夏草

【蒙药名】浩如海。

【别　名】虫草、冬虫草、叶日萨贡布。

【来　源】本品为麦角菌科真菌冬虫夏草菌 *Cordyceps sinensis*（Berk.）Sacc. 寄生于蝙蝠蛾科昆虫幼虫上的子座及幼虫尸体的复合体。

【性味归经】味甘，性平。归肺、肾经。

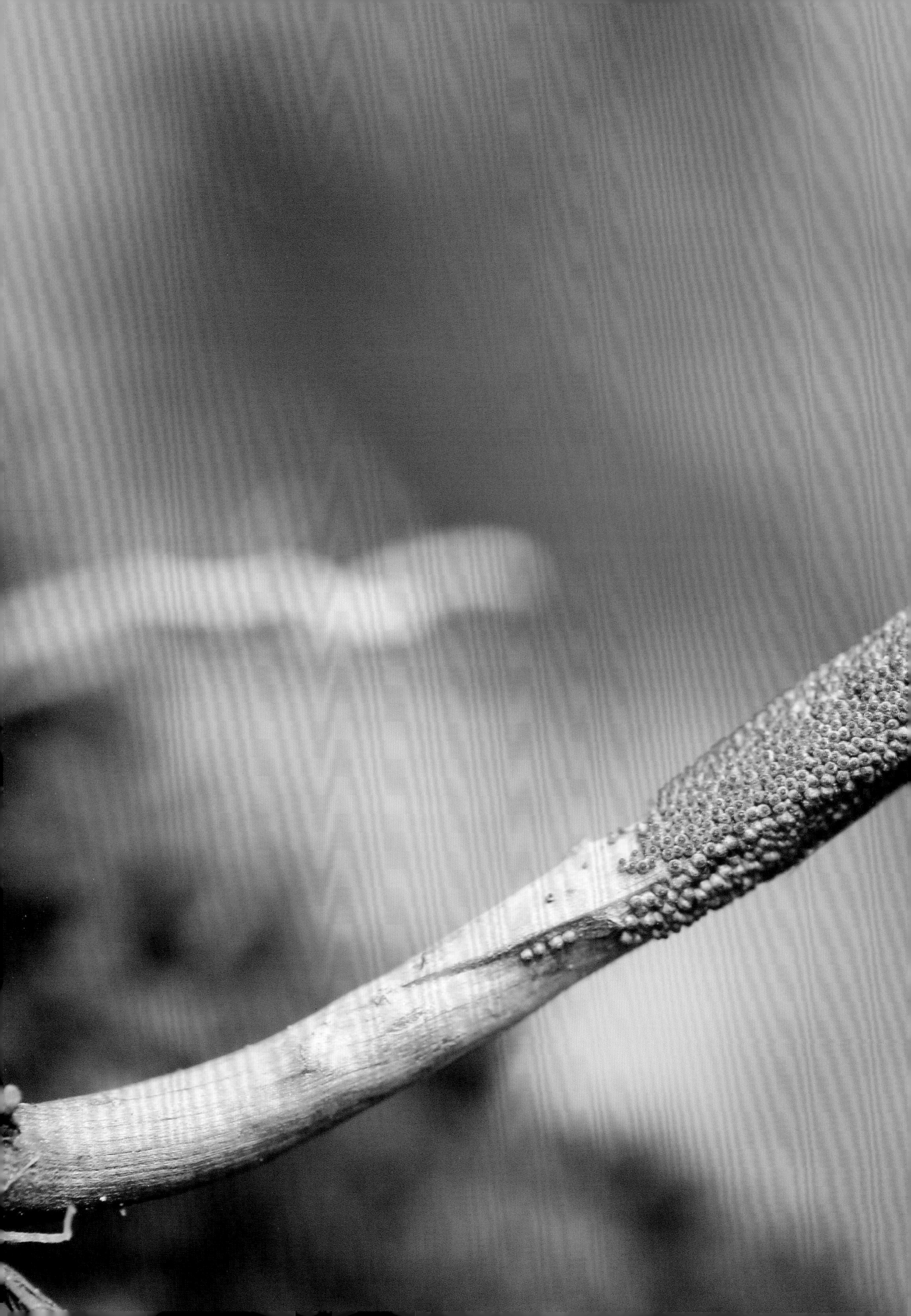

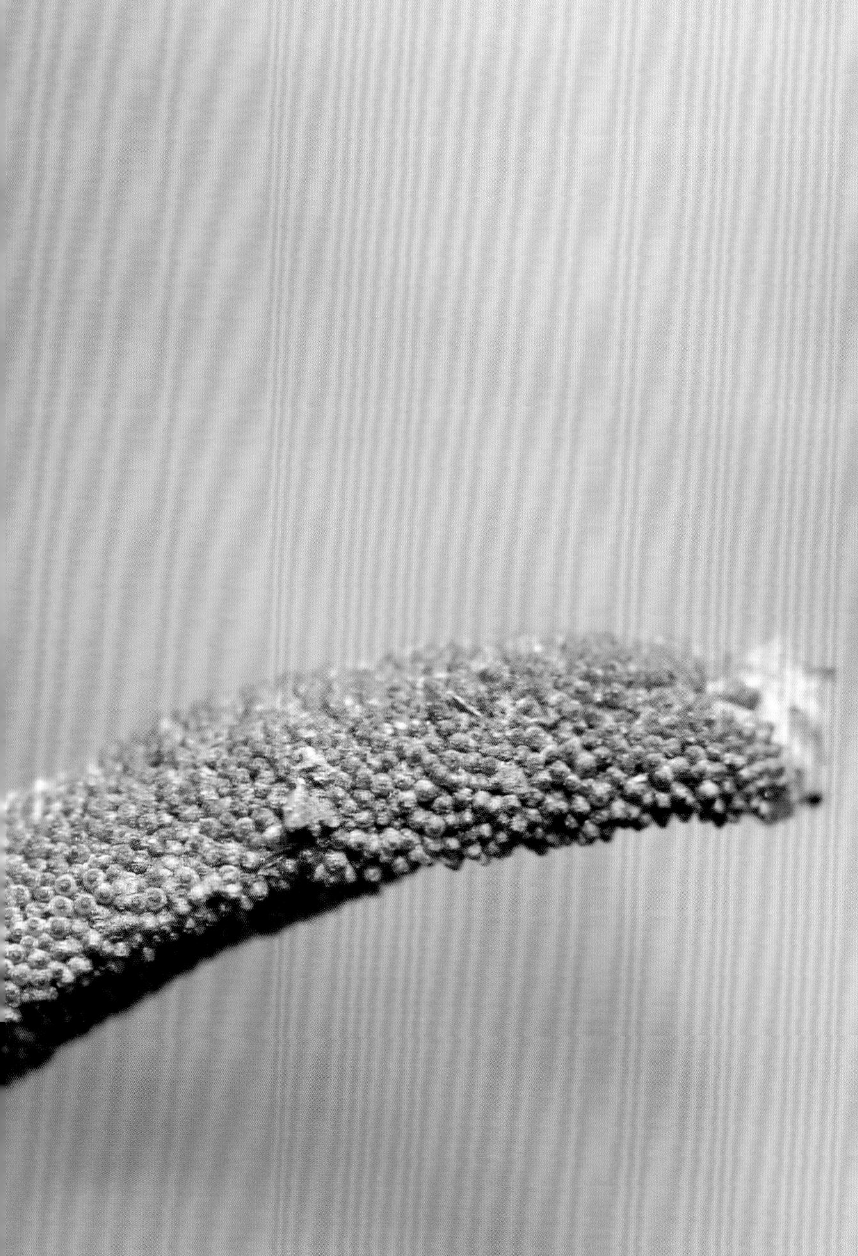

冬虫夏草

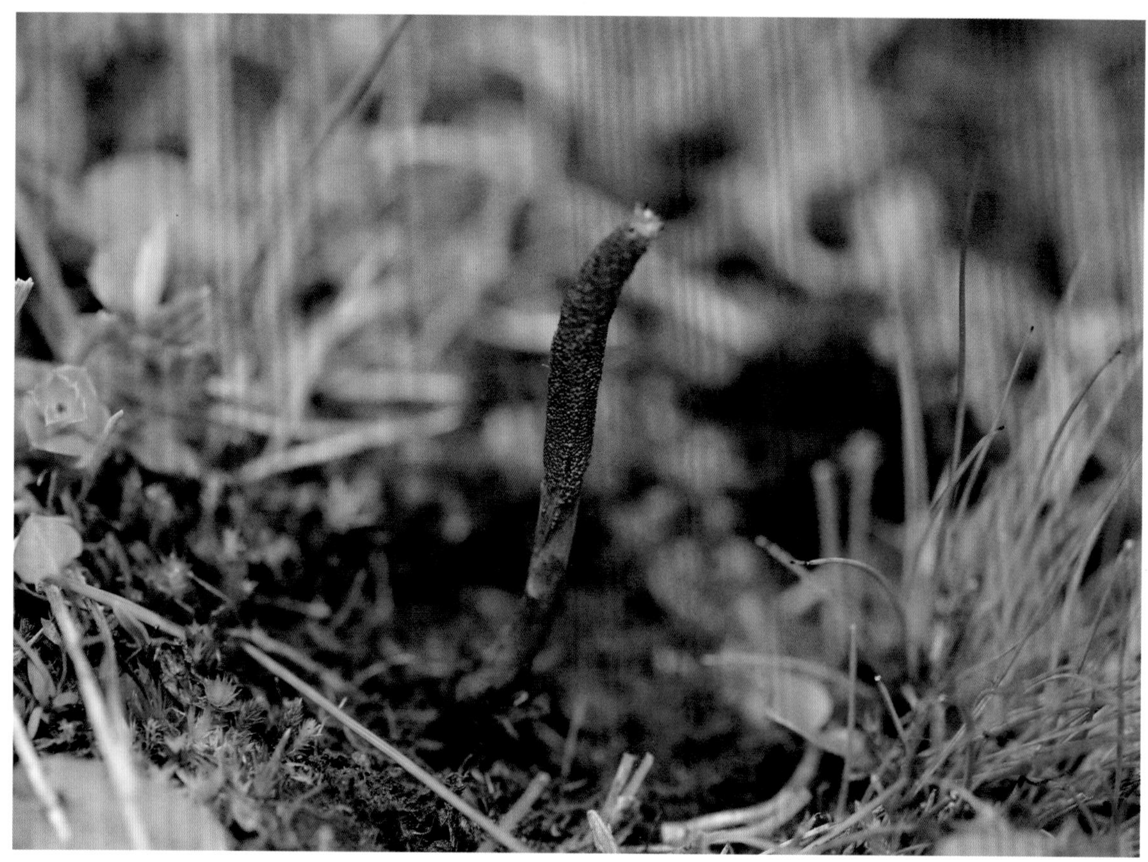

冬虫夏草

识别特征

冬虫夏草菌子囊菌之子座出自寄主幼虫的头部，单生，细长如棒球棍状，长 4 ~ 11 cm。上部为子座头部，稍膨大，呈圆柱形，褐色，密生多数子囊壳。子囊壳大部分陷入子座中，先端突出于子座之外，卵形或椭圆形；每一子囊壳内有多数细长的子囊，每一子囊内有 8 个具有隔膜的子囊孢子，一般只有 2 个成活，线形。寄主为鳞翅目、鞘翅目等昆虫的幼虫，冬季菌丝侵入蛰居于土中的幼虫体内，使虫体充满菌丝而死亡。夏季长出子座。

生境分布

分布于海拔 3000 ~ 4500 m 的高山草甸区。分布于四川、青海、西藏等省区。云南、甘肃、贵州也有分布。

采收加工

夏初子座出土，孢子未发散时挖取，晒至六七成干，除去似纤维状的附着物及杂质，晒干或低温干燥。

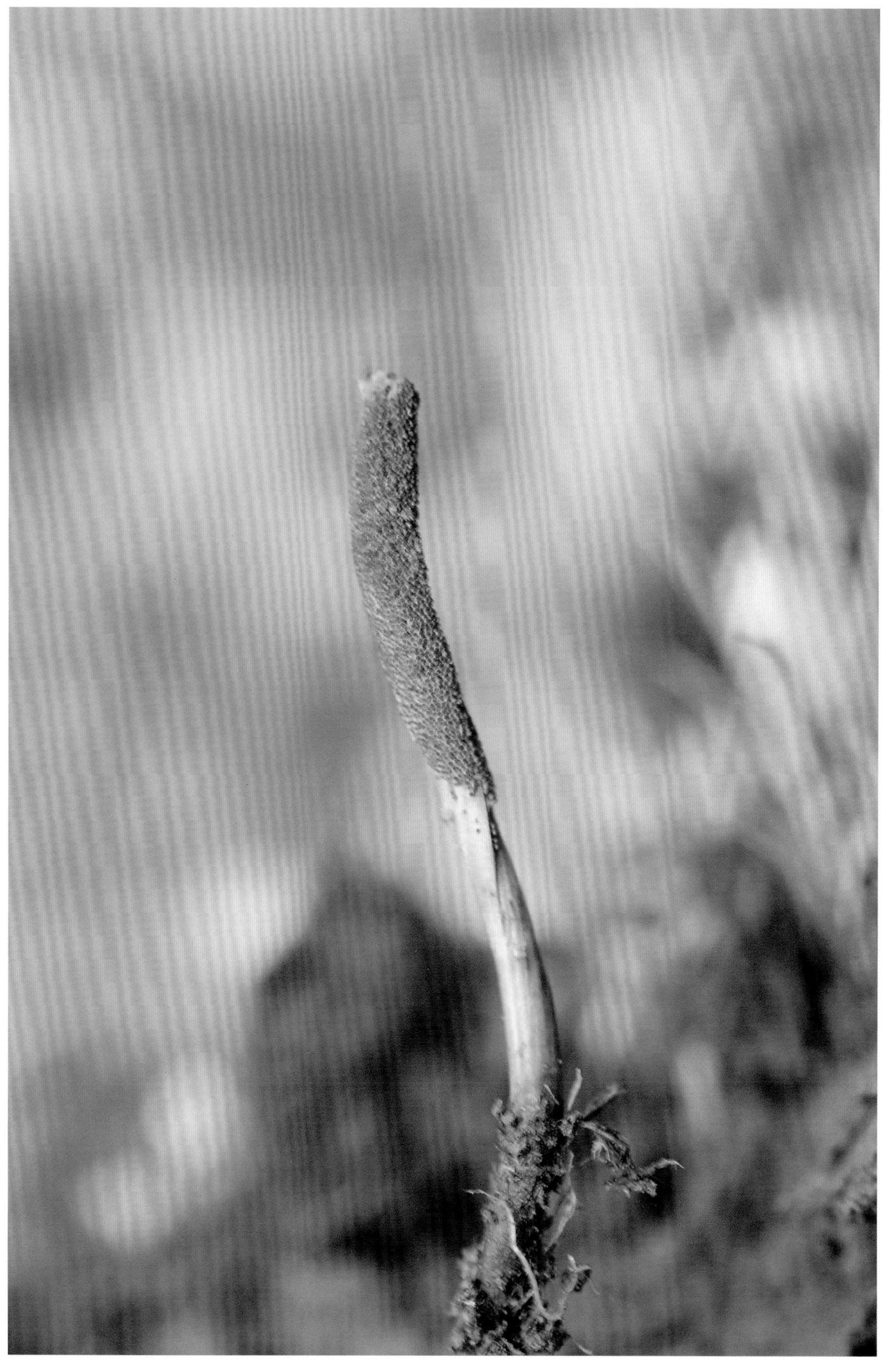

冬虫夏草

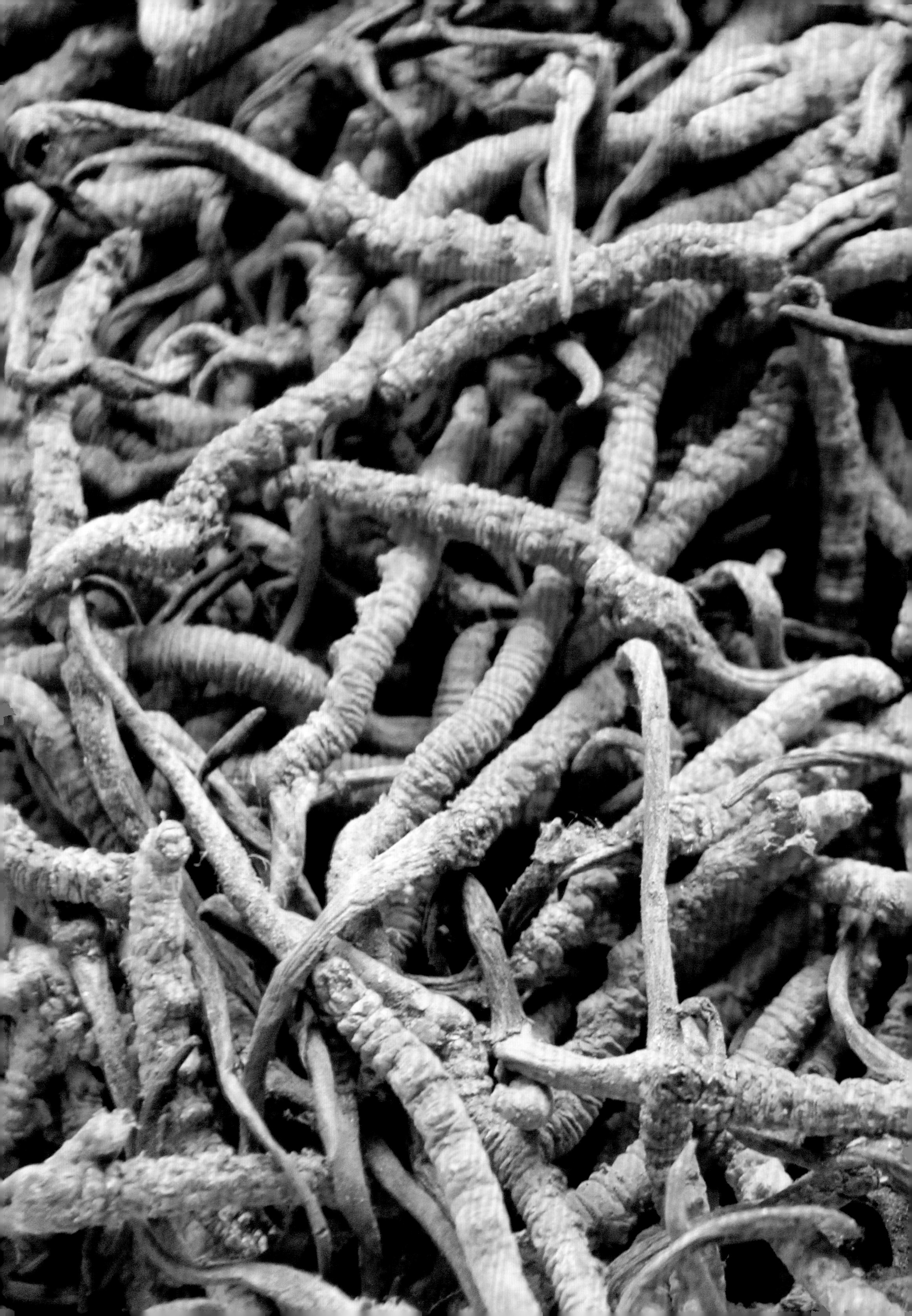

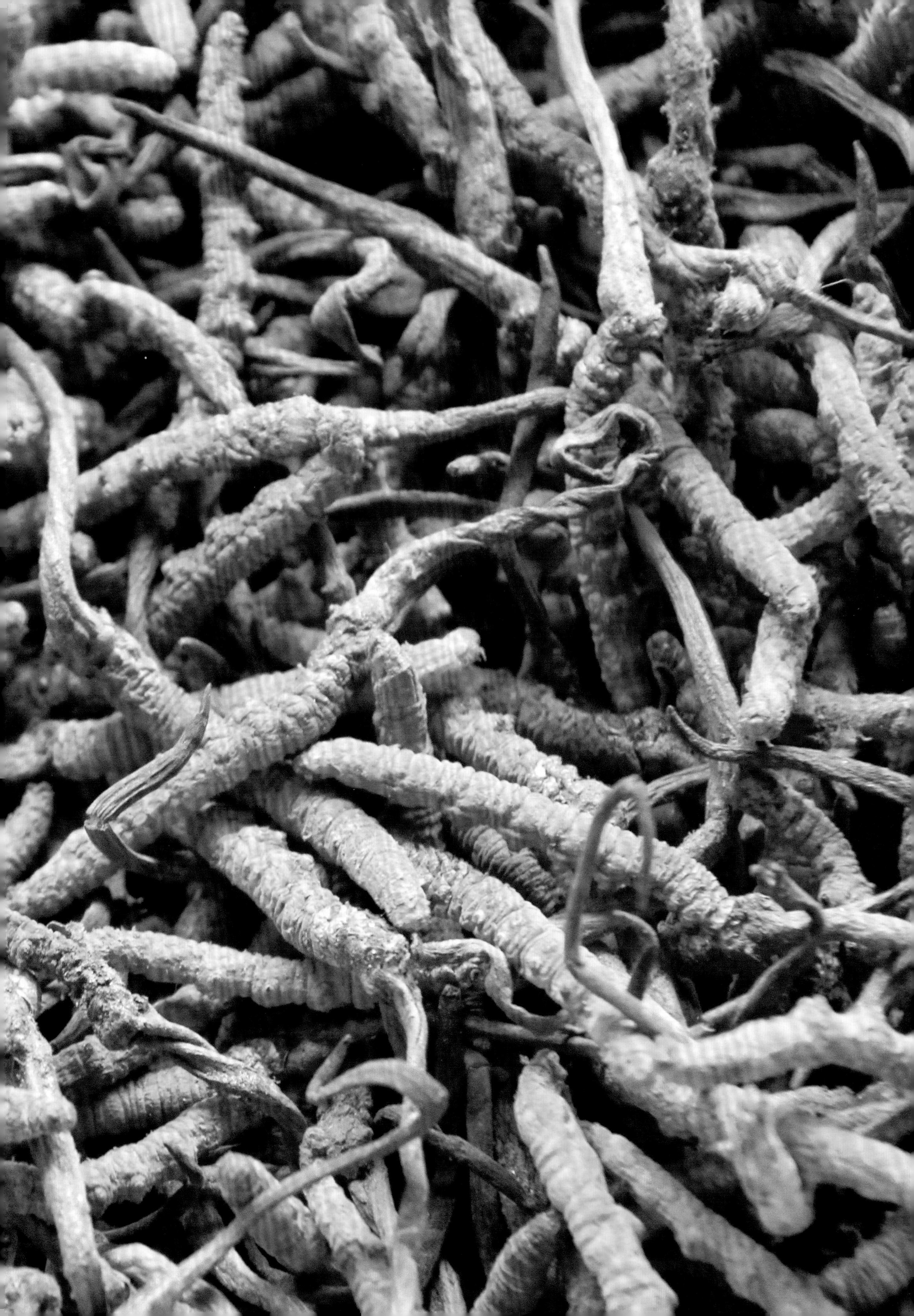

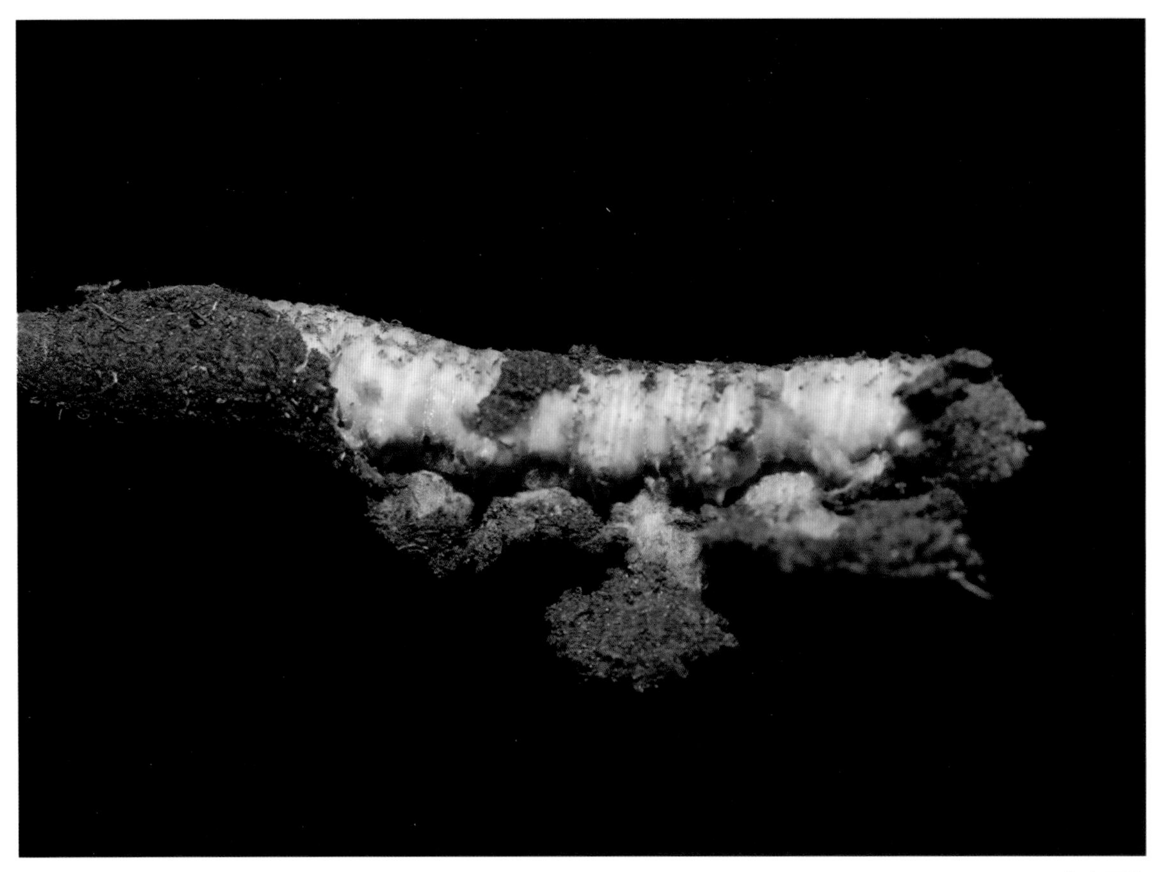

冬虫夏草

药材鉴别

本品由虫体及从虫体头部长出的真菌子座相连而成。虫体似蚕，外表皮深黄色至黄棕色。质脆易断，断面略平坦，淡黄白色。气微腥，味微苦。

功效主治

补肾助阳，补肺益阴，止血化痰。本品甘、平，归肾经补肾助阳，归肺经又可养肺阴，还可止血、化痰，为平补阴阳之品。药力和缓，也为病后体虚调补佳品。近年来食疗、药膳、保健饮品也多采用。

用法用量

内服：5 ~ 10 g，煎汤；或入丸、散，研末 1.5 ~ 3.0 g。

民族药方

1. 肺结核咳嗽、咯血、老年虚喘　冬虫夏草30 g，贝母15 g，百合12 g。水煎服。

2．肾虚腰痛　冬虫夏草、枸杞子各 30 g，黄酒 1000 ml。浸泡 7 日，每次 1 小盅，每日 2 次。

3．阳痿，遗精　冬虫夏草 3 ~ 9 g，枸杞子、山药、山茱萸各 10 g。水煎服，每日 1 剂。

4．阳痿，遗精，自汗盗汗，胃寒怕冷　冬虫夏草 10 g，公鸡 1 只。炖熟，分次食用。

5．女性尖锐湿疣　冬虫夏草9 g，黄芪、土茯苓各30 g，紫草根、蒲公英、蜂房、赤芍、板蓝根各 20 g，败酱草 15 g，蜈蚣 2 条，甘草 6 g。水煎取药汁，每日 1 剂，分 2 次服。

6．妇女赫依滞血瘀，体虚乏力，浮肿，关节腰膝疼痛　冬虫夏草、硼砂（制）、丁香各5 g，益母草40 g，诃子、赤爬子、沙棘各25 g，五灵脂、木香、刺柏叶、山柰、红花各 15 g，鹿茸、土木香、小白蒿各 10 g，朱砂 2.5 g，熊胆、牛黄各 1.5 g。制成丸剂，温开水送服，每次 1.5 ~ 3.0 g，每日 1 ~ 2 次。

使用注意

有表邪者慎用。

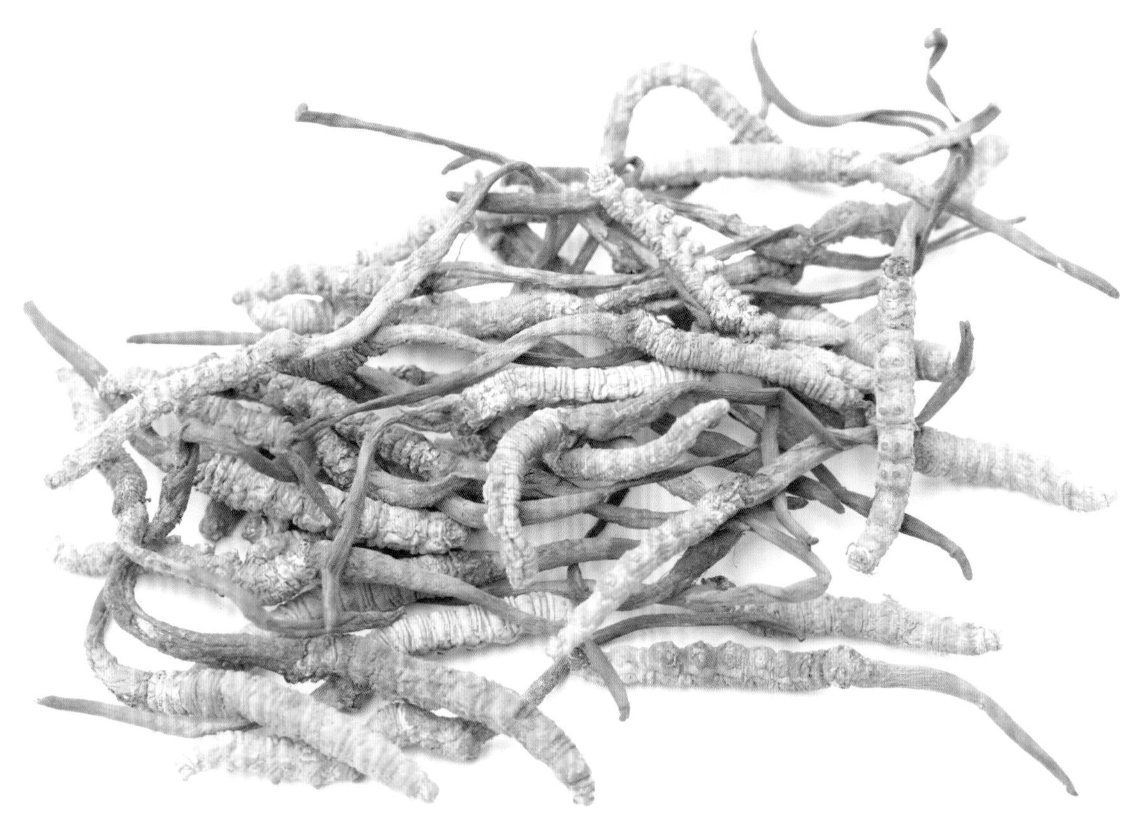

冬虫夏草药材

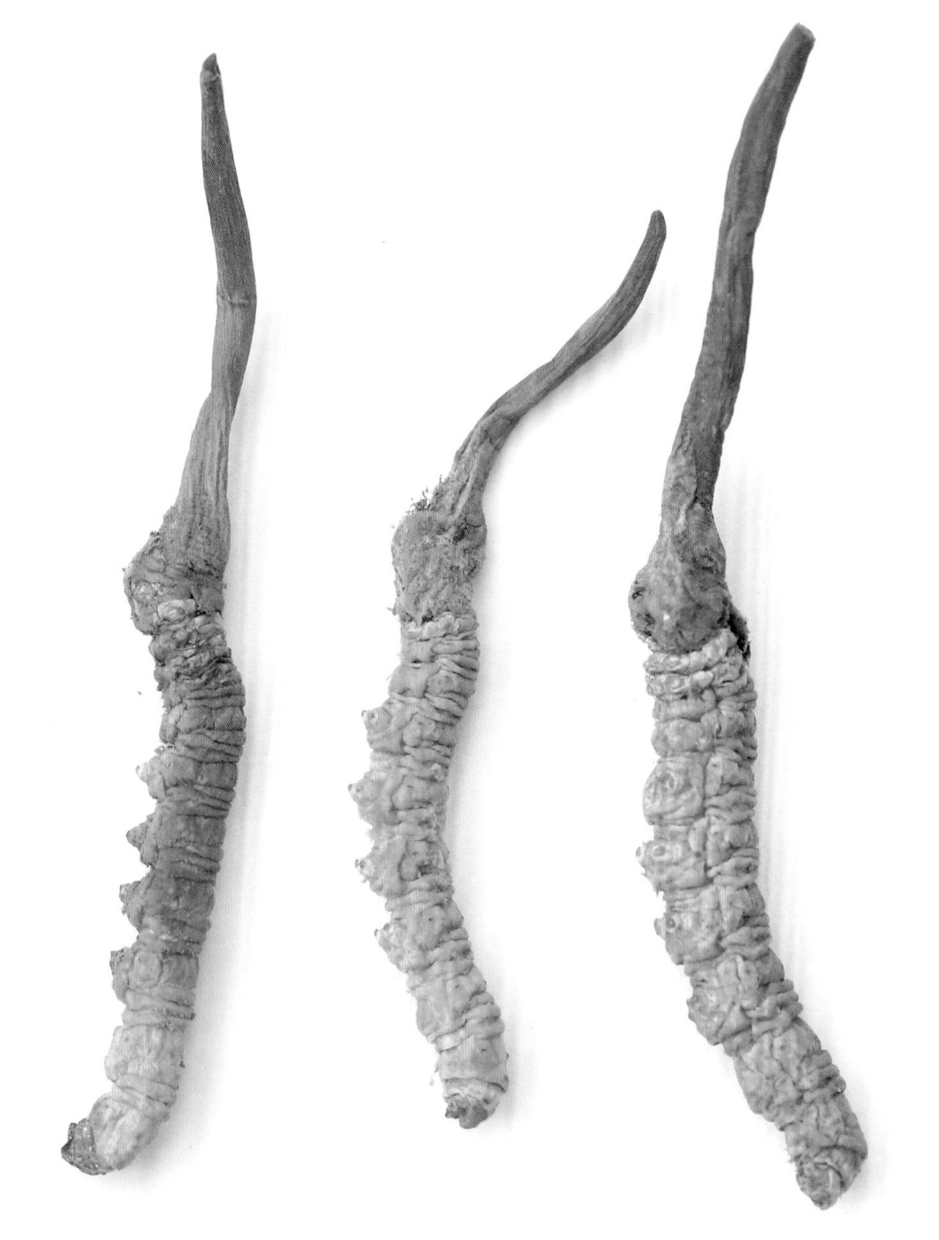

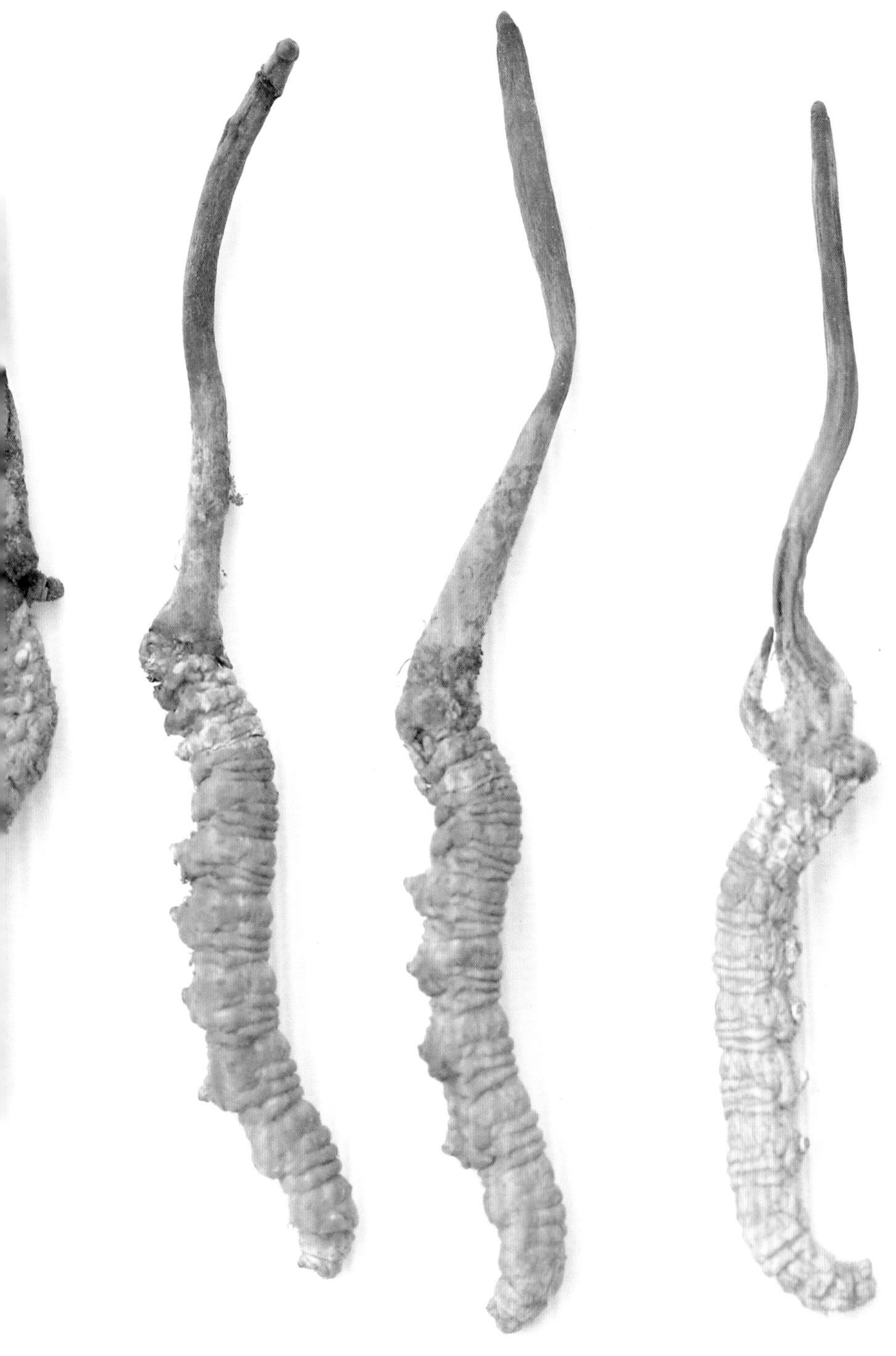

冬虫夏草饮片

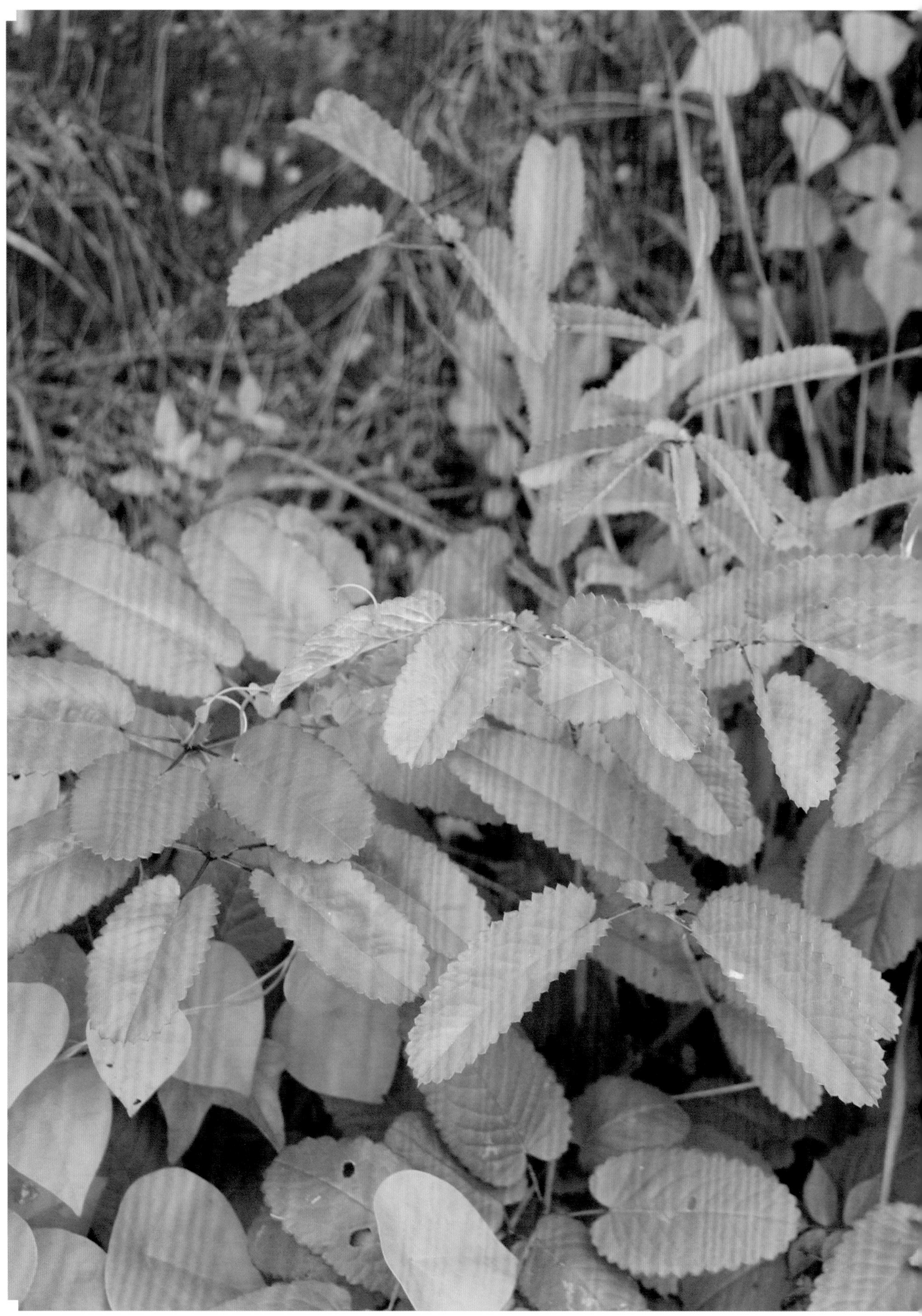

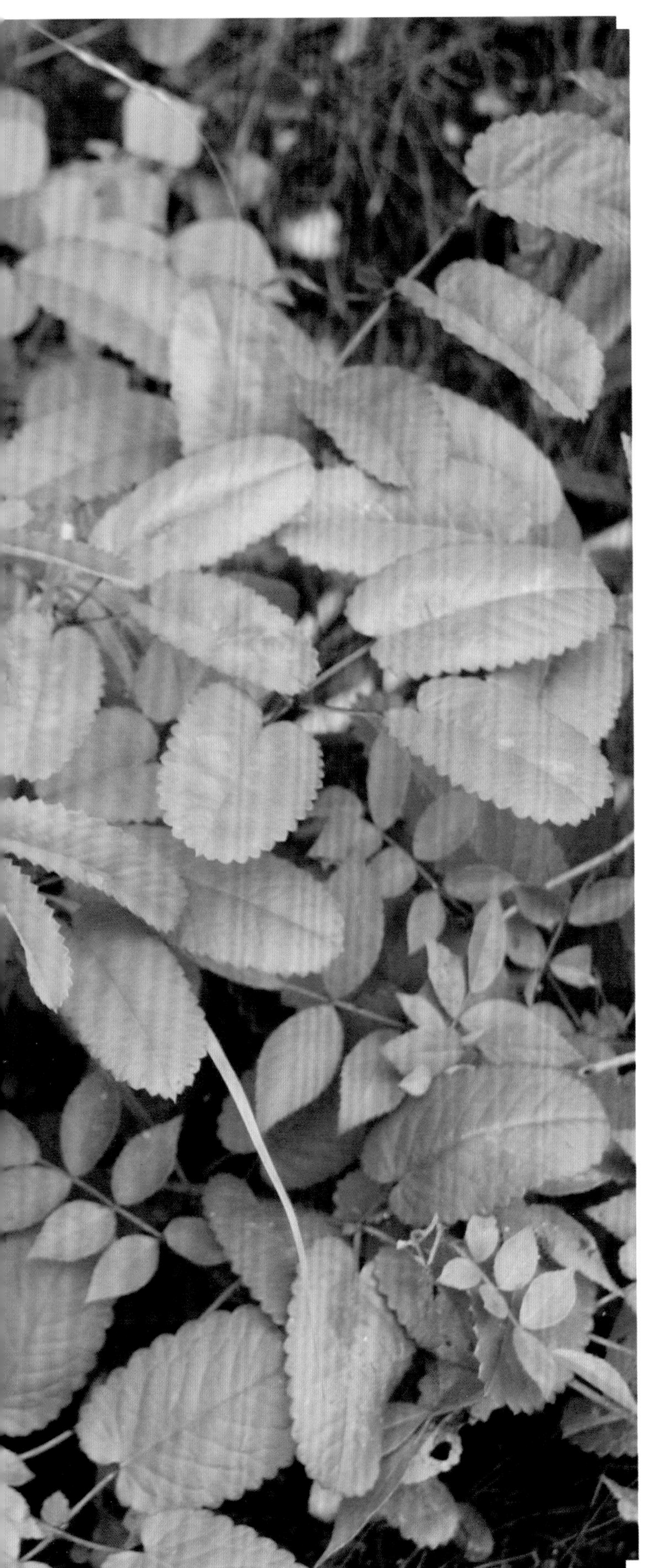

地榆

【蒙药名】呼仍。

【别　名】苏敦柴、枣儿红、红绣球、楚冲瓦、一枝箭、马猴枣。

【来　源】本品为蔷薇科植物地榆 *Sanguisorba officinalis* L. 的根。

【性味归经】味酸、苦，性寒。归热经。

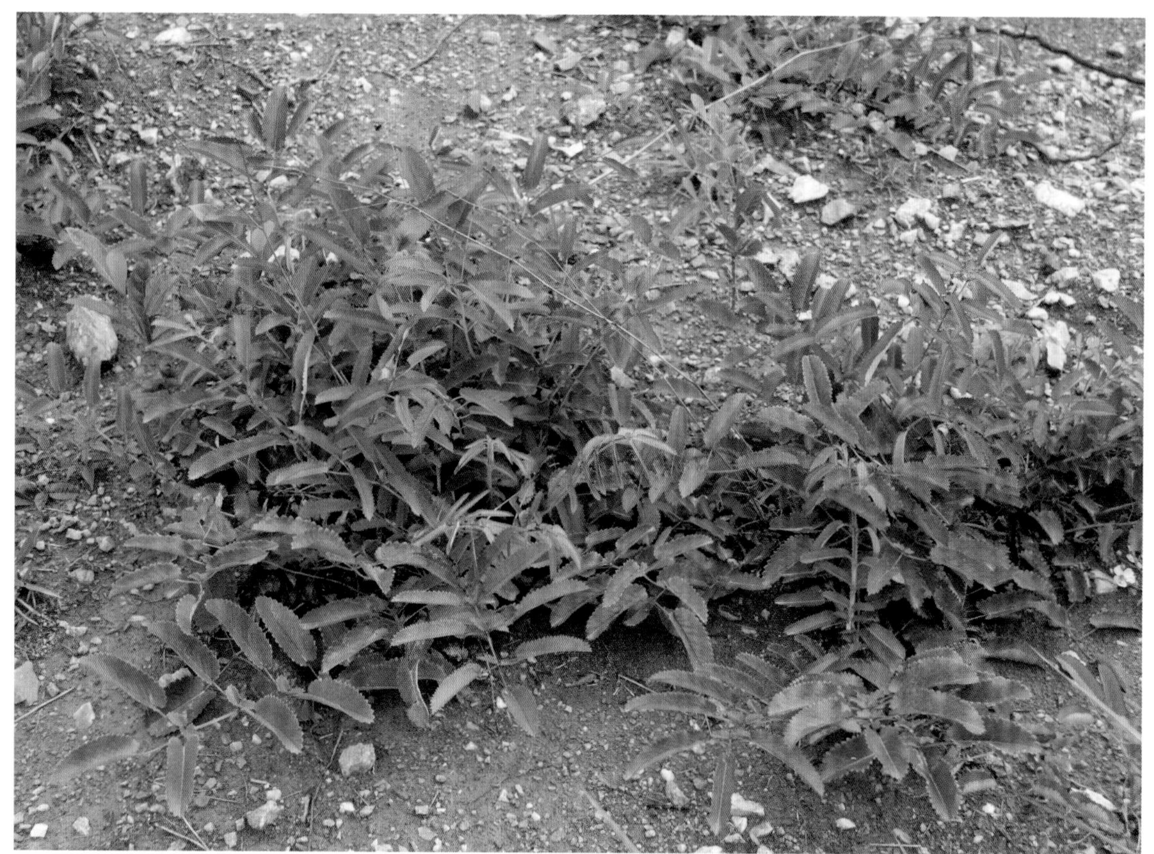

地榆

识别特征

多年生草本植物。根多呈纺锤形，表面棕褐色或紫褐色，有纵皱纹及横裂纹。茎直立，有棱，无毛或基部有稀疏腺毛。羽状复叶，基生叶小叶 4 ~ 6 对；叶柄无毛或有疏腺毛；小叶片有短柄；卵形或长圆形，长 1 ~ 7 cm，宽 0.5 ~ 3.0 cm，先端圆钝，稀急尖，基部心形至浅心形，边缘有多数粗大、圆钝的锯齿，两面无毛；基生托叶膜质，褐色；茎生叶较少，小叶片长圆形至长圆状披针形，狭长，先端急尖，基部微心形至圆形，茎生叶托叶大，草质，半卵形，外侧边缘有尖锐锯齿。穗状花序椭圆形、圆柱形或卵球形，直立，长 1 ~ 3（~ 4）cm，直径 0.5 ~ 1.0 cm，紫色至暗紫色，从花序顶端向下开放；苞片 2，膜质，披针形，先端渐尖至骤尖，比萼片短或近等长，背面及边缘有柔毛；萼片 4，椭圆形至宽卵形，先端常具短尖头，紫红色；雄蕊 4，花丝丝状与萼片近等长，柱头先端盘形。瘦果包藏在宿存萼筒内，倒卵状长圆形或近圆形，外面有 4 棱。花期 7—10 月，果期 9—11 月。

生境分布

生长于海拔 30 ~ 3000 m 的草原、草甸、山坡草地、灌木丛中或疏林下。分布于东北、华北、西北、华东、中南及西南各地。

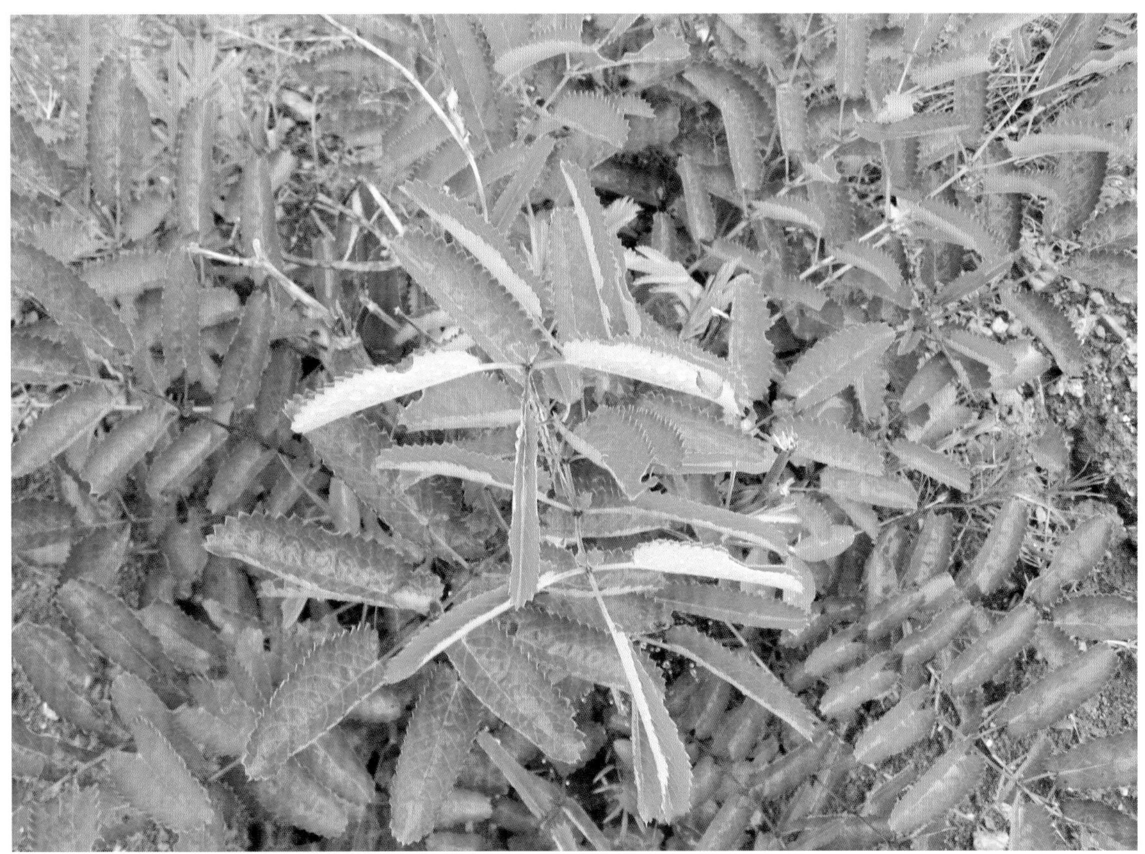

地榆

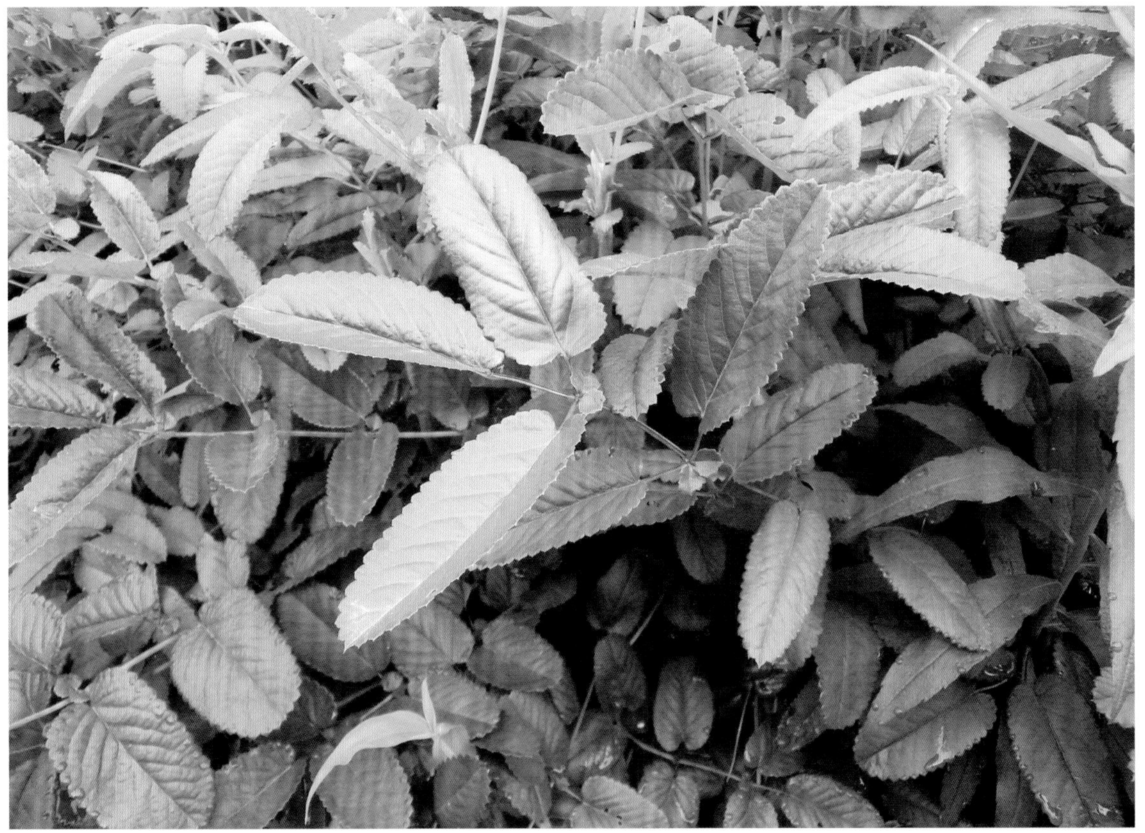

地榆

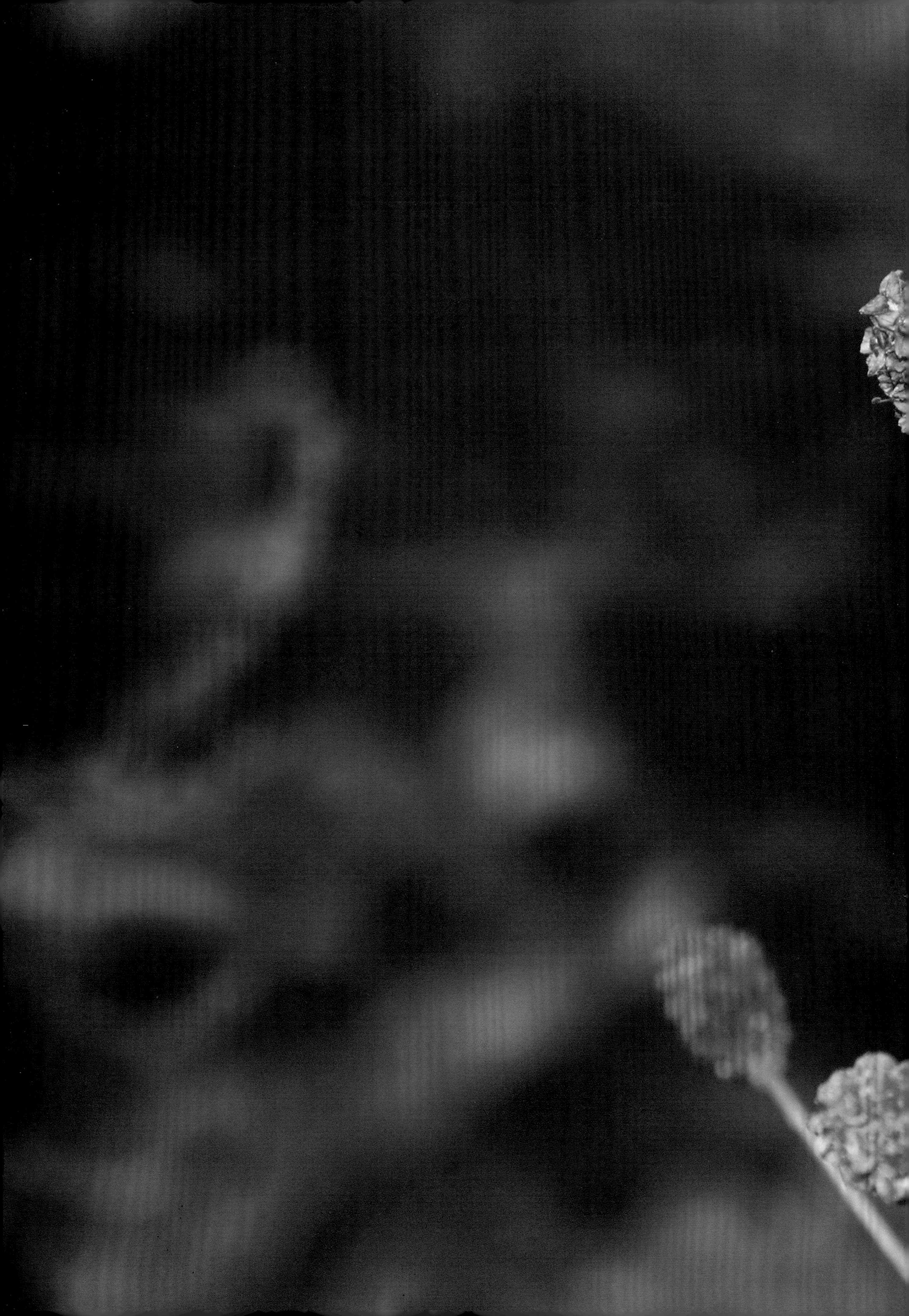

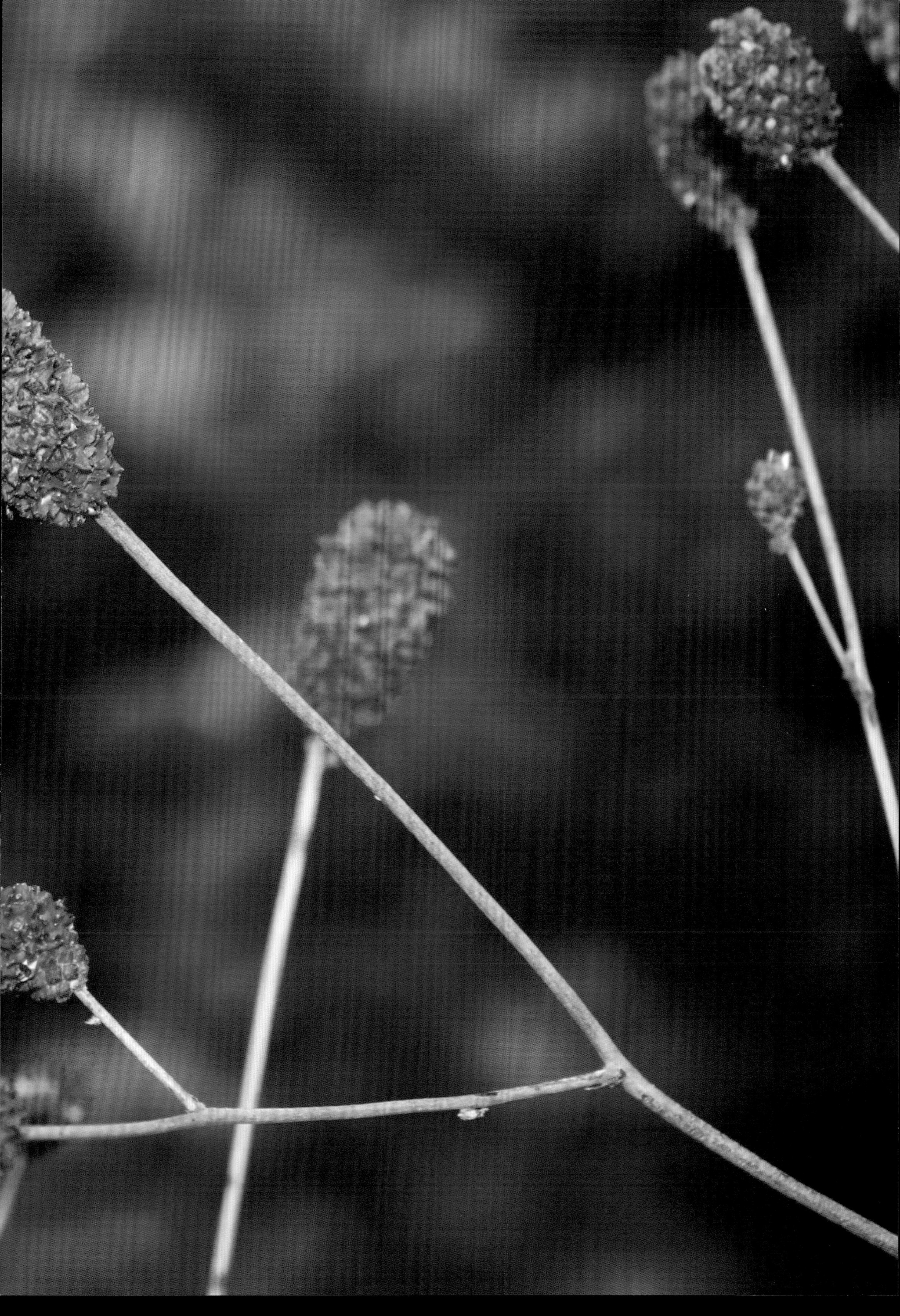

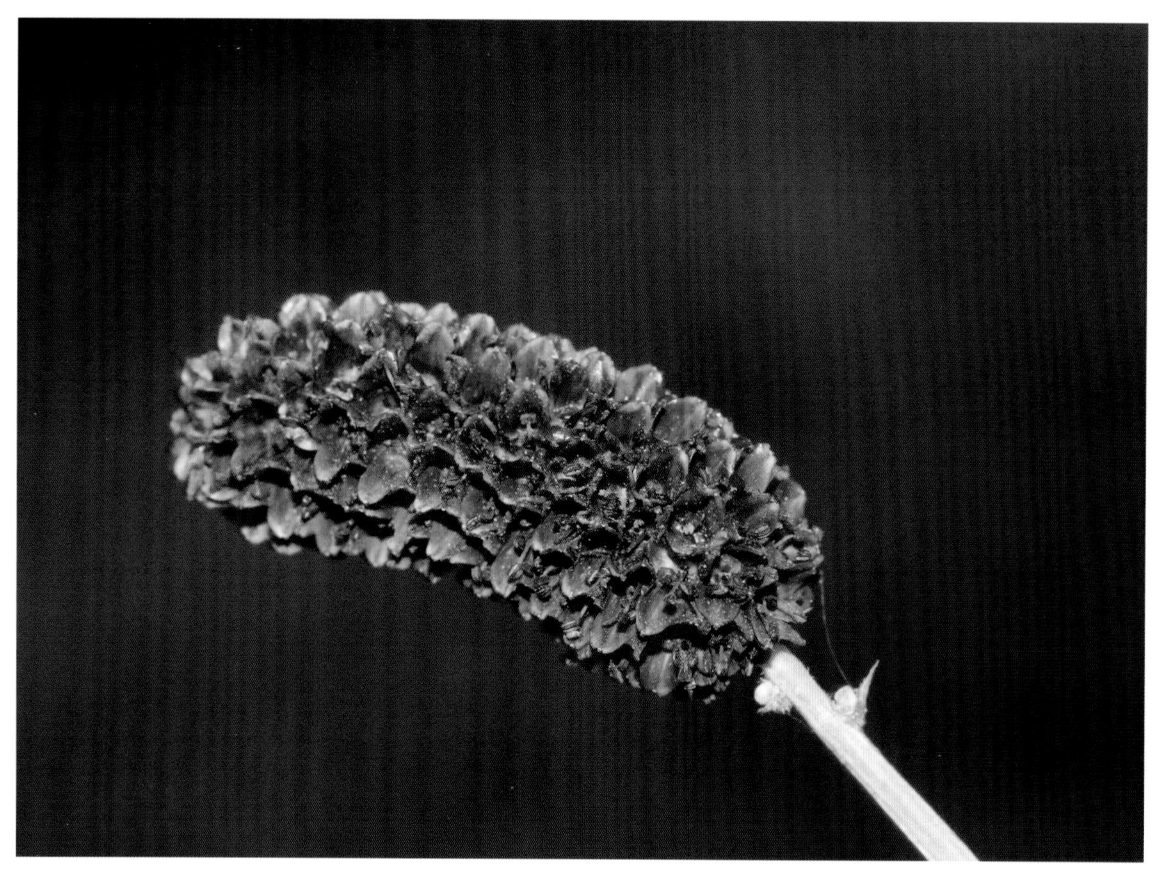

地榆花

采收加工

春、秋二季采挖，除去地上茎叶，洗净，晒干。

药材鉴别

根圆柱形，略扭曲状弯曲，长 18 ~ 22 cm，直径 0.5 ~ 2.0 cm。有时可见侧生支根或支根痕。表面棕褐色，具明显纵皱纹。质坚，稍脆，折断面平整，略具粉质。横断面形成层环明显，皮部淡黄色，木部棕黄色或带粉红色，呈放射状排列。气微，味微苦涩。

功效主治

凉血止血，清热解毒，消肿敛疮。主治吐血、咯血、衄血、尿血、便血、痔血、血痢、崩漏、赤白带下、疮痈肿痛、湿疹、阴痒、水火烫伤、蛇虫咬伤。

用法用量

内服：煎汤，6 ~ 15 g；鲜品 30 ~ 120 g；或入丸、散。外用：适量，煎水或捣汁外涂；也可研末或捣烂外敷。

民族药方

1. 红白痢，噤口痢 地榆 6 g，乌梅（炒）5 枚，山楂 3 g。水煎服，红痢红糖为引，白痢白糖为引。

2. 原发性血小板减少性紫癜 生地榆、太子参各 30 g，或加牛膝 30 g。水煎服，连服 2 个月。

3. 胃溃疡 地榆炭、煅龙骨、煅牡蛎各 9 g。研末，炒面粉 60 g，煮成糊状，1 次服完。

4. 溃疡，烂疮，烫伤，火伤 地榆根、侧柏叶各 15 g。研末，调蓖麻油外敷患处。

5. 咳血 干地榆 3000 g。加水煎煮 2 次过滤，浓缩至 12000 ml，成人每次服用 30 ml（相当于生药 7.5 g），每日 4 次，儿童酌减。或用干地榆水煎剂制成浸膏片（每片含地榆 1.5 g），成人每次 5 片，每日 4 次。

6. 溃疡病出血 ①地榆 2 g。煎汤，分 2 次服用。大量失血者配合输血，少数患者并用抗酸药及止痛剂。②地榆 75 g。制成煎剂 200 ml，每次 100 ml，每日 3 次。

7. 细菌性痢疾 地榆片（每片含 0.175 g）适量。每次 6 片，每日 3 次，小儿酌减。

8. 皮肤病 地榆适量。用火炙焦黄，研细过筛，以凡士林配成 30% 地榆膏，外敷患部。敷药前依皮损情况分别以油类或 1 ∶ 8000 高锰酸钾溶液洗或敷。

9. 各种出血 地榆适量。制成煮散剂，水煎服，每次 3 ～ 5 g，每日 1 ～ 2 次。

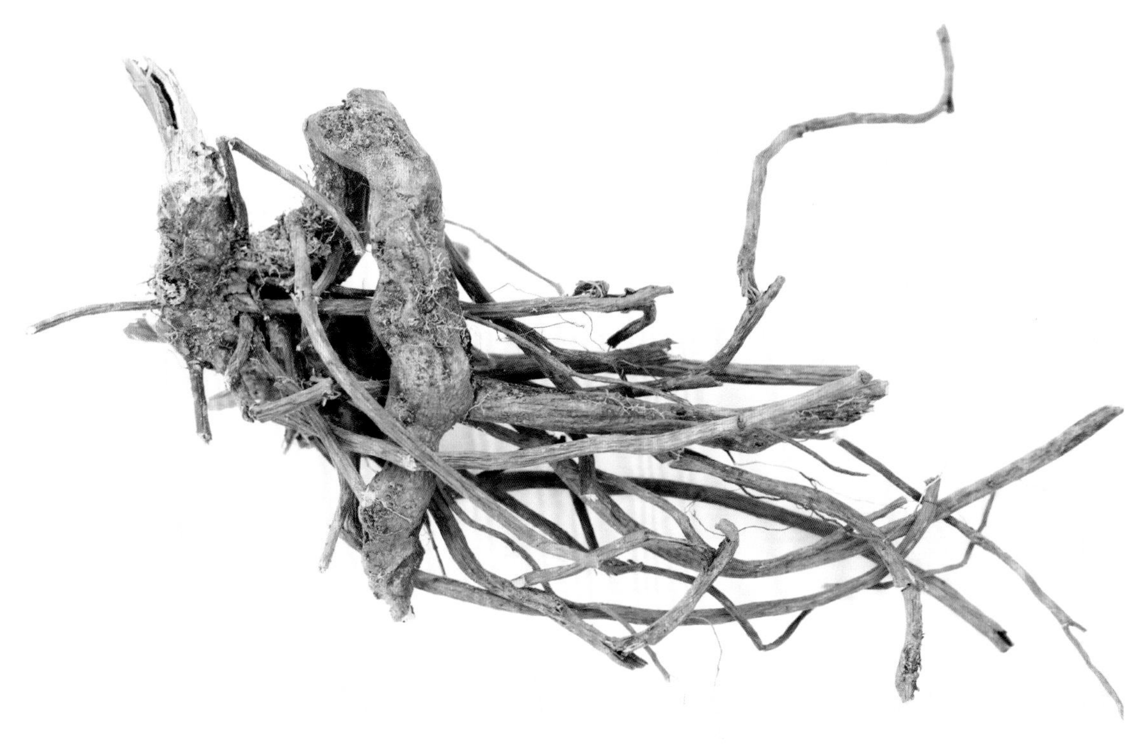

地榆药材

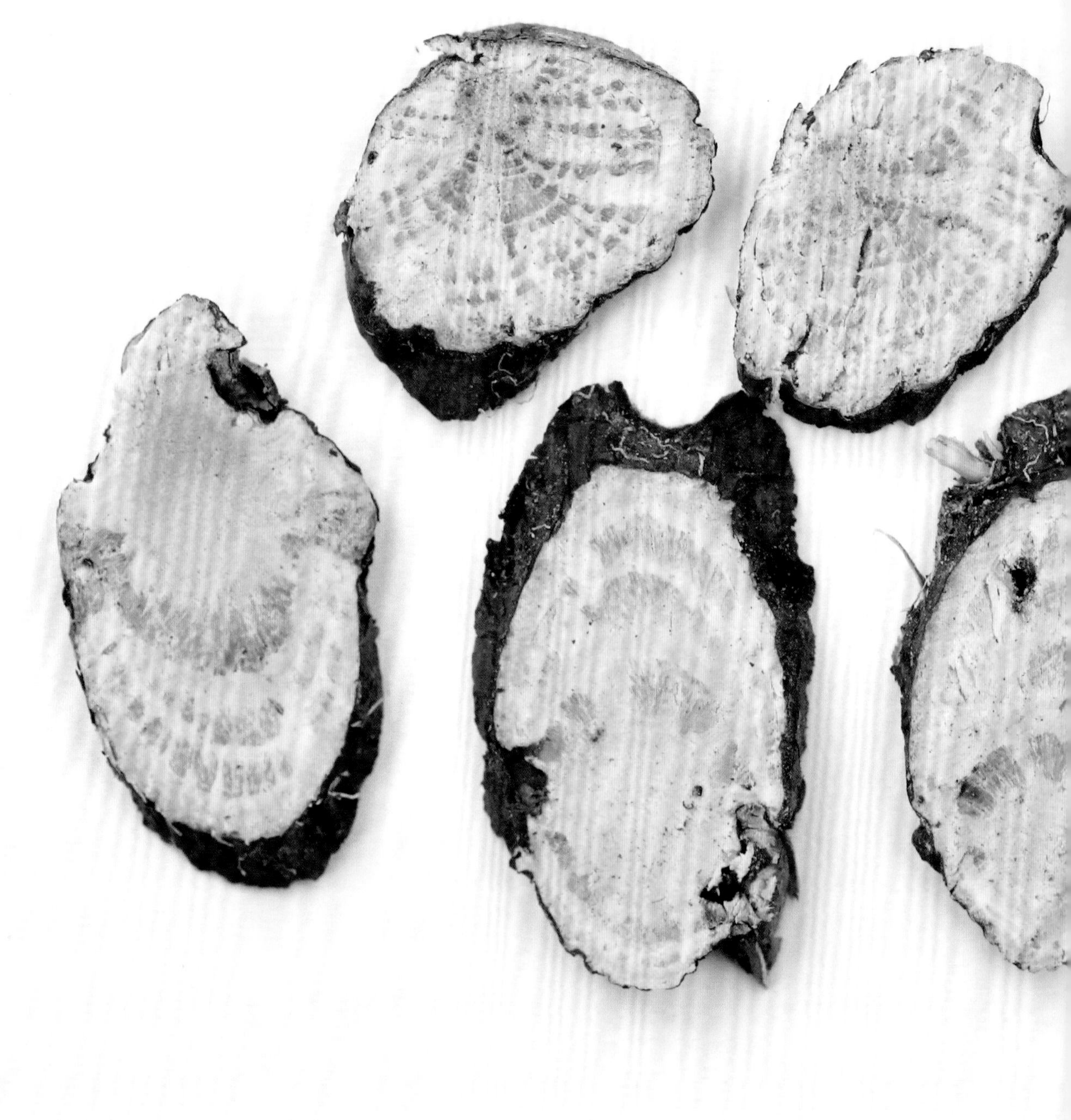

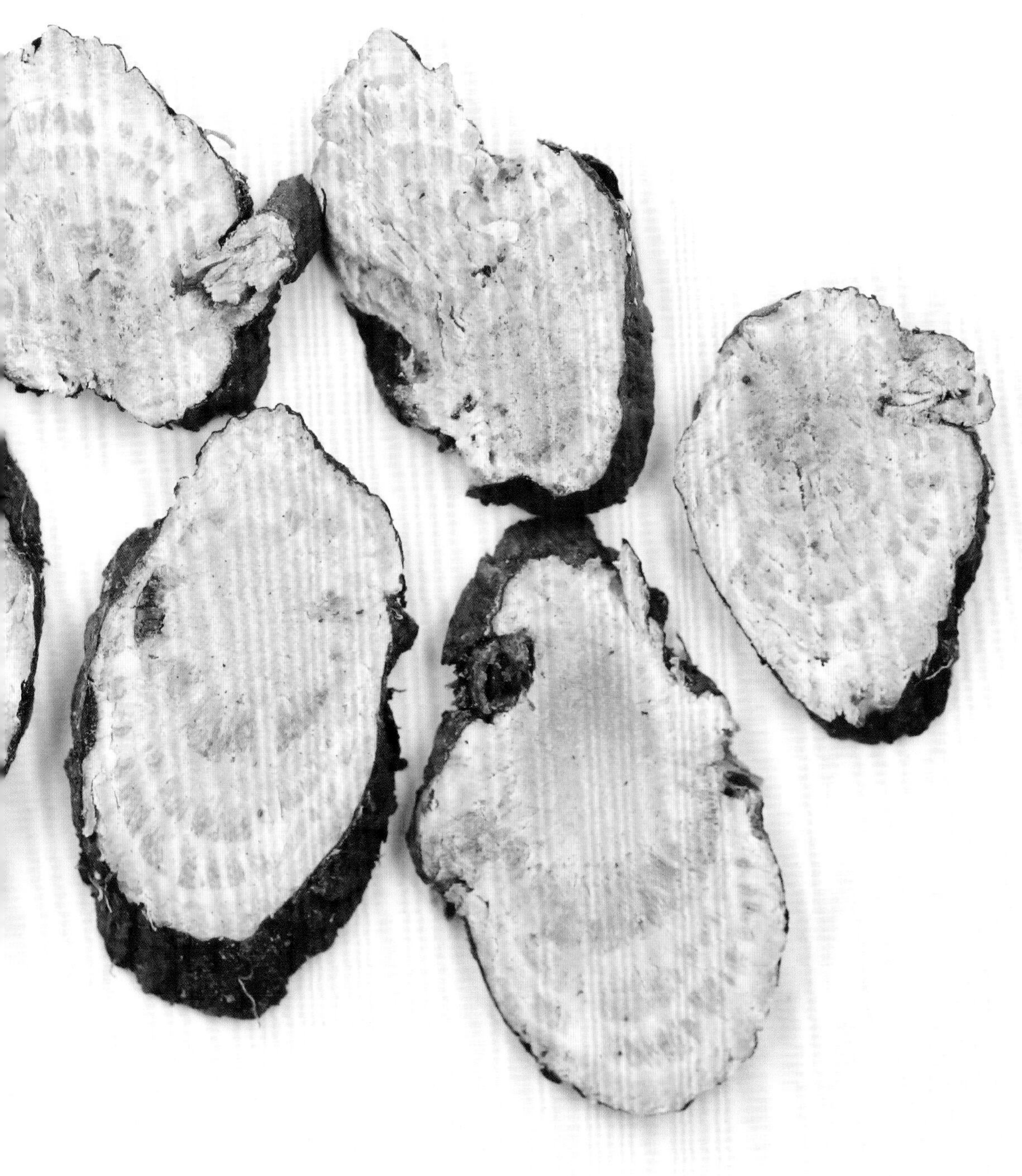

地榆饮片

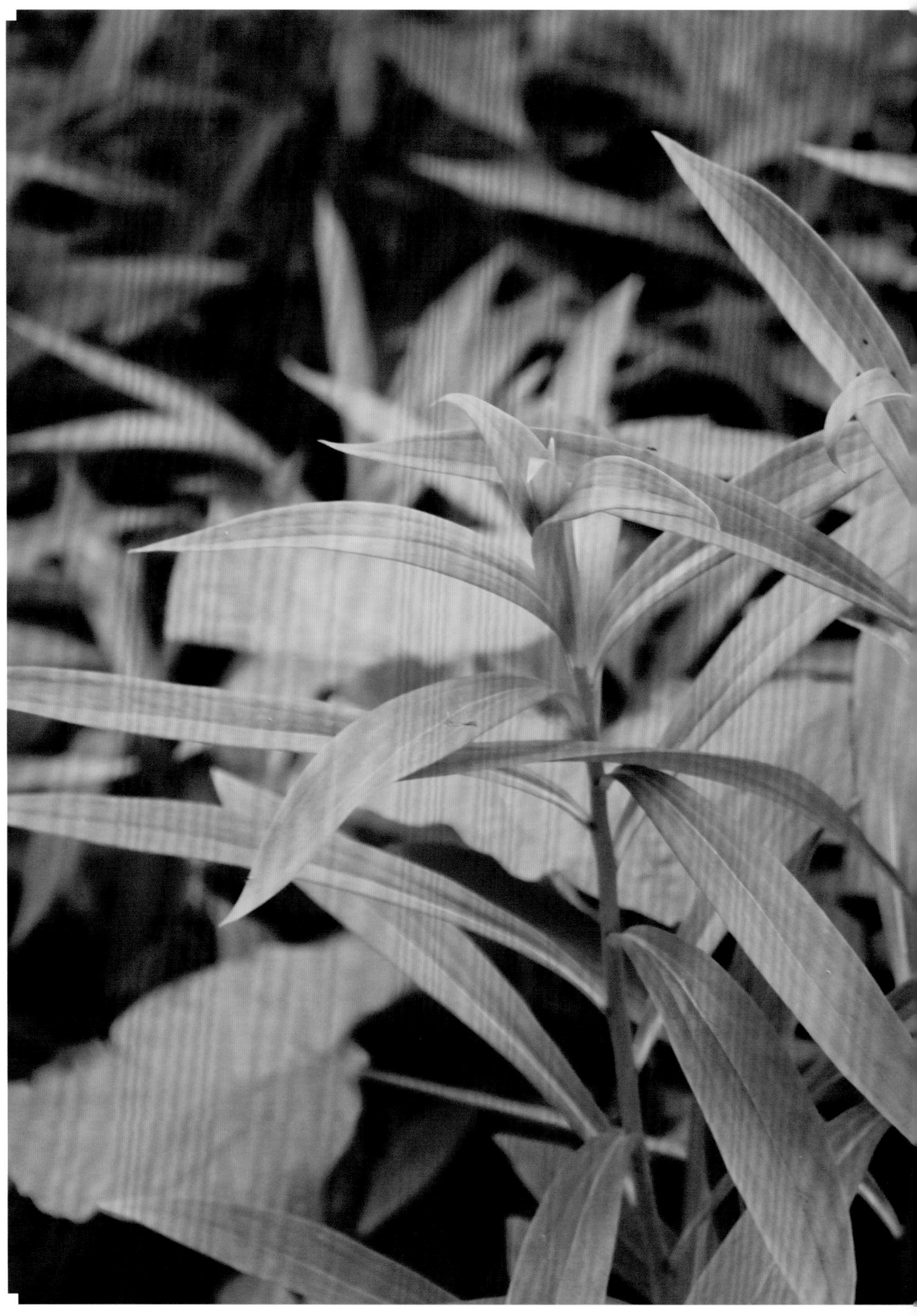

百合

【蒙药名】萨日娜。

【别　名】阿必哈、山百合、野百合、药百合、喇叭筒、家百合。

【来　源】本品为百合科植物百合 *Lilium brownii* F. E.Brown var. *Viridulum* Baker 的鳞茎。

【性味归经】味苦、甜，性寒。归热经。

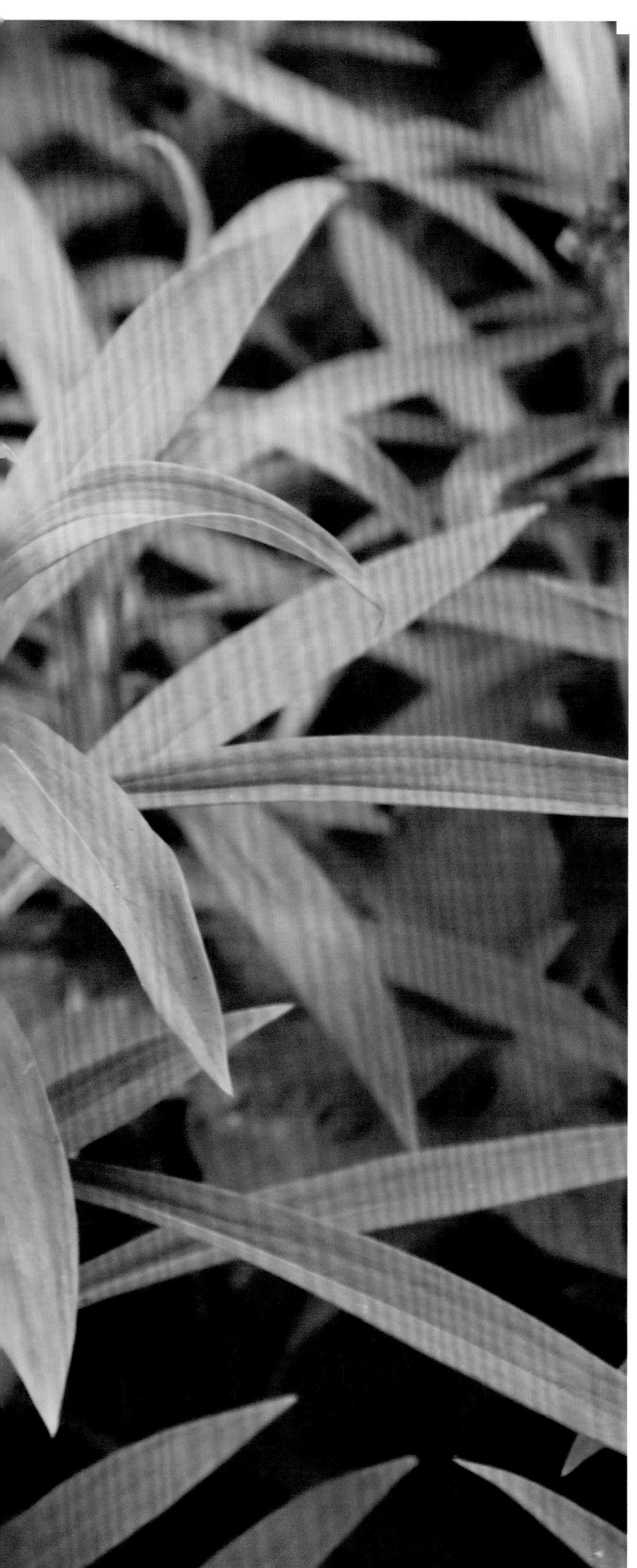

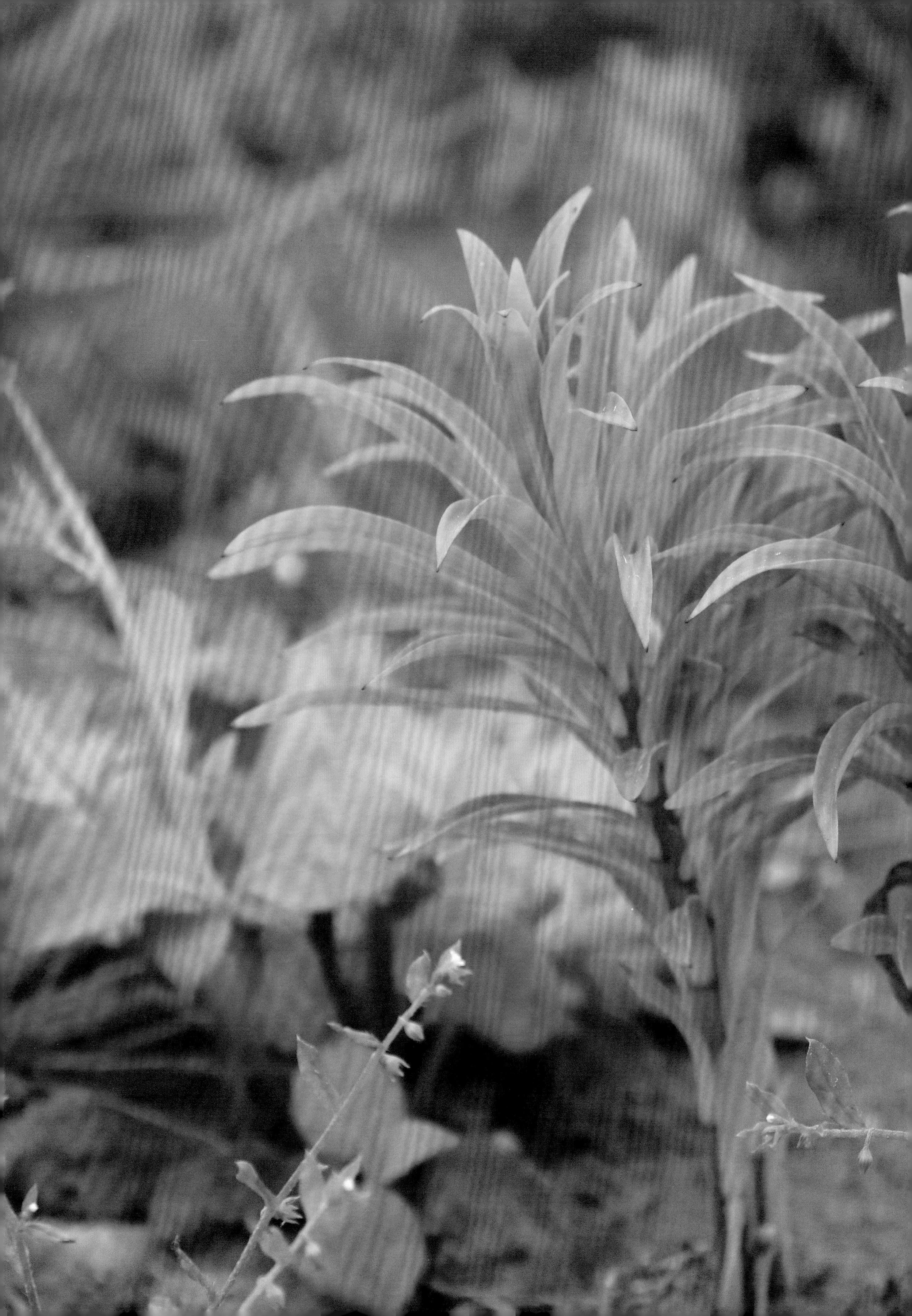

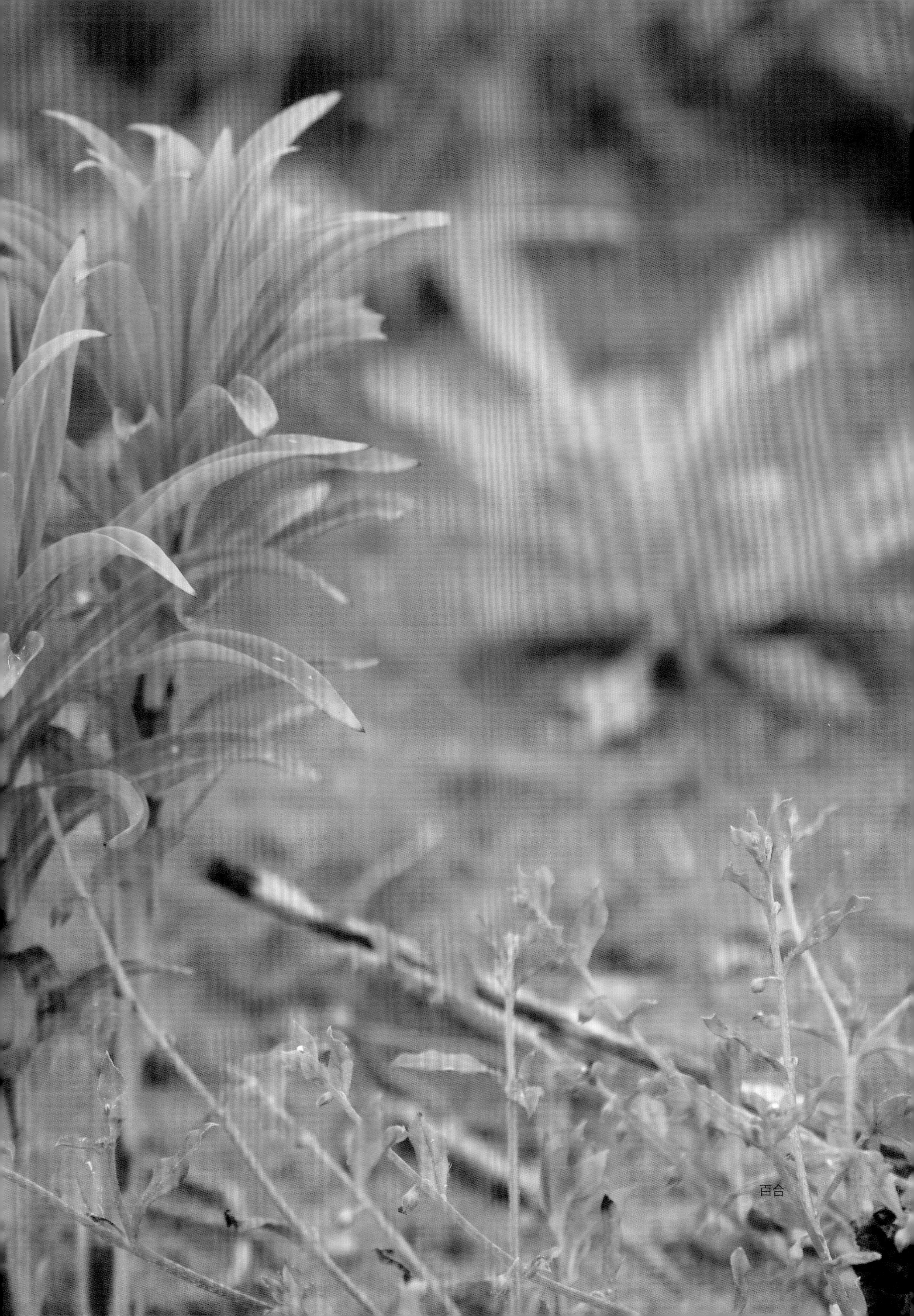

百合

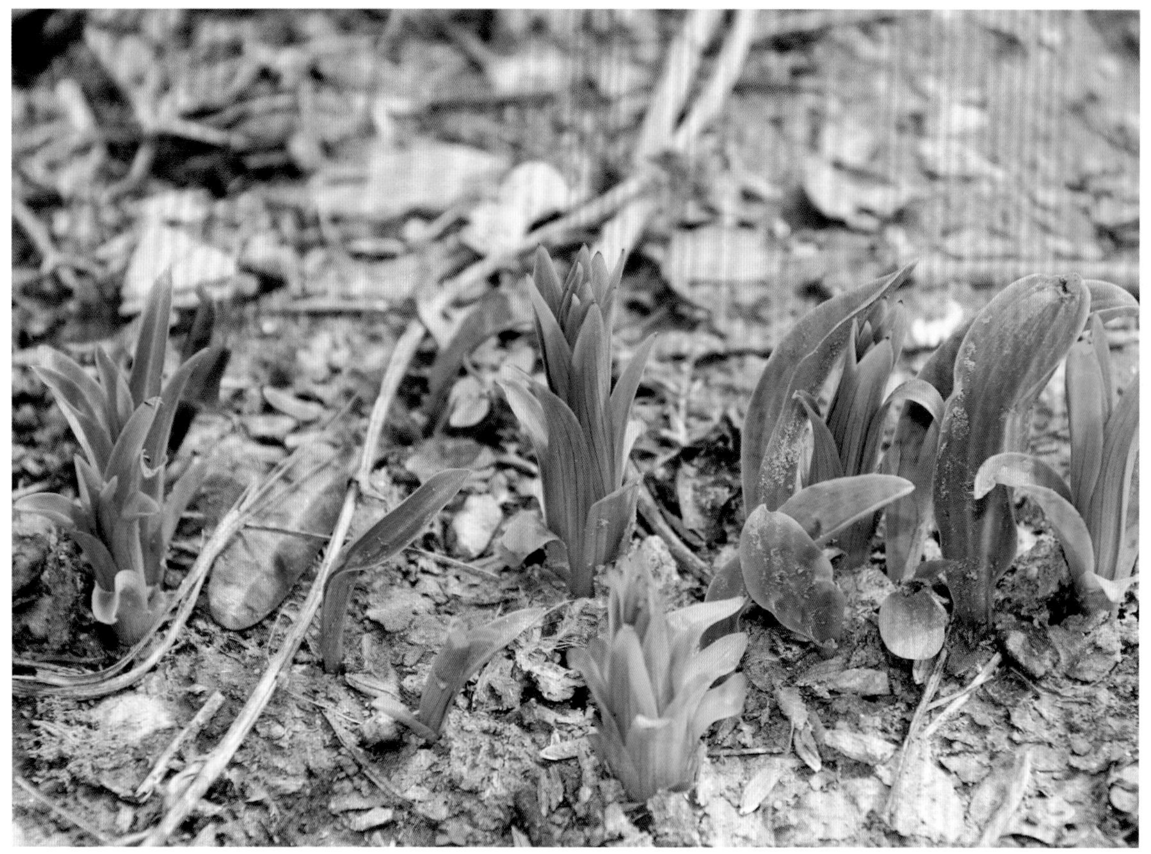

百合

识别特征

鳞茎球形，直径约5 cm；鳞茎瓣广展，白色。茎高0.7 ~ 1.5 m，有紫色条纹，无毛。叶散生，上部叶常比中部叶小，倒披针形，长7 ~ 10 cm，宽2.0 ~ 2.7 cm，基部斜窄，全缘，有3 ~ 5条脉，具短柄。花1 ~ 4朵，喇叭形，有香味，花被片6，倒卵形，长15 ~ 20 cm，宽3.0 ~ 4.5 cm，多为白色，背面带紫褐色，无斑点，顶端弯曲而不卷，蜜腺两边具小乳头状突起；雄蕊向前弯，着生于花被的基部；花丝长9.5 ~ 11.0 cm，有柔毛，花药椭圆形，丁字着生，花粉粒褐红色，子房长柱形。花柱长11 cm，柱头3裂，蒴果矩圆形，存棱，具多数种子。花期6—7月，果期8—10月。

生境分布

生长于山坡及石缝中。分布于我国东南、西南及河南、河北、陕西、甘肃等省区。

采收加工

秋、冬二季采挖，除去地上部分，洗净，剥取鳞片，用沸水烫过或微蒸，晒干或炕干。

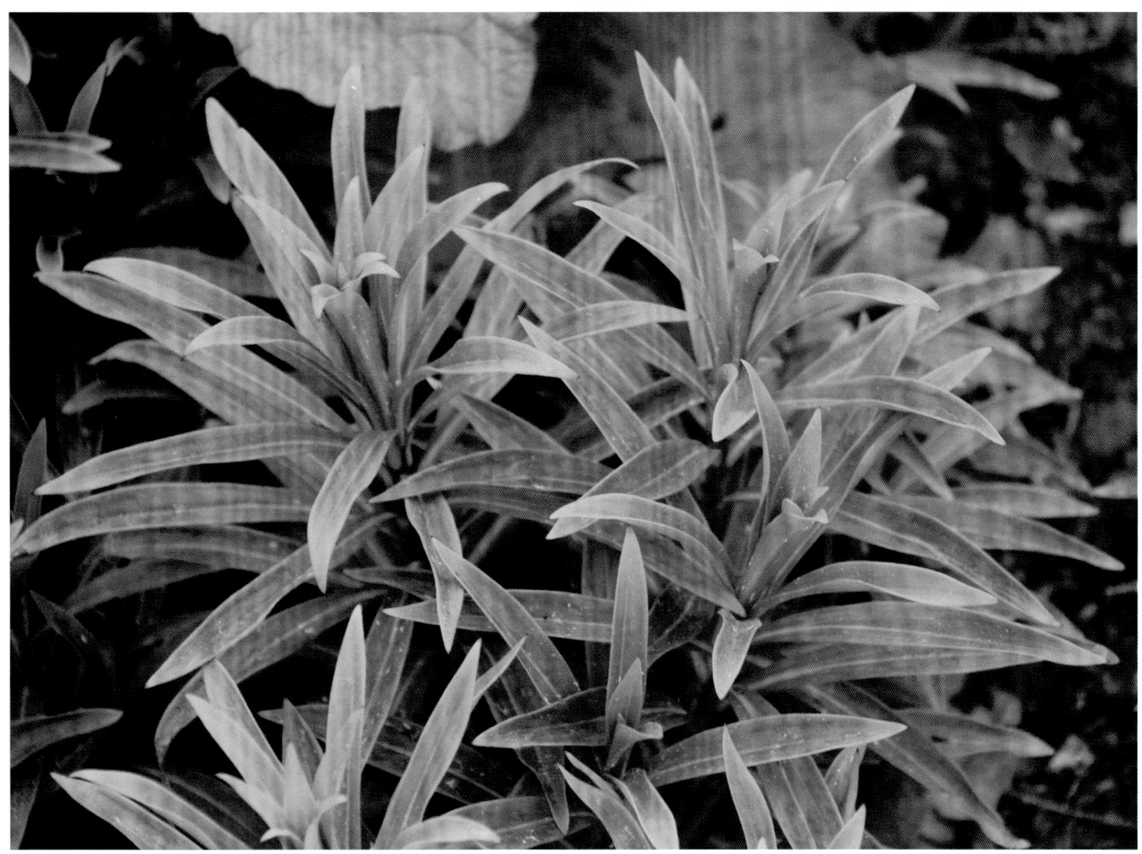

百合

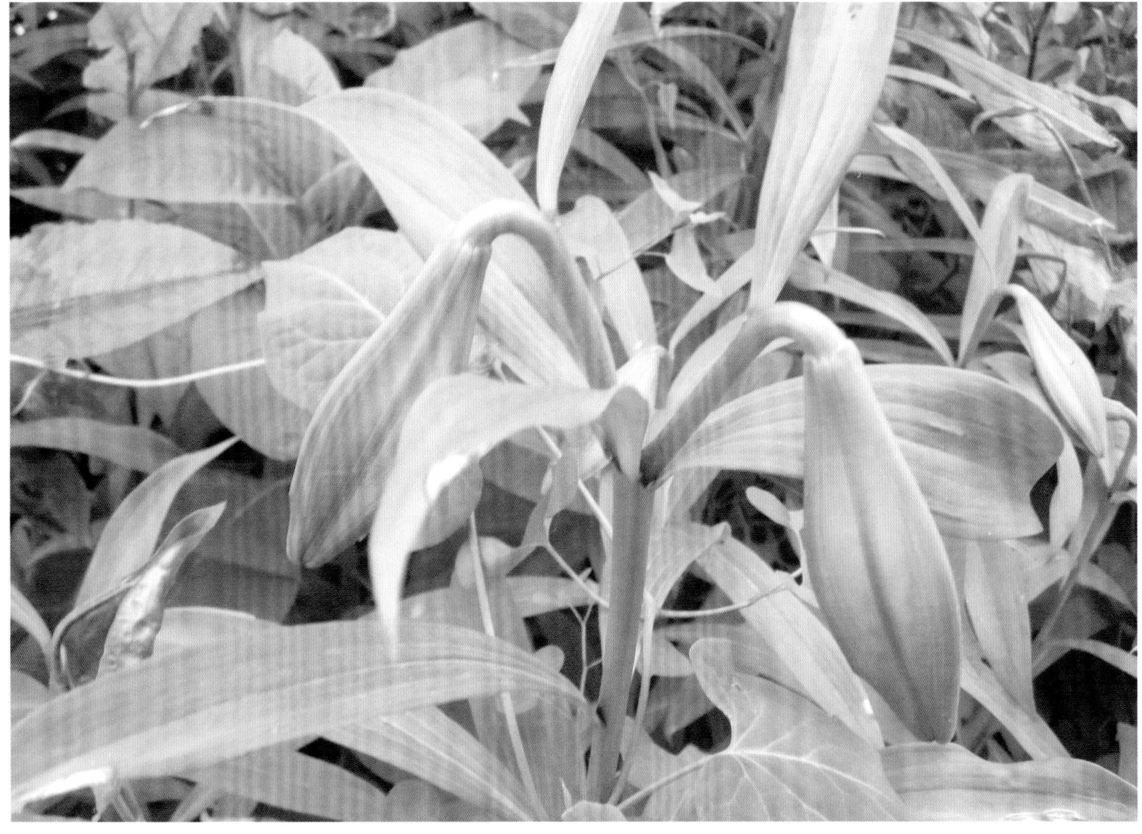

百合

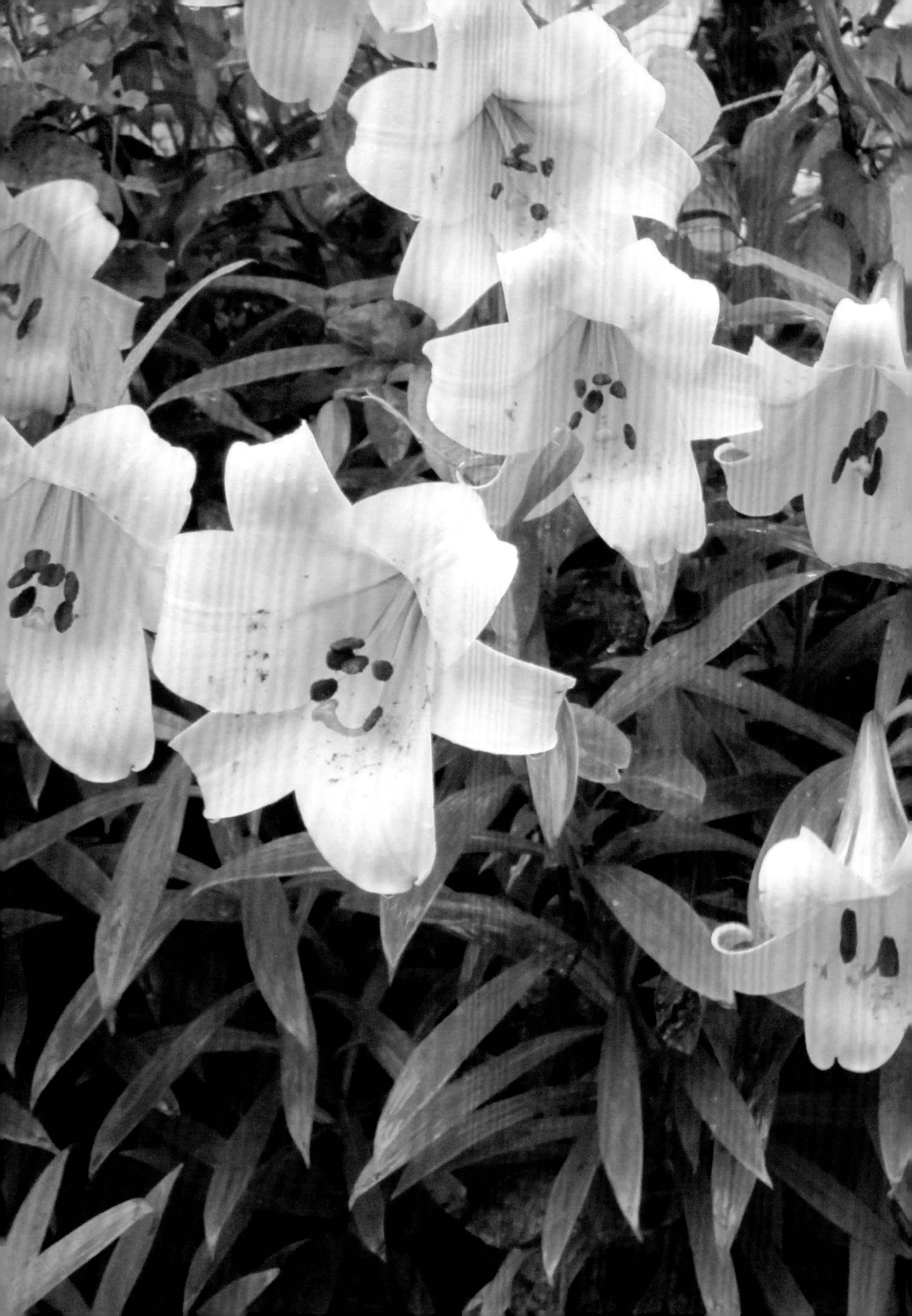

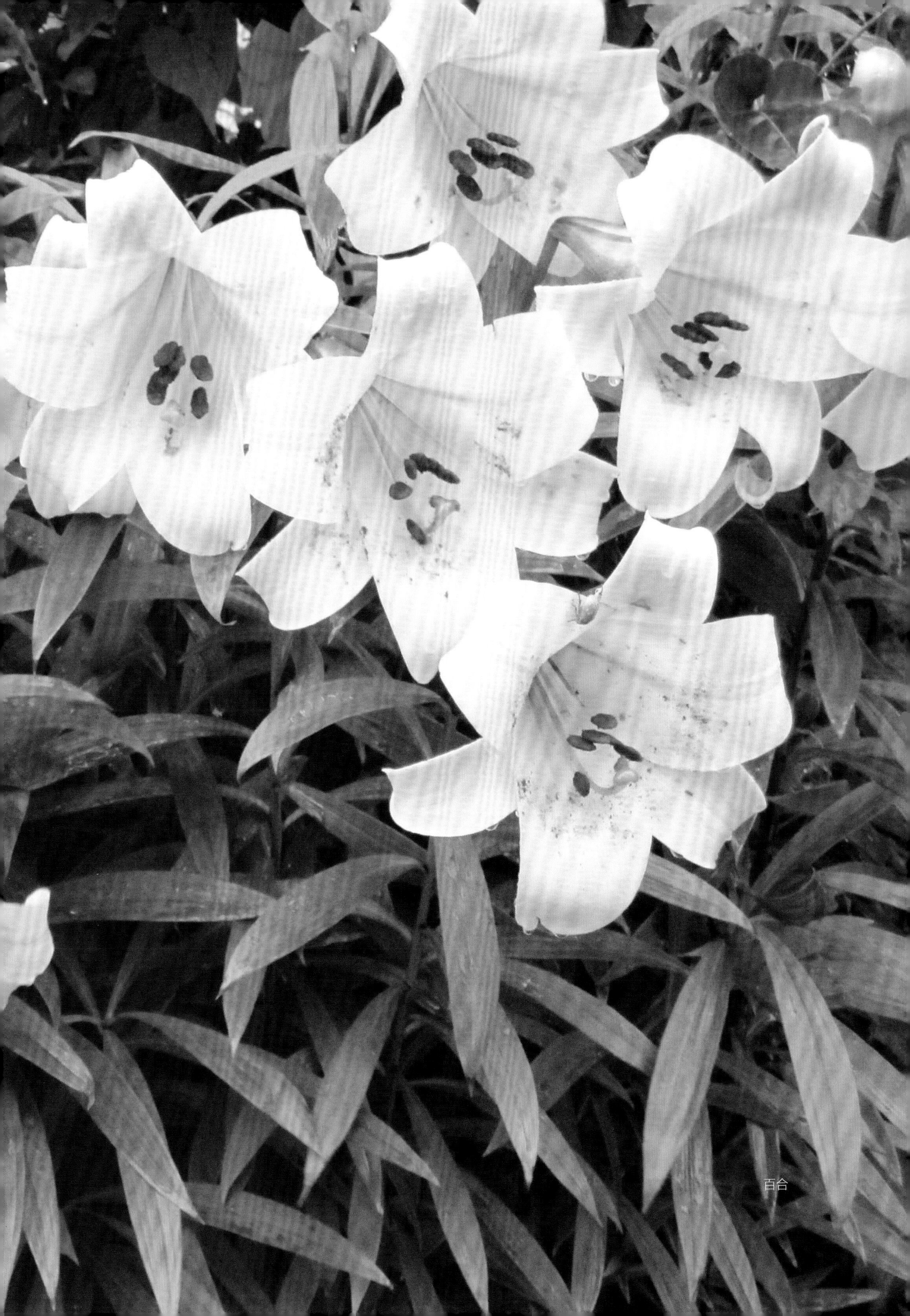

百合

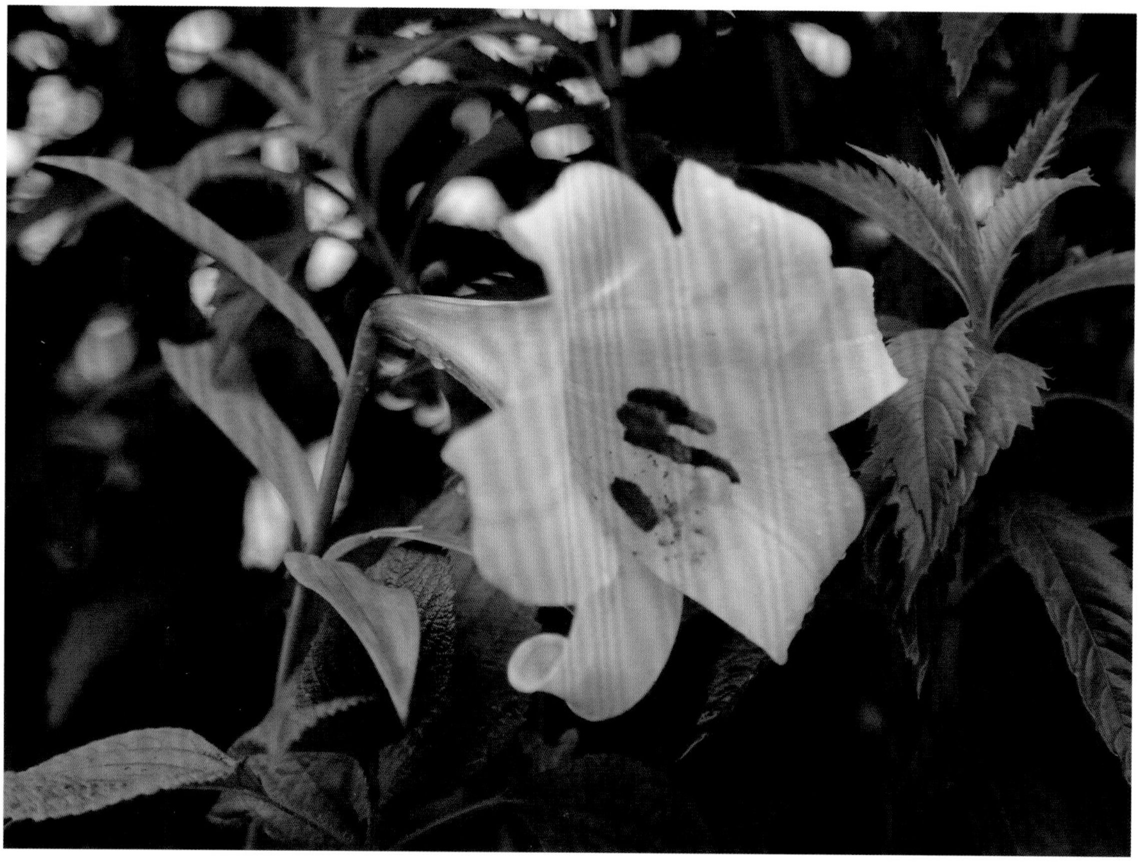

百合

药材鉴别

鳞叶呈长椭圆形，顶端尖，基部较宽，微波状，向内弯曲，长 2.0 ~ 3.5 cm，宽 0.5 ~ 1.0 cm，厚 1 ~ 3 mm，表面乳白色或淡黄棕色，有纵直的脉纹，质硬而脆，易折断，断面平坦，角质样。无臭，味微苦。

功效主治

养阴润肺，清心安神。主治阴虚久咳、痰中带血、热病后期、余热未清、惊悸、失眠多梦、精神恍惚、痈肿、湿疮。

用法用量

内服：煎汤，6 ~ 12 g；或入丸、散；亦可蒸食、煮粥。外用：适量，捣敷。

民族药方

1．肺痈　百合、吉祥草、鱼腥草各 15 g，七叶一枝花 9 g。水煎服。

2．毒疮　百合 1 ~ 2 个。烧熟捣烂，包患处。

3．癣疮　百合鲜品适量。捣烂敷患处。

4．外用止血　百合粉 15 g。加入蒸馏水配成 15% 混悬液，再加温至约 60 ℃，搅拌成糊状，候冷，放入冰箱内冻结。冻结成海绵状后再放入石灰桶内，或用纱布包好挂起，使之慢慢解冻。继将海绵体中之水分挤去，再剪成所需大小和形状，装在瓶内高压消毒。

5．骨伤　百合、杜仲、寒水石（制）、赤石脂（制）、炉甘石（制）、赭石（制）各等份。制成散剂，白酒送服，每次 1.5 ~ 3.0 g，每日 1 ~ 2 次。

6．痰中带血，肺扩散型包如病　百合、石斛、诃子、拳参、苦参、吉勒泽、葡萄干各等份。制成散剂，牛奶送服，每次 1.5 ~ 3.0 g，每日 2 ~ 3 次。

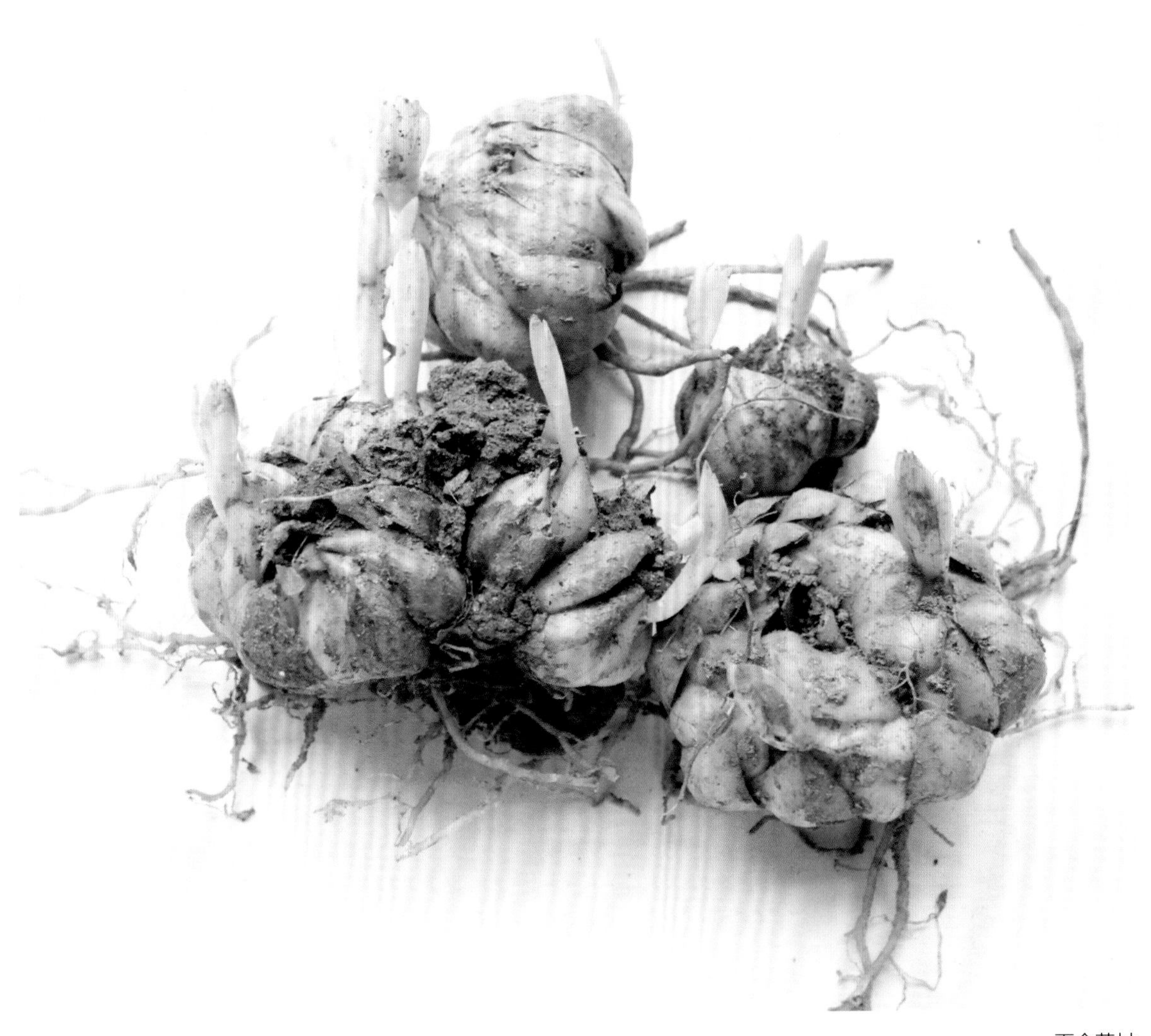

百合药材

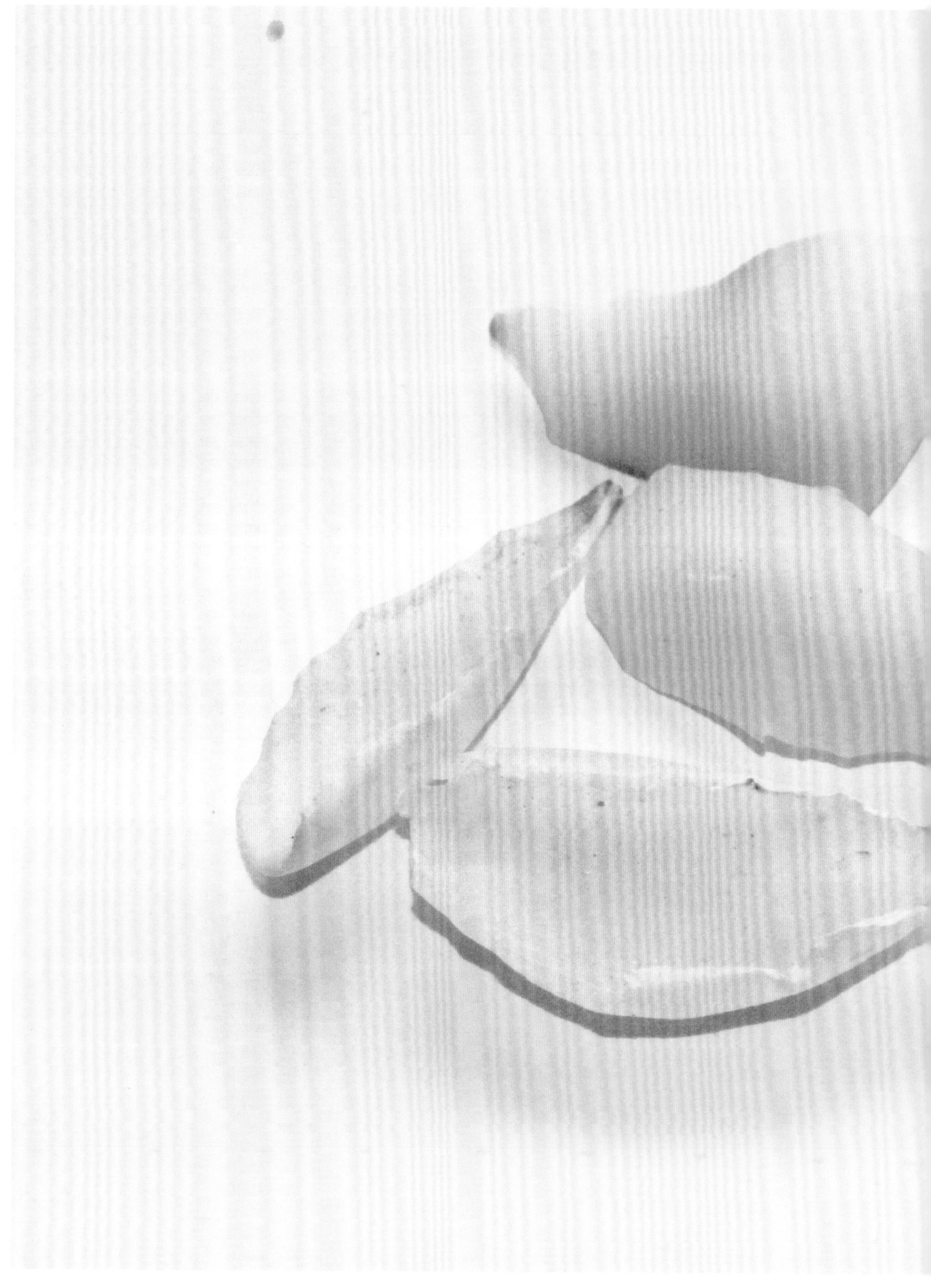

百合

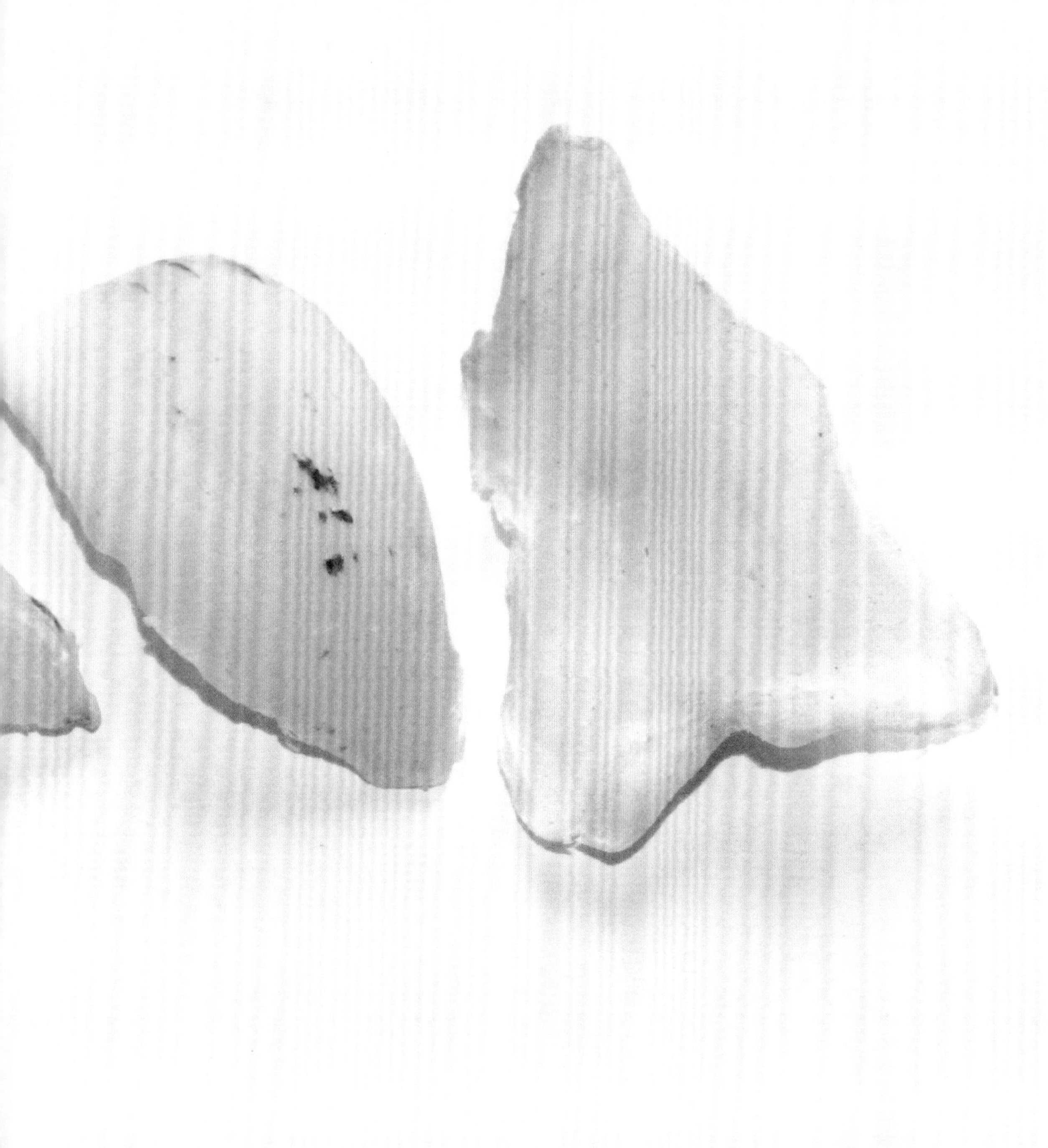

百合饮片

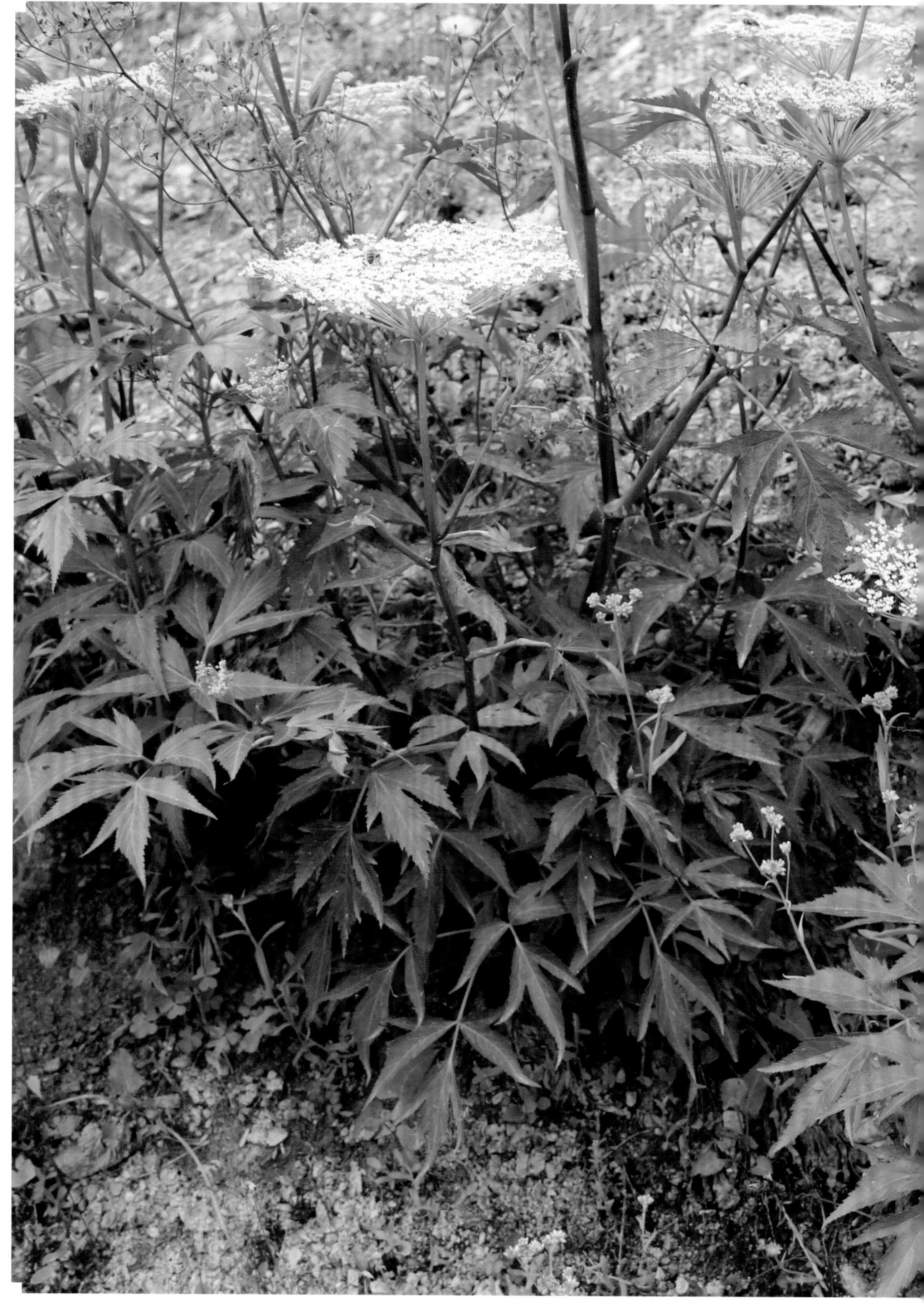

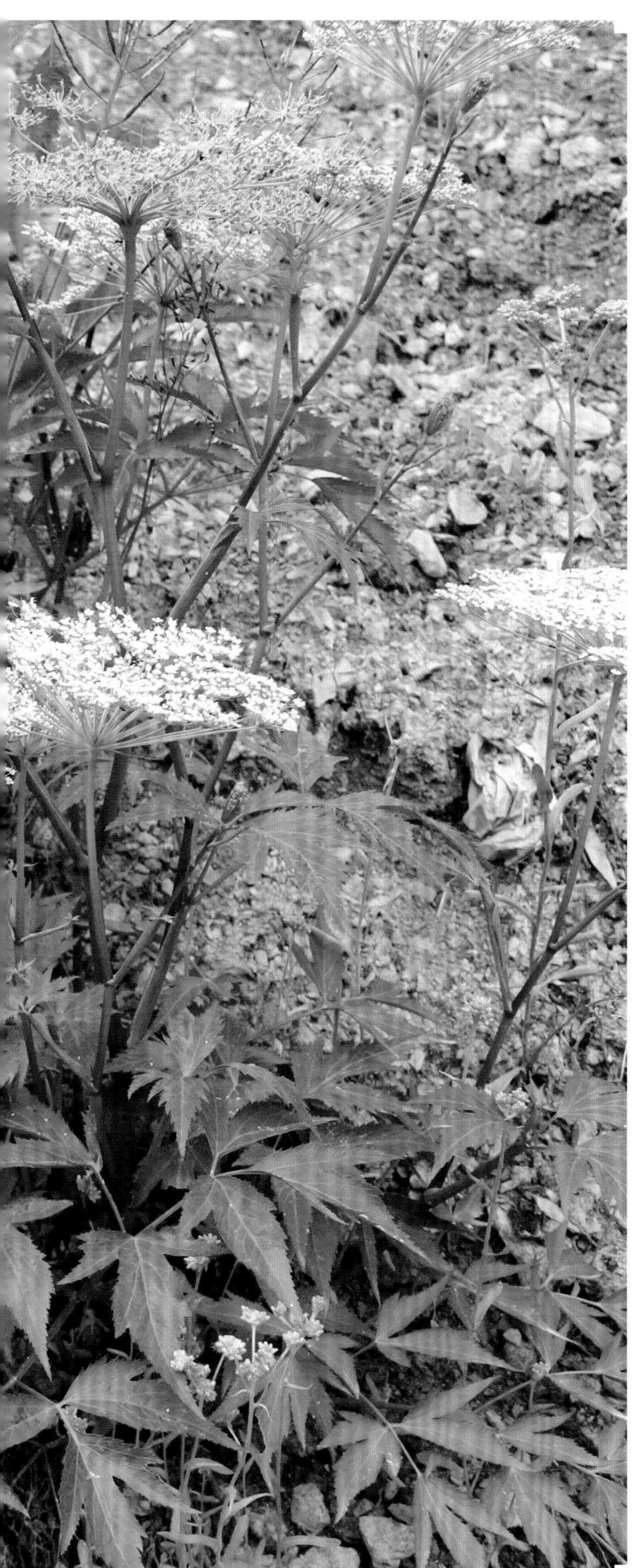

当归

【蒙药名】当棍。

【别　名】加归、当归身、额日当棍、查干当棍。

【来　源】本品为伞形科多年生草本植物当归 *Angelica sinensis*（Oliv.）Diels 的干燥根。

【性味归经】味甘、辛，性温。归心、肝、脾经。

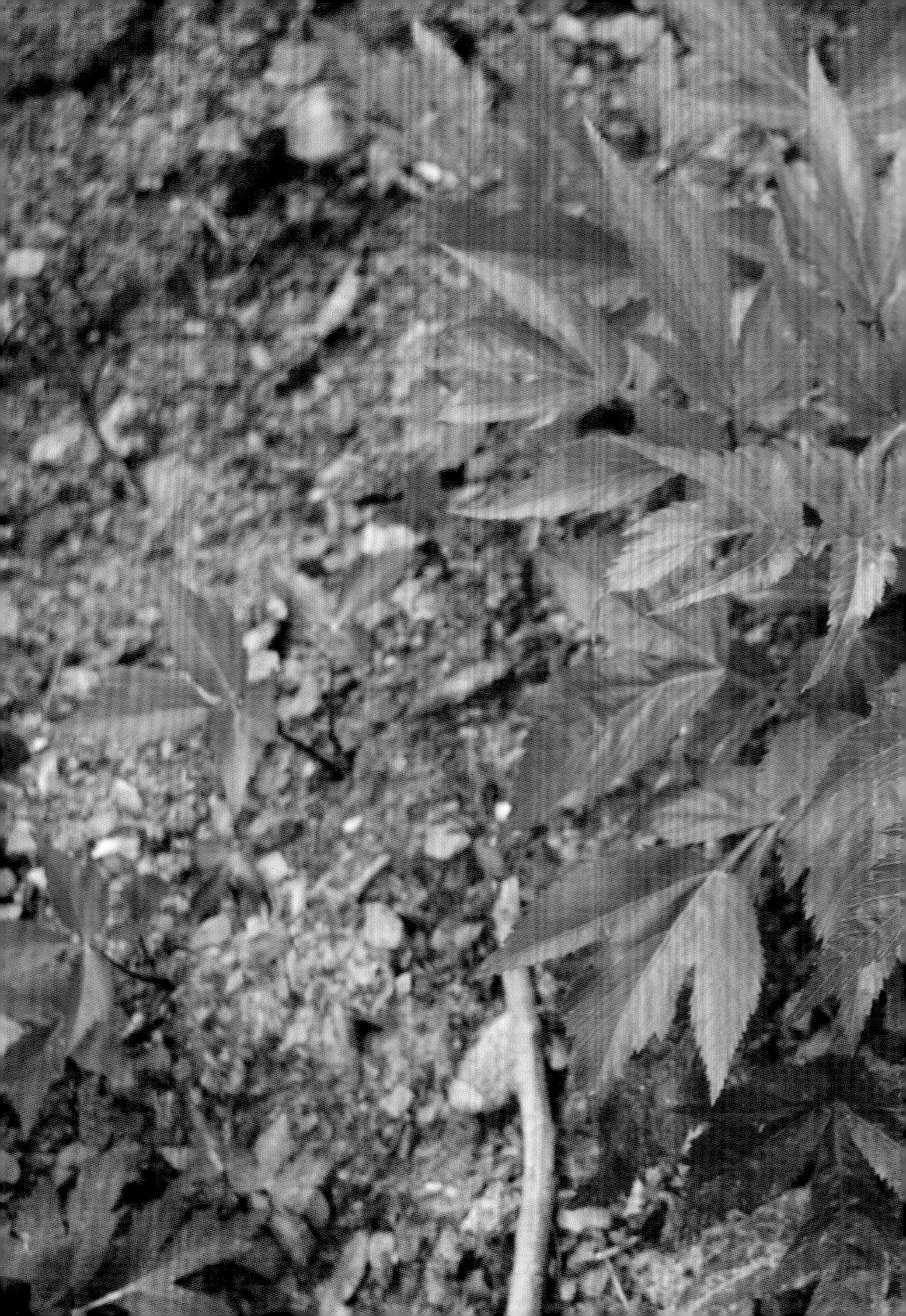

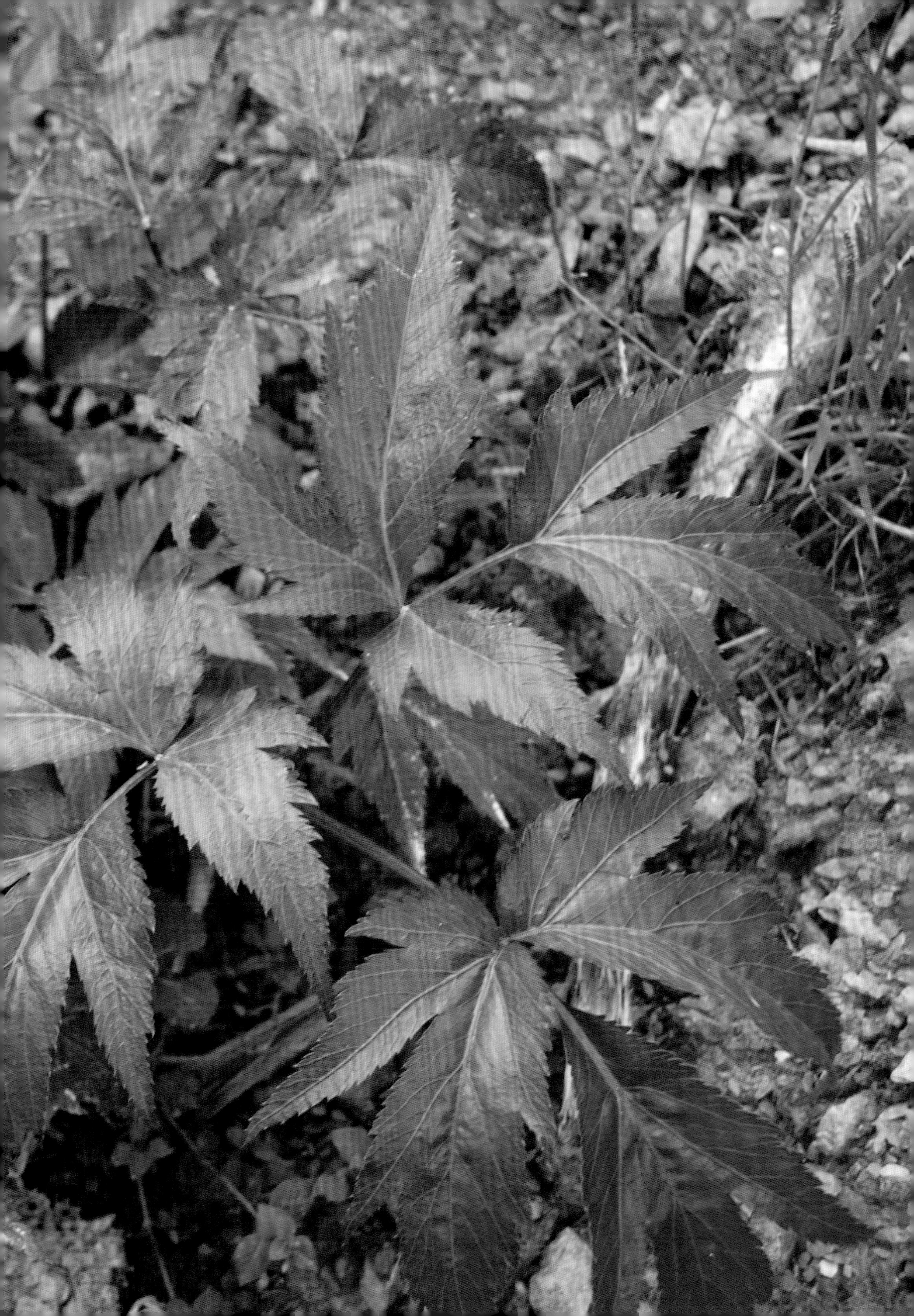

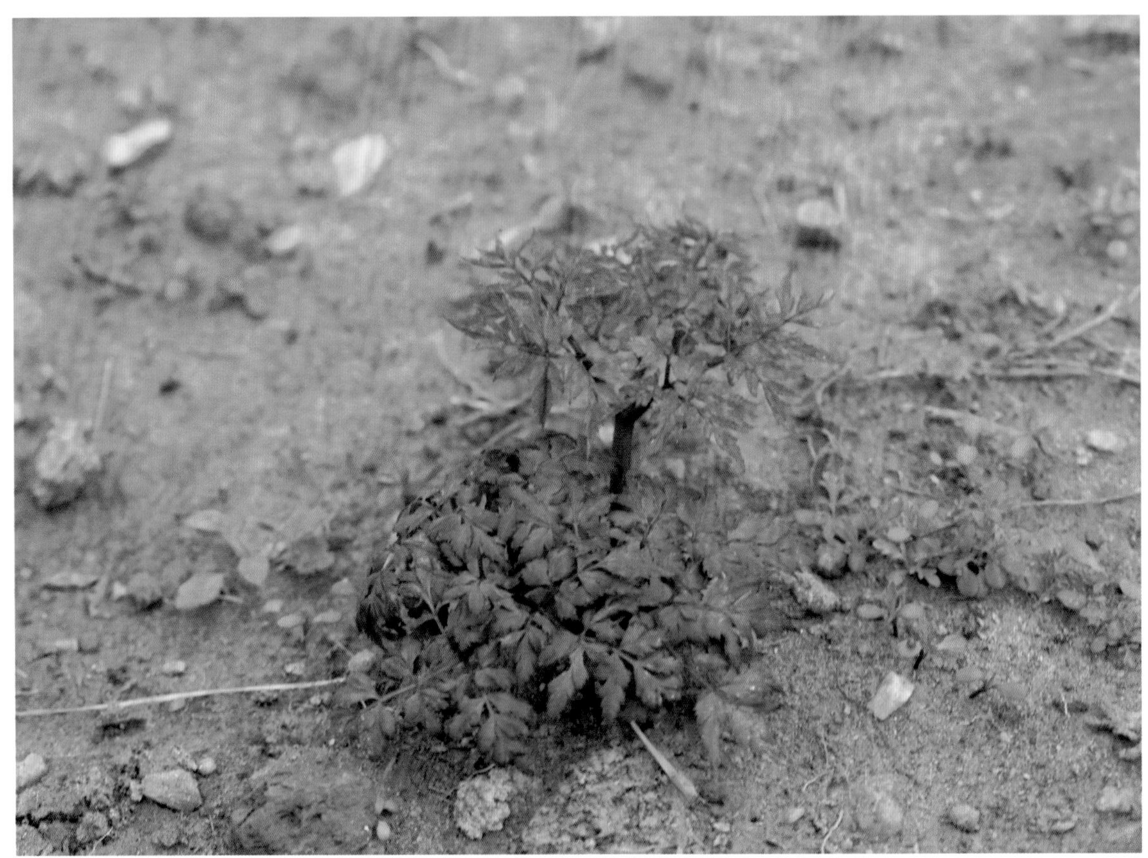

当归

识别特征

多年生草本，茎带紫色，有纵直槽纹。叶为 2 ~ 3 回奇数羽状复叶，叶柄基部膨大呈鞘，叶片卵形，小叶片呈卵形或卵状披针形，近顶端一对无柄，1 ~ 2 回分裂，裂片边缘有缺刻。复伞形花序顶生，无总苞或有 2 片。双悬果椭圆形，分果有 5 棱，侧棱有翅，每个棱槽有 1 个油管，接合面 2 个油管。花期 6—7 月，果期 7—9 月。

生境分布

生长于高寒多雨的山区，多系栽培。分布于甘肃省岷县，产量大、质优。四川、云南、湖北、陕西、贵州等省区也有栽培。

采收加工

甘肃当归秋末采挖，去净泥土，放置，待水分稍蒸发后，当根变软时，捆成小把，架在棚顶上，先以湿木柴火猛烘上色，再以小火熏干，经过翻棚，使色均匀，全部干度达 70% ~ 80%，停火下棚。云南当归一般在立冬前后采挖，去净泥土，勿沾水受潮以免变黑腐烂，摊晒时注意翻动，每晚收进屋内晾于通风处，以免霜冻，至干即可。

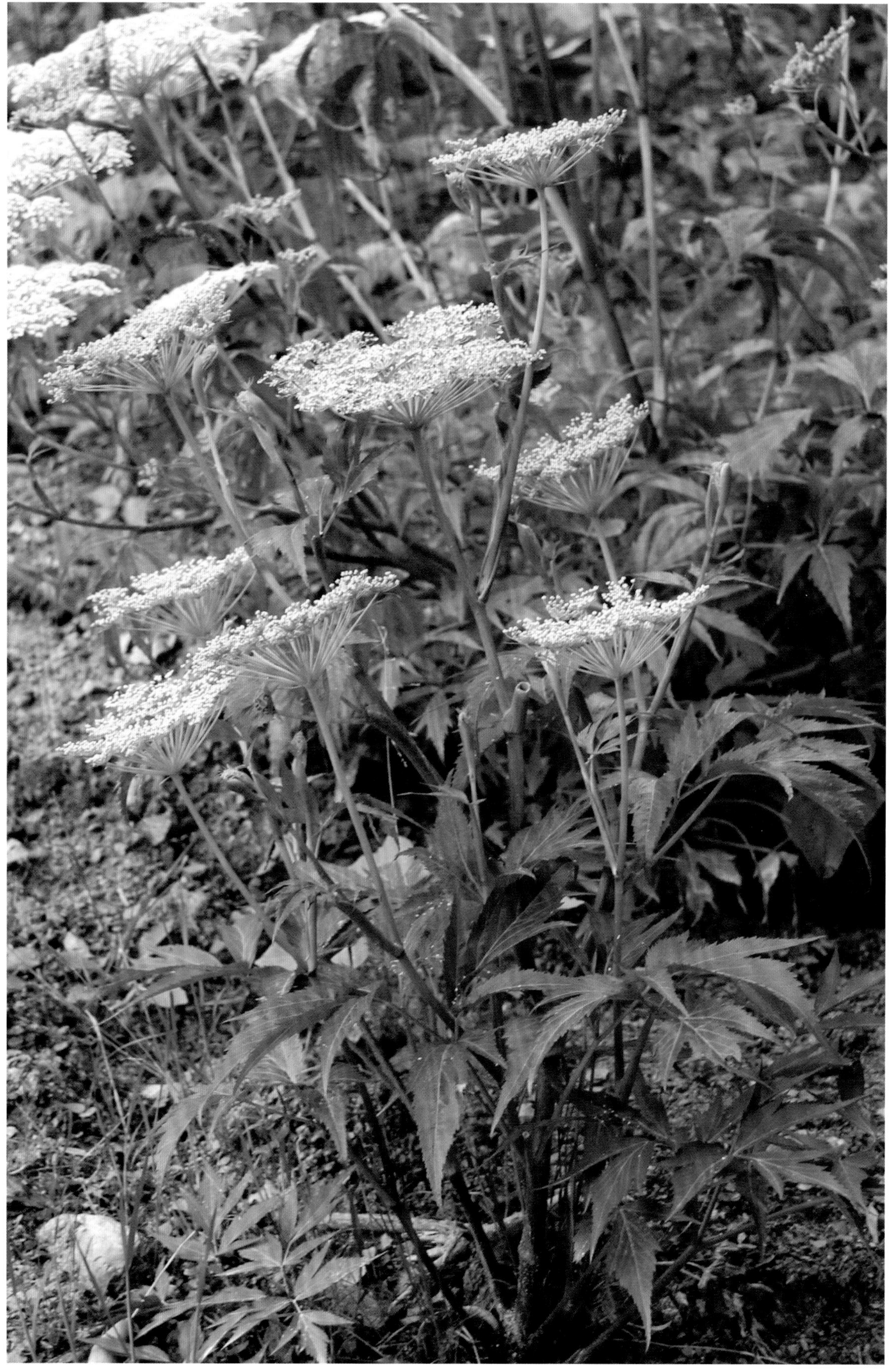

当归

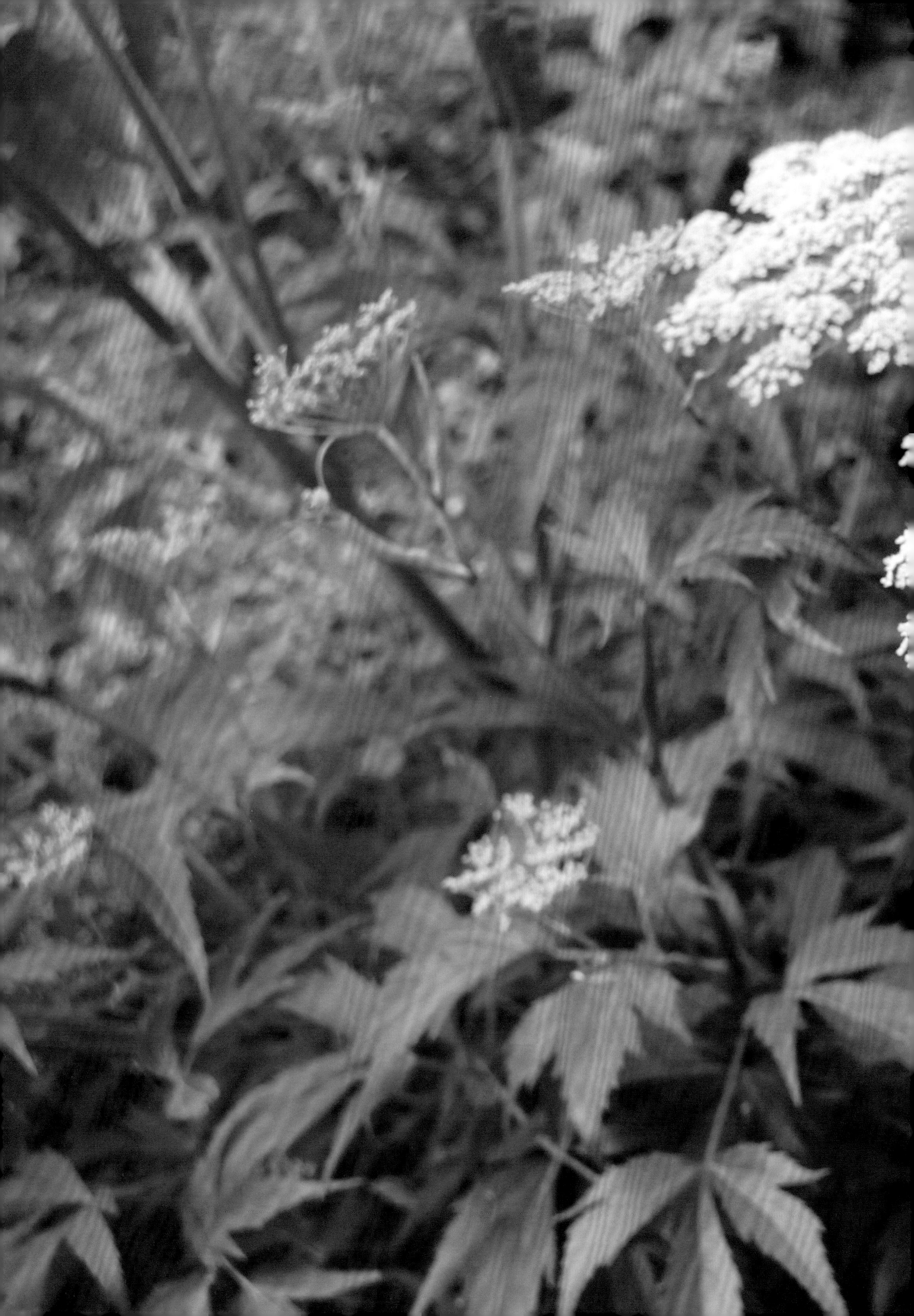

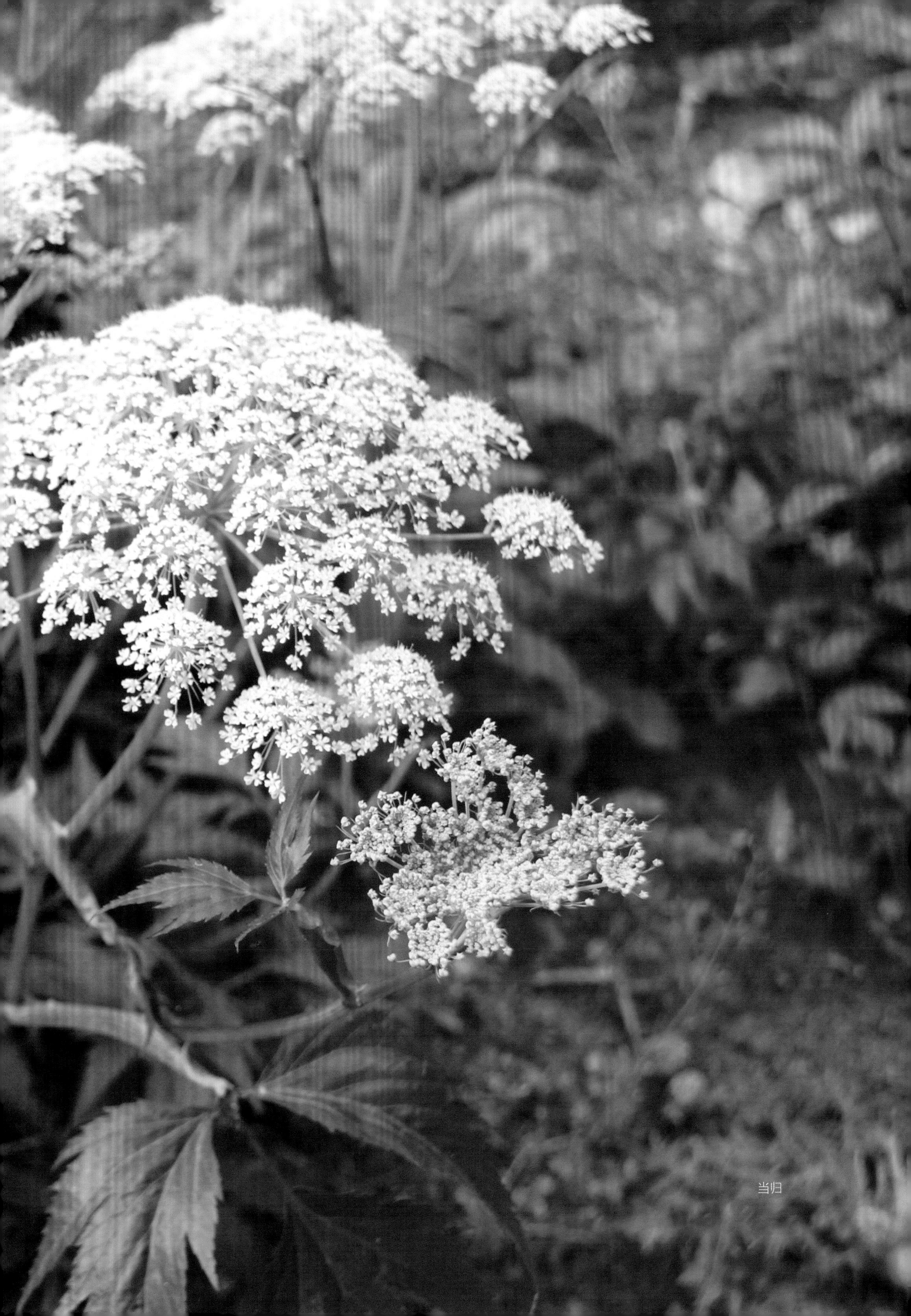
当归

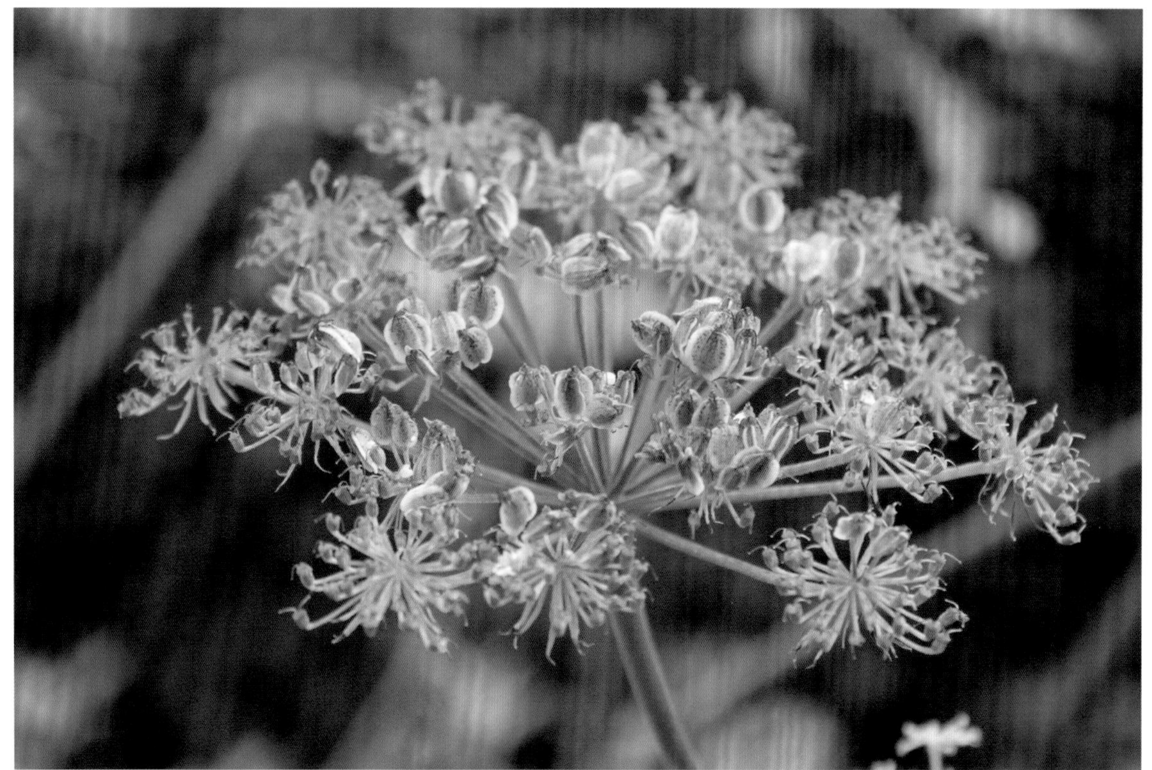

当归

药材鉴别

本品为类圆形或不规则形的薄片，直径 0.3 ~ 2.0 cm。外表皮黄褐色至黄棕色，具纵皱纹。切面环纹明显，散有众多棕色油点，皮部外侧黄白色，近环纹处淡黄棕色或浅褐色，木部淡黄白色，有放射状纹理，皮木比约 1∶1。质柔韧。有浓郁的香气，味甘、辛、微苦。

功效主治

补血调经，活血止痛，润肠通便。

用法用量

内服：5 ~ 10 g，煎汤；浸酒，熬膏或入丸、散。外用：适量，多入膏药中。

民族药方

1. 痛经 当归（米醋微炒）、延胡索、红花、没药各等份。共研为末，每次 10 g，温酒调下。

2. 经闭 当归、茜草各 30 g，泽兰 15 g。每日 1 剂，水煎，分 3 次服，经来则止后服。

3．大便不通　当归、白芷各等份。共研为细末，每次 10 g，米汤下。

4．月经前后眩晕头痛　当归头 12 g，丹参 15 g，土茯苓 20 g。水煎服。

5．经前小腹胀，月经量少　当归尾、丹参各 15 g，益母草 20 g。水煎服。

6．孕妇虚燥、心烦、腰倦　当归身、白莲须各 10 g，川杜仲 12 g。水煎服。

7．变应性鼻炎　当归、赤芍各 15 g，生地黄 24 g，川芎 6 g，苍耳、辛夷各 9 g，徐长卿 30 g。水煎取药汁，每日 1 剂，分 3 次服，15 日为 1 个疗程。

8．慢性支气管炎（阴虚肺燥型）　当归、贝母各 15 g，苦参 10 g。水煎取药汁，每日 1 剂，分 2 次服。

9．肺气肿　当归、黑苏子、半夏、陈皮、厚朴、前胡、杏仁（后下）各 9 g，沉香末（冲）、肉桂（后下）各 2.5 g。水煎取药汁，每日 1 剂，分 2 次服。

10．闭经，腰腿酸痛　当归 50 g，大黄、血竭、刺柏叶各 25 g。制成散剂，温开水送服或黄酒送服，每次 1.5 ~ 3.0 g，每日 1 ~ 2 次。

11．主脉赫依病，赫依性刺痛，心悸，癫狂，失眠　当归、槟榔、肉豆蔻、广枣、葶苈子各 50 g，丁香 40 g，沉香 100 g，干姜、荜茇、白胡椒各 35 g，草乌（制）200 g，木香 30 g，紫硇砂 25 g。制成水丸，用白酒、牛肉汤或骨汤送服，每次 1 ~ 3 g，每日 1 次。

使用注意

本品味甘，滑肠。湿盛中满、大便溏泻者不宜服用。

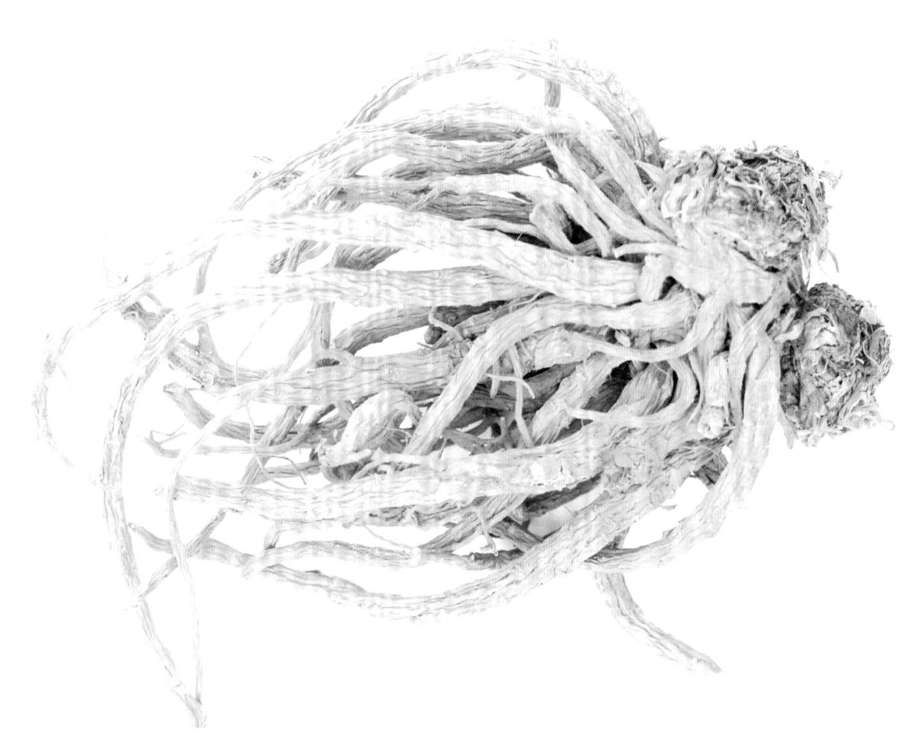

当归药材

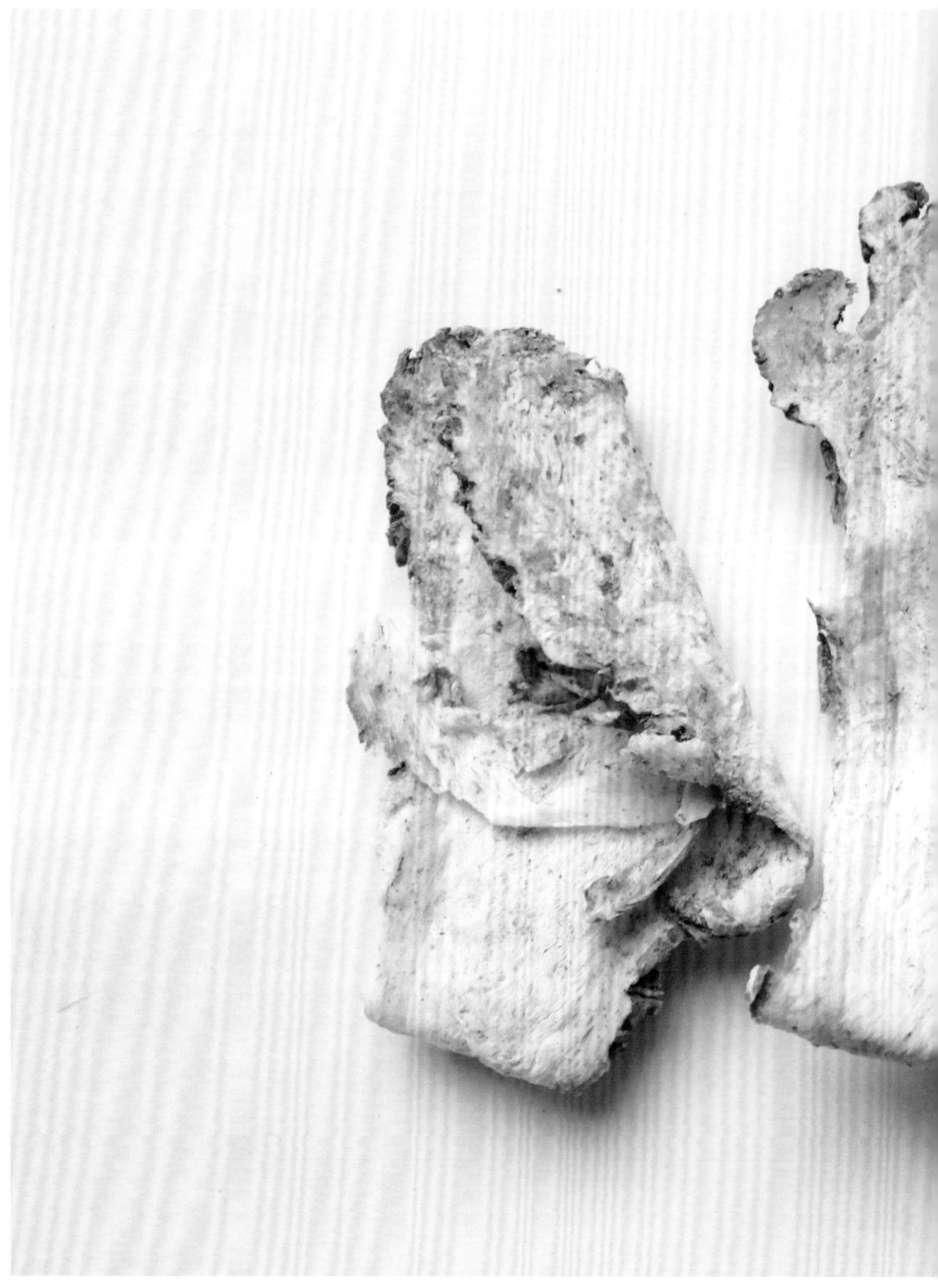

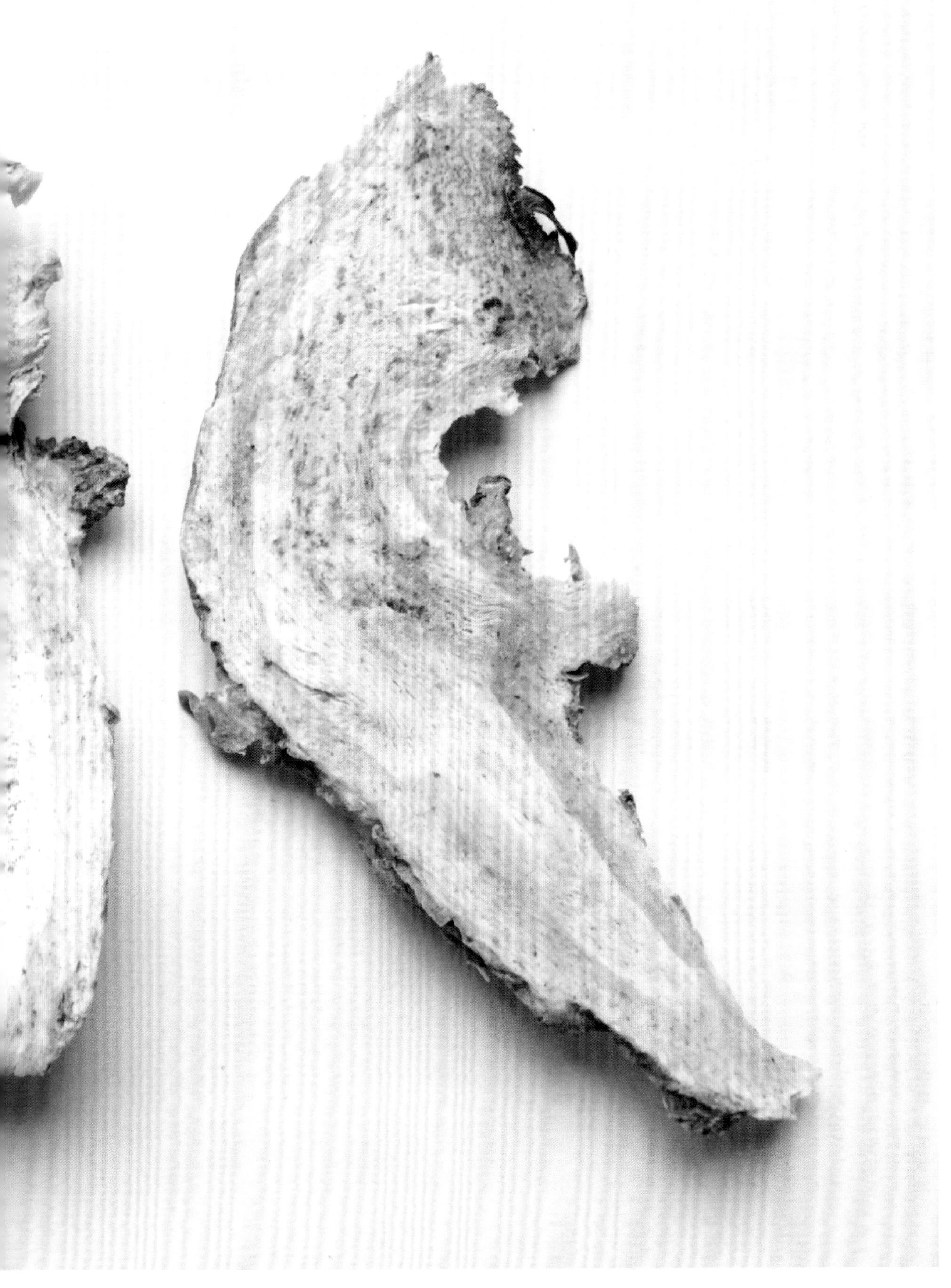

当归饮片

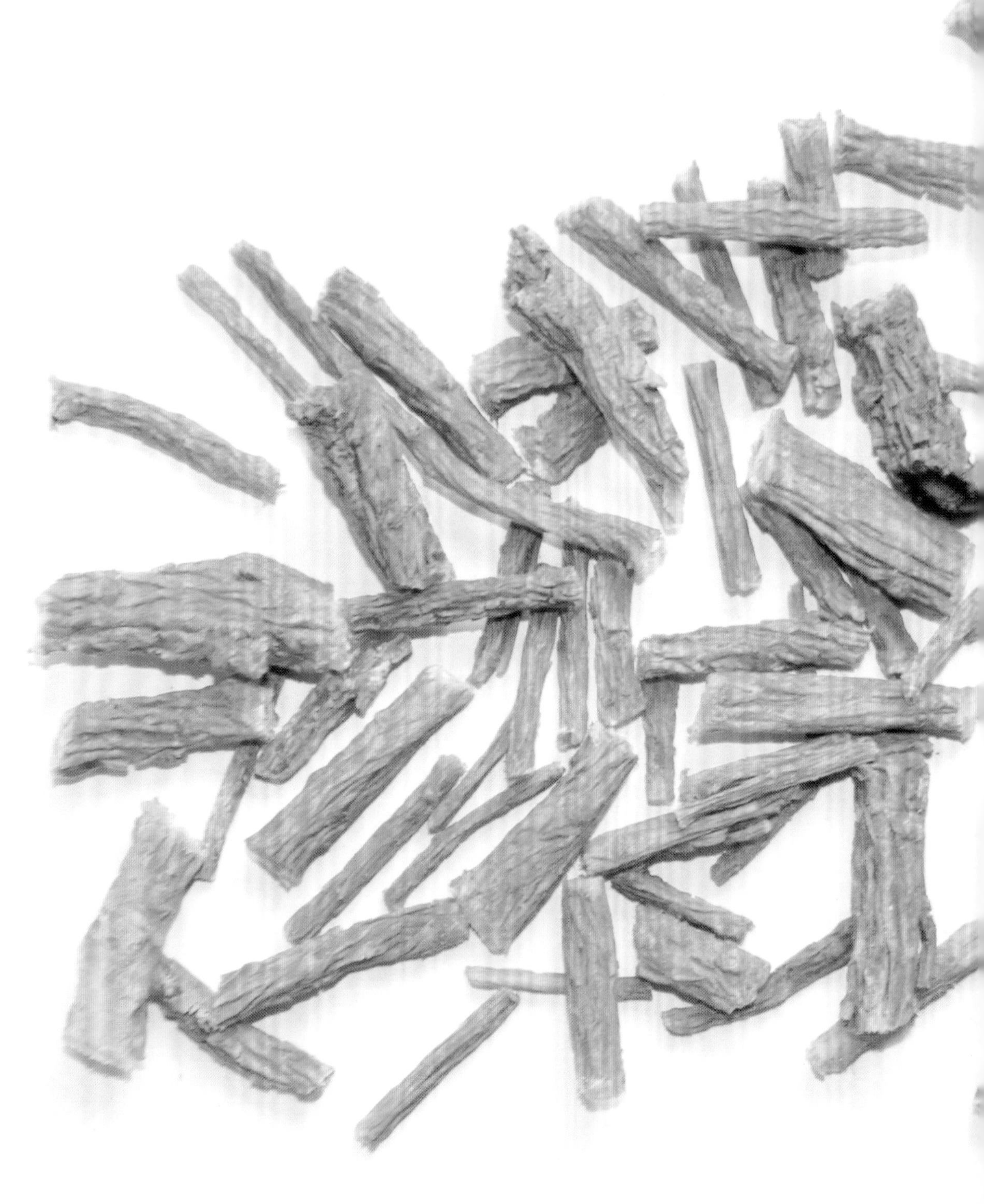

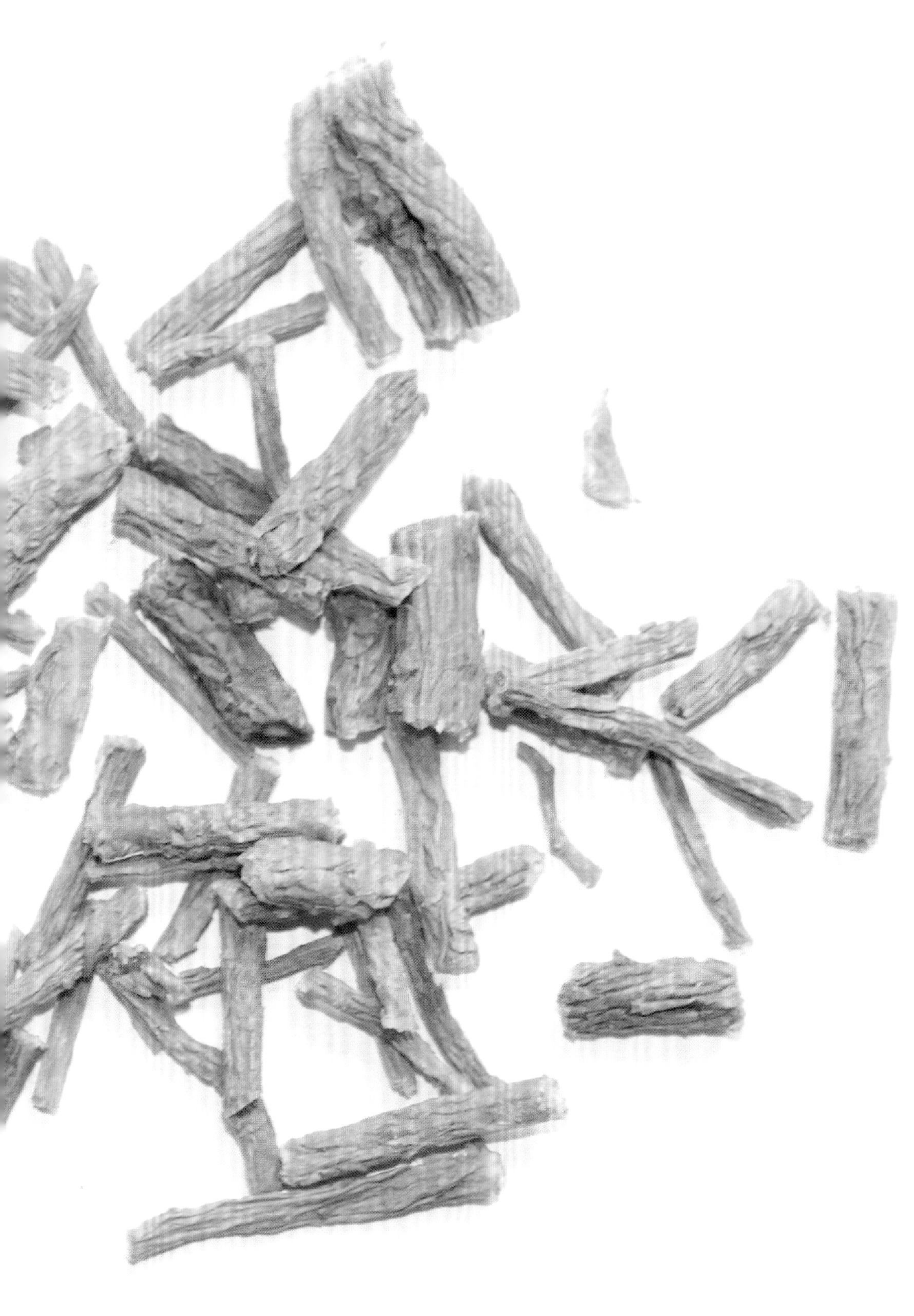

当归尾饮片

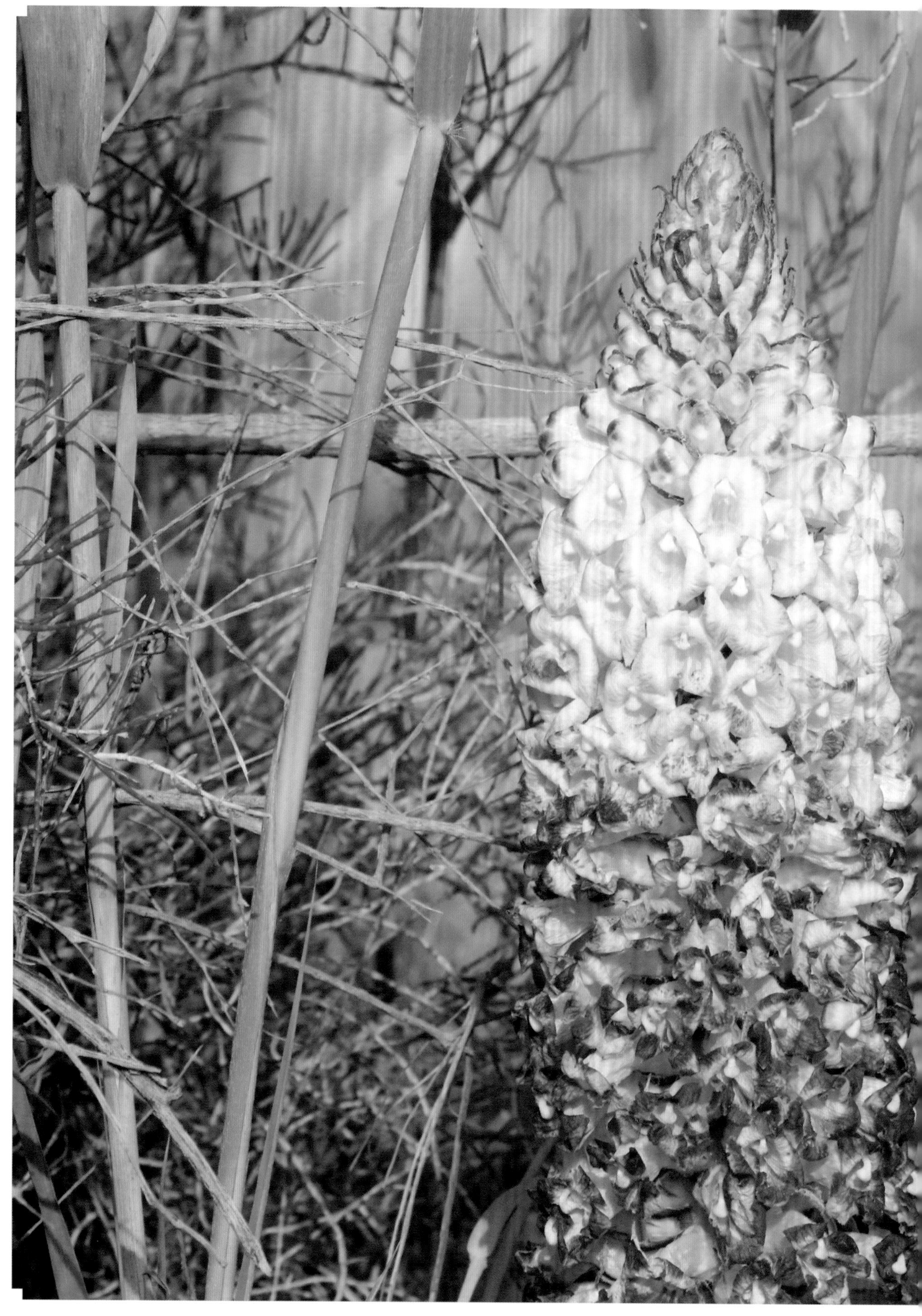

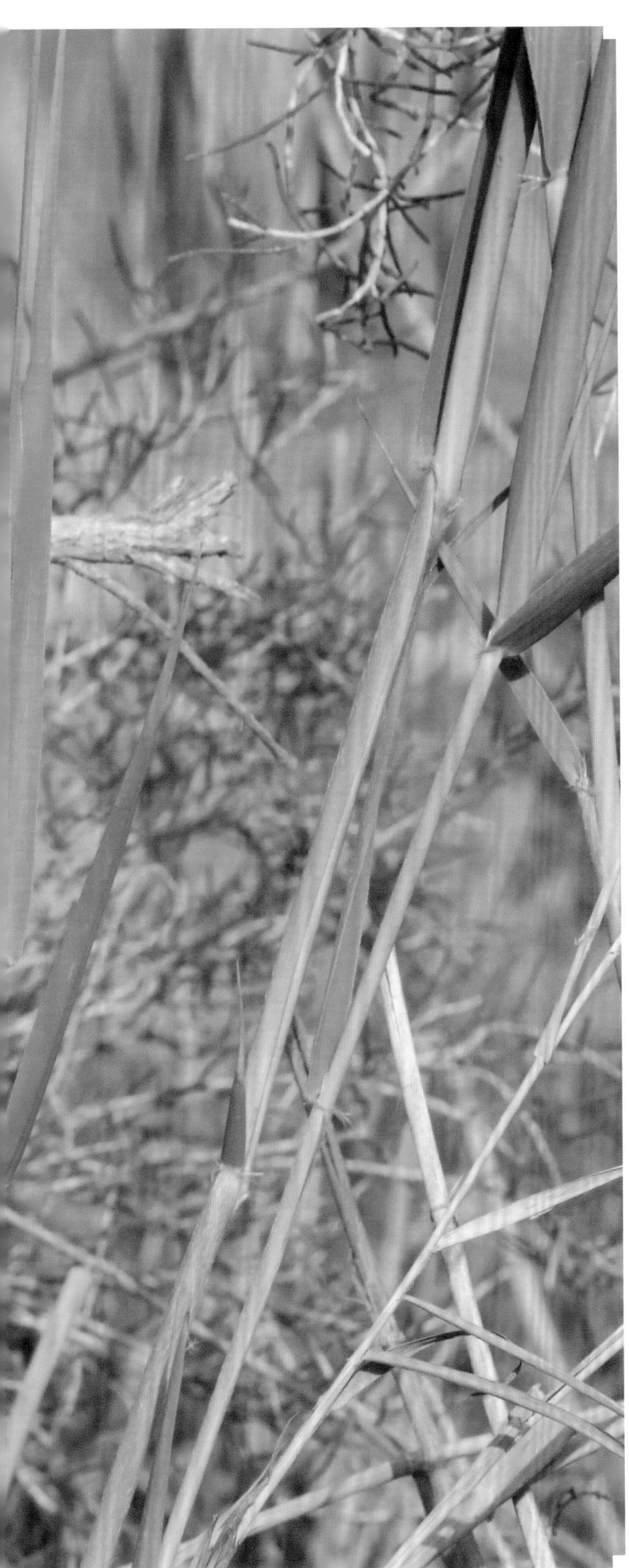

肉苁蓉

【蒙药名】查干。

【别　名】高腰海、玛日扎音、大芸、淡大芸、咸苁蓉。

【来　源】本品为列当科植物肉苁蓉 *Cistanche deserticola* Y. C. Ma 的干燥带鳞叶的肉质茎。

【性味归经】味甘、咸，性温。归肾、大肠经。

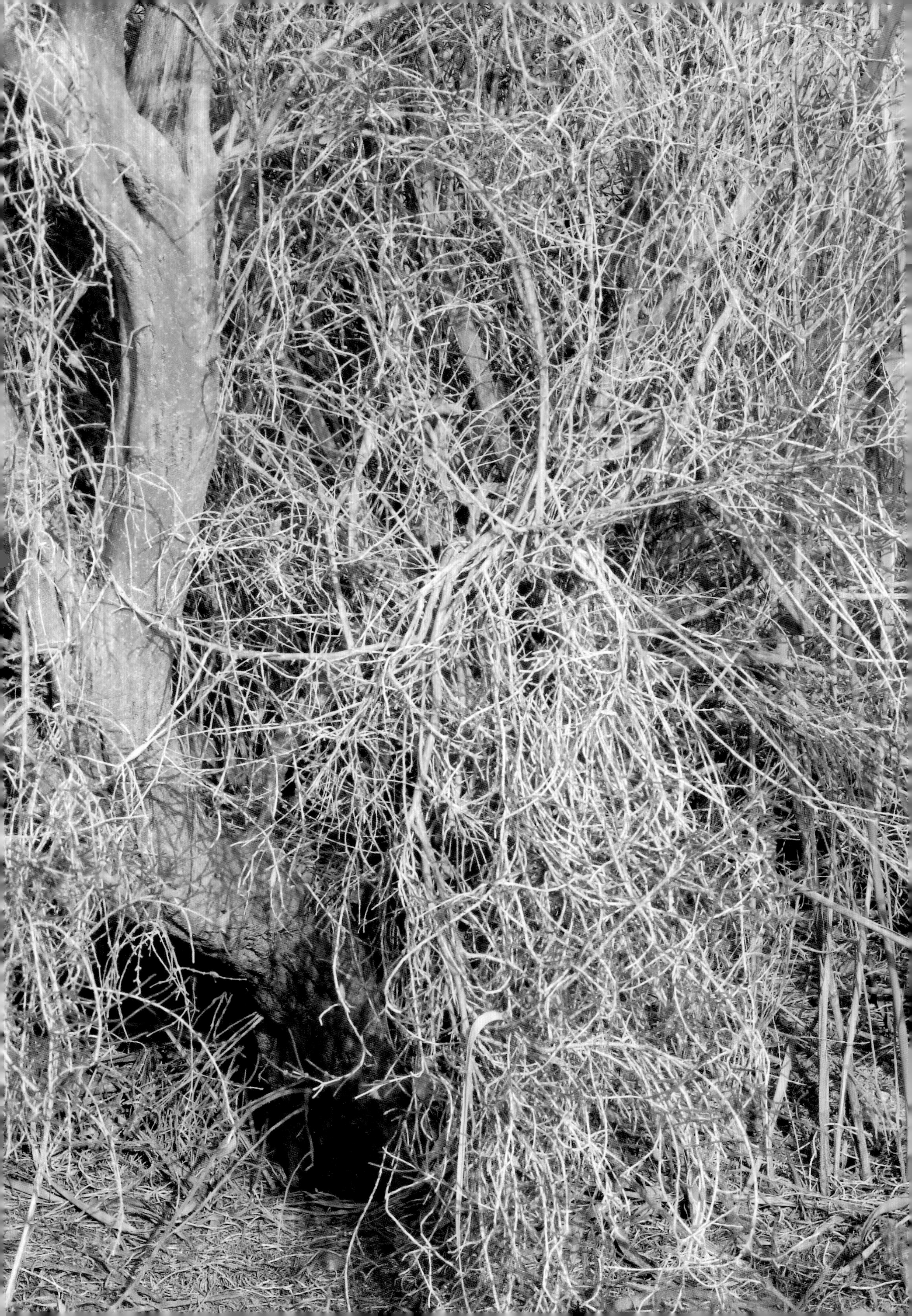

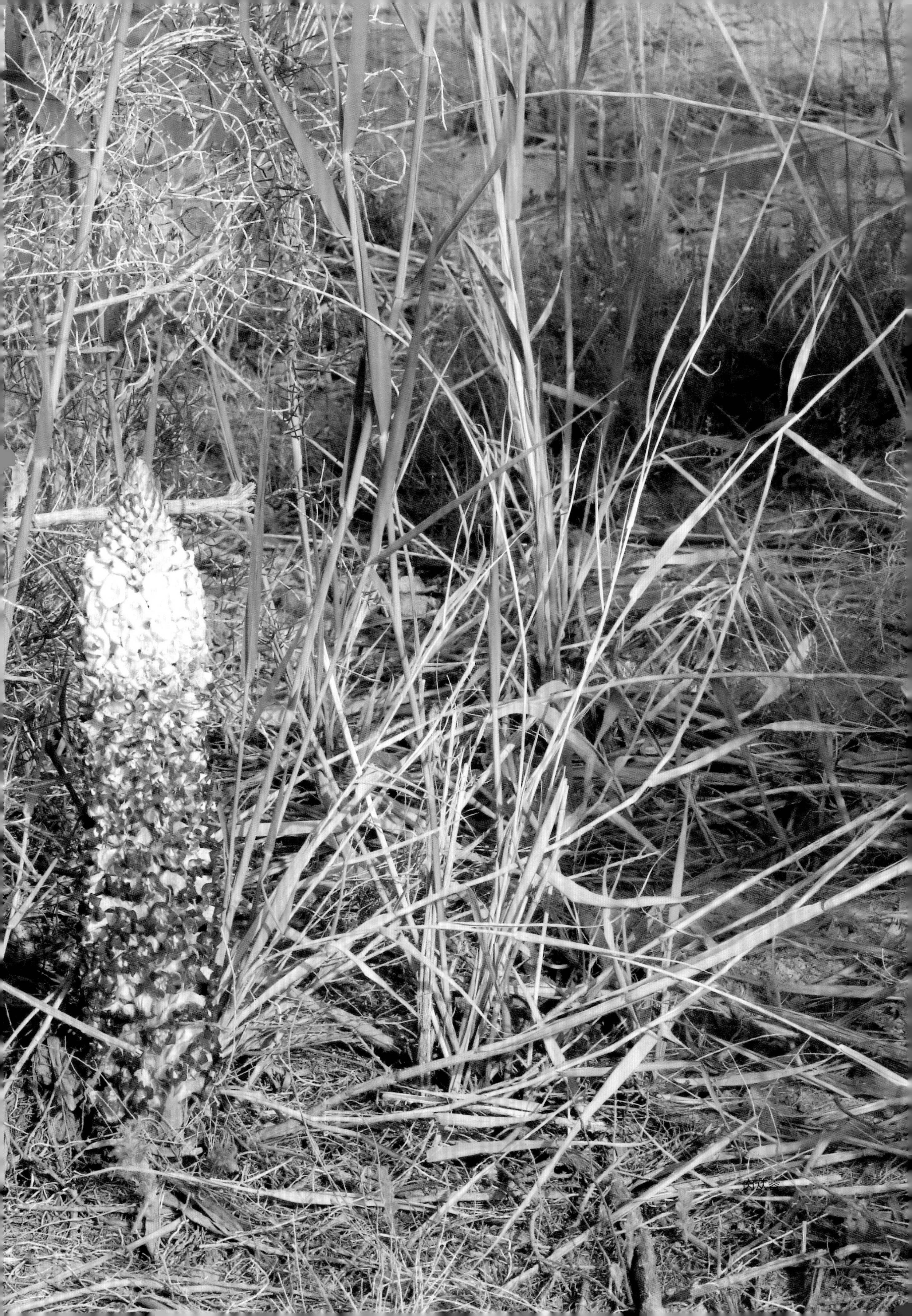

肉苁蓉

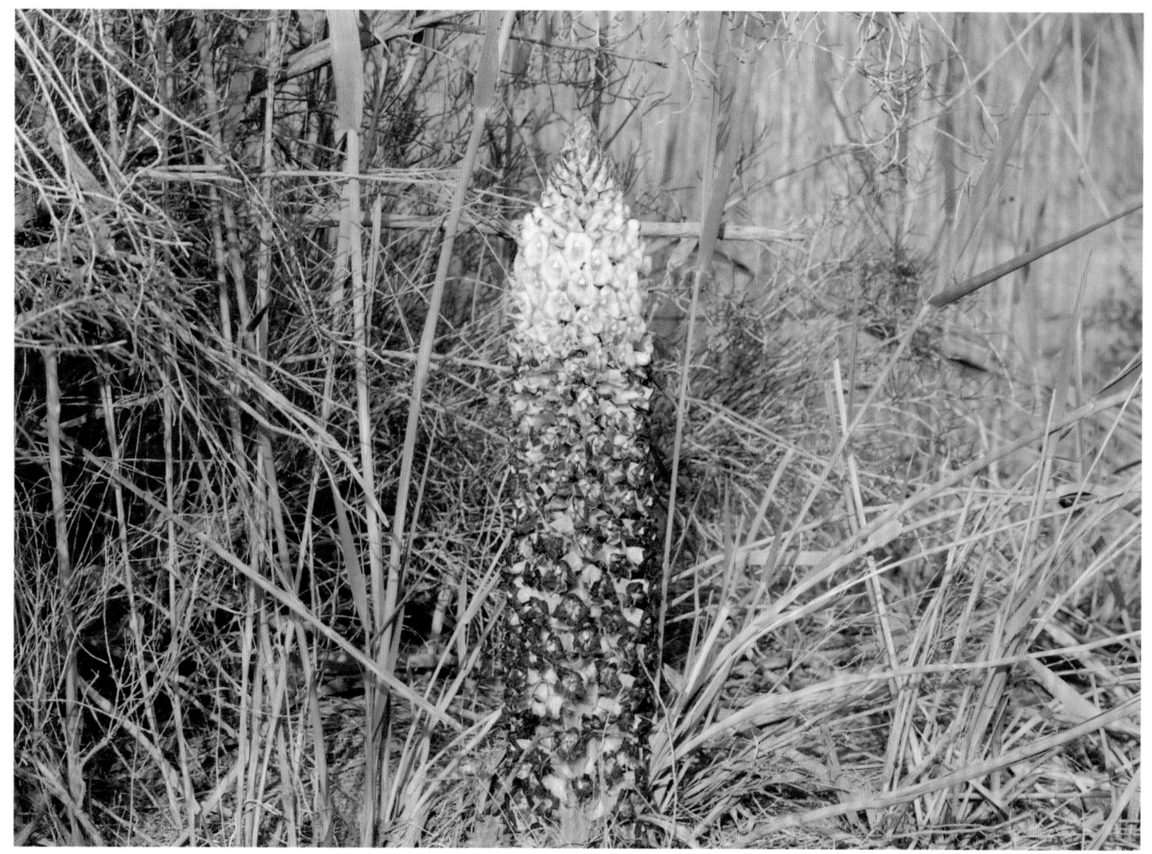

肉苁蓉

识别特征

多年生寄生草本，高 80 ~ 100 cm。茎肉质肥厚，不分枝。鳞叶黄色，肉质，覆瓦状排列，披针形或线状披针形。穗状花序顶生于花茎；每花下有一苞片，小苞片 2，基部与花萼合生；背面被毛，花萼 5 浅裂，有缘毛；花冠管状钟形，黄色，顶端 5 裂，裂片蓝紫色；雄蕊 4。蒴果卵形，褐色。种子极多，细小。花期 5—6 月，果期 6—8 月。

生境分布

生长于盐碱地、干河沟沙地、戈壁滩一带。寄生在红沙、盐爪爪、着叶盐爪、珍珠、西伯利亚白刺等植物的根上。分布于内蒙古、陕西、甘肃、宁夏、新疆等省区。

采收加工

春、秋二季均可采收。以 3—5 月采者为好，过时则中空。春季苗未出土或刚出土时采者，通常半埋于沙土中晒干，称淡苁蓉。秋季采者，水分多，不宜晒干，须投入盐湖中 1 ~ 3 年后，取出晒干，称咸苁蓉。

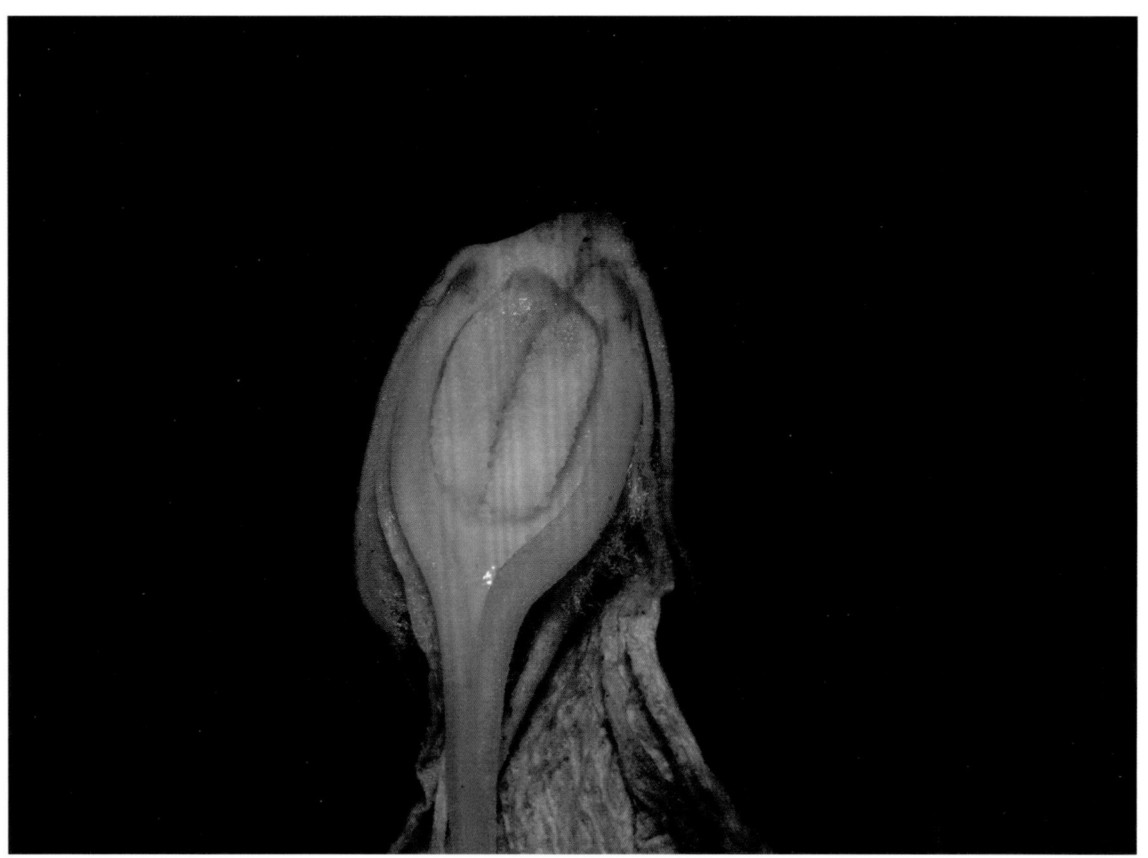

肉苁蓉

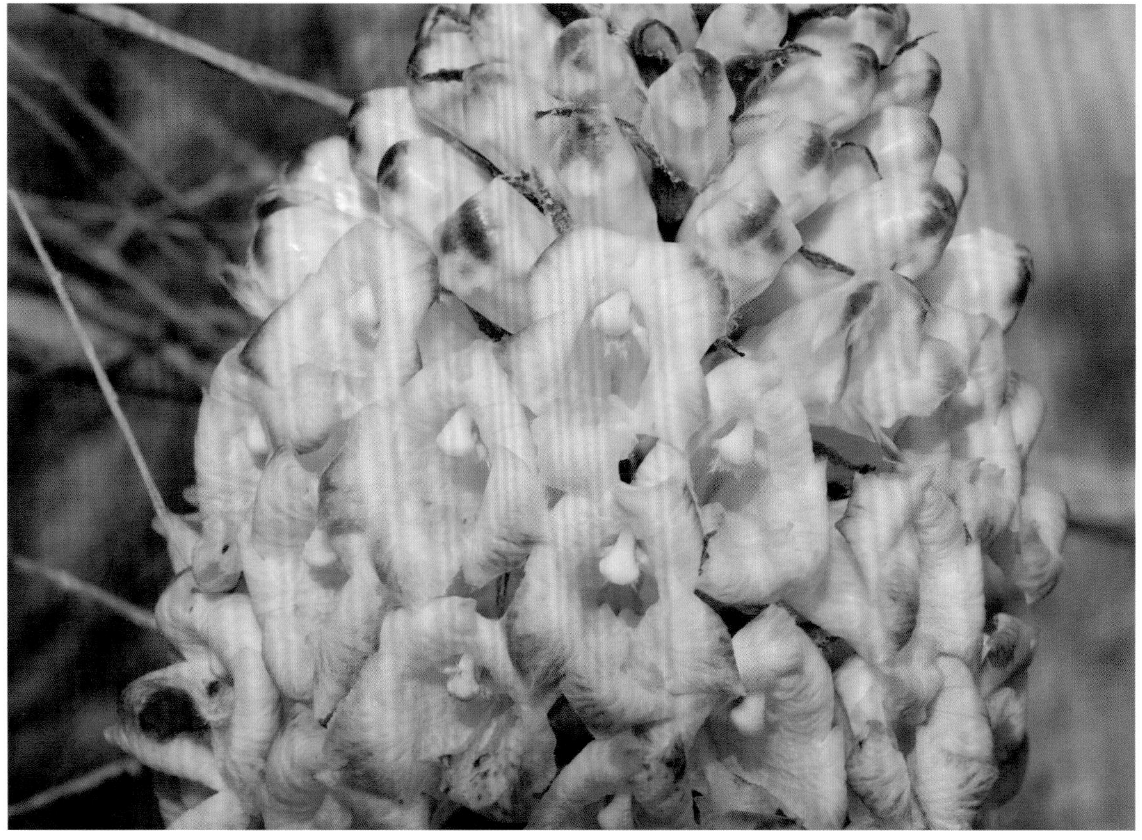

肉苁蓉

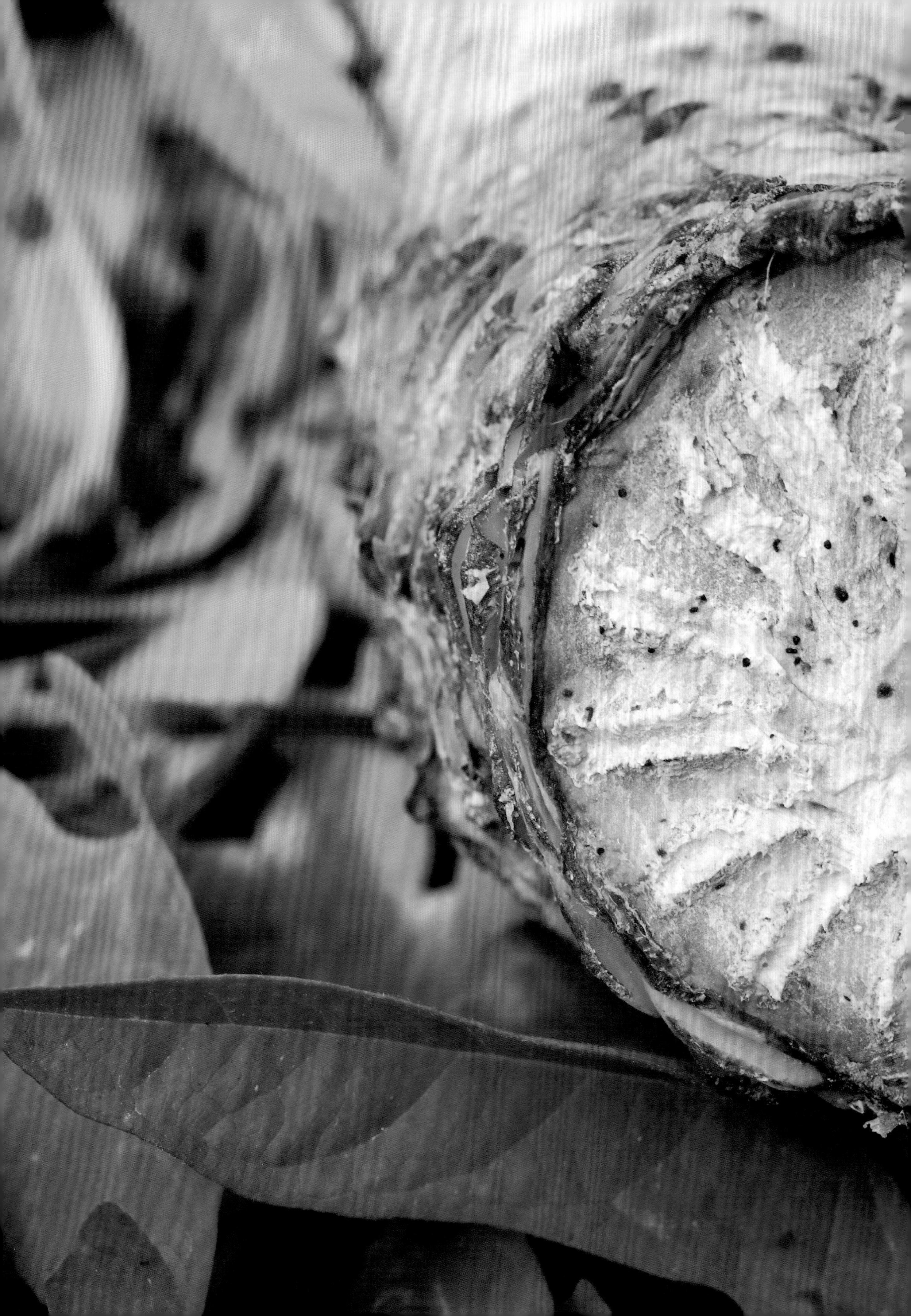

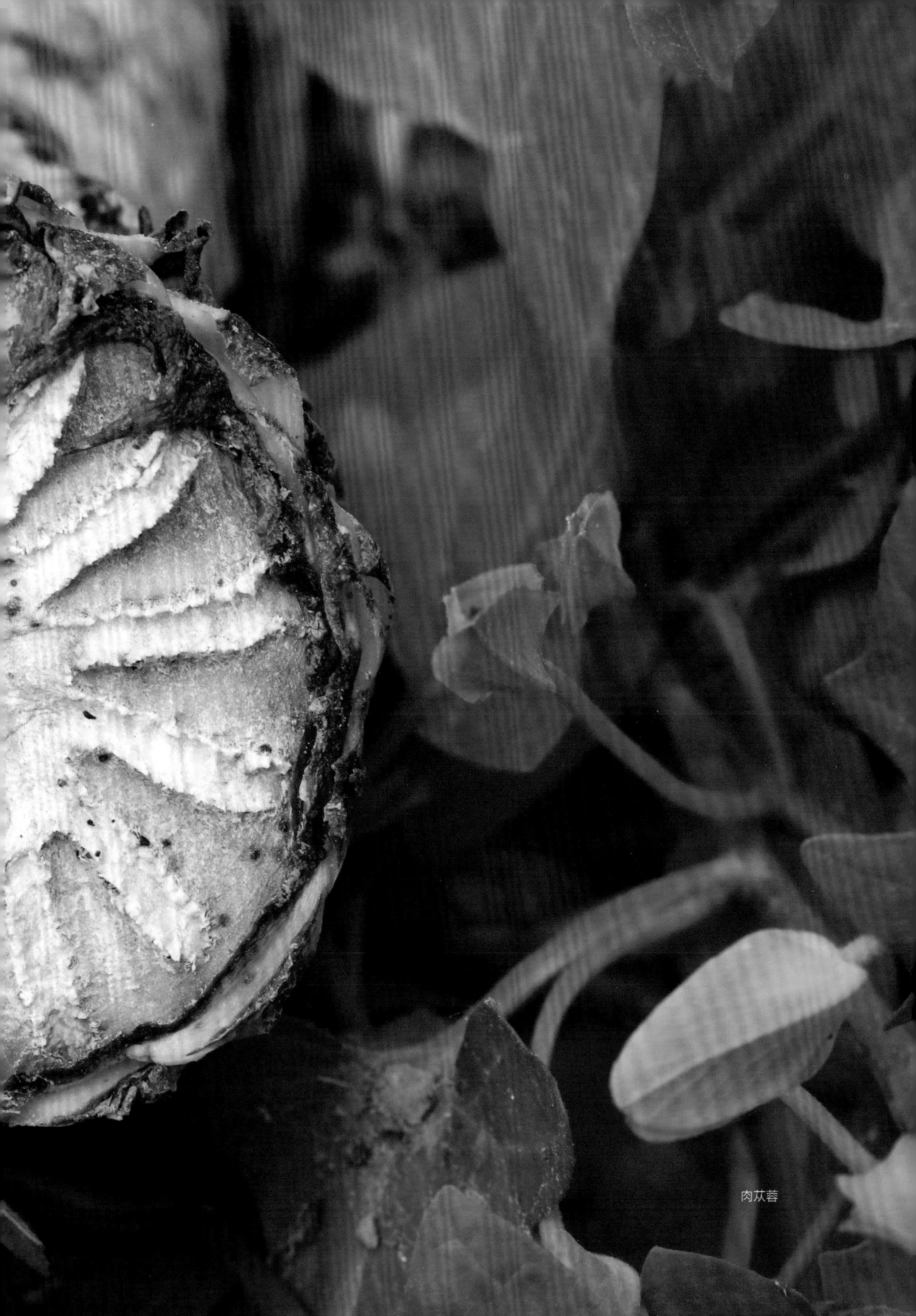

肉苁蓉

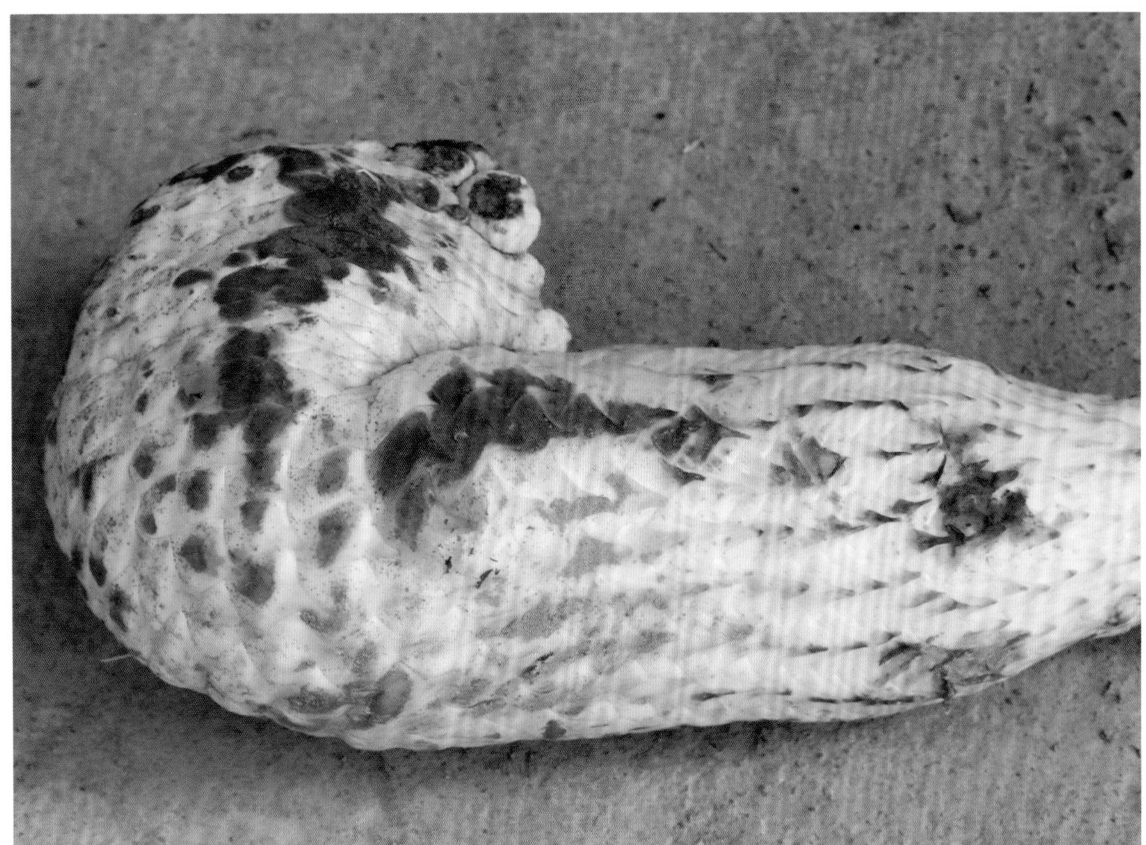

肉苁蓉

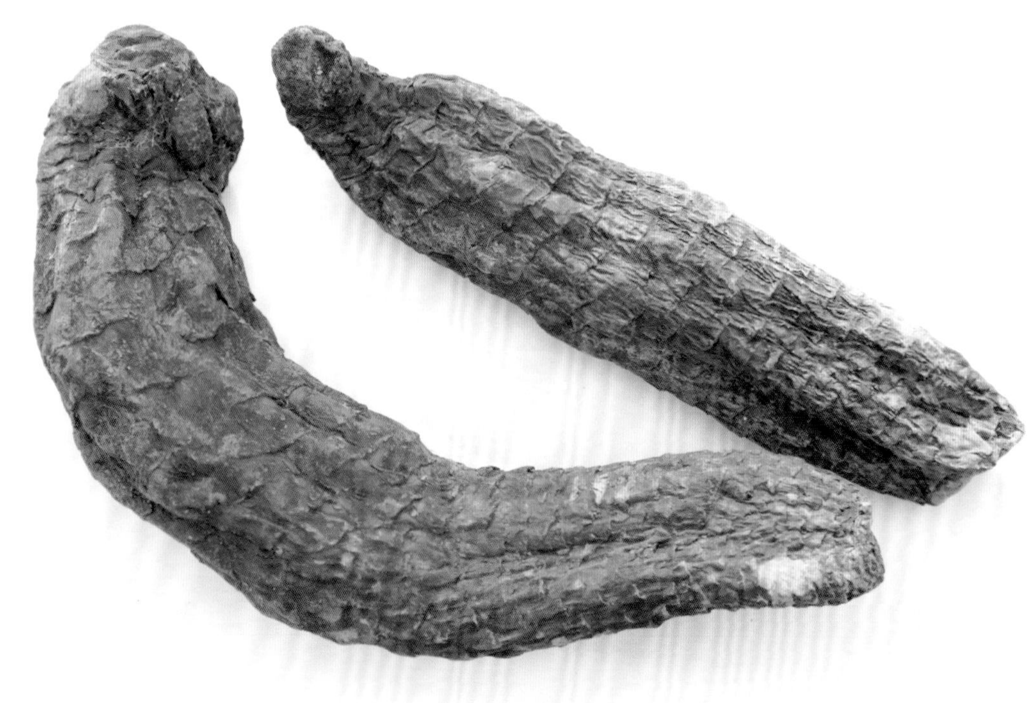

肉苁蓉

药材鉴别

本品为不规则形的厚片，直径 2 ~ 8 cm。表面棕褐色或灰棕色。有的可见肉质鳞叶。切面有淡棕色或棕黄色点状维管束，排列呈波状环纹。体重质硬，微有柔性，不易折断，气微，味甘、微苦。

功效主治

补肾阳，益精血，润肠通便。本品甘咸而温，质地柔润，甘温补阳，咸以入肾而有补肾壮阳之功，又能益精补血，入大肠经能滋润肠燥而有通便之功。补而不峻，滋而不腻，阴阳双补，药性和缓，堪称滋补之上品。

药理作用

本品可增加脾脏和胸腺质量，提高巨噬细胞吞噬率和腹腔巨噬细胞内环磷酸腺苷的含量，增加溶血素和溶血空斑的值，提高淋巴细胞转化率，促进抗体形成。

用法用量

内服：10 ~ 20 g，煎服。

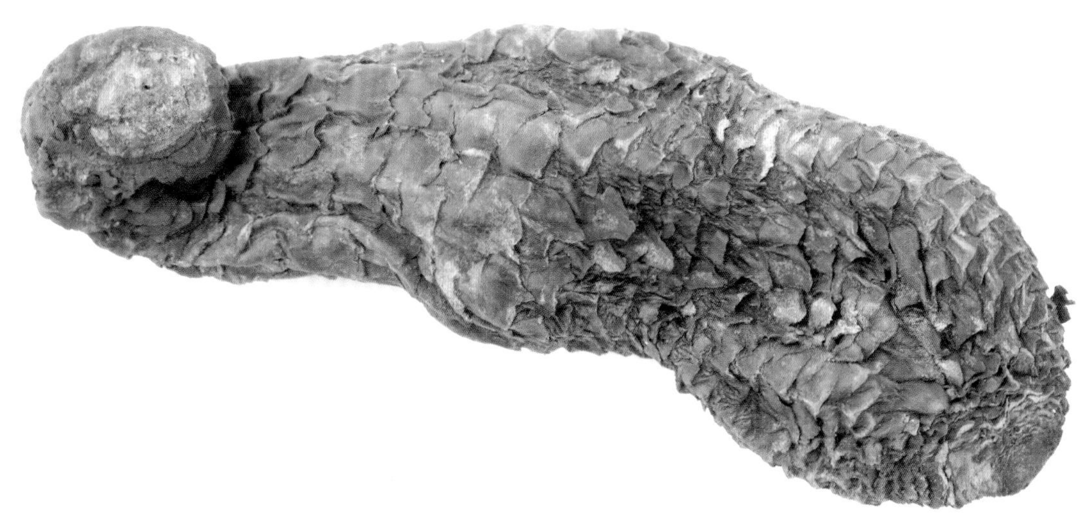

肉苁蓉

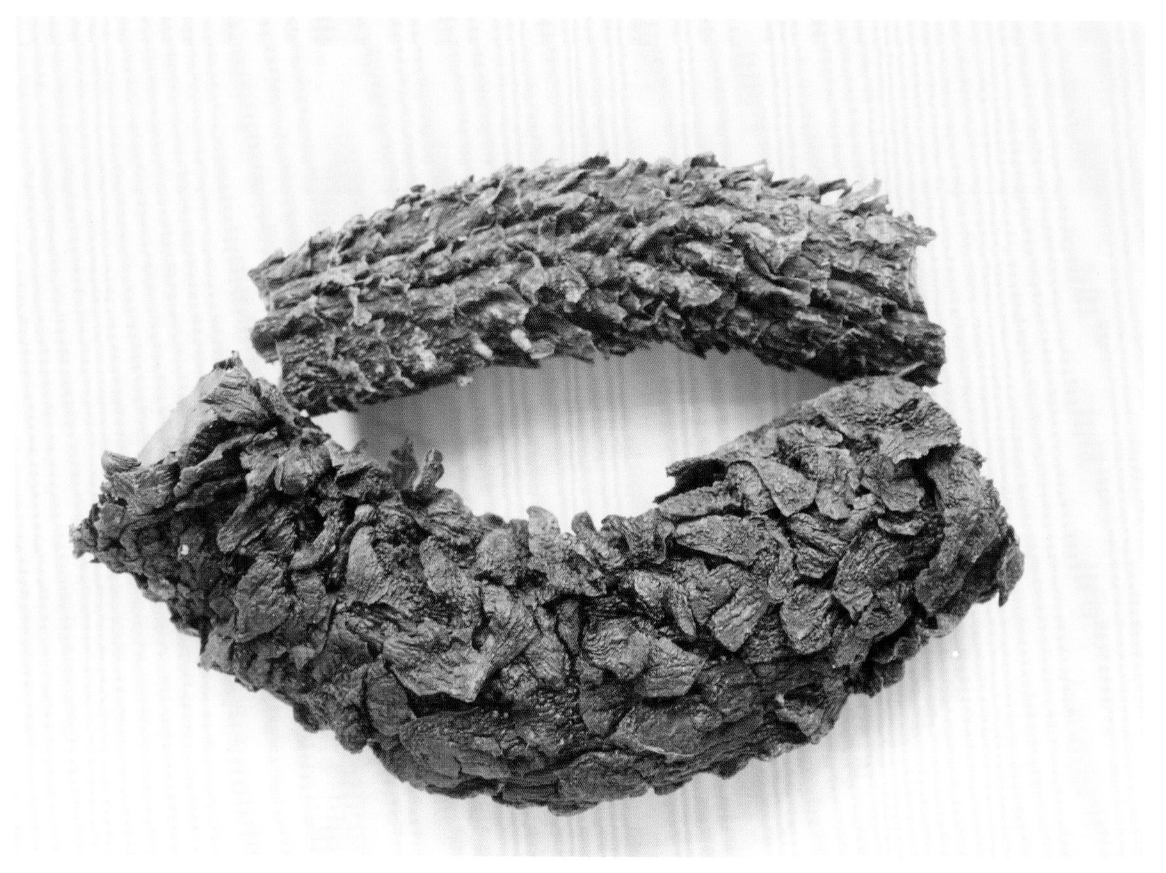

肉苁蓉药材

民族药方

1．阳痿，遗精，腰膝萎软　肉苁蓉、韭菜子各 9 g。水煎服。

2．神经衰弱，健忘，听力减退　肉苁蓉、枸杞子、五味子、麦冬、黄精、玉竹各适量。水煎服。

3．肾虚不孕　肉苁蓉、山药各 30 g，鹿茸 18 g，原蚕蛾 4.5 g。炼蜜为丸，每服 10 g，每日 2 次。

4．男性肾虚精亏、阳痿尿频　肉苁蓉 240 g，熟地黄 180 g，五味子 120 g，菟丝子 60 g。研为细末，酒煮山药糊为丸，每次 9 g，每日 2 次。

5．便秘　肉苁蓉 30 g。水煎服，每日 1 剂。

6．肾阳虚闭经　肉苁蓉、附子、茯苓、白术、桃仁、白芍各 15 g，干姜 10 g。水煎服，每日 1 剂。

7．男性不育、精子过少、肾阳虚亏　肉苁蓉、制黄精、菟丝子各 180 g，枸杞子 360 g，黑狗肾 1 具，盐 15 g。焙干，共研细末，早、晚空腹各服 1 次，分 12 日服完。

8．颈椎、腰椎、足跟等部位的骨质增生　肉苁蓉、威灵仙、熟地黄、清风藤、丹参各15 g。加水煎2次，混合所煎得药汁，每日1剂，每日分2次服。

9．细菌性阴道炎　肉苁蓉20 g。水煎取药汁，代茶饮，每日早、晚各服1次。

10．肾虚阳痿　肉苁蓉、韭菜子各30 g。制成煮散剂，水煎服，每次3～5 g，每日1～2次。

11．习惯性便秘　肉苁蓉100 g，火麻仁、当归各50 g。制成煮散剂，水煎服，每次3～5 g，每日1～2次。

使用注意

药力和缓，用量宜大。助阳滑肠，故阳事易举、精滑不固者及腹泻便溏者忌服。实热便秘者不宜服用。

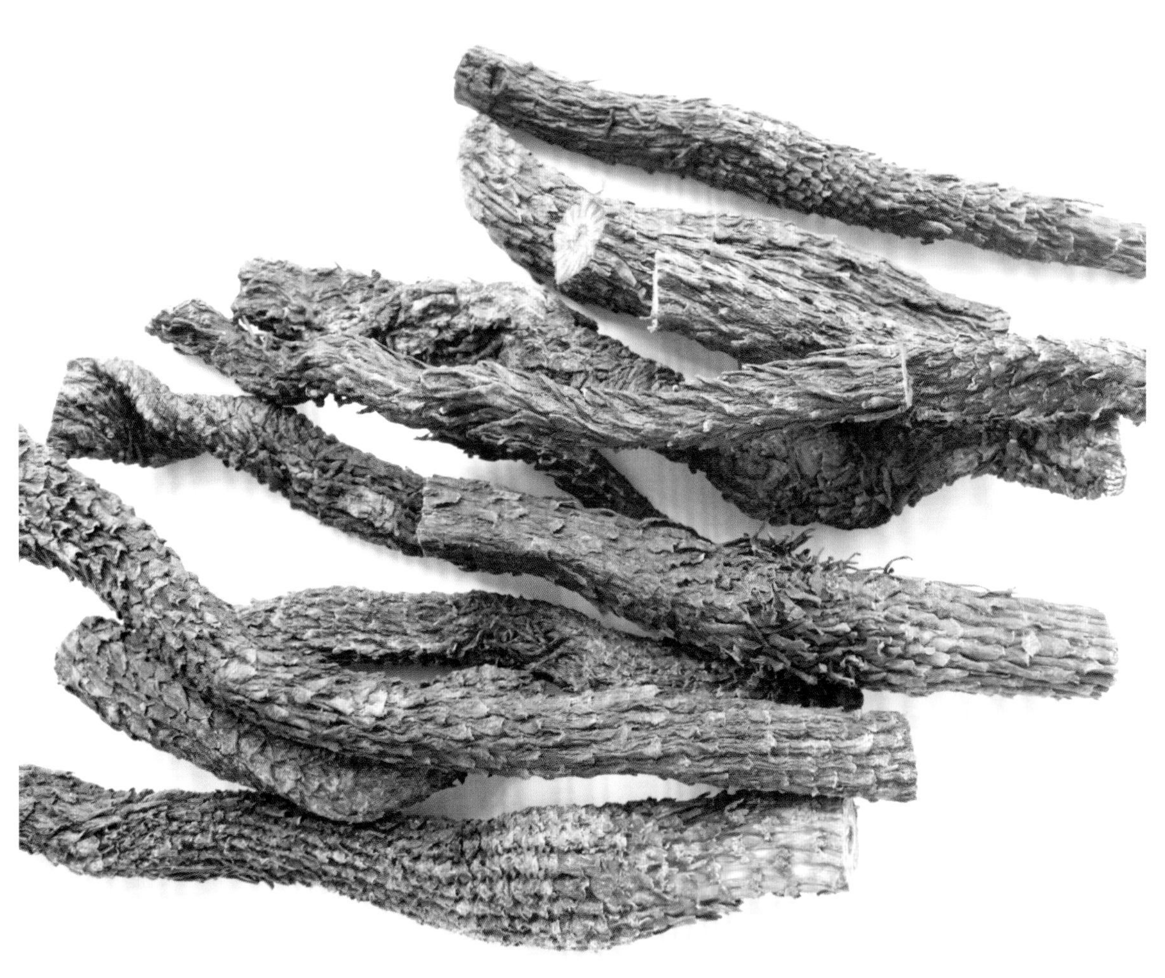

肉苁蓉药材

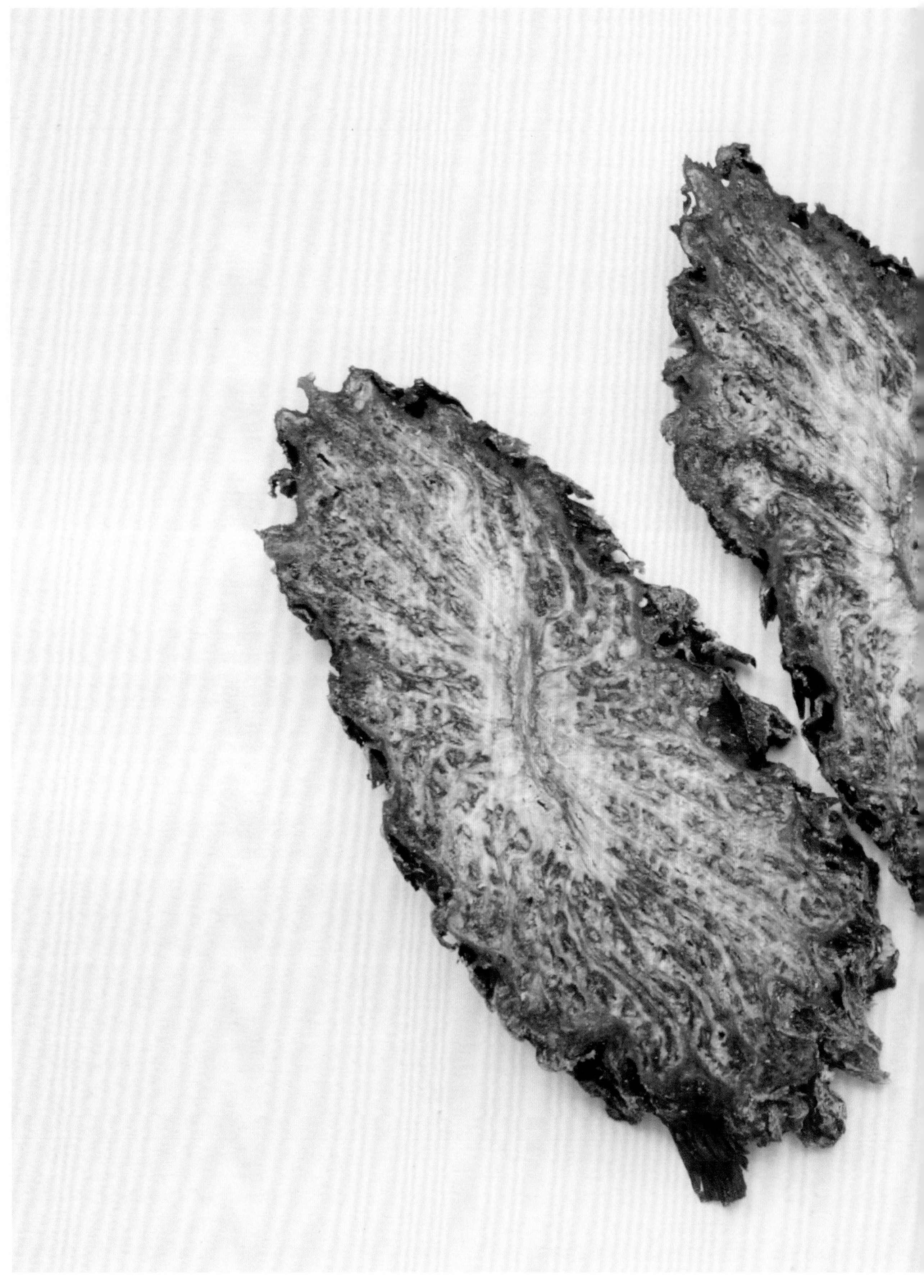

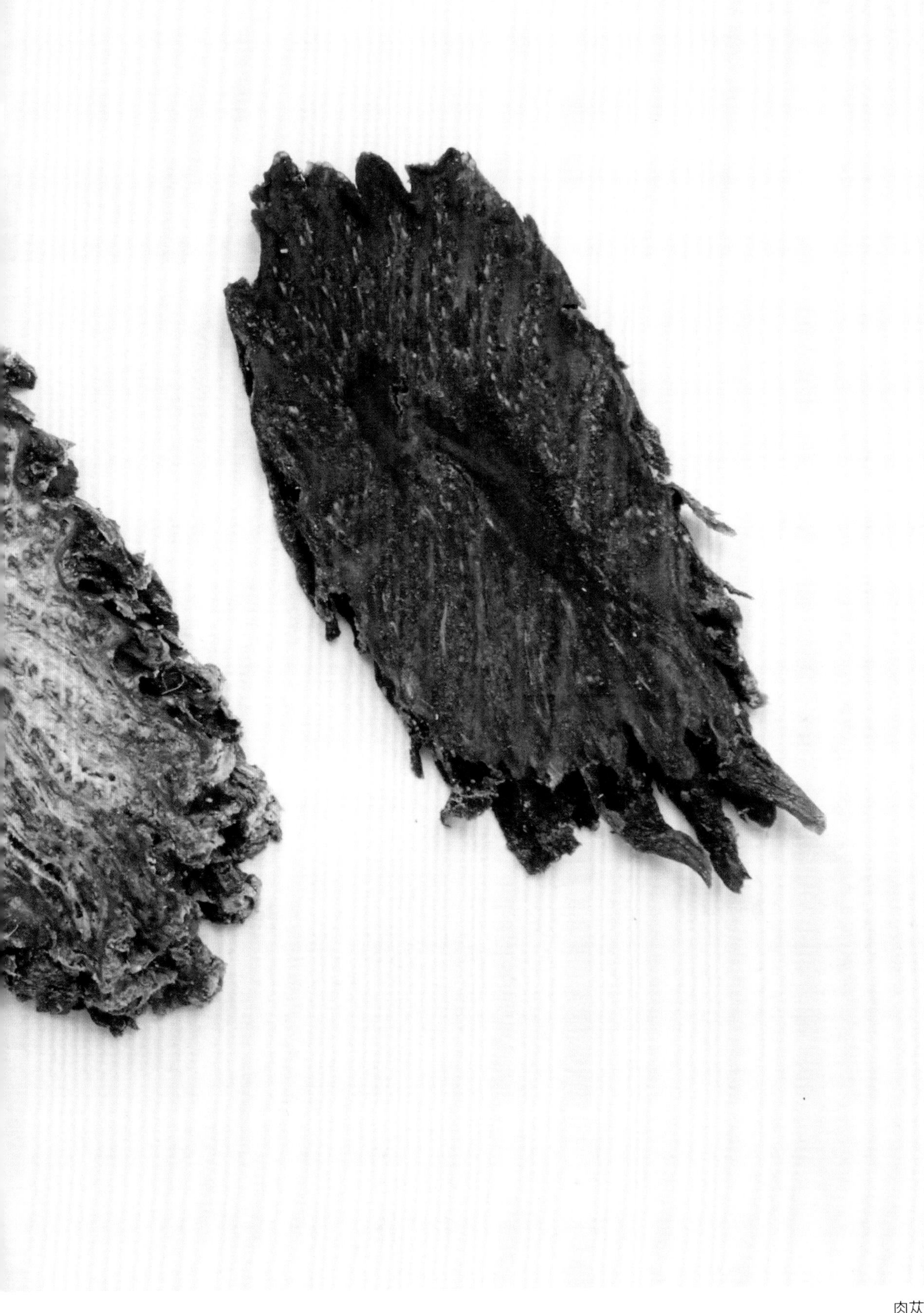

肉苁蓉饮片

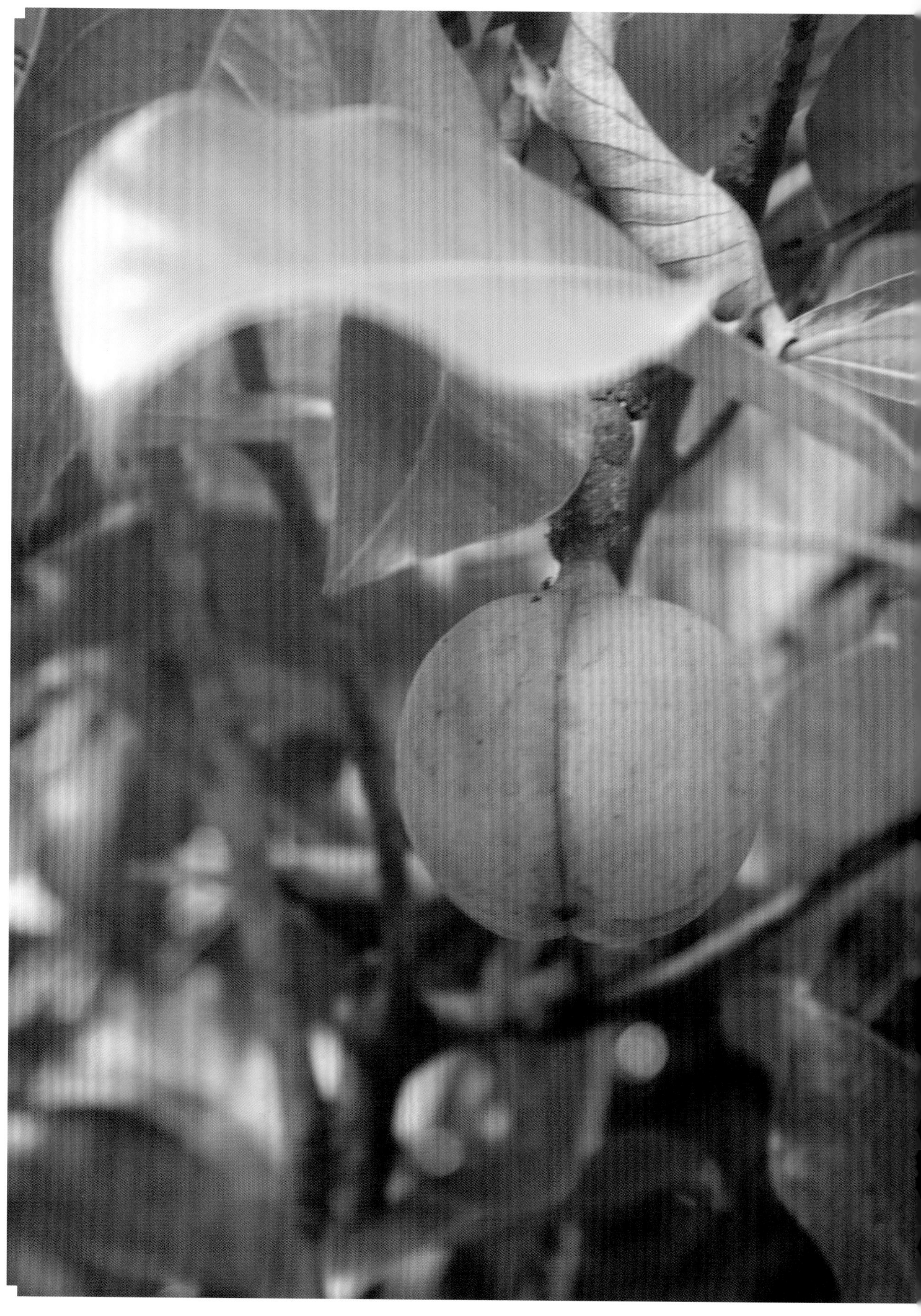

肉豆蔻

【蒙药名】匝迪。

【别　名】那玛、肉果、玉果、煨肉果。

【来　源】本品为肉豆蔻科高大乔木植物肉豆蔻树 *Myristica fragrans* Houtt. 的干燥成熟种仁。

【性味归经】味辛，性温。归脾、胃、大肠经。

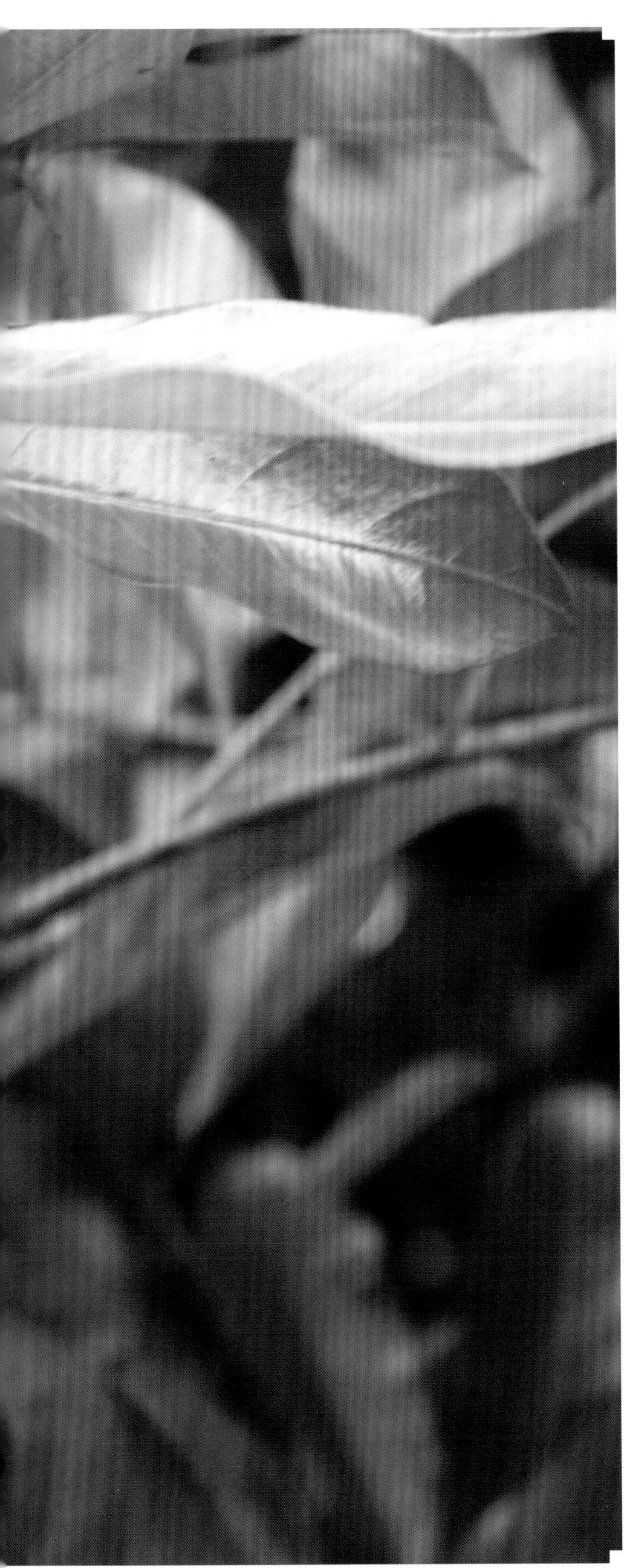

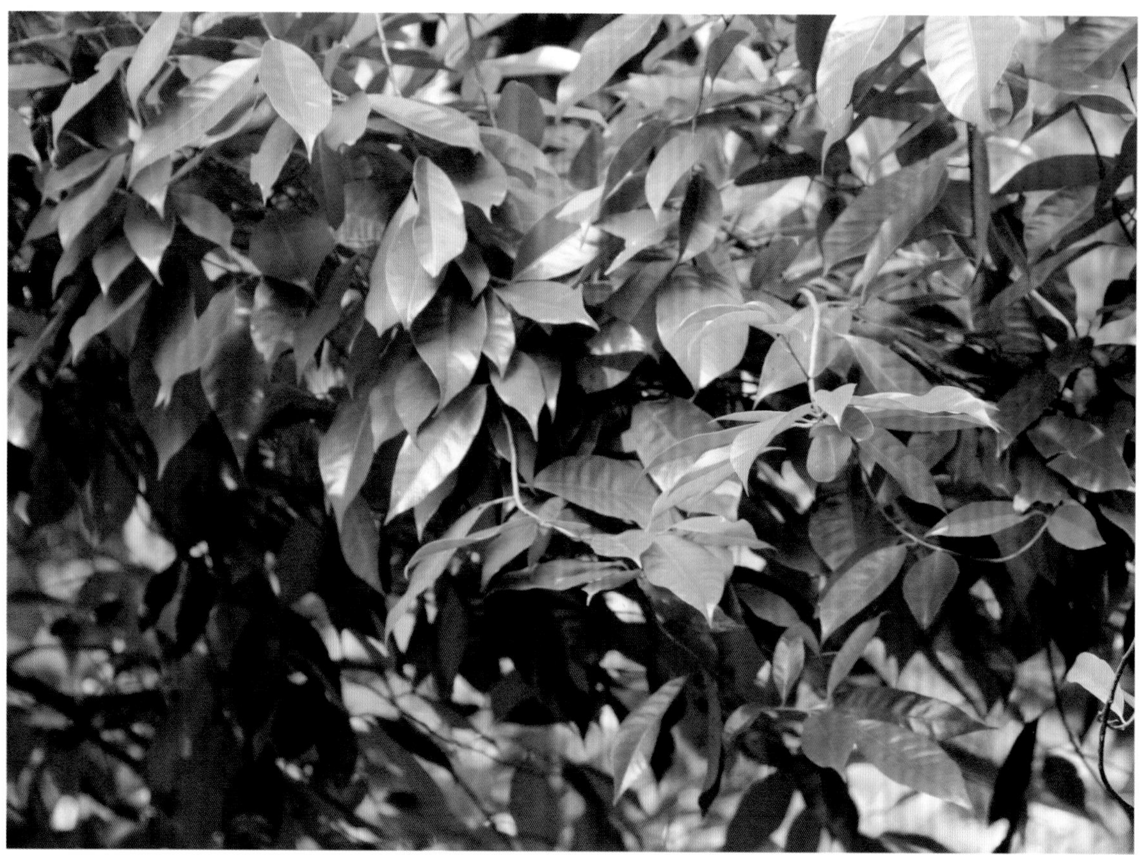

肉豆蔻

识别特征

高大乔木，全株无毛。叶互生，革质，叶柄长 4 ~ 10 mm，叶片椭圆状披针形或椭圆形，长 5 ~ 15 cm，先端尾状，基部急尖，全缘，上面暗绿色，下面常粉绿色并有红棕色的叶脉。花单性，雌雄异株，总状花序腋生，具苞片。浆果肉质，梨形或近于圆球形，黄棕色，成熟时纵裂成 2 瓣，露出绯红色肉质的假种皮，内含种子 1 枚，种皮壳状，木质坚硬。花期 4—5 月，果期 6—8 月。

生境分布

在热带地区广为栽培。分布于马来西亚、印度尼西亚。我国广东、广西、云南等省区也有栽培。

采收加工

每年 4—6 月及 11—12 月各采收 1 次。早晨摘取成熟果实，剖开果皮、剥去假种皮，再敲脱壳状的种皮，取出种仁，用石灰乳浸 1 日后，小火焙干。

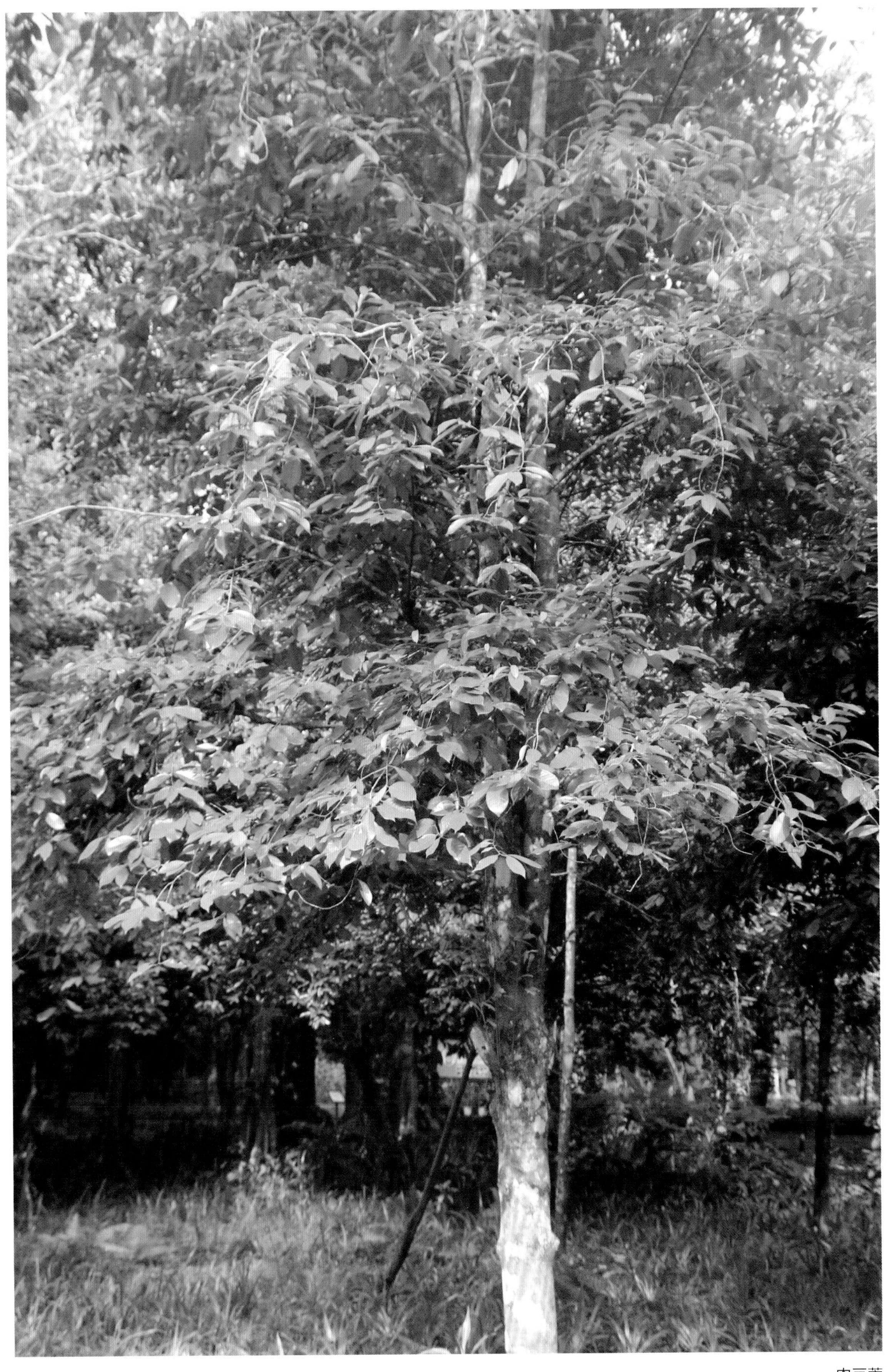

肉豆蔻

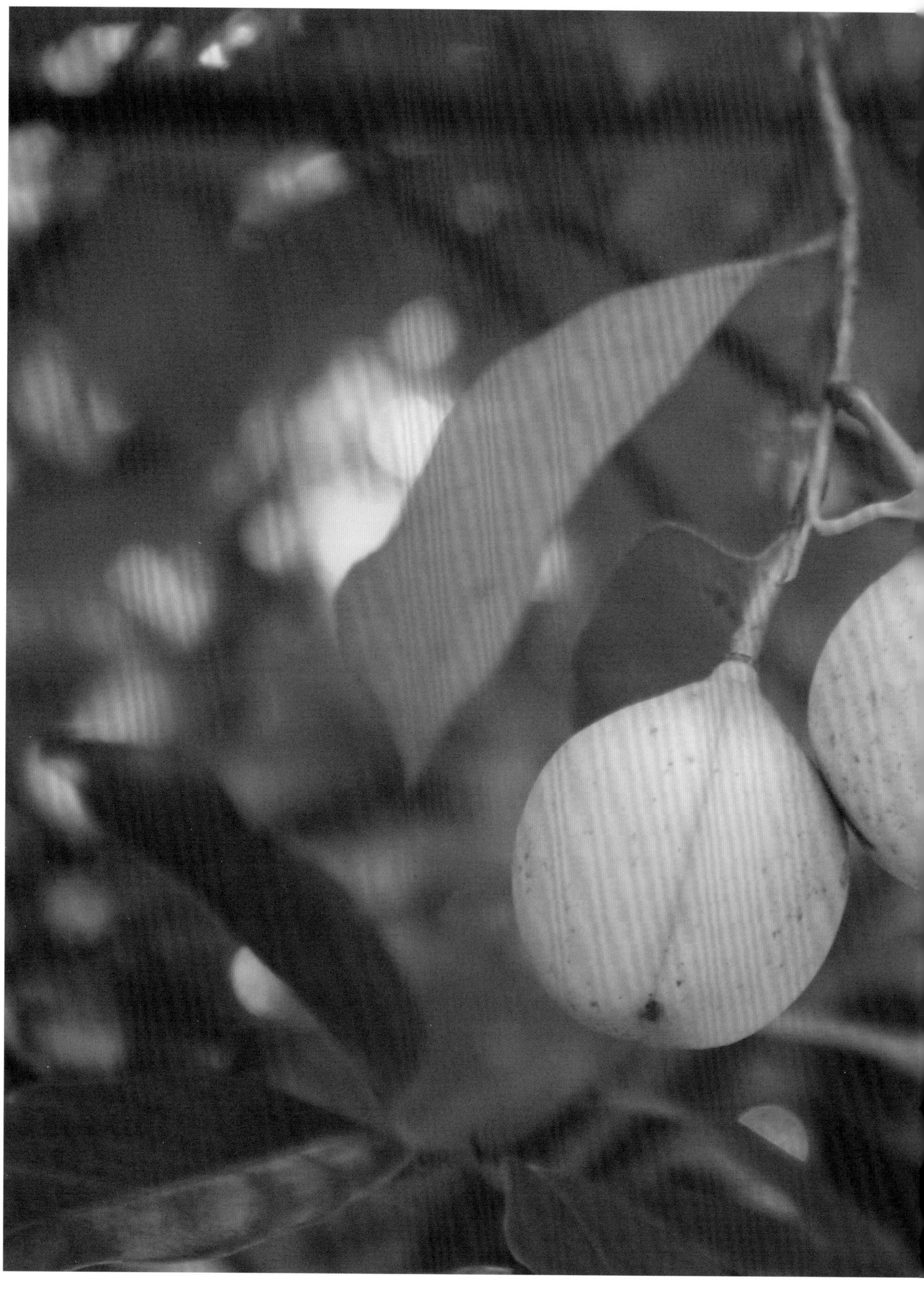

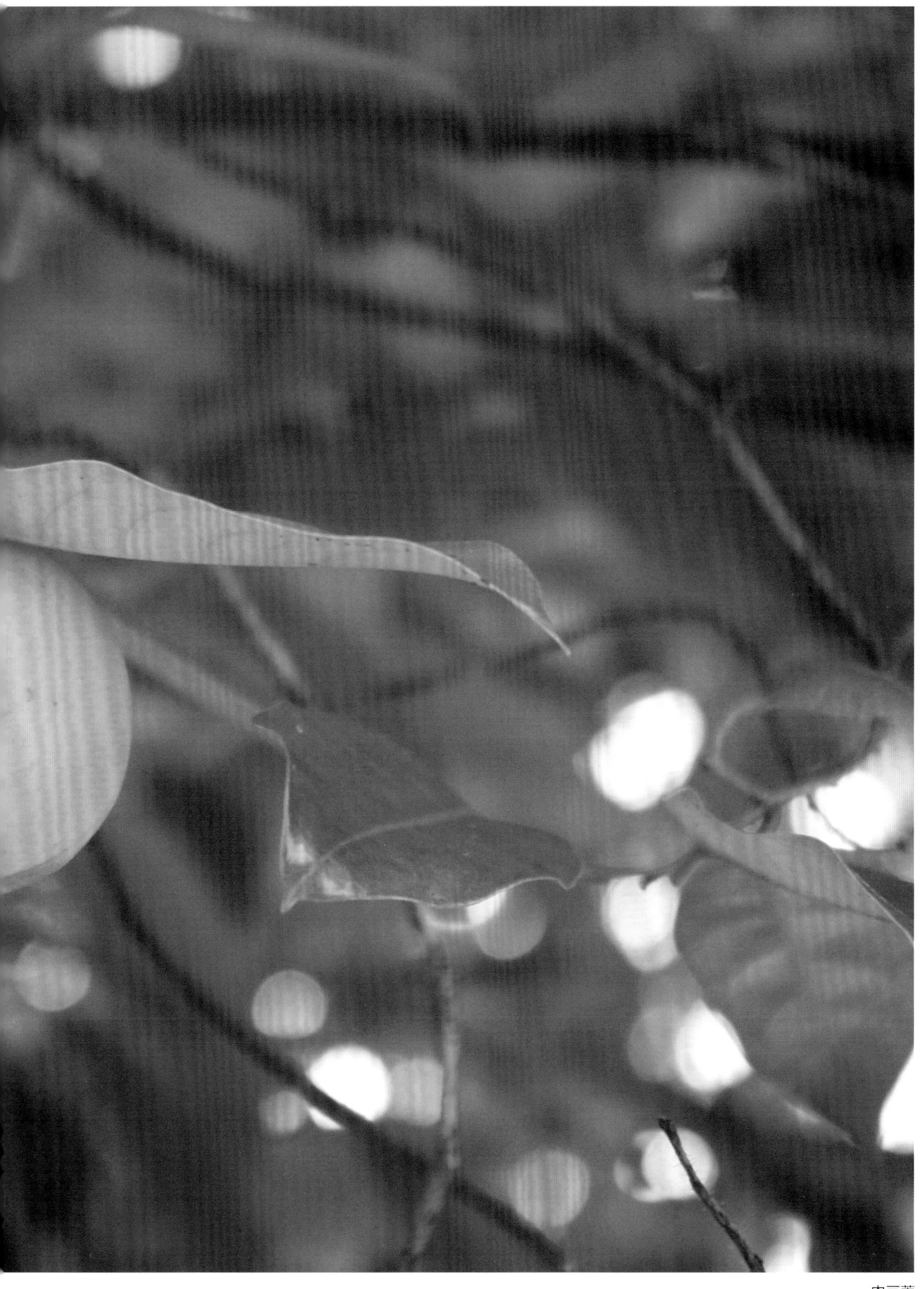

肉豆蔻

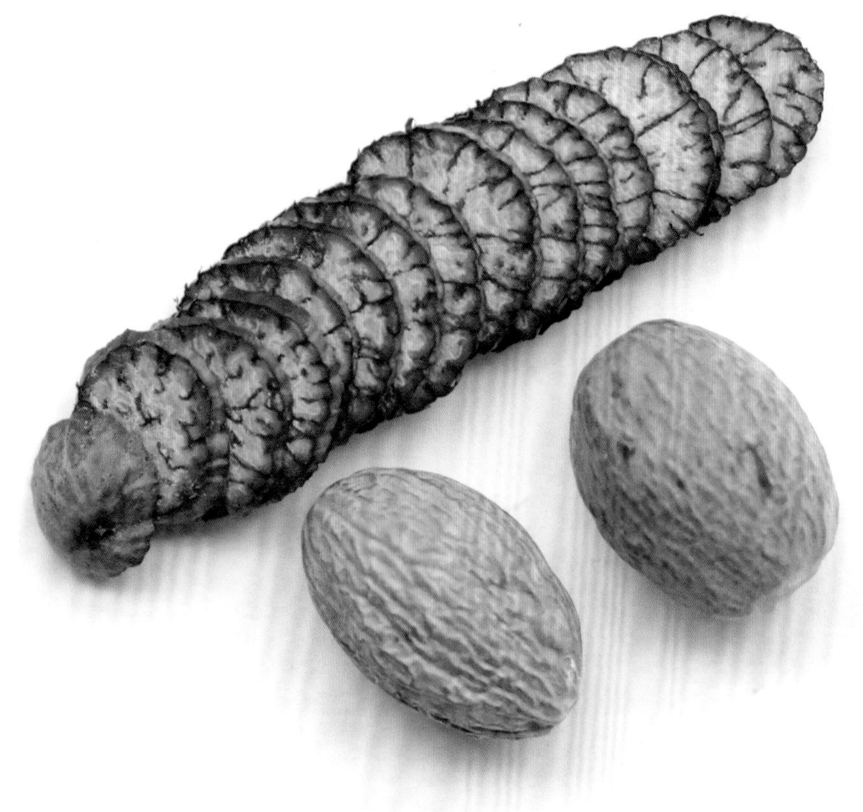

肉豆蔻药材

药材鉴别

本品呈椭圆形或卵圆形。表面灰棕色或棕色，有网状沟纹，附有白色粉霜。种脐位于宽端，呈浅色圆形突起，合点呈暗凹陷。切面有淡棕色与黄白色相间的大理石状花纹，显油脂。质地坚硬，难破碎。气芳香浓烈，味辛辣而微苦。

功效主治

温脾止泻，行气止痛。本品辛香温燥而涩，有涩而不滞、行而不散的特点，既能温脾涩肠止泻，又能行气止痛。

药理作用

肉豆蔻油除有芳香之性外，还具有显著的麻醉性能。对低等动物可引起瞳孔扩大、步态不稳，随之睡眠、呼吸变慢，剂量再大则反射消失。人服用 7.5 g 肉豆蔻粉会出现眩晕乃至谵妄与昏睡，曾有服大量肉豆蔻粉而致死的病例报告。

用法用量

内服：3 ~ 9 g，煎服；散剂，1.5 ~ 3.0 g；煨用可增强温中止泻作用。

民族药方

1．脾虚泄泻，肠鸣不食　肉豆蔻1枚。挖小孔，入乳香3小块，以面裹煨，面熟为度，去面，碾为细末，每次5 g，米饮送下，小儿0.25 g。

2．五更泄泻　肉豆蔻10 g，吴茱萸、五味子各6 g，补骨脂8 g。水煎服。

3．心热，心慌　肉豆蔻、广枣各15 g，檀香25 g。制成煮散剂，水煎服，每次3～5 g，每日1～3次。

4．肺热，心赫依热，咳喘，刺痛　肉豆蔻、紫檀香各20 g，沉香100 g，檀香、广枣、红花、石膏、北沙参各40 g。制成散剂，温开水送服，每次1.5～3.0 g，每日1～2次。

5．消化不良，食积，胃阳衰弱　肉豆蔻、蛇床子、干姜、荜茇、胡椒、石榴、豆蔻、光明盐、紫硇砂、肉桂各等份。制成散剂，白糖水送服，每次1.5～3.0 g，每日1～2次。

使用注意

凡湿热泻痢者忌用。

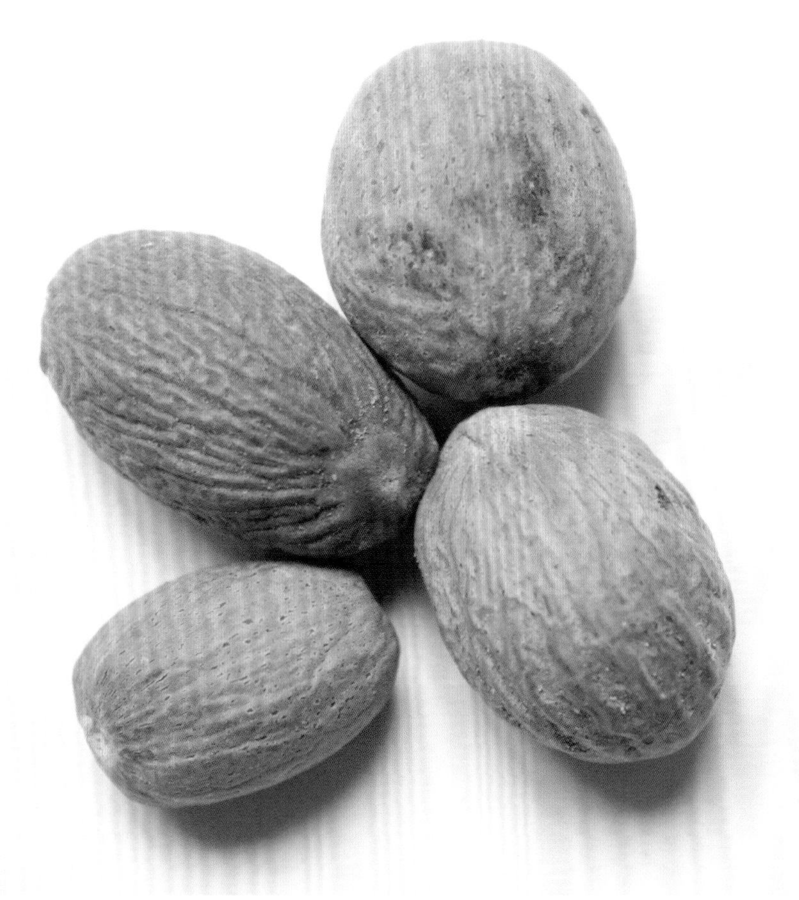

肉豆蔻药材

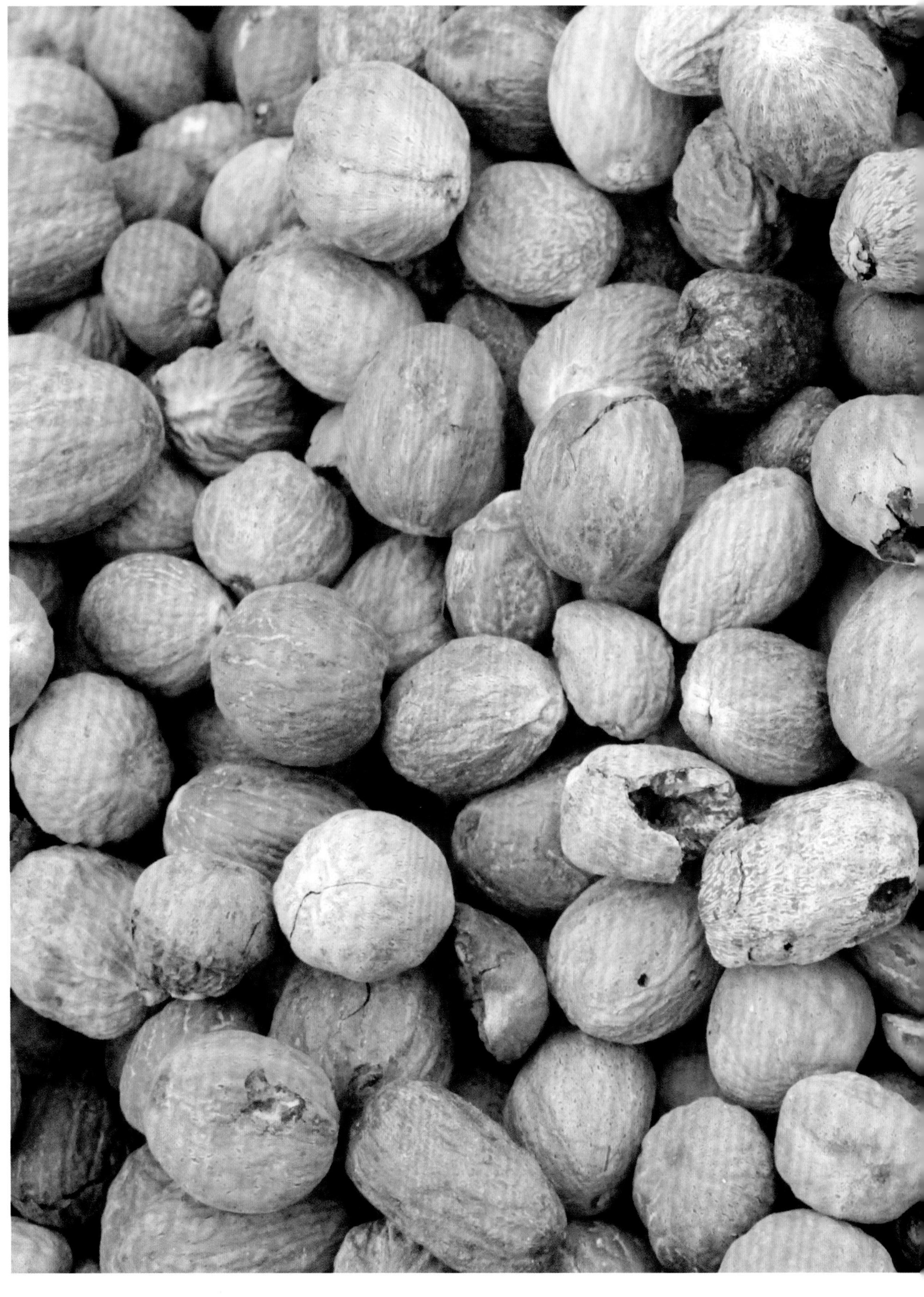

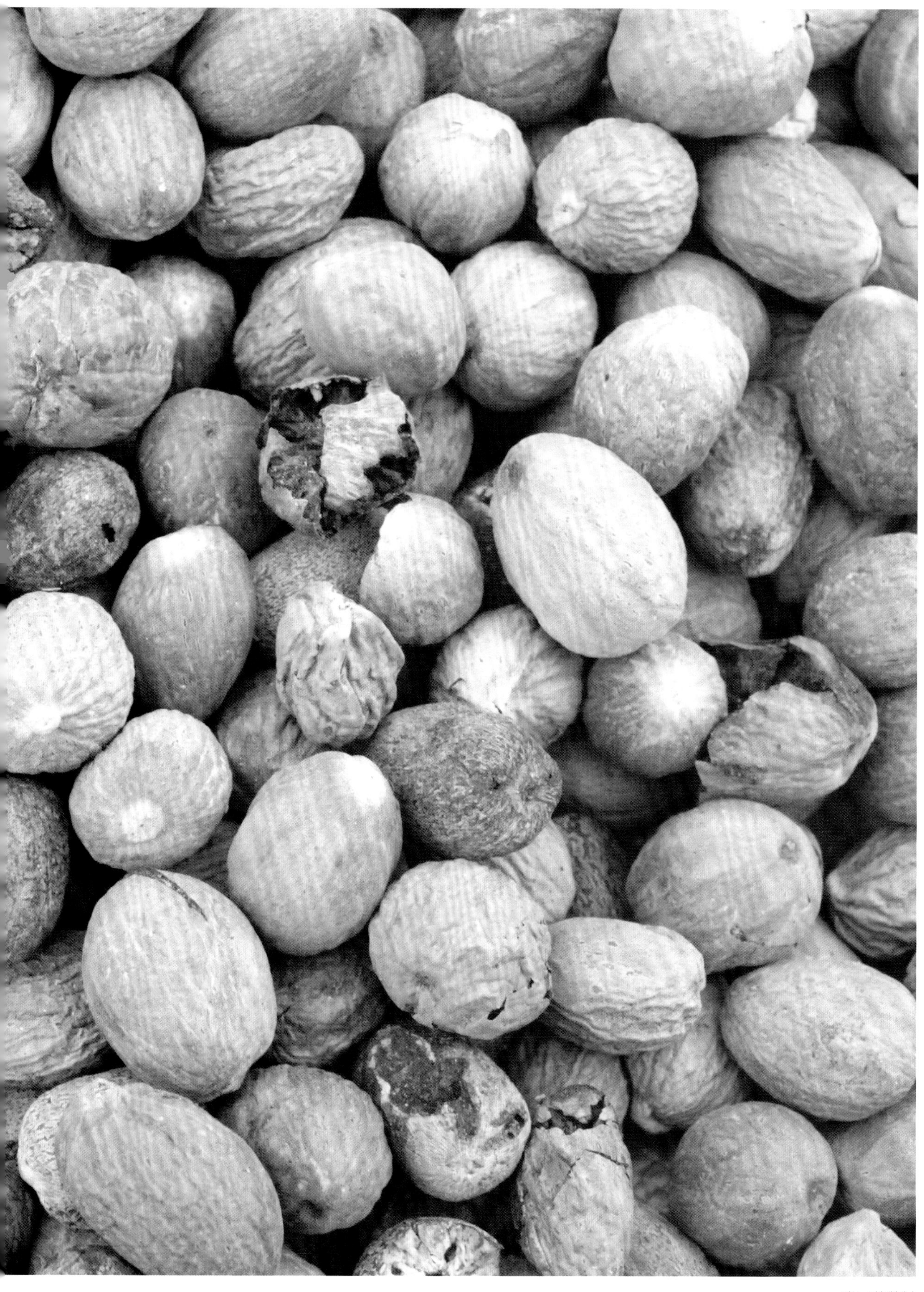

肉豆蔻药材

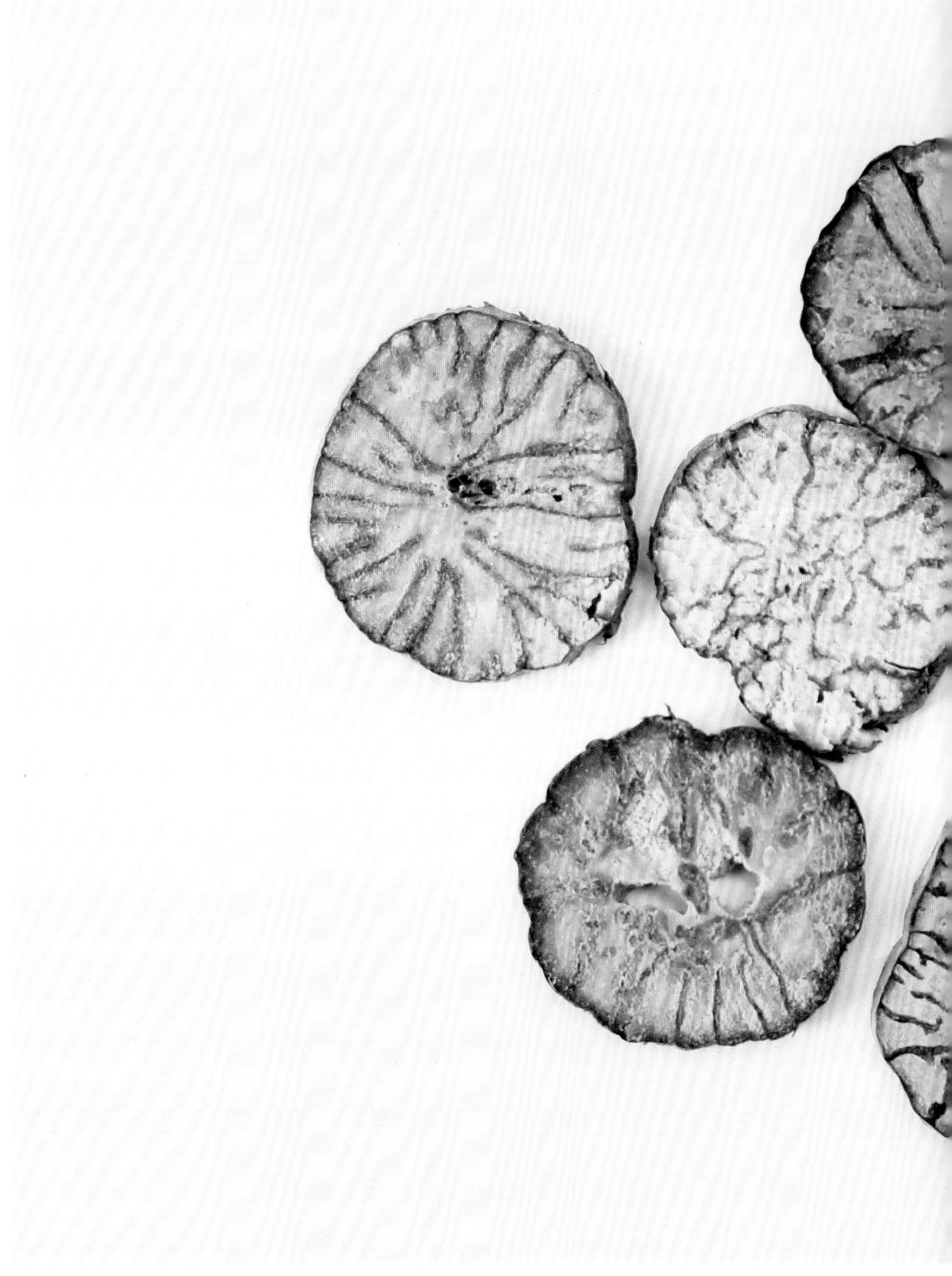

肉豆蔻

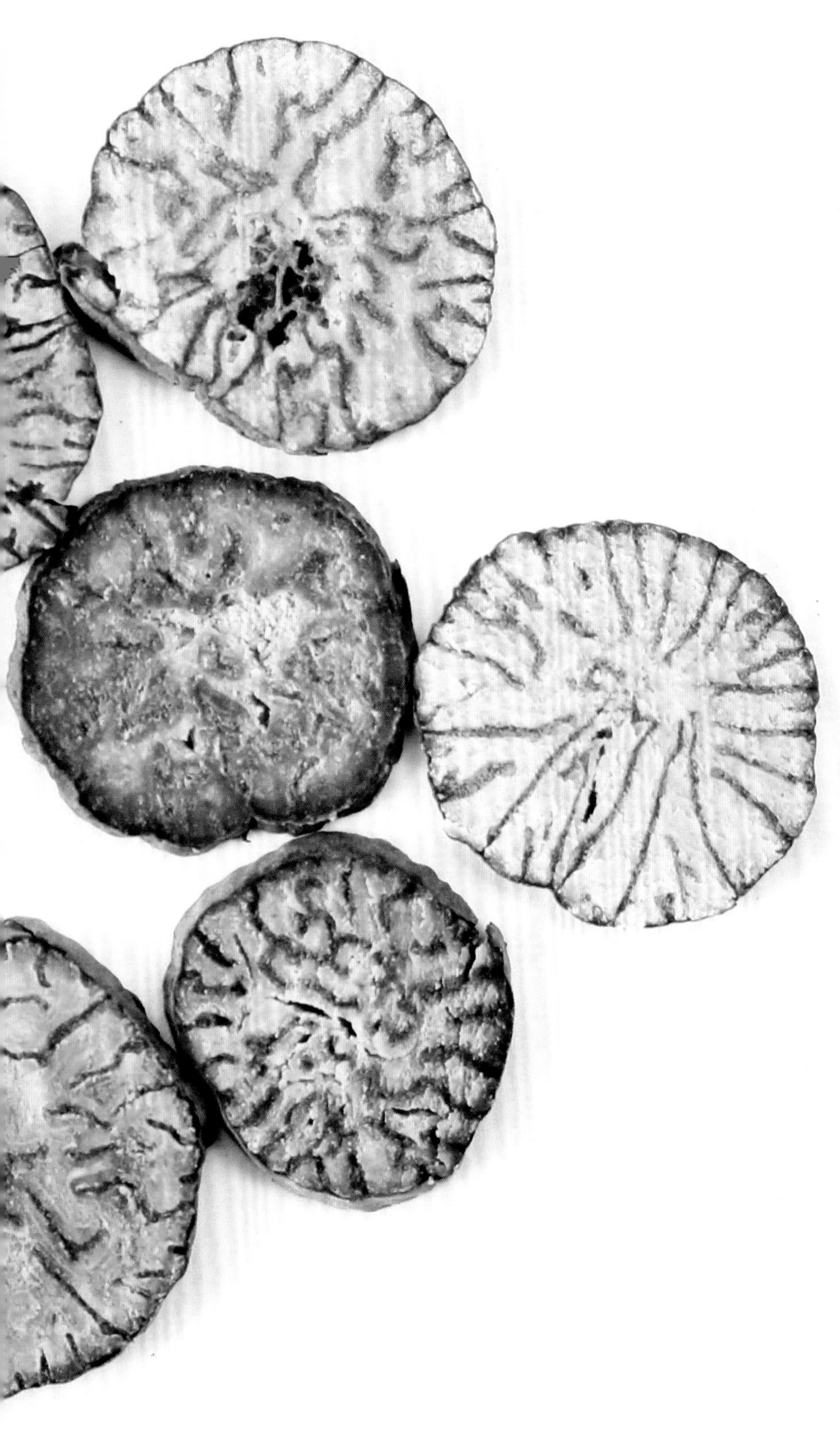

肉豆蔻饮片

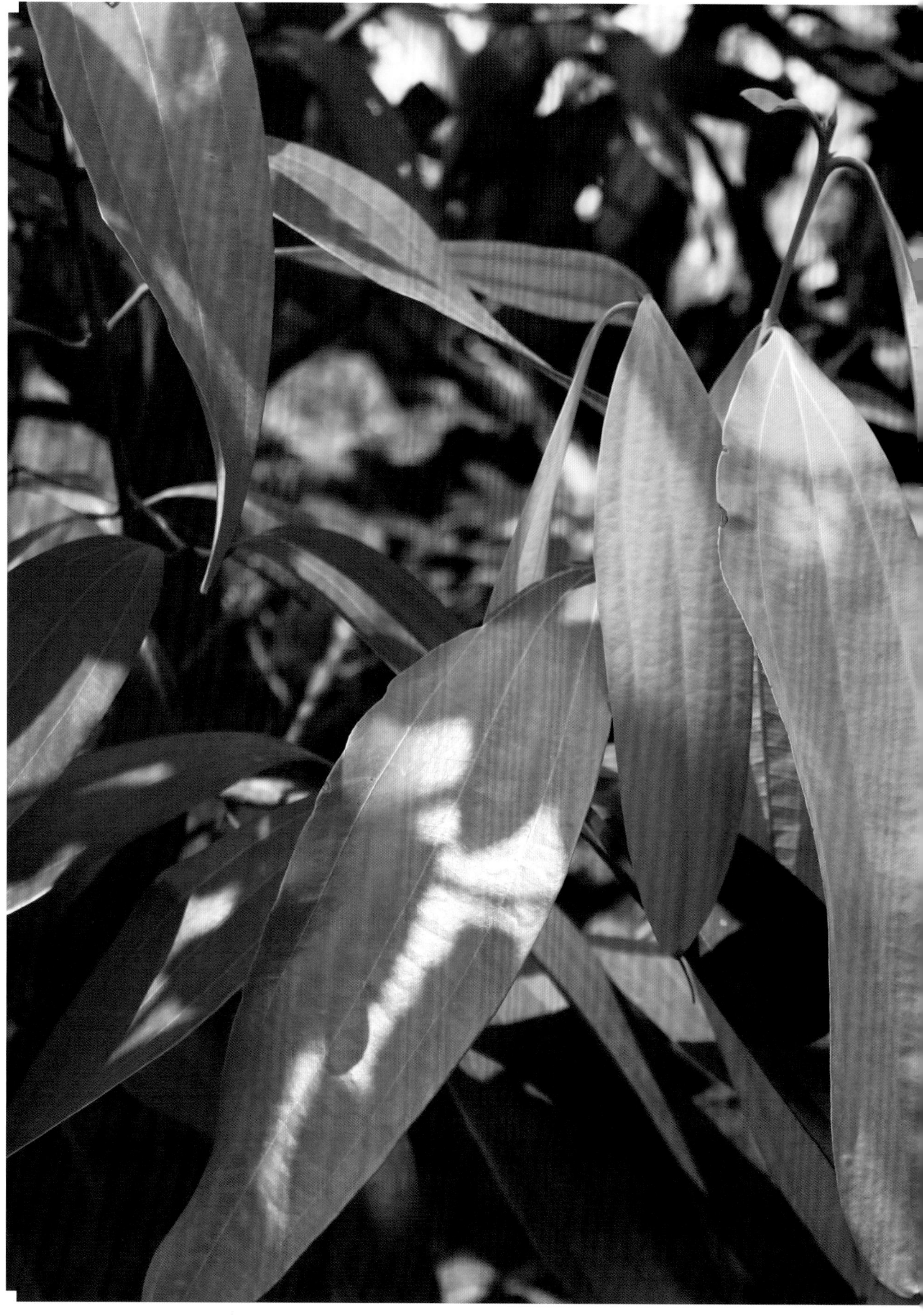

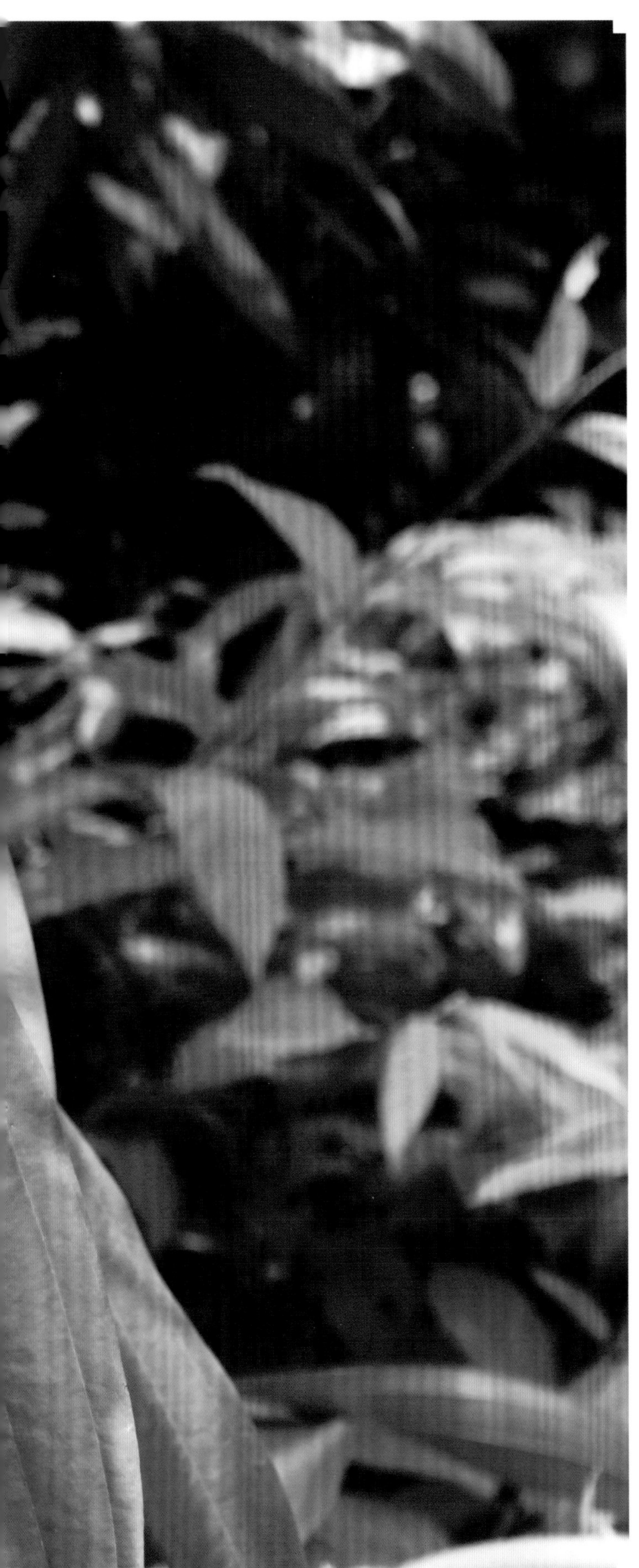

肉桂

【蒙药名】嘎必拉菌。

【别　名】兴萨、桂心、桂皮、扎日图、官桂。

【来　源】本品为樟科植物肉桂 *Cinnamomum cassia* Presl 的干燥树皮。

【性味归经】味辛、甘，性热。归脾、肝、肾、心经。

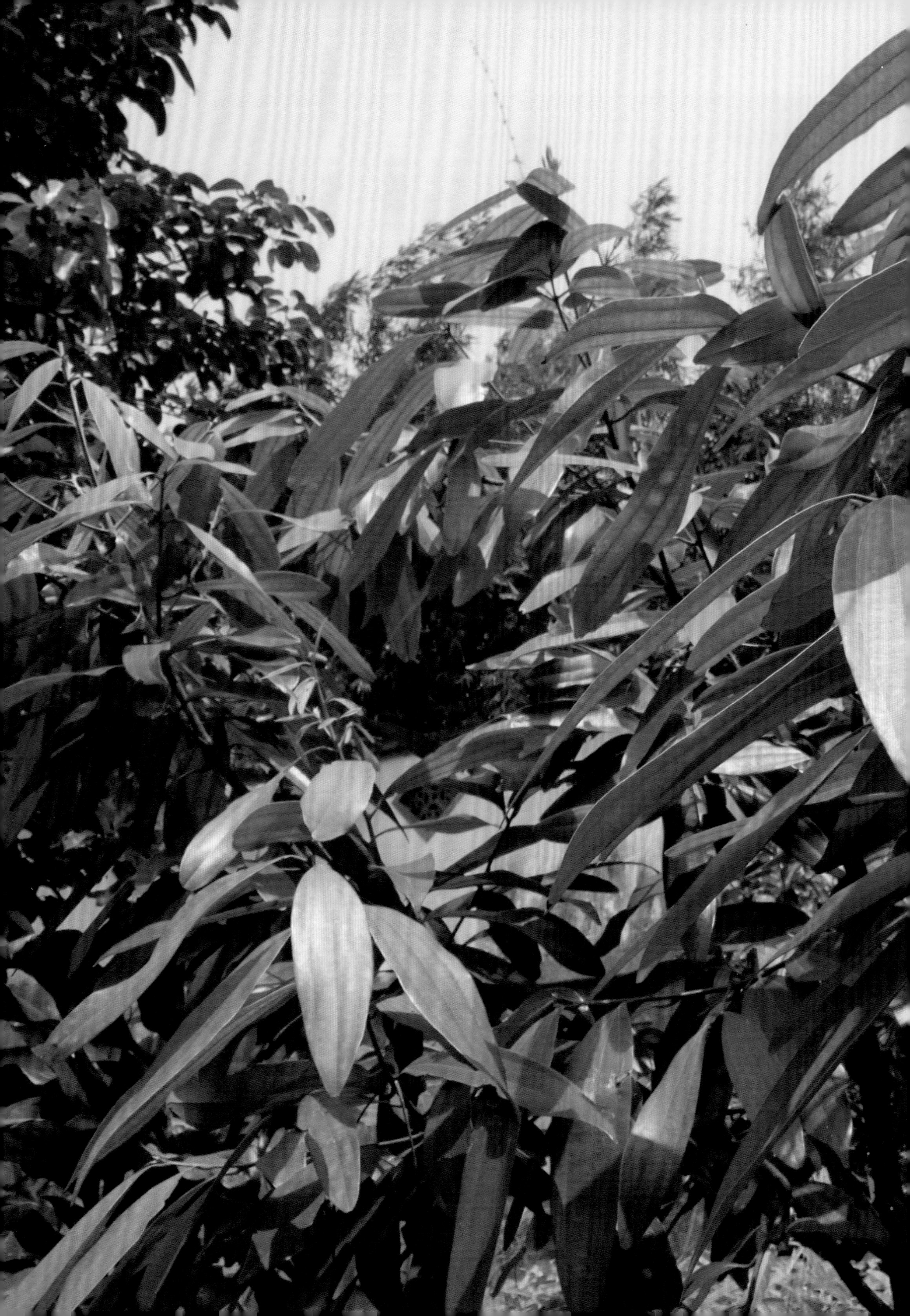

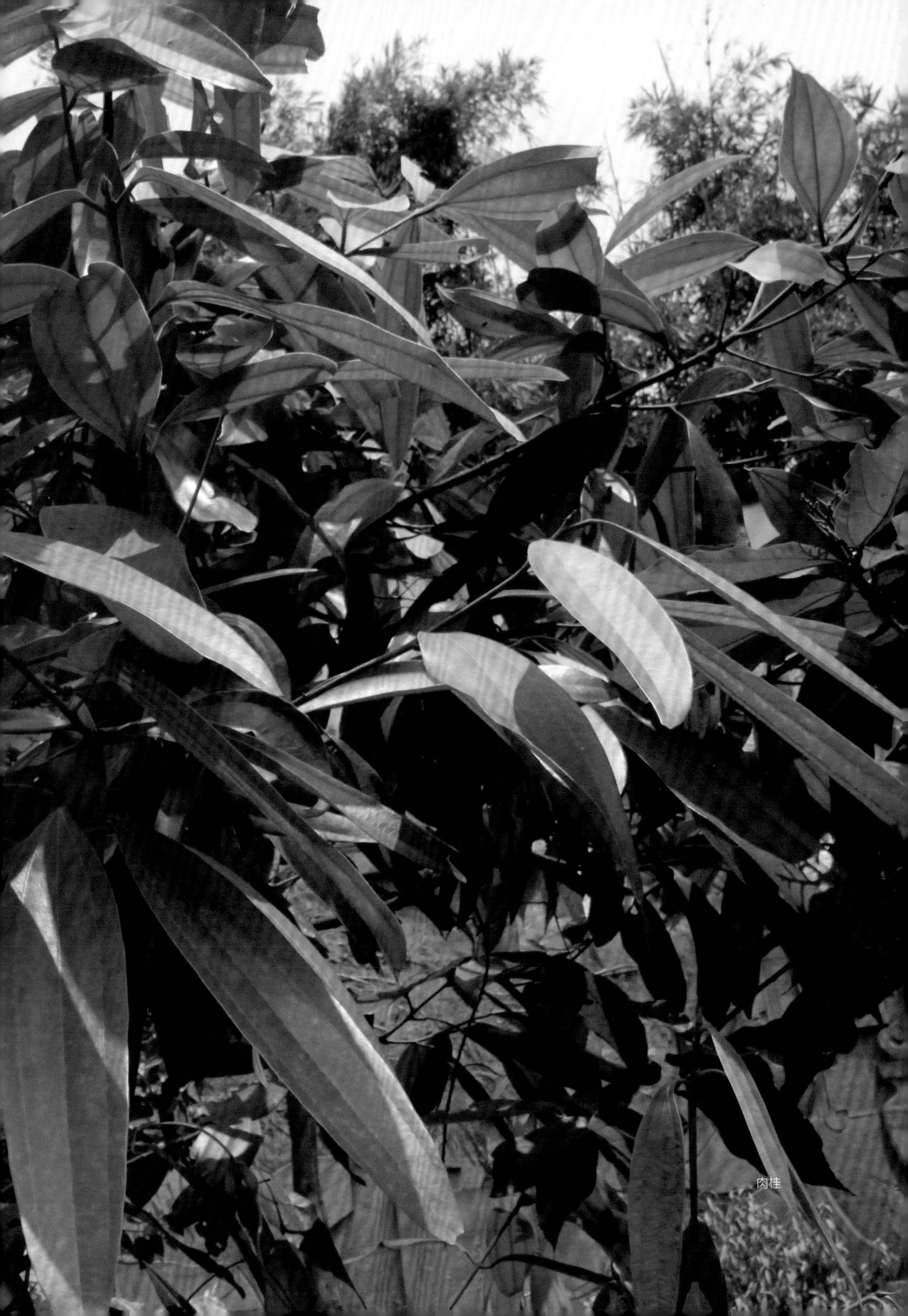
肉桂

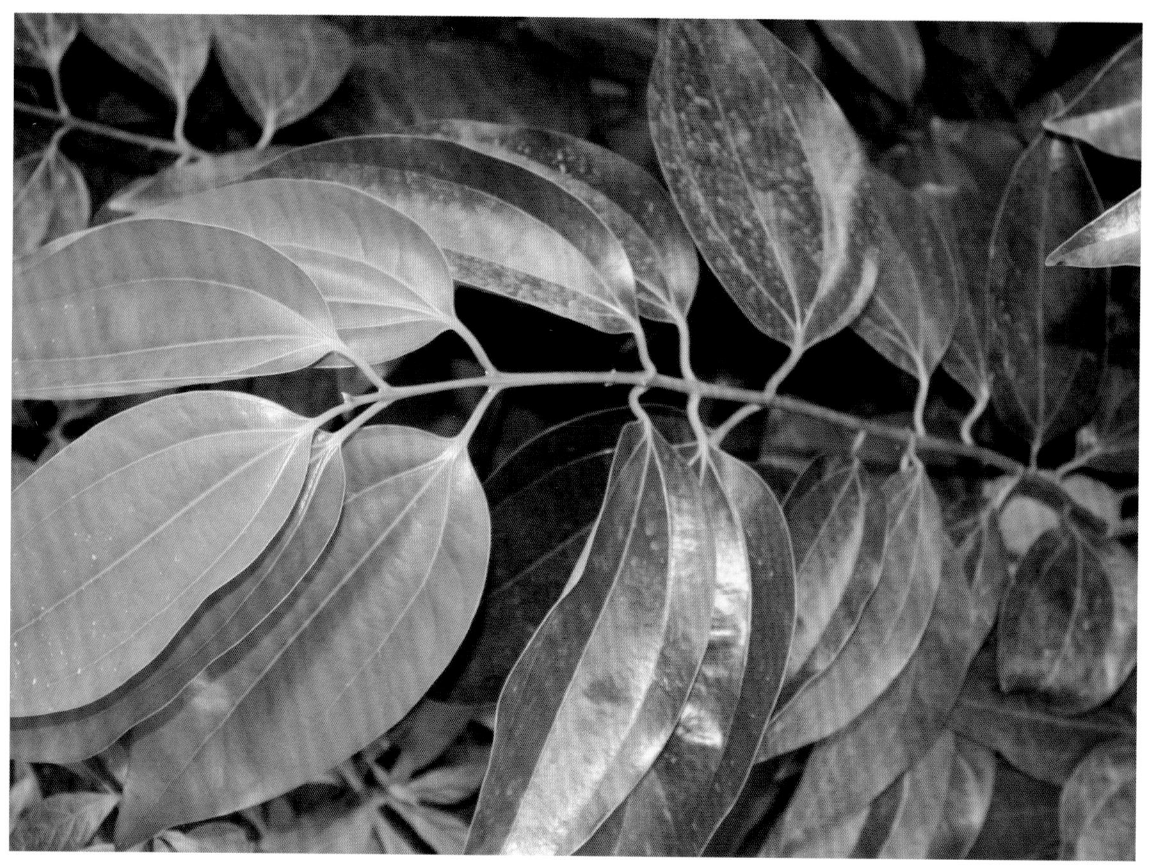

肉桂

识别特征

常绿乔木，树皮灰褐色，幼枝多有 4 棱。叶互生，叶片革质，长椭圆形或近披针形，先端尖，基部钝，全缘，3 出脉于背面明显隆起。圆锥花序腋生或近顶生，花小白色，花被 6 片，能育雄蕊 9，子房上位，胚珠 1 枚。浆果椭圆形，长 1 cm，黑紫色，基部有浅杯状宿存花被。花期 6—8 月，果期 10—12 月。

生境分布

多为栽培。分布于广东、海南、云南等省区。

采收加工

多于秋季剥取，刮去栓皮，阴干。

药材鉴别

本品为不规则的碎块。外表面棕色至红棕色或带灰褐色，粗糙，有细皱纹，可见横向突起的皮孔，有的可见灰白色的斑纹；内表面红棕色，具细纵皱纹，划之显油痕。质硬而脆，易折断，断面不平坦，外层棕色而较粗糙，内层红棕色而油润，两层间可见 1 条黄棕色的线纹。

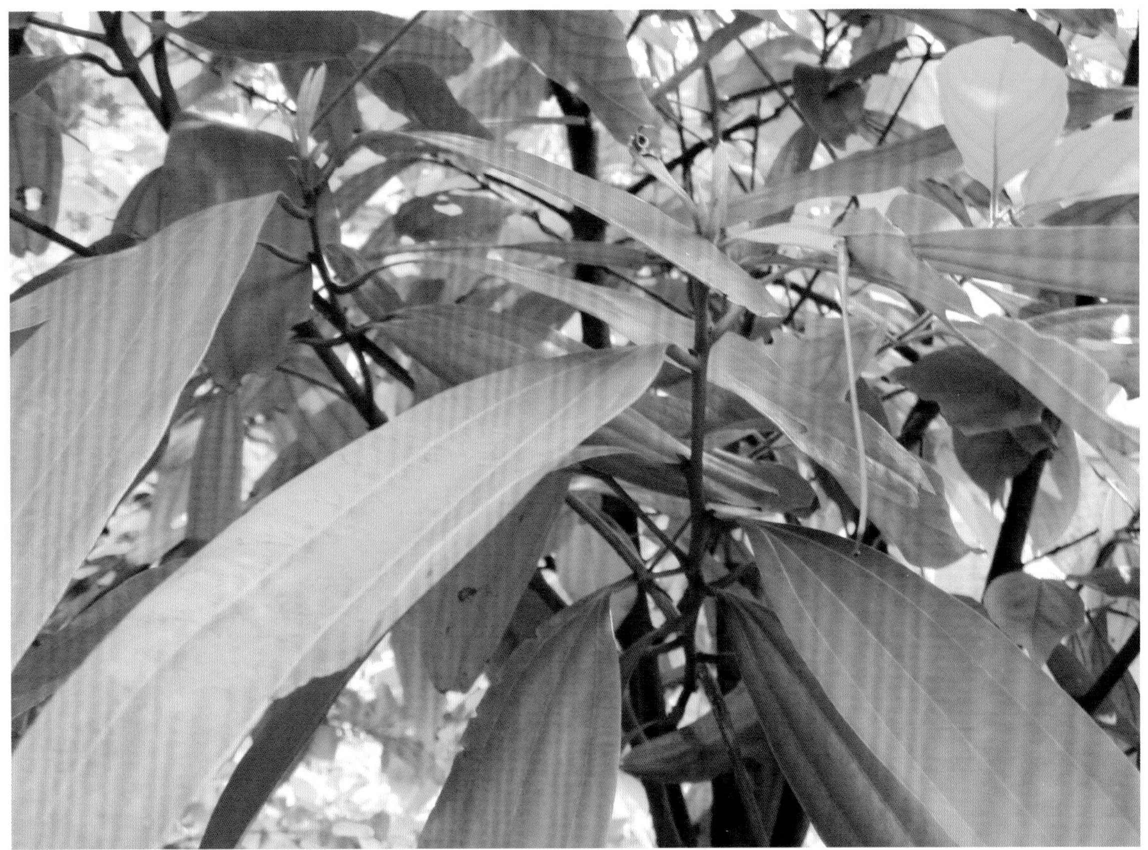

肉桂

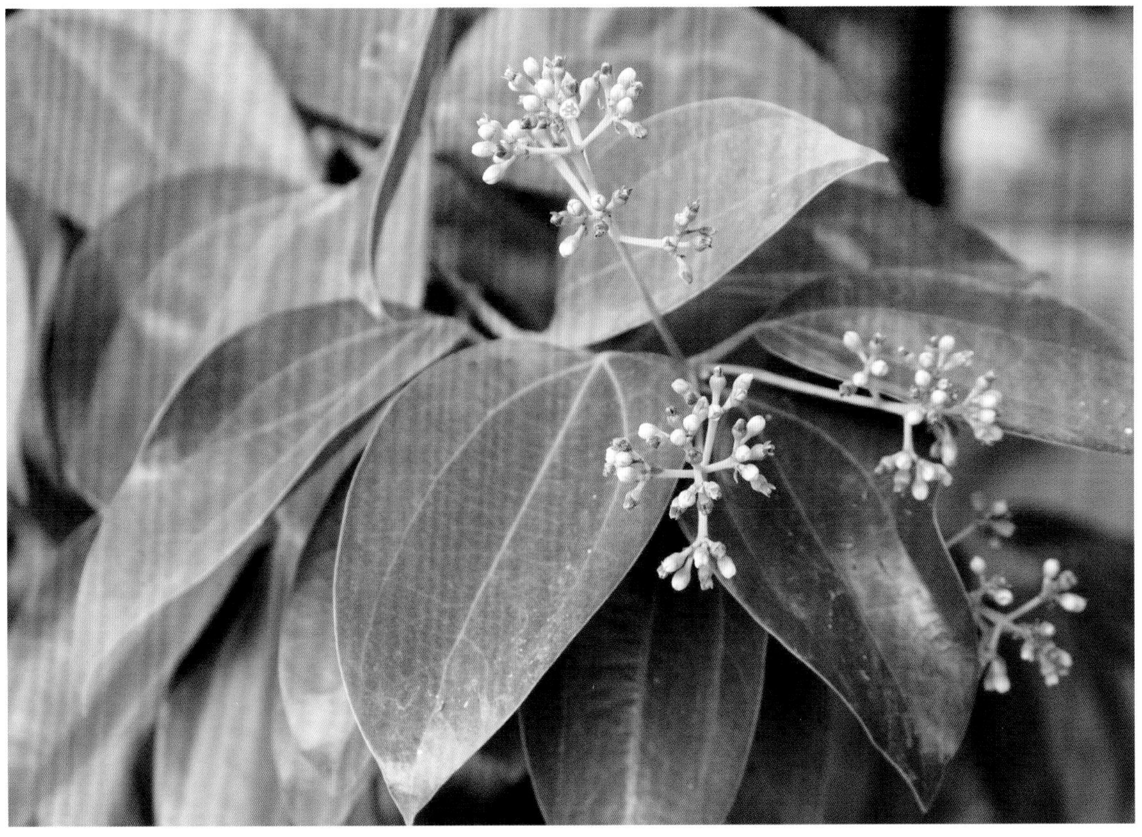

肉桂

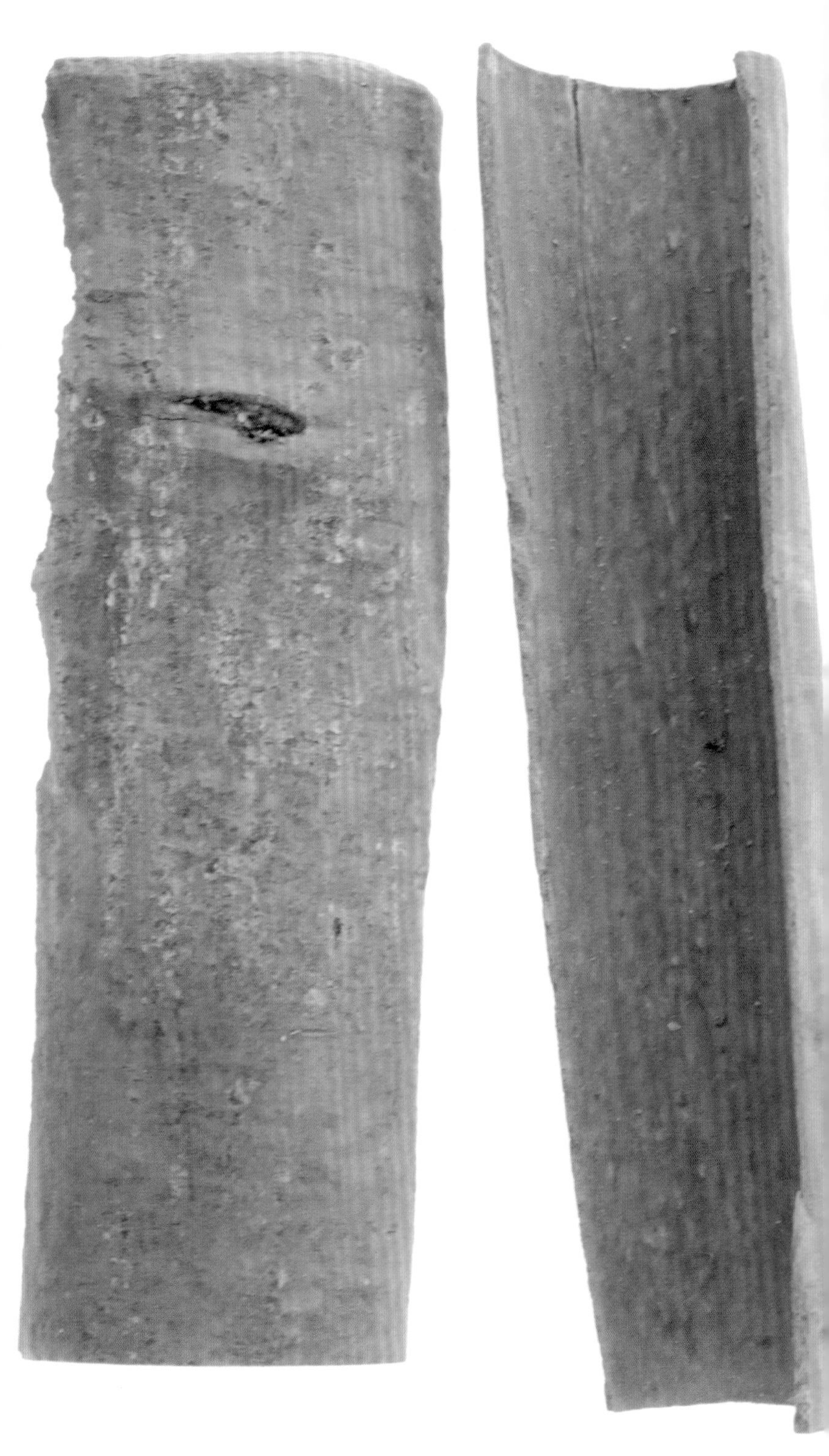

肉桂

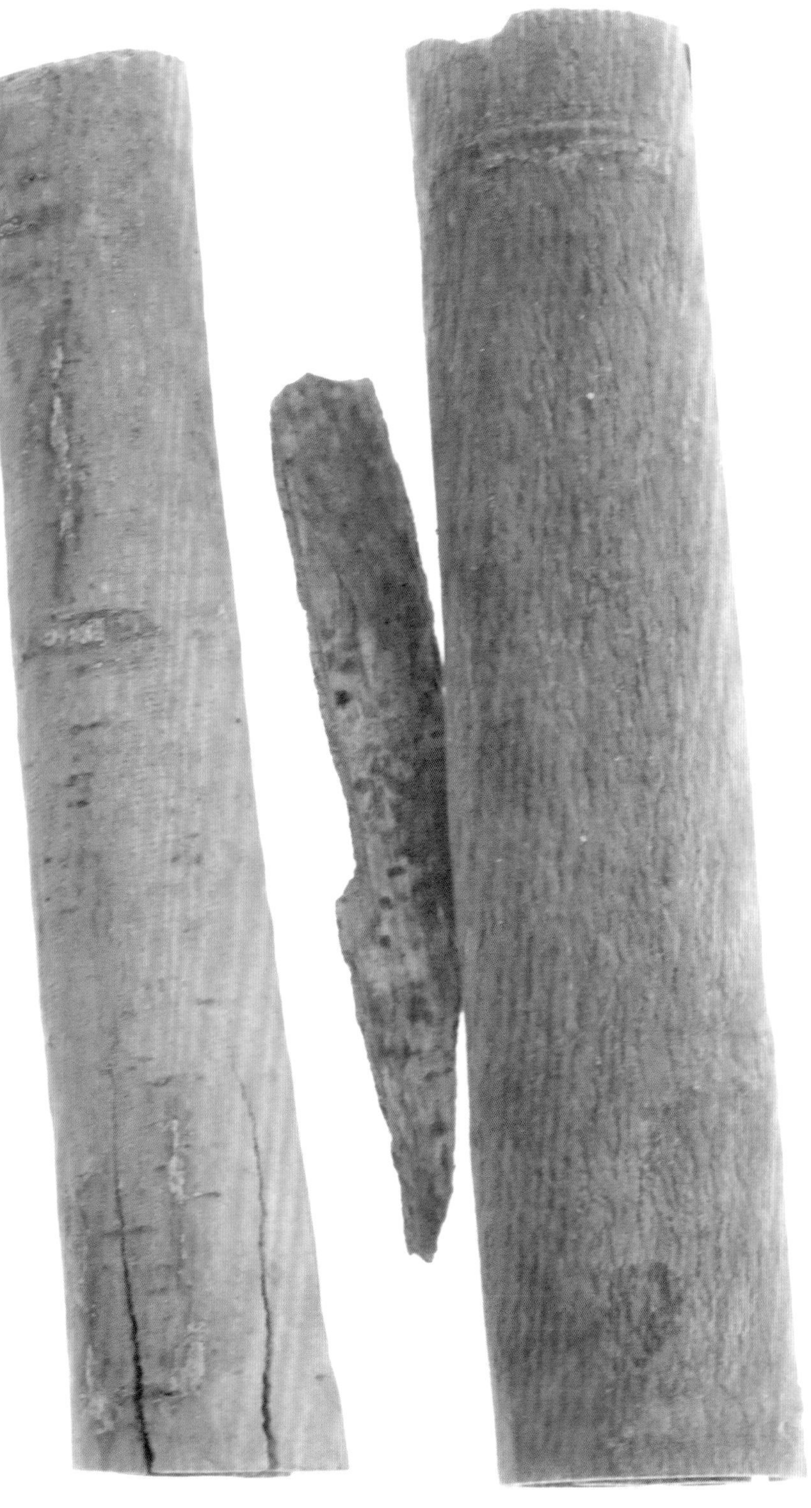

肉桂药材

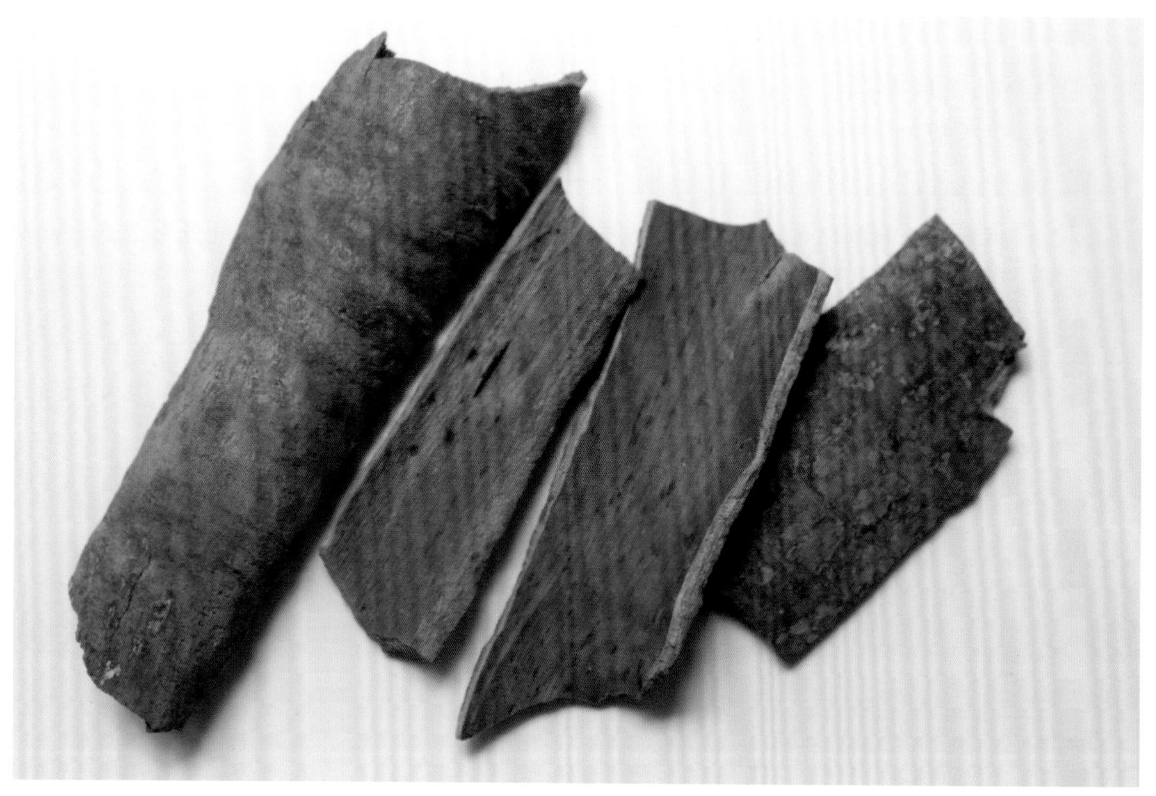

肉桂药材

功效主治

补火助阳，散寒止痛，温经通脉。本品辛散甘补，大热温通，能补命门之火，引火归原而益阳消阴，又温助脾阳、散寒邪、通经脉，故有此效。

药理作用

本品有调节免疫功能、抗脂质过氧化、扩张血管、降血压、增加消化液分泌、利胆、解热、镇痛、镇静、抗菌、抗病毒等作用。

用法用量

内服：2 ~ 5 g，煎服，宜后下；研末冲服，每次 1 ~ 2 g。

民族药方

1．面赤口烂，腰痛足冷　肉桂、细辛各3 g，玄参、熟地黄、知母各15 g。水煎服。

2．胃腹冷痛，虚寒泄泻　肉桂 2.5 ~ 5.0 g。研末，温开水送服。

3．老年性支气管肺炎（阳虚型）　肉桂9 g。捣冲，分3次服，症状减轻后改为6 g，服3剂。再每日用肾气丸 18 g，连续调理 1 周。

4．肾阳虚腰痛　肉桂粉适量。每次 5 g，每日 2 次，3 周为 1 个疗程。

5．小儿流涎　肉桂 10 g（1 次量）。研成细末，醋调至糊饼状，每晚临睡前贴敷于双侧涌泉穴，胶布固定，次日晨取下。

6．神经性皮炎　肉桂 200 g。研成细末，装瓶备用。用时根据病损大小，取药粉适量用好醋调成糊状，涂敷病损处，2 小时后糊干即除掉。若未愈，隔 1 周后如法再涂 1 次。

7．胃火衰败，精微不化　肉桂、豆蔻、荜茇各 5 g，石榴 40 g，红花 20 g。制成散剂，温开水送服，每次 1.5 ~ 3.0 g，每日 1 ~ 2 次。

8．寒性泄泻　肉桂、紫硇砂、干姜、荜茇、胡椒各等份。制成散剂，温开水送服，每次 1.5 ~ 3.0 g，每日 1 ~ 3 次。

9．肺痈，多痰　肉桂、栀子、木香、荜茇各 20 g，沙棘 30 g。制成散制，温开水送服，每次 1.5 ~ 3.0 g，每日 1 ~ 3 次。

10．巴达干赫依，胃火衰弱，胃寒痞，心赫依，肾寒症　肉桂、豆蔻各 150 g，石榴 250 g，荜茇、干姜各 100 g。制成散剂，温开水送服，每次 1.5 ~ 3.0 g，每日 1 ~ 2 次。

使用注意

阴虚火旺、里有实热、血热妄行者及孕妇忌用。畏赤石脂。

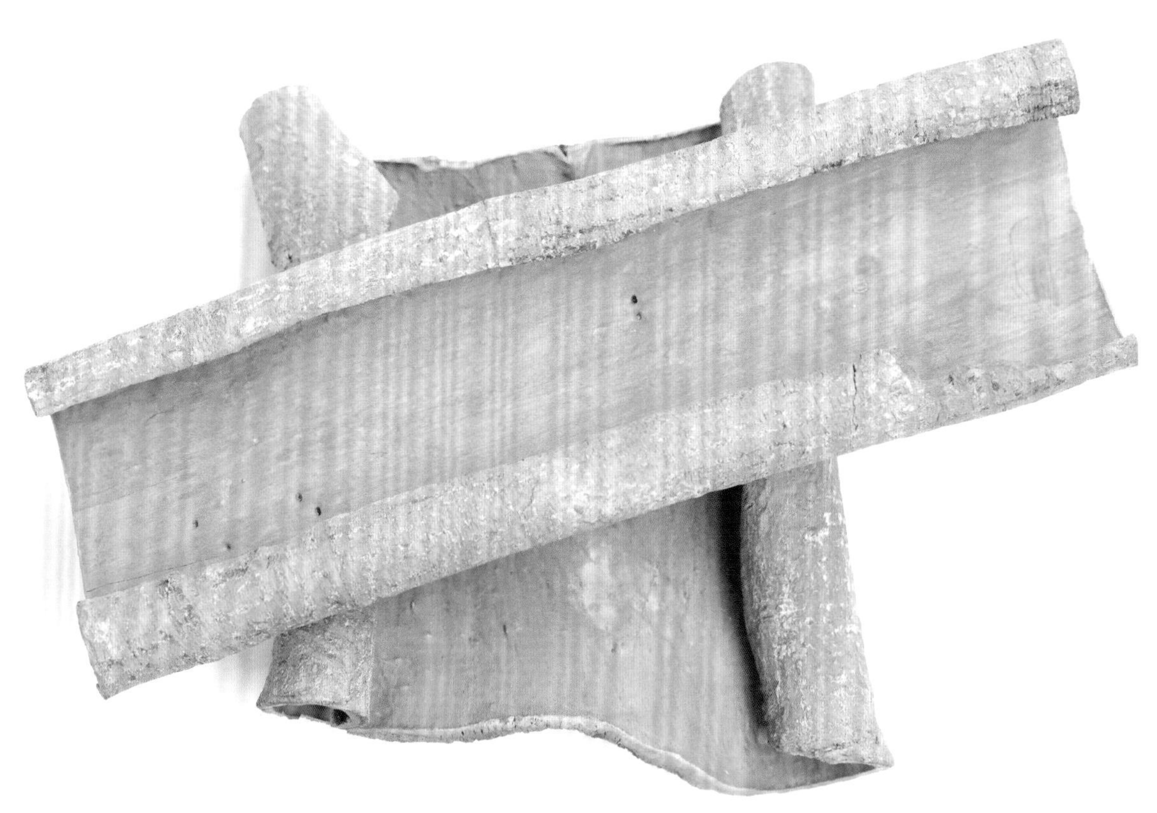

肉桂药材

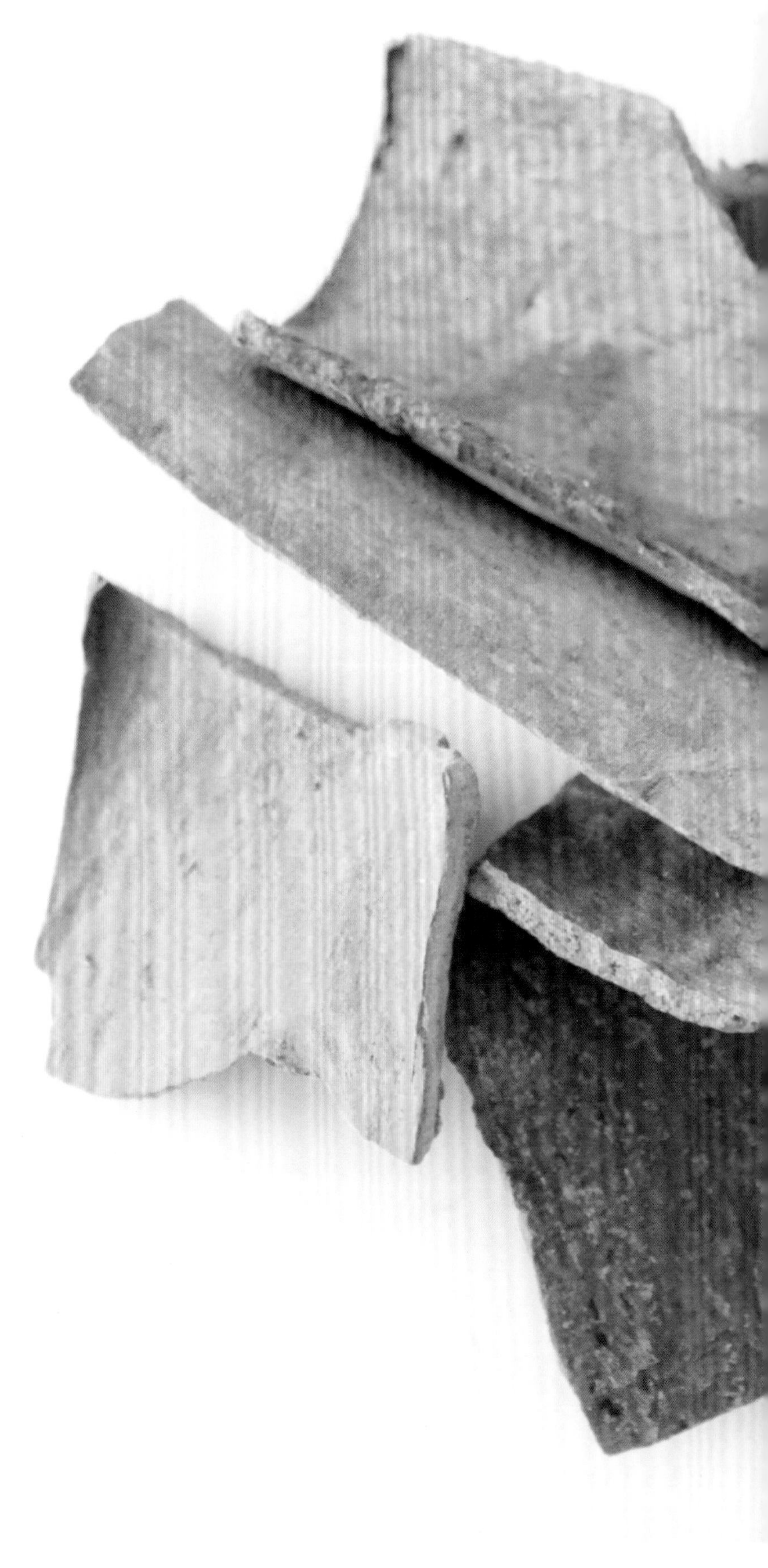

肉桂

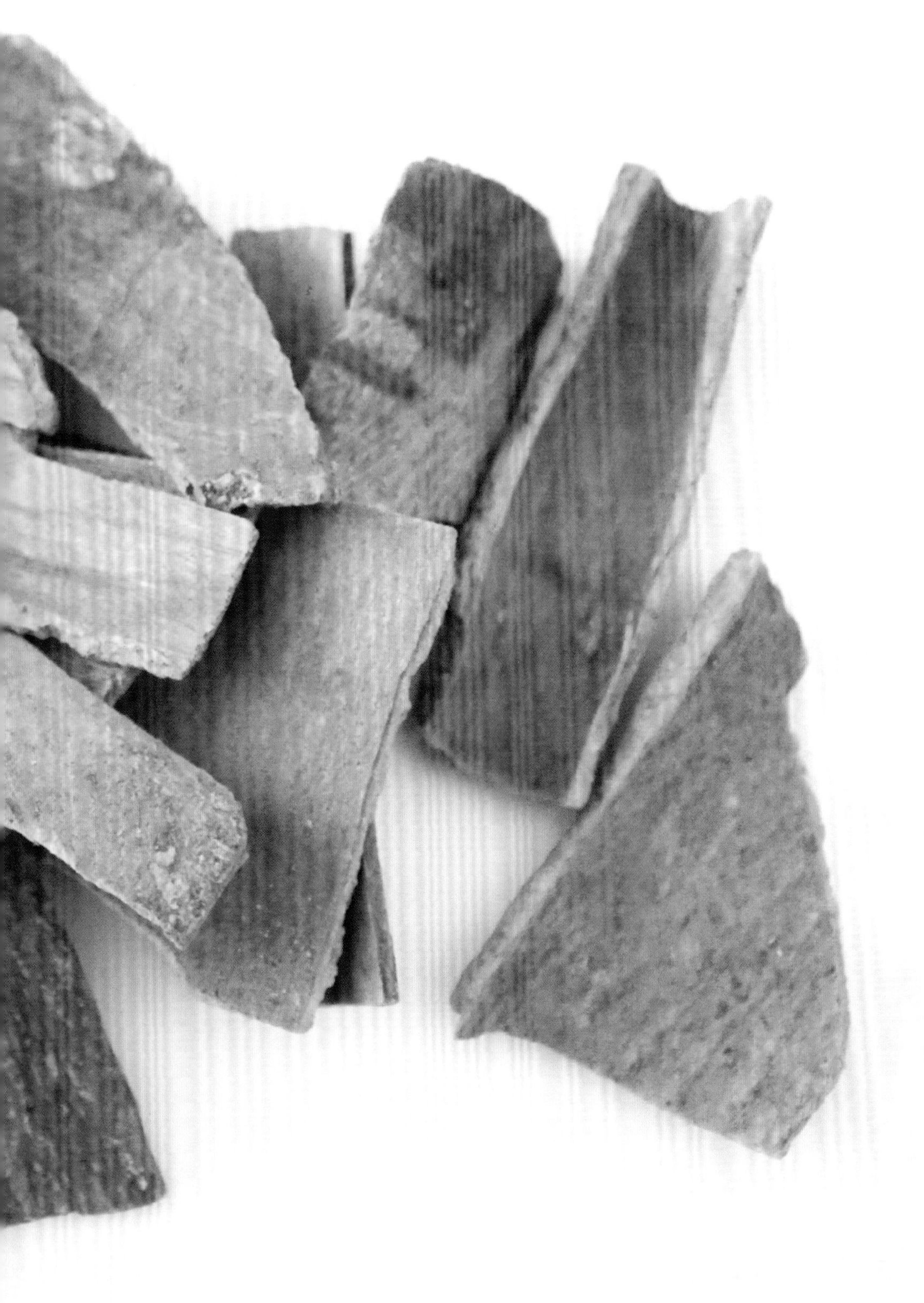

肉桂饮片

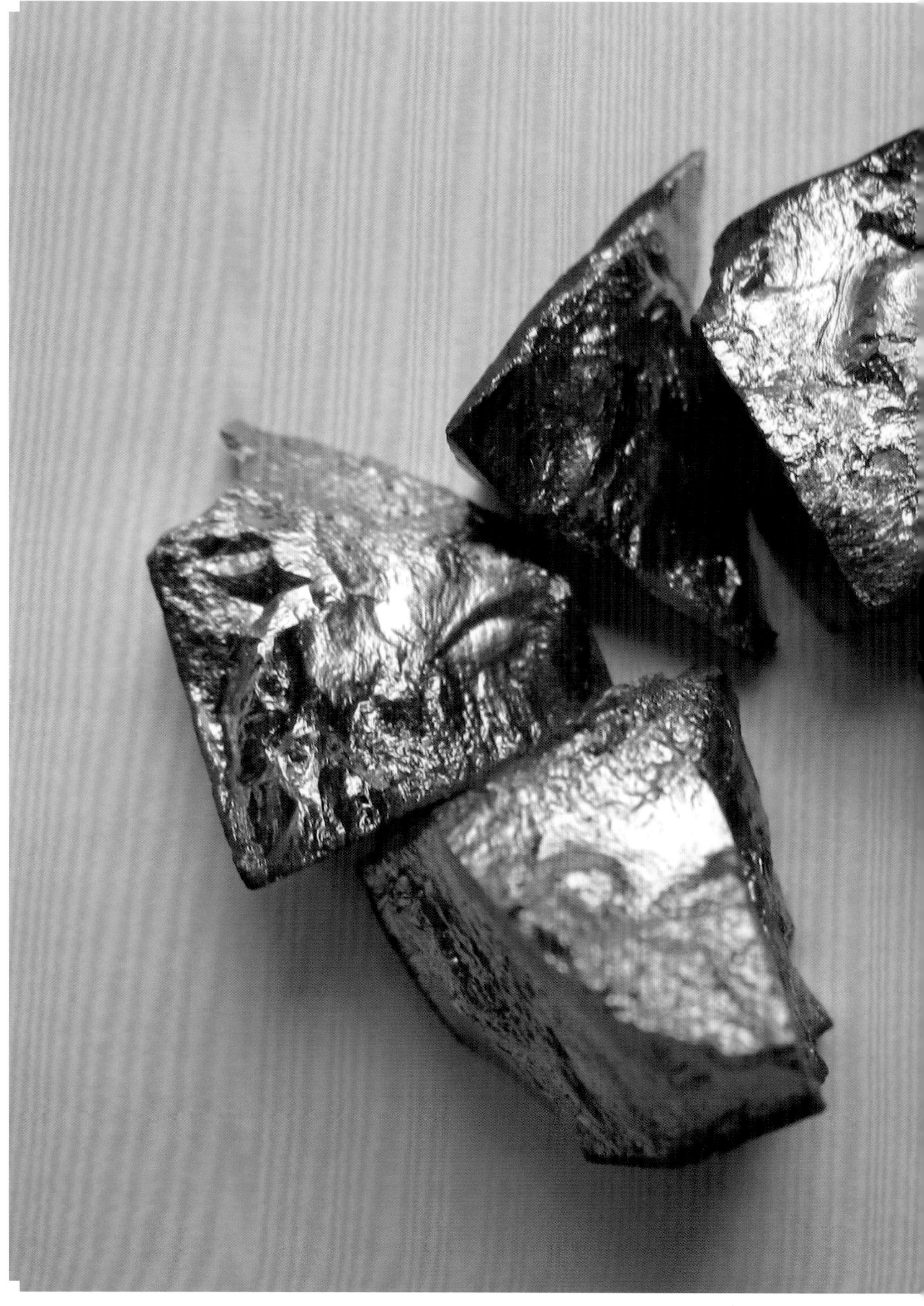

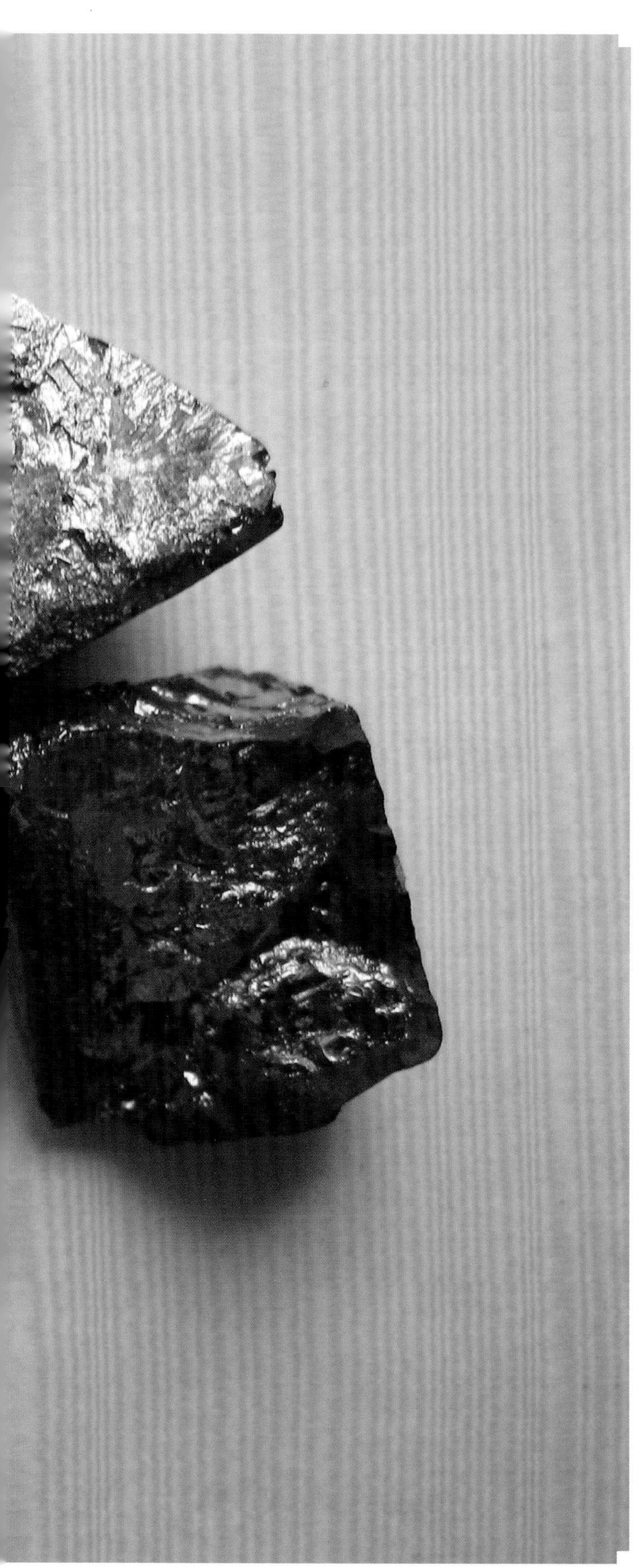

自然铜

【蒙药名】都新。

【别　名】煅然铜、阿日希音、都日伯勒吉。

【来　源】本品为硫化物类矿物黄铁矿族黄铁矿，主含二硫化铁（FeS_2）。

【性味归经】味辛，性平。归肝经。

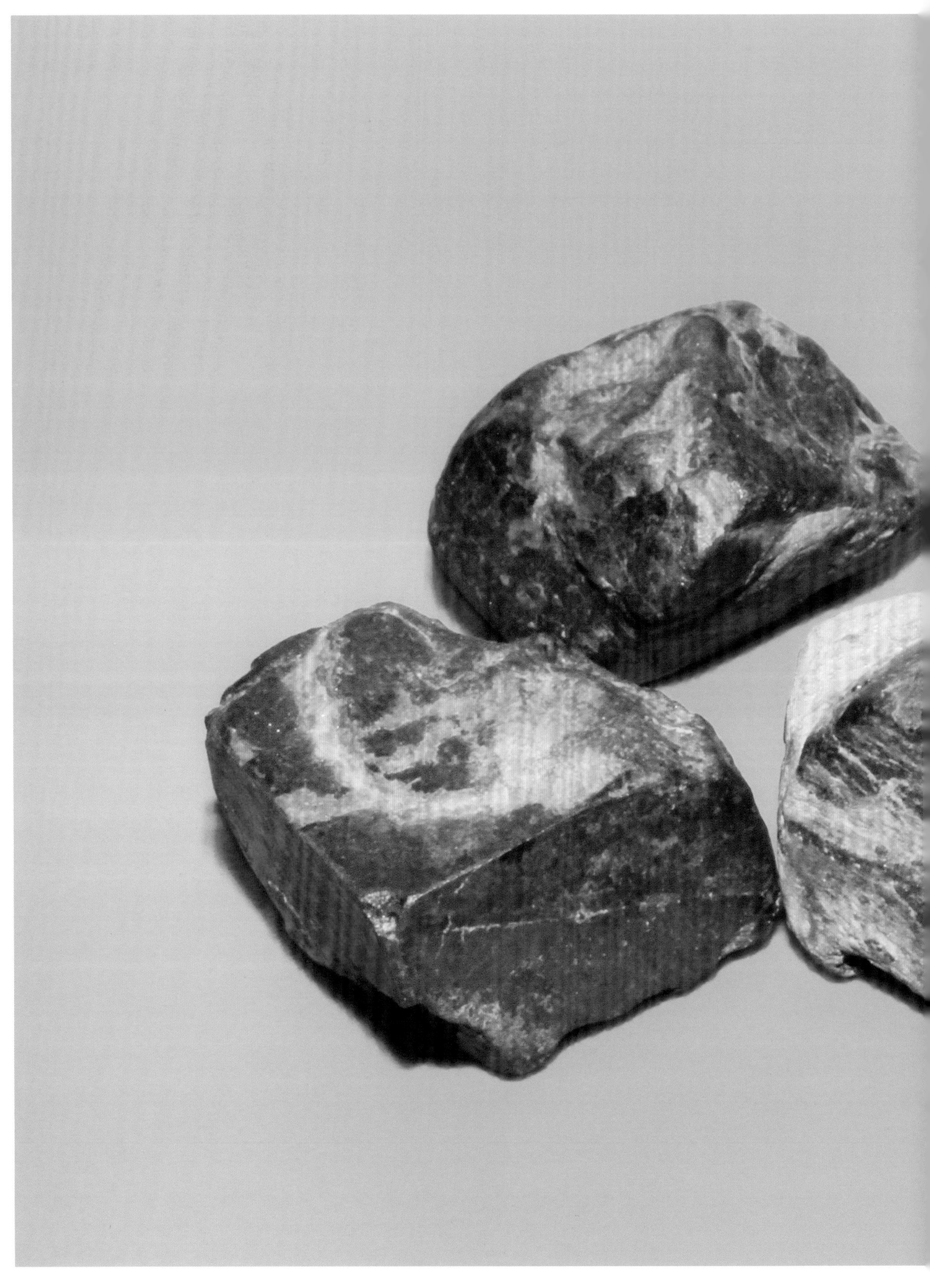

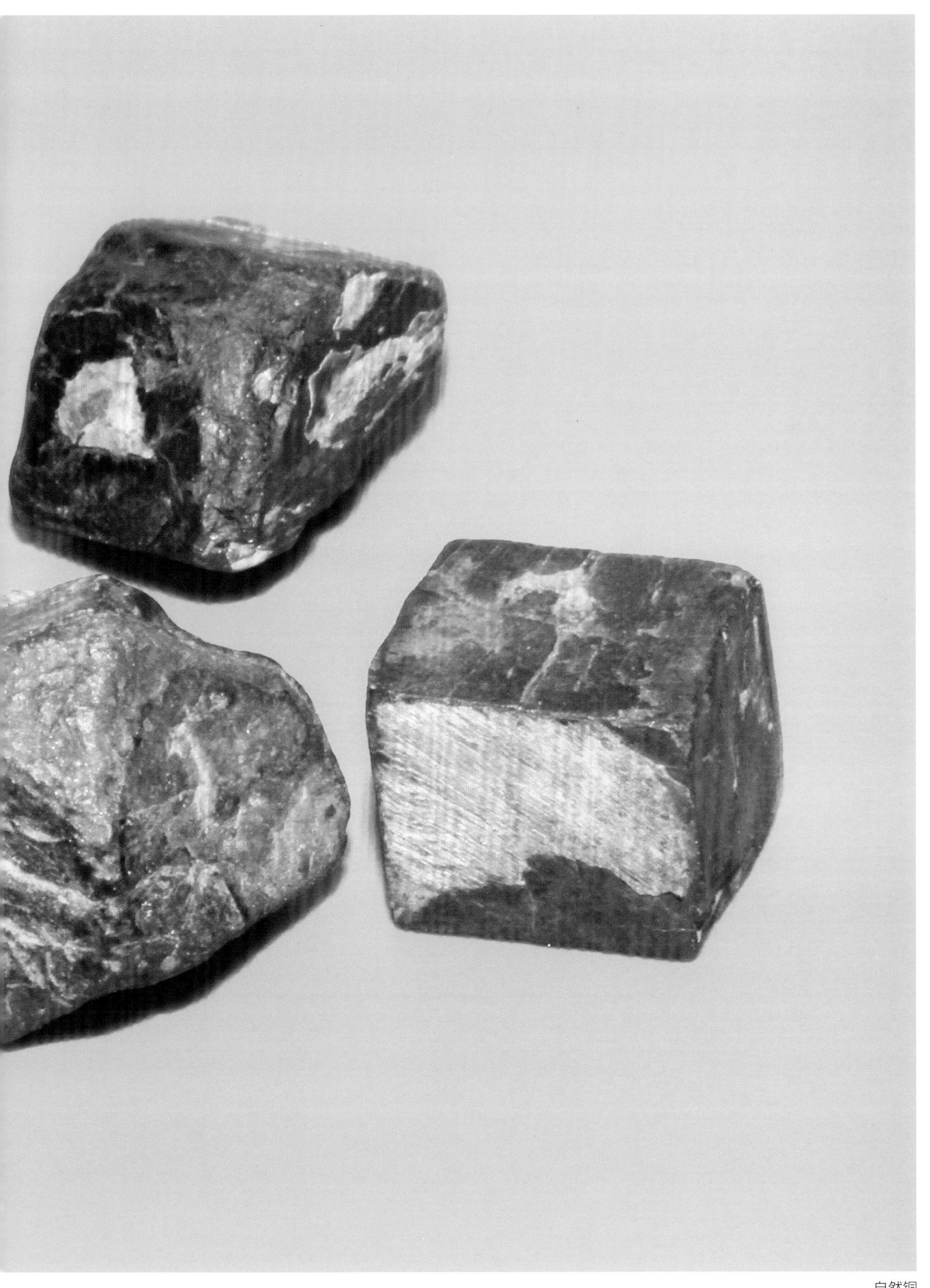

自然铜

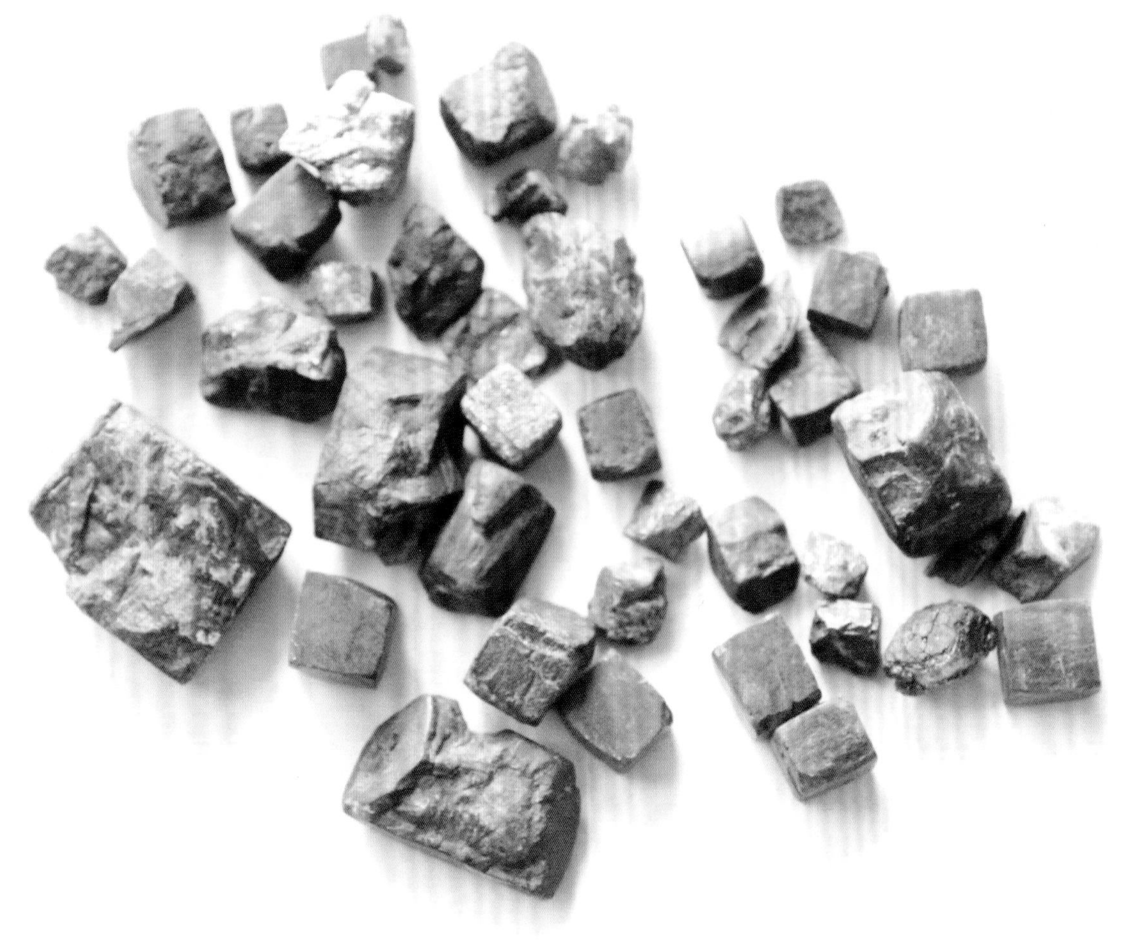

自然铜药材

识别特征

黄铁矿的晶形多为立方体，或为八面体、五角十二面体以及它们的聚形，或为粒状集合体，多数为结核状及钟乳状体。药用主为立方体，多呈方块形，直径 0.2 ~ 0.5 cm。表面亮铜黄色，有金属光泽，有的表面显棕褐色（系氧化成氧化铁所致），具棕黑色或墨绿色细条纹及砂眼。立方体相邻晶面上的条纹相互垂直，是其重要特征。均匀质重，硬脆，易砸碎，碎块形状一般不规则，也有显小方形者。硬度 6.0 ~ 6.5，相对密度 4.9 ~ 5.2，条痕棕黑色或黑绿色，断口呈条状，有时呈贝壳状。断面黄白色，有金属光泽，或棕褐色，可见银白色亮星。

生境分布

分布于四川、广东、湖南、云南、河北及辽宁等省区。四川产者为优。

采收加工

四季可采。采挖后，除去杂质，砸碎，或以火煅、醋淬后用。

药材鉴别

本品晶形多为立方体，集合体呈致密块状。表面亮淡黄色，有金属光泽；有的表面显黄棕色或棕褐色，无金属光泽。具条纹，条痕绿黑色或棕红色，相邻晶面上的条纹相互垂直。体重，质坚硬或稍脆，易砸碎，断面黄白色，有金属光泽，或断面棕褐色，可见银白色亮星。无臭，无味。

功效主治

散瘀止痛，接骨疗伤。本品味辛性平，入血行血，有散瘀止痛之功。凡折伤血瘀作痛，得辛能散血分瘀滞，破结聚之气，其痛可止、伤可愈，故又具接骨疗伤之效。

药理作用

本品有促进骨质愈合作用和抗真菌作用。

用法用量

内服：入汤剂，10 ~ 15 g；若入丸、散，每次 0.3 g。外用：适量。

民族药方

1．闪腰岔气，腰痛 煅自然铜、土鳖虫各 30 g。研细末，开水送服，每次 1.5 g，每日 2 次。

2．骨折复位后 煅自然铜、乳香、没药、三七、土鳖虫、制半夏、当归、羌活、血竭各等份。研为散剂，每次 6 g，每日 1 次。

3．视力减退，云翳 自然铜（制）、雄黄（制）、贝齿炭、硇砂、益智、冰糖、黄柏膏、姜黄、龙涎香、白胡椒、缬草、荜茇、赤石脂（制）、紫檀香、红花、干姜各等份。制成水丸，用清凉水浸泡数小时后，过滤，取适量滴眼，每次 2 ~ 3 g。

使用注意

本品为行血散瘀之品，不宜久服。凡阴虚火旺、阴虚无瘀者，均应慎用。

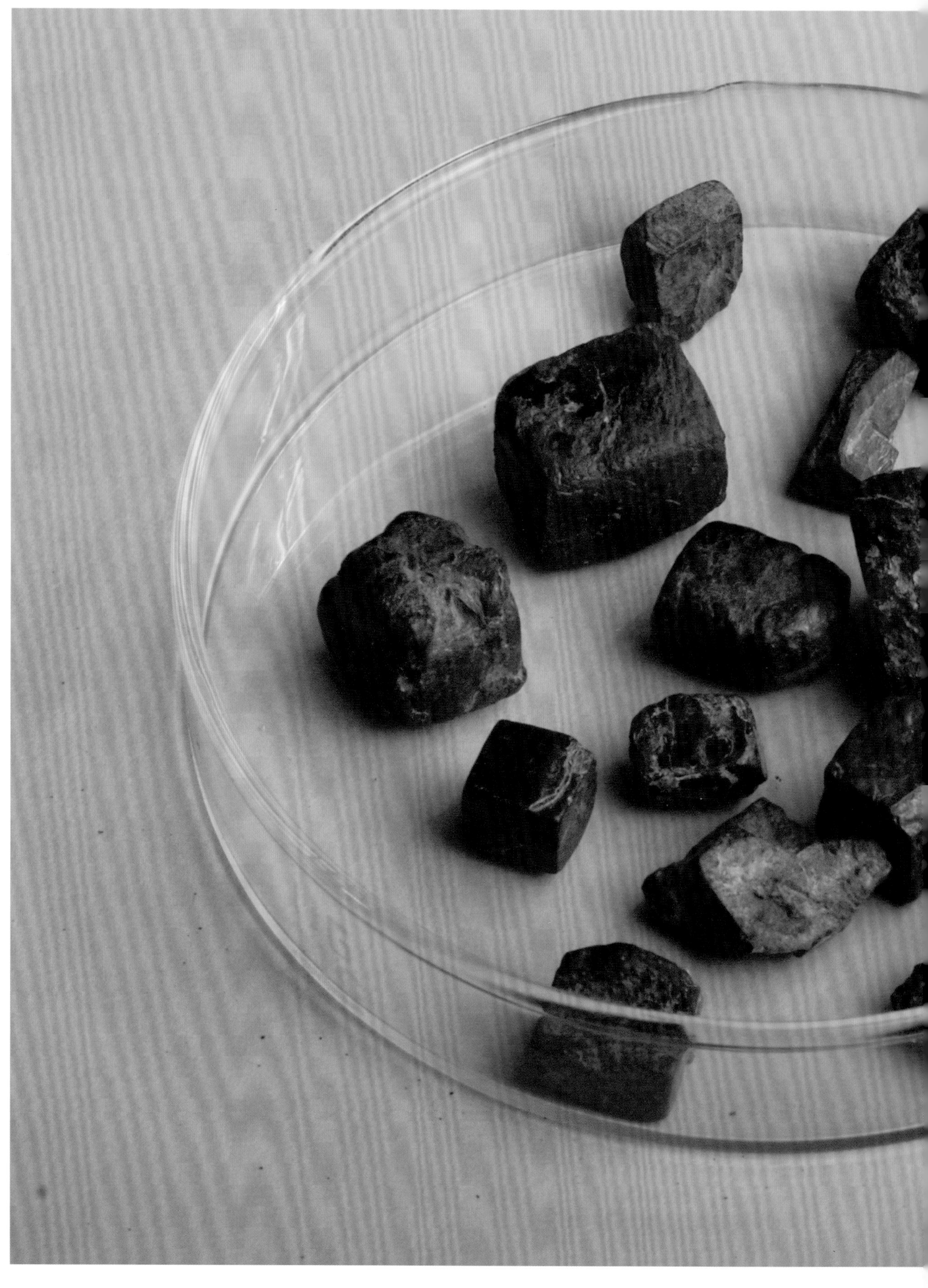

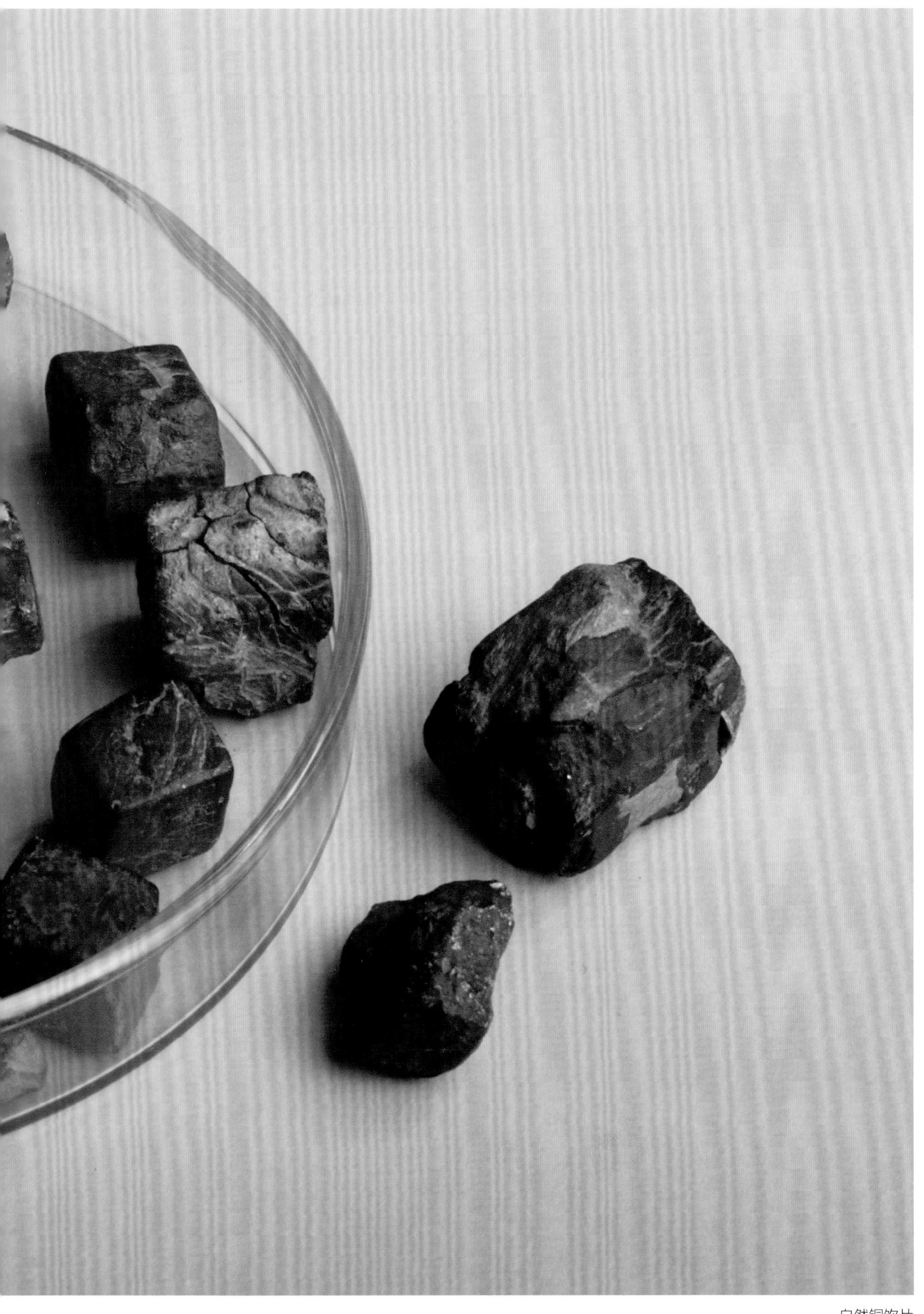

自然铜饮片

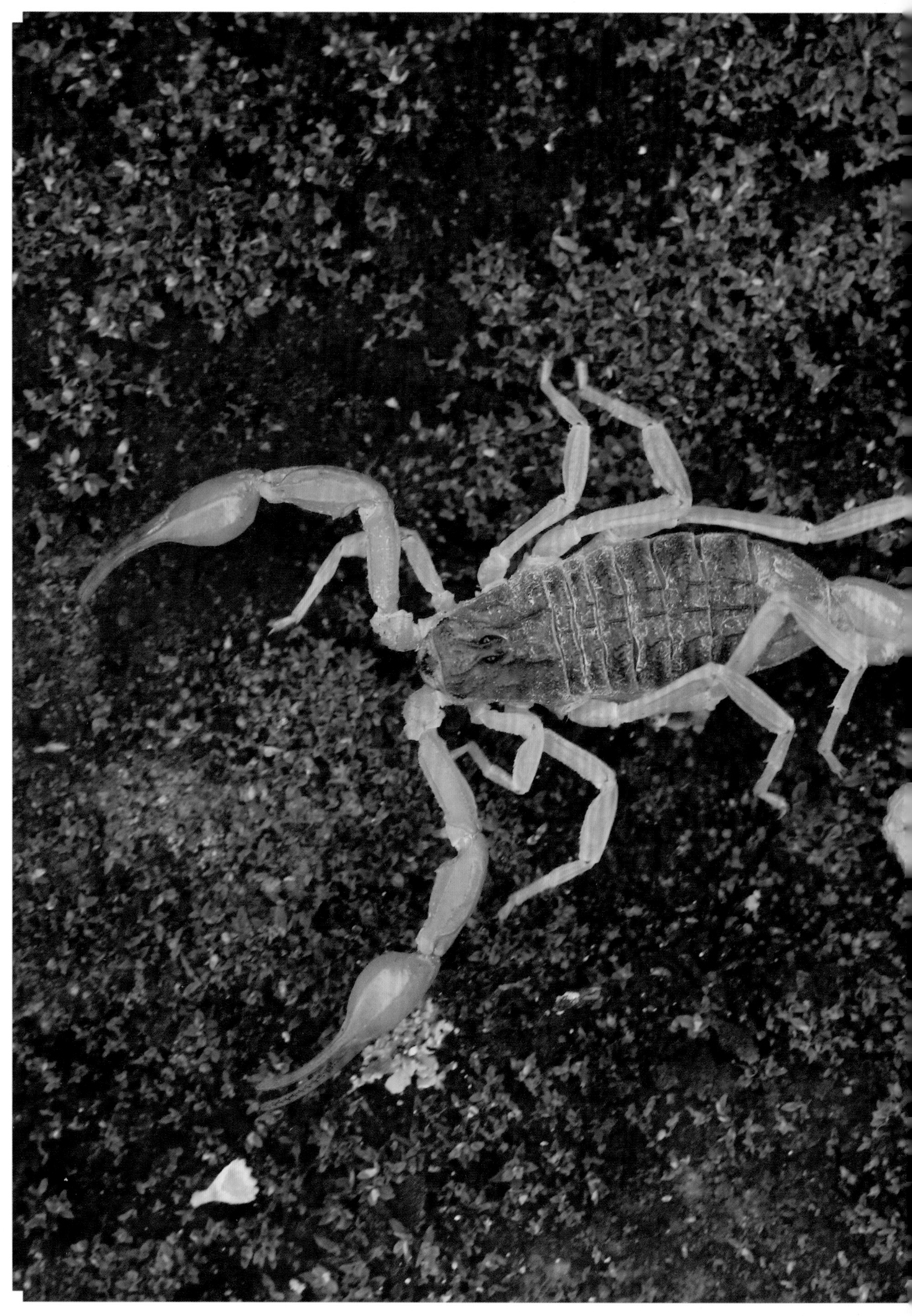

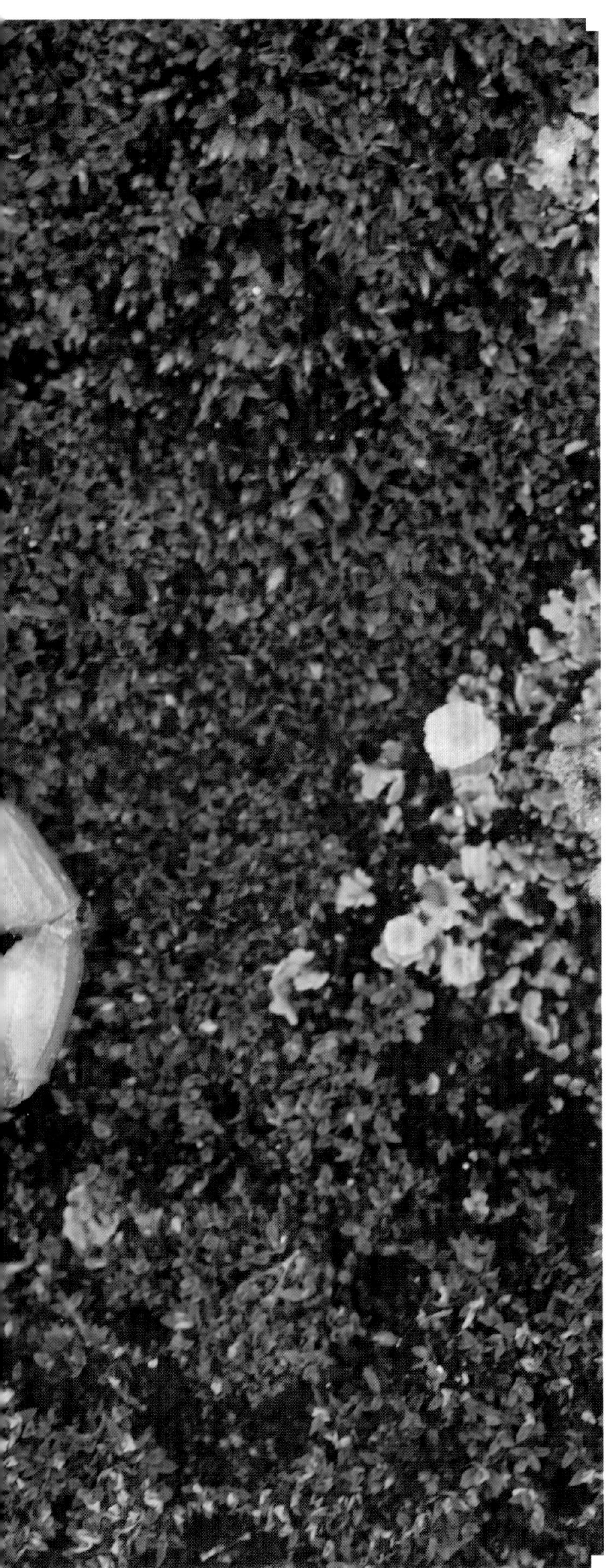

全蝎

【蒙药名】赫林奇图。

【别　名】哈日、蝎尾、迪格瓦、迪格巴然砸。

【来　源】本品为钳蝎科动物东亚钳蝎 *Buthus martensii* Karsch 的干燥体。如单用尾，名蝎尾。

【性味归经】味辛，性平；有毒。归肝经。

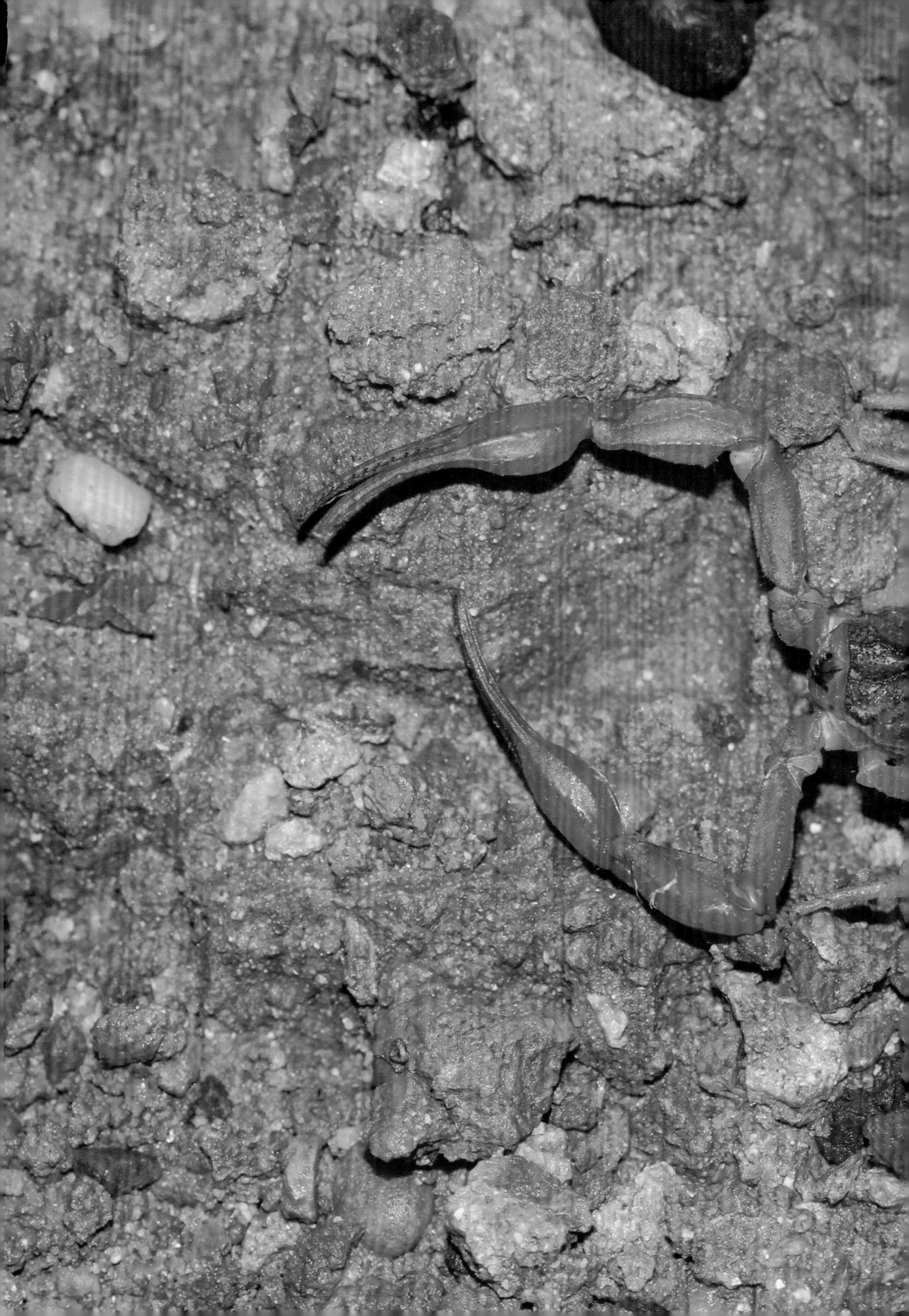

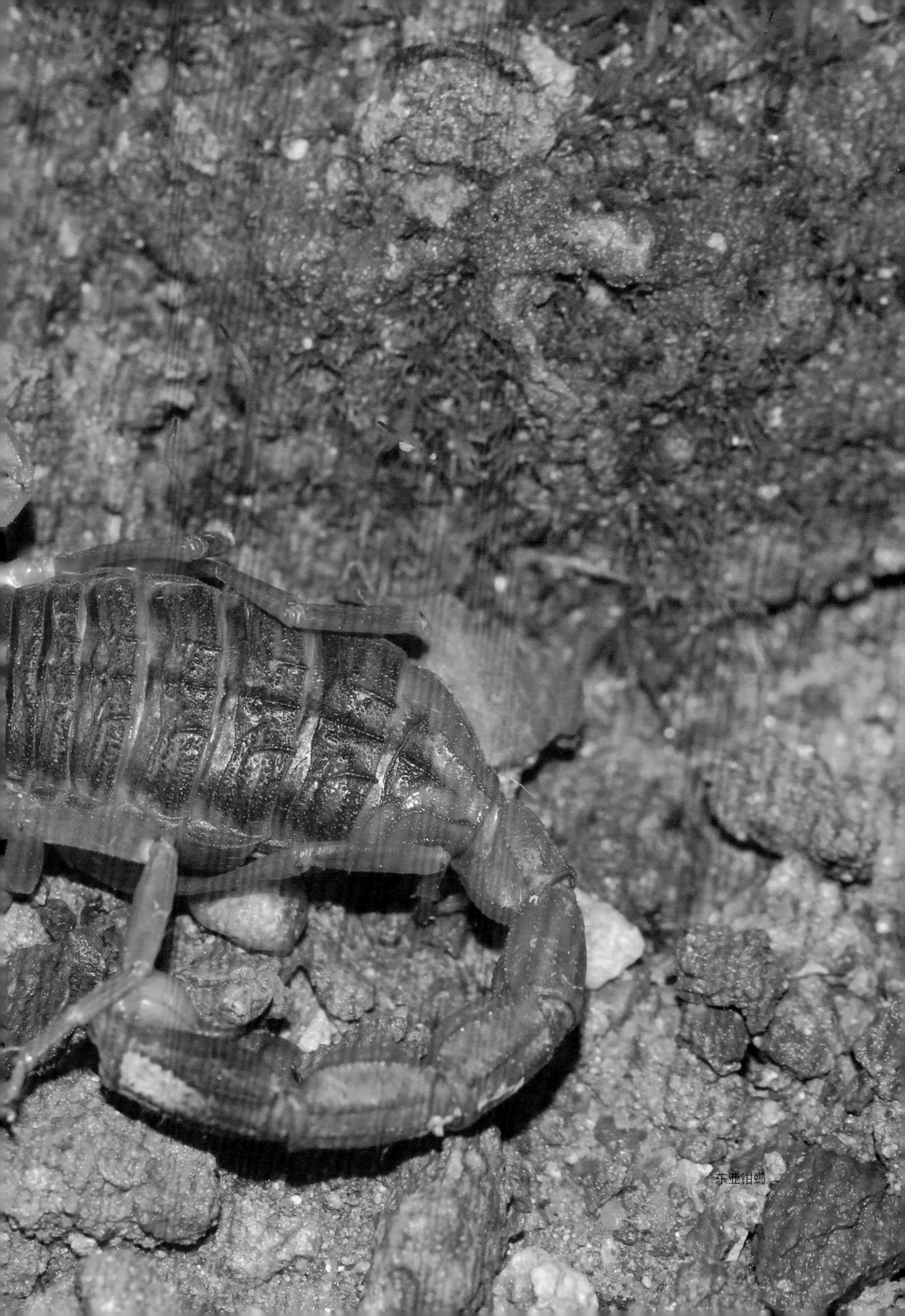
东亚钳蝎

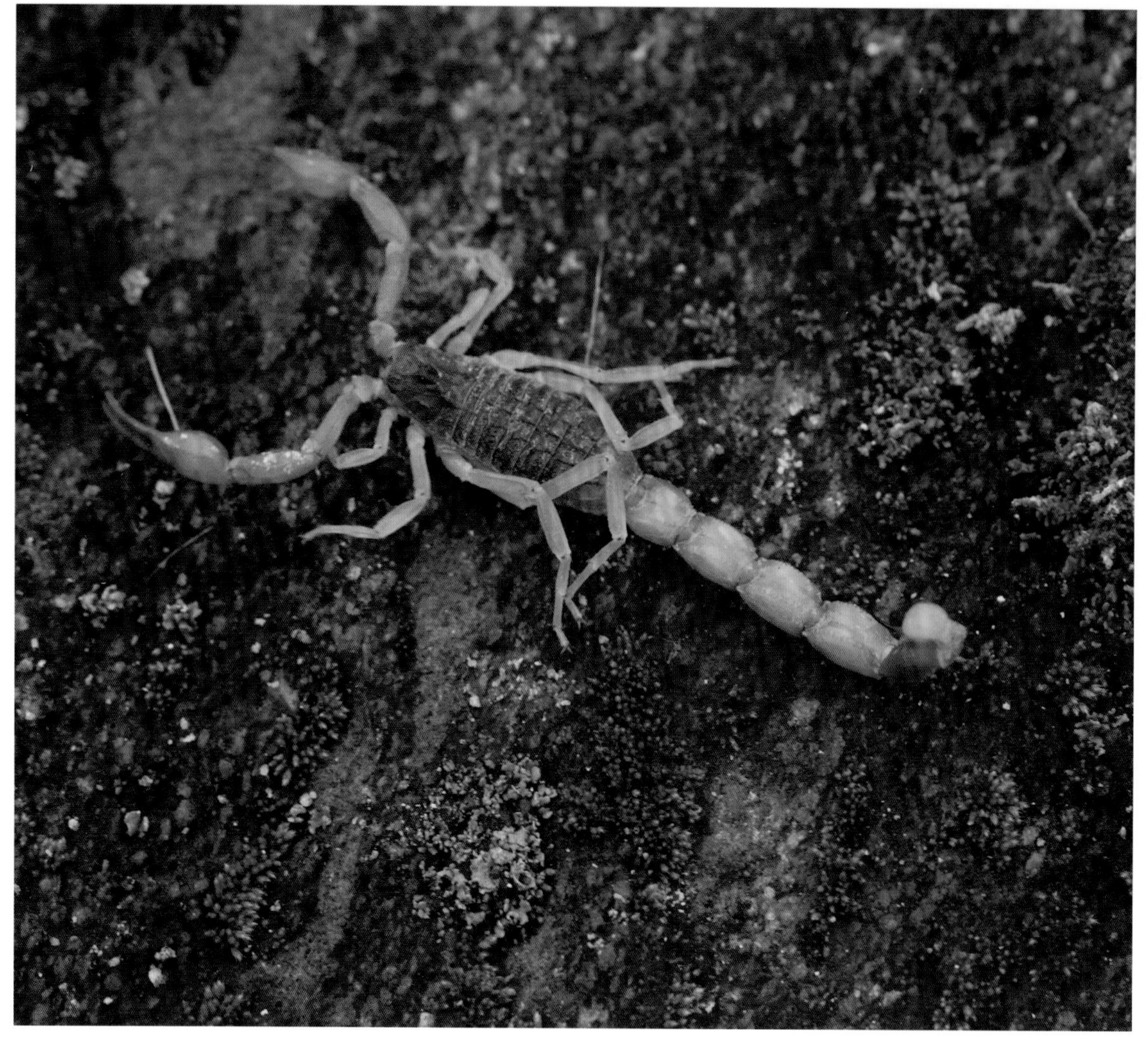

东亚钳蝎

识别特征

钳蝎体长约 6 cm，分为头胸部及腹部。头胸部较短，7 节，分节不明显，背面覆有头胸甲，前端两侧各有一团单眼，头胸甲背部中央处，另有 1 对，如复眼。头部有附肢 2 对，一对为钳角，甚小；一对为强大的脚须，形如蟹螯。胸部有步足 4 对，每足分为 7 节，末端各有钩爪 2 枚。腹部甚长，分前腹及后腹两部，前腹部宽广，共有 7 节，第 1 节腹面有一生殖厣，内有生殖孔；第 2 节腹面有 1 对栉板，上有齿 16 ~ 25 个；第 3 ~ 6 节的腹面，各有孔 1 对。后腹部细长，分为 5 节和 1 节尾刺，后腹部各节皆有颗粒排列而成的纵棱数条；尾刺呈钩状，上屈，内有毒腺。卵胎生。

生境分布

生长于阴暗潮湿处。分布于河南、山东、湖北、安徽等省区。

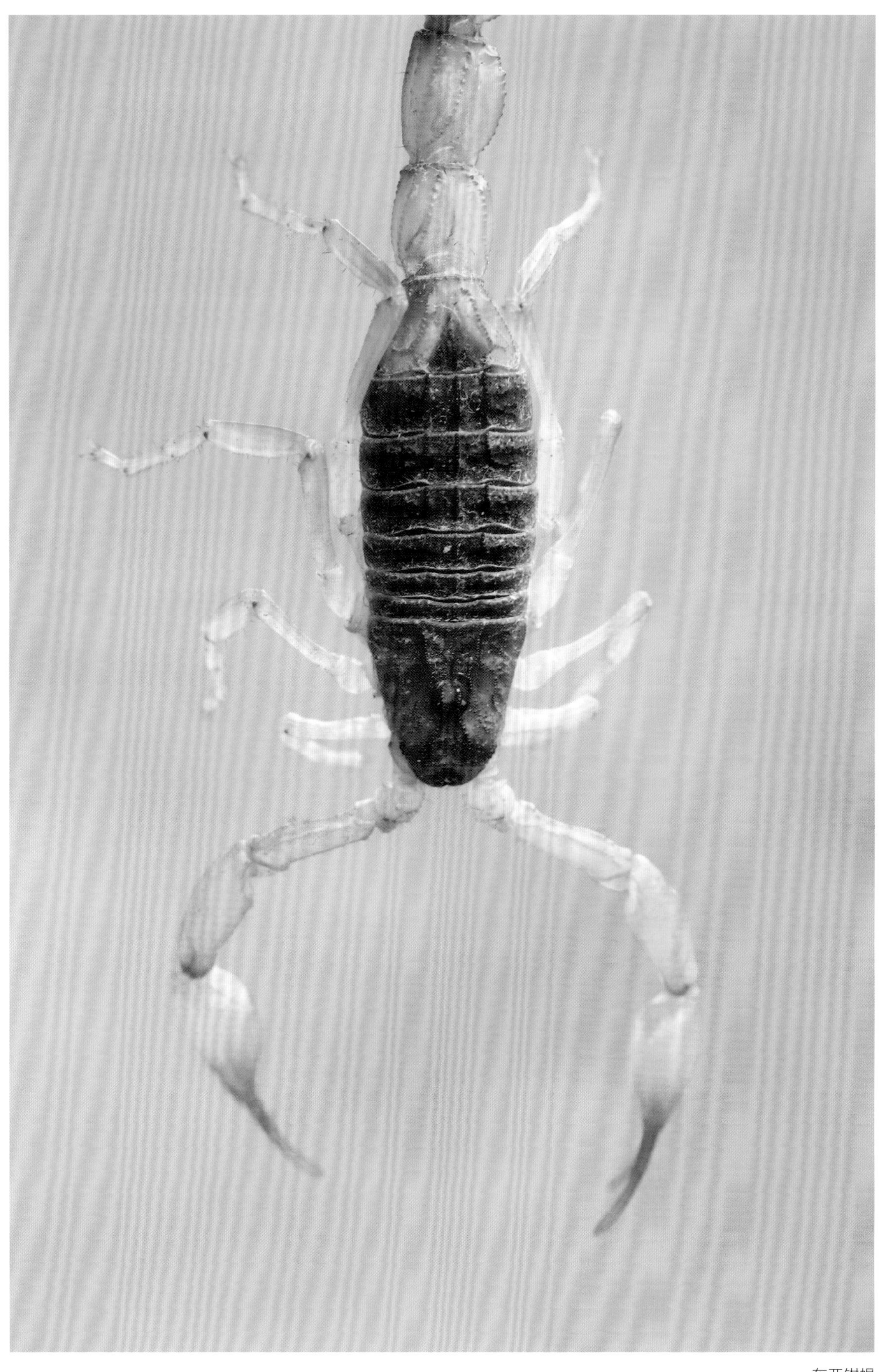

东亚钳蝎

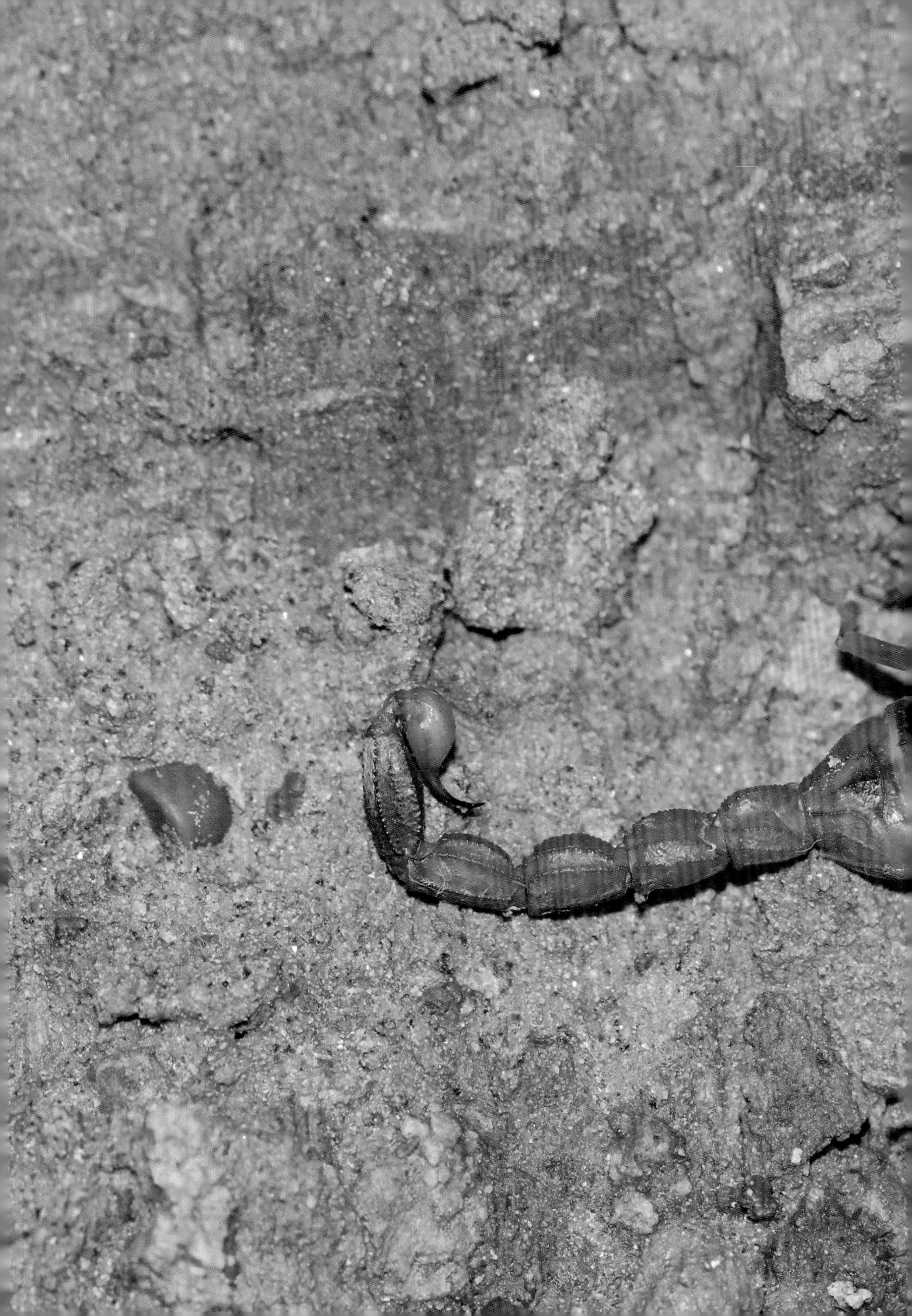

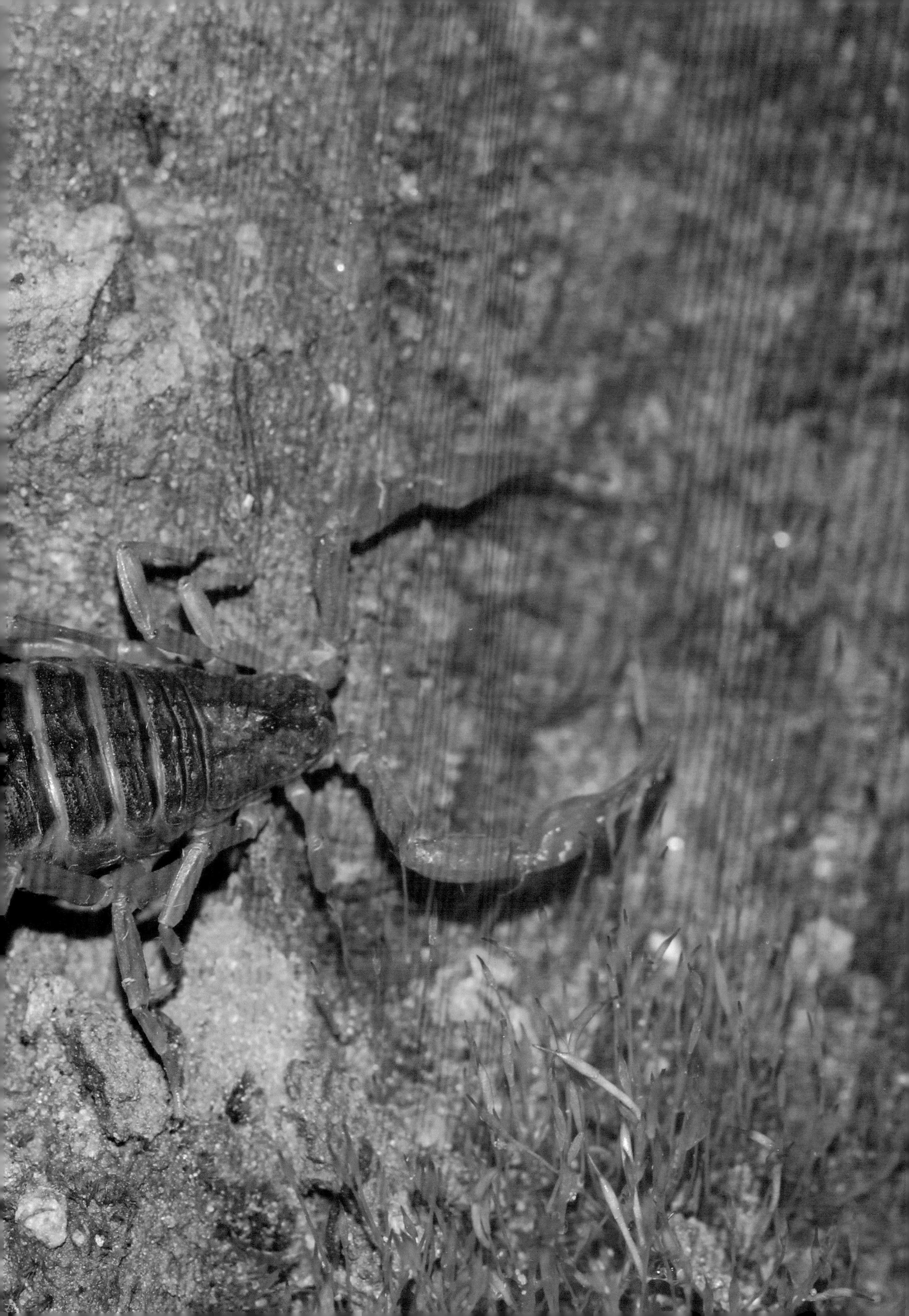

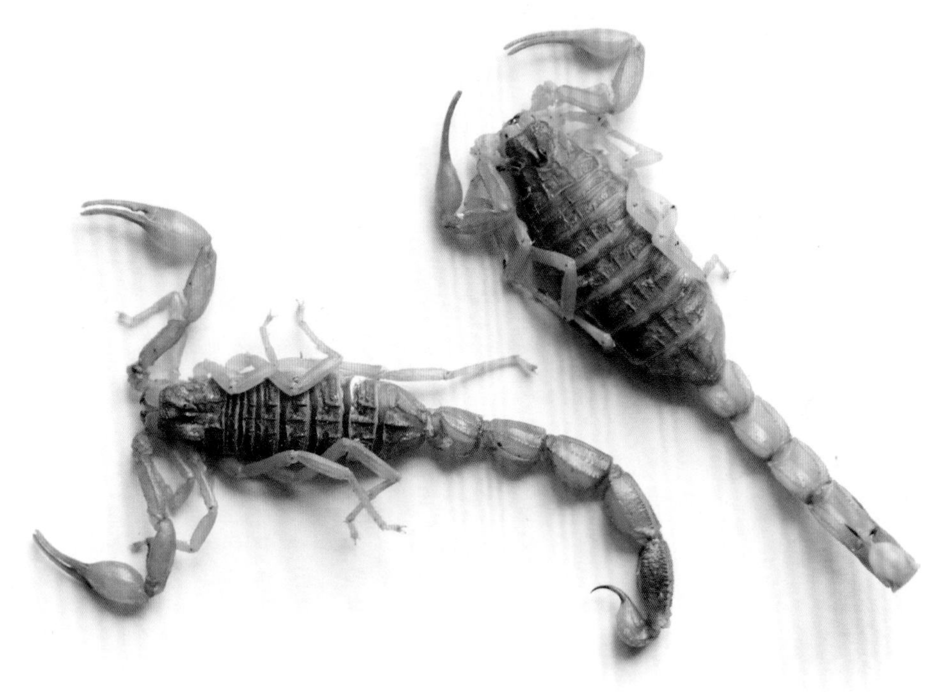

东亚钳蝎

采收加工

野生蝎春末至秋初均可捕捉。清明至谷雨捕捉者，称“春蝎”，此时未食泥土，品质较佳；夏季产者称“伏蝎”，产量较多，因已食泥土，品质较次。饲养蝎一般在秋季，隔年收捕 1 次。捕得后，先浸入清水中，待其吐出泥土，置沸水或沸盐水中，煮至全身僵硬，捞出，置通风处，阴干。

药材鉴别

本品头胸部与浅腹部呈扁平长椭圆形，后腹部呈尾状，皱缩弯曲。头胸部呈绿褐色，前面有 1 对短小的螯肢及 1 对较长的钳状脚须，背面覆有梯形被甲，腹面有足 4 对，均有 7 节，末端各具 2 爪钩；前腹部由 7 节组成。气微腥，味咸。

功效主治

息风镇痉，攻毒散结，通络止痛。主治小儿惊风、抽搐痉挛、中风口㖞、半身不遂、破伤风、风湿顽痹、偏正头痛、疮疡、瘰疬。

药理作用

本品有抗惊厥、降压、抗癌等作用。所含蝎毒，毒性较剧，主要危害是使呼吸肌麻痹。

用法用量

内服：煎服，2 ~ 5 g。研末吞服，每次 0.6 ~ 1.0 g。外用：适量。传统认为，蝎尾效佳，故单用蝎尾，用量为全蝎的 1/3。

民族药方

1. 风牙疼痛 全蝎 3 个，蜂房 10 g。炒研，擦牙。

2. 关节疼痛，筋节挛痛 全蝎（炒）7 个，麝香 0.2 g。研匀，空腹，温酒调服。

3. 偏头痛 全蝎、藿香、麻黄、细辛各等份。共研细末，每次 3 g，开水送服。

4. 痈疮肿毒 全蝎、栀子各 10 g。麻油煎黑去滓，入黄蜡，化成膏敷之。

5. 阴囊湿疹成疮 全蝎、延胡索、杜仲（炒）各 15 g。水煎服。

6. 乳腺小叶增生 全蝎 2 g。夹于馒头或糕点中食之，每日 1 次，7 日为 1 个疗程。

7. 面神经麻痹 全蝎、制白附子、蜈蚣、钩藤、白芷各 20 g。共研细粉，每服 10 g，每日 2 次。

8. 小儿急惊风 全蝎、蜈蚣各等份。共研细面，每服 1.0 ~ 1.5 g。

9. 颈淋巴结结核 全蝎、蜈蚣各 1 个。烤干研粉，每日 1 剂，分 3 次服。

使用注意

本品有毒，中毒剂量为 30 ~ 60 g，故内服最大用量不宜超过 30 g。血虚生风者及孕妇慎用。

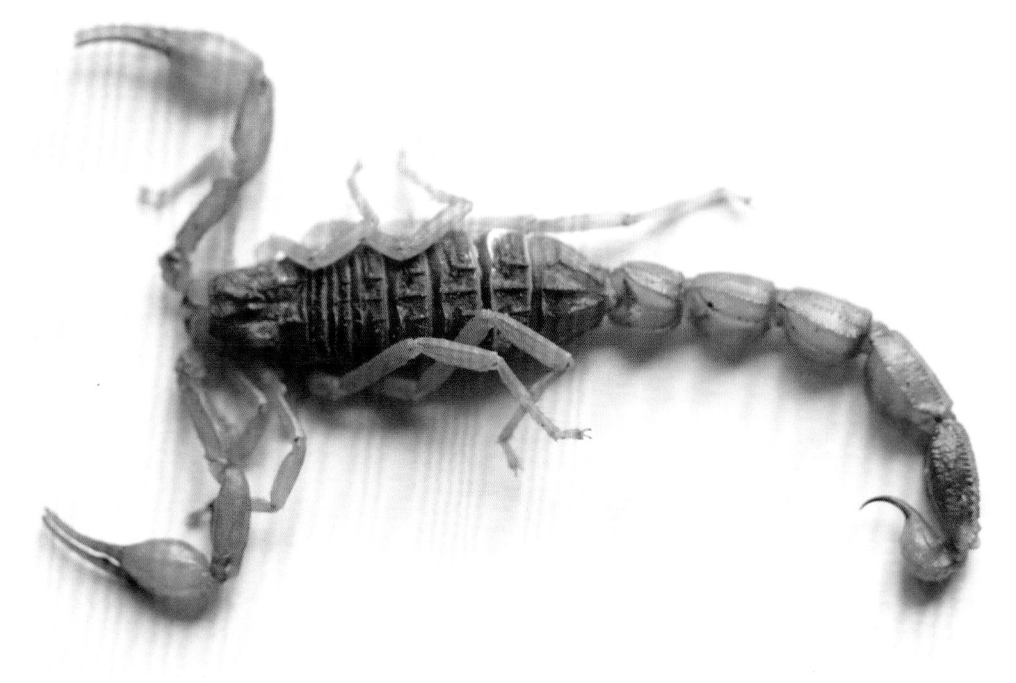

全蝎药材

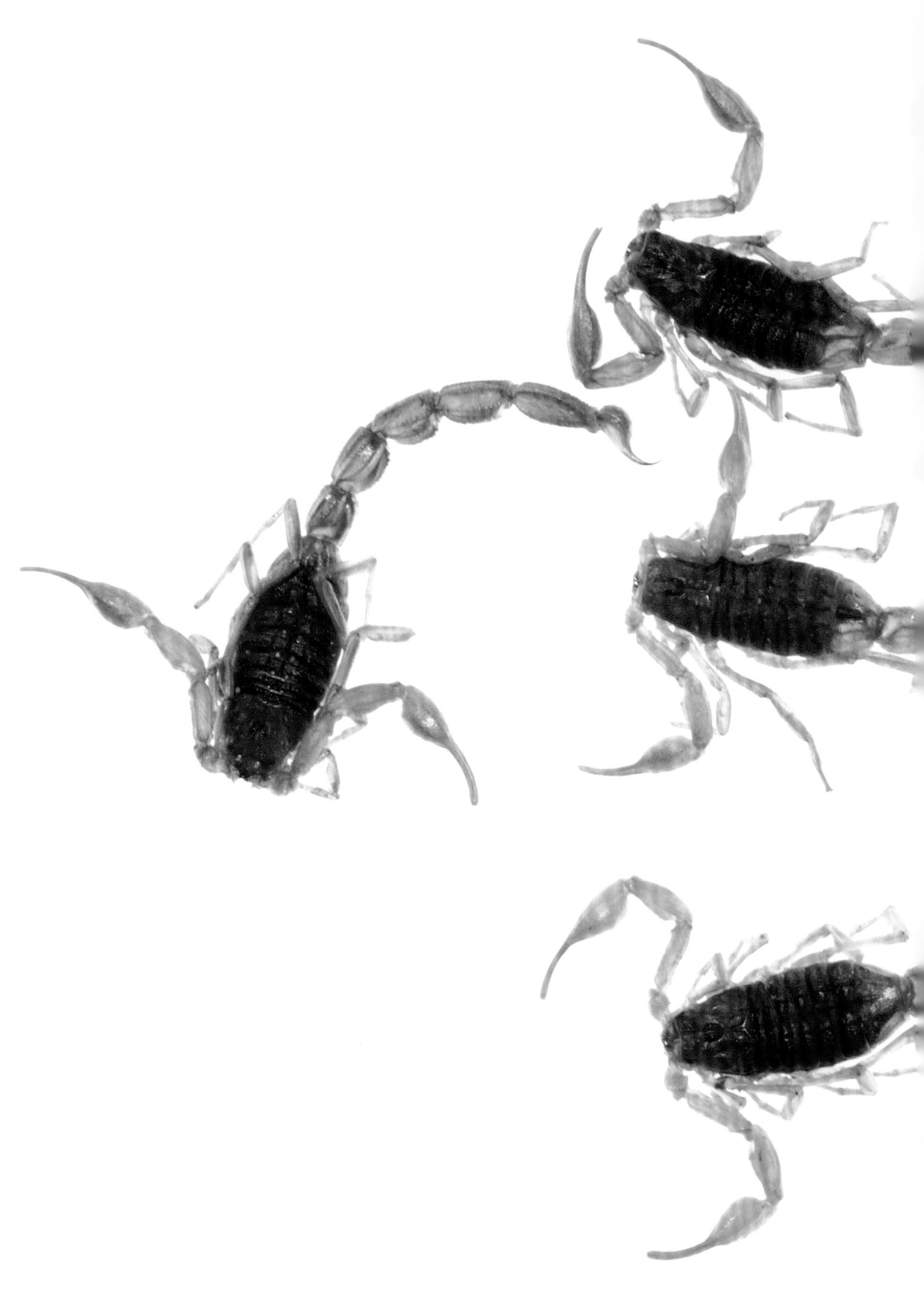

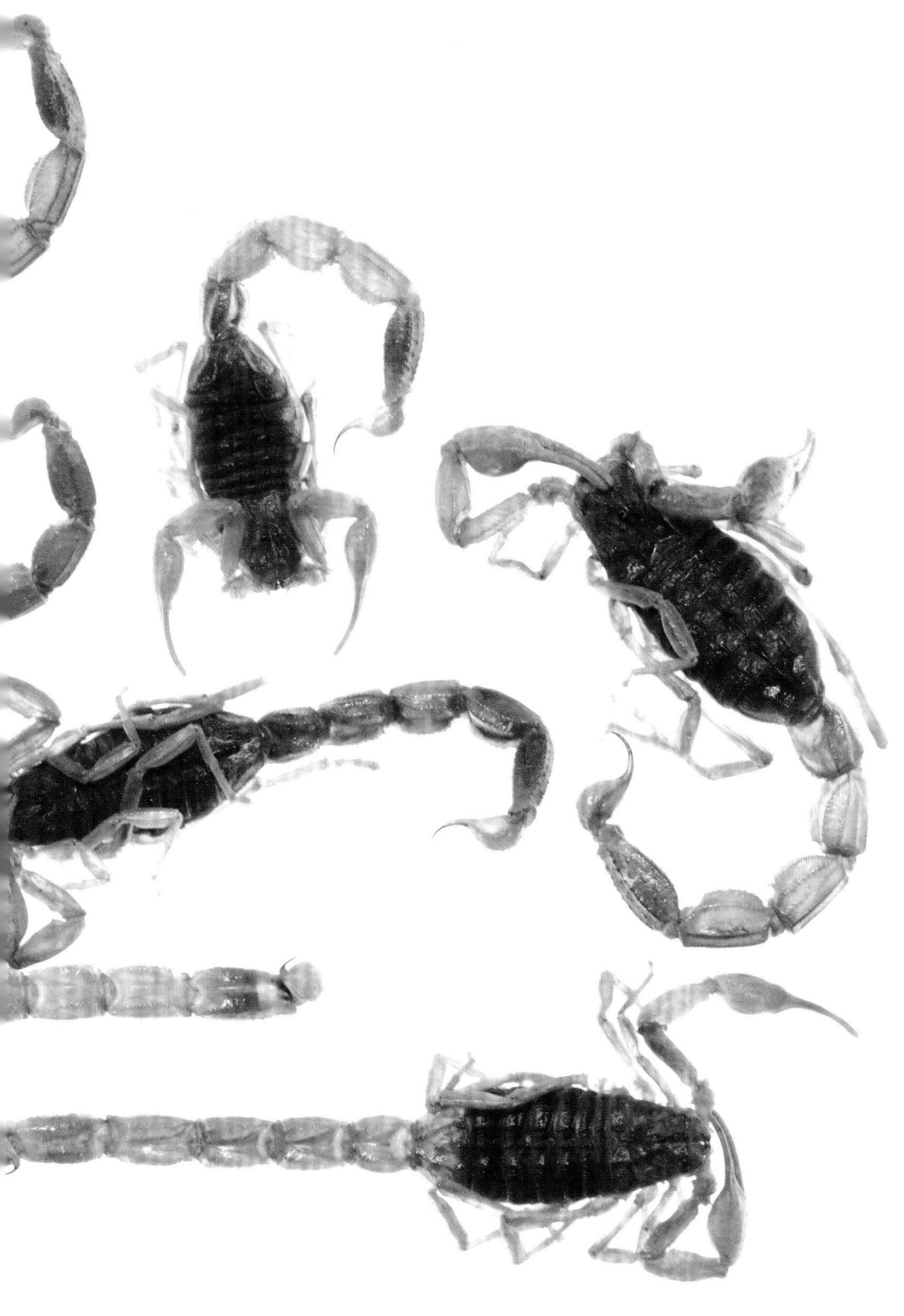

全蝎药材

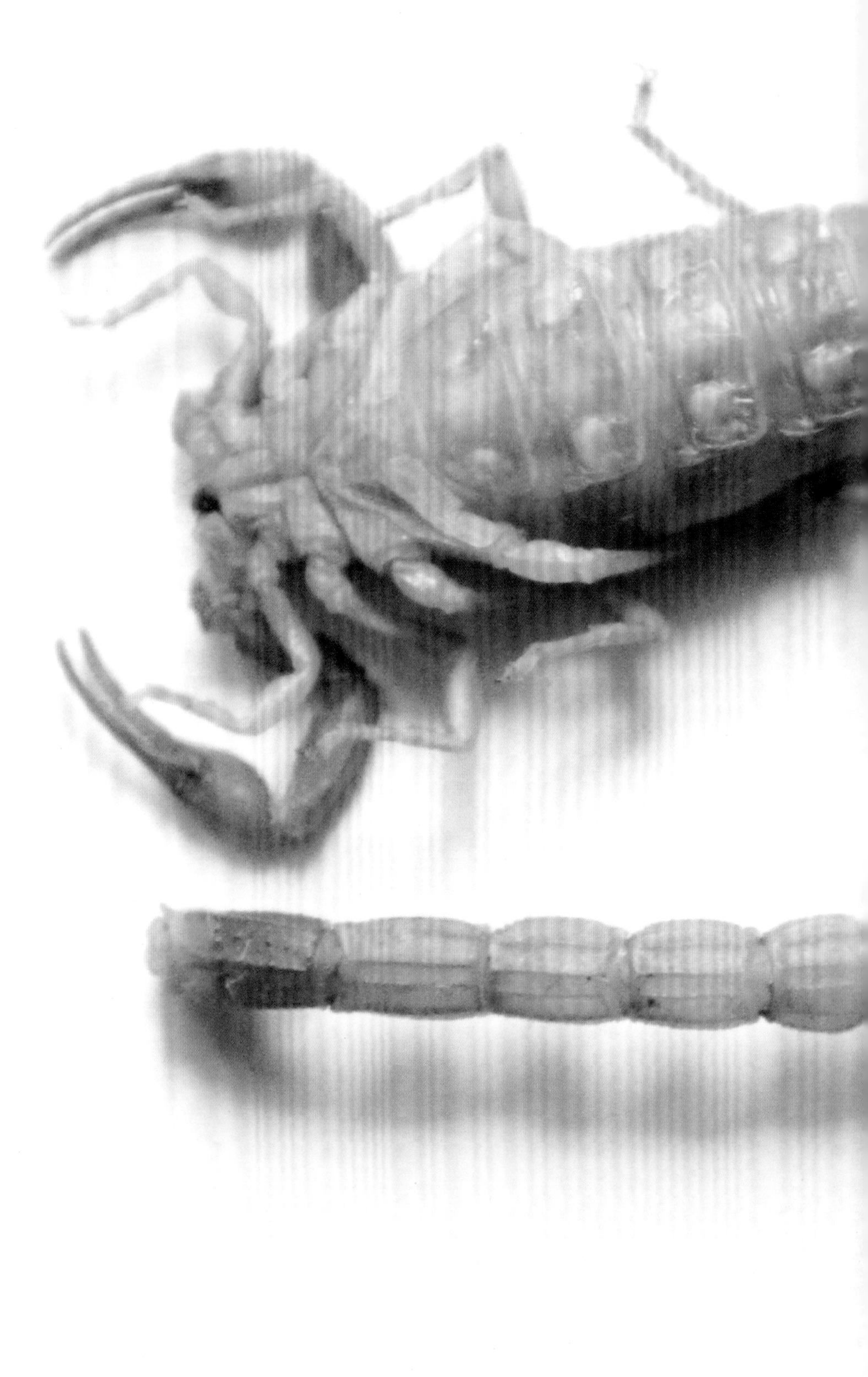

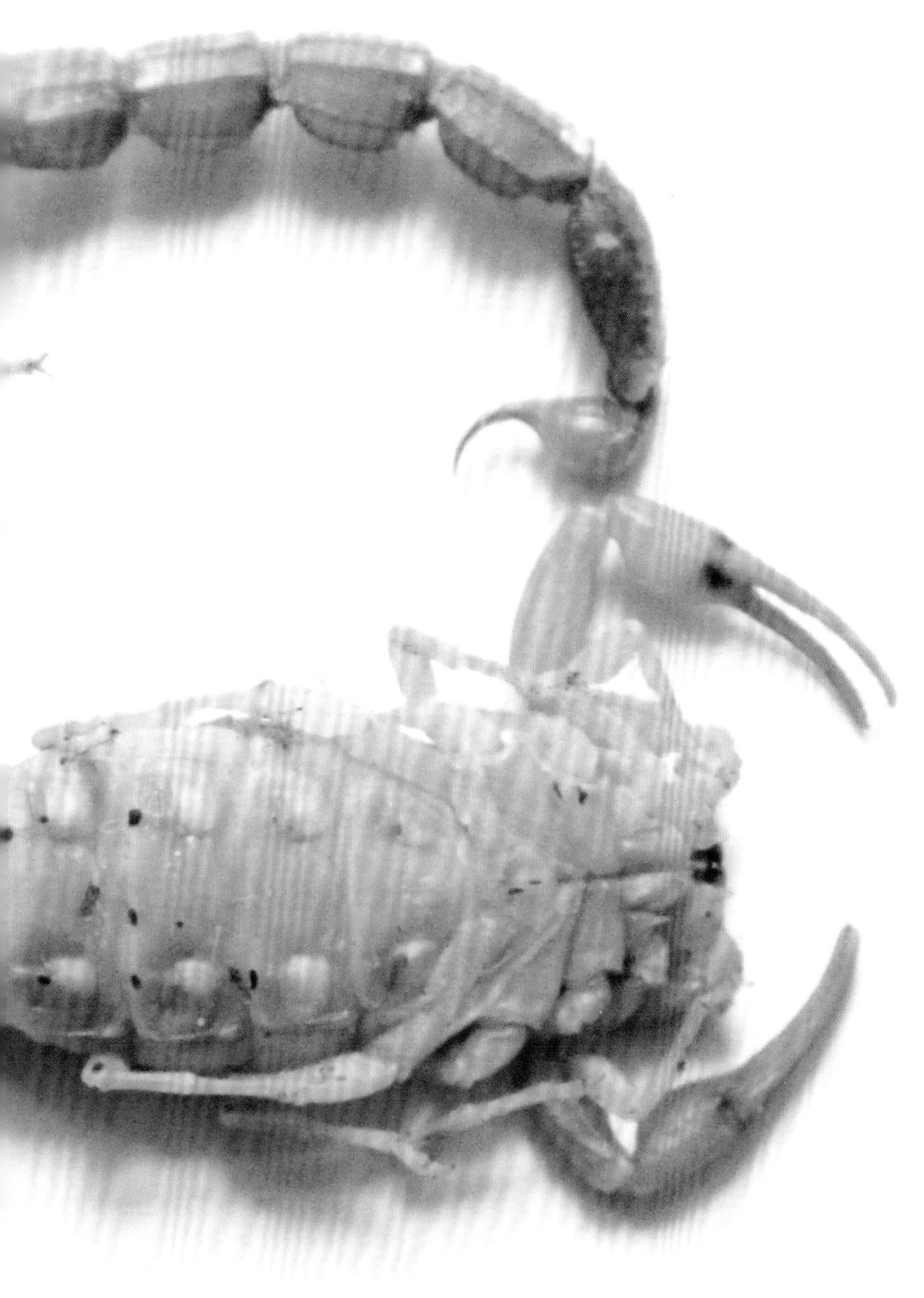

全蝎药材

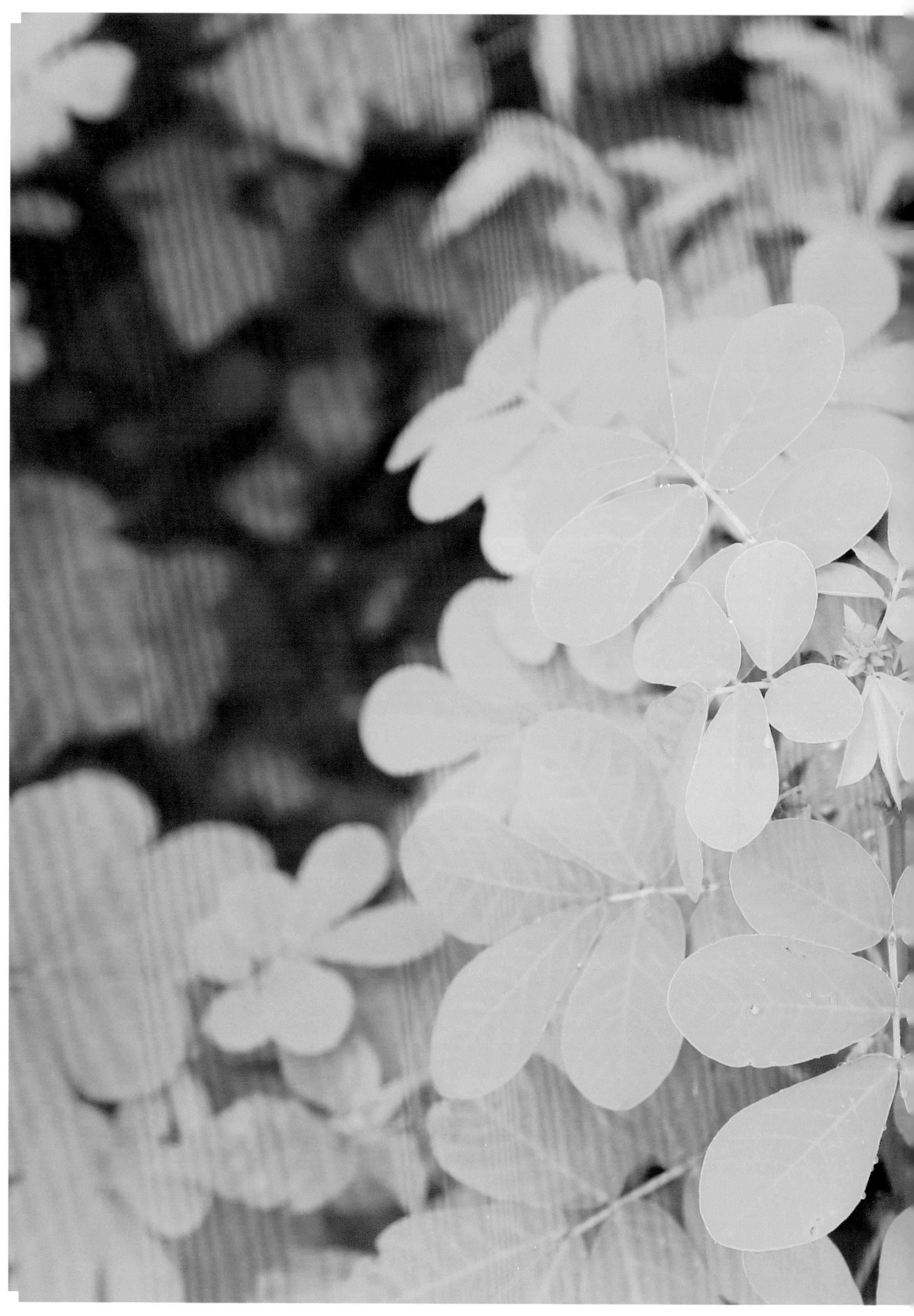

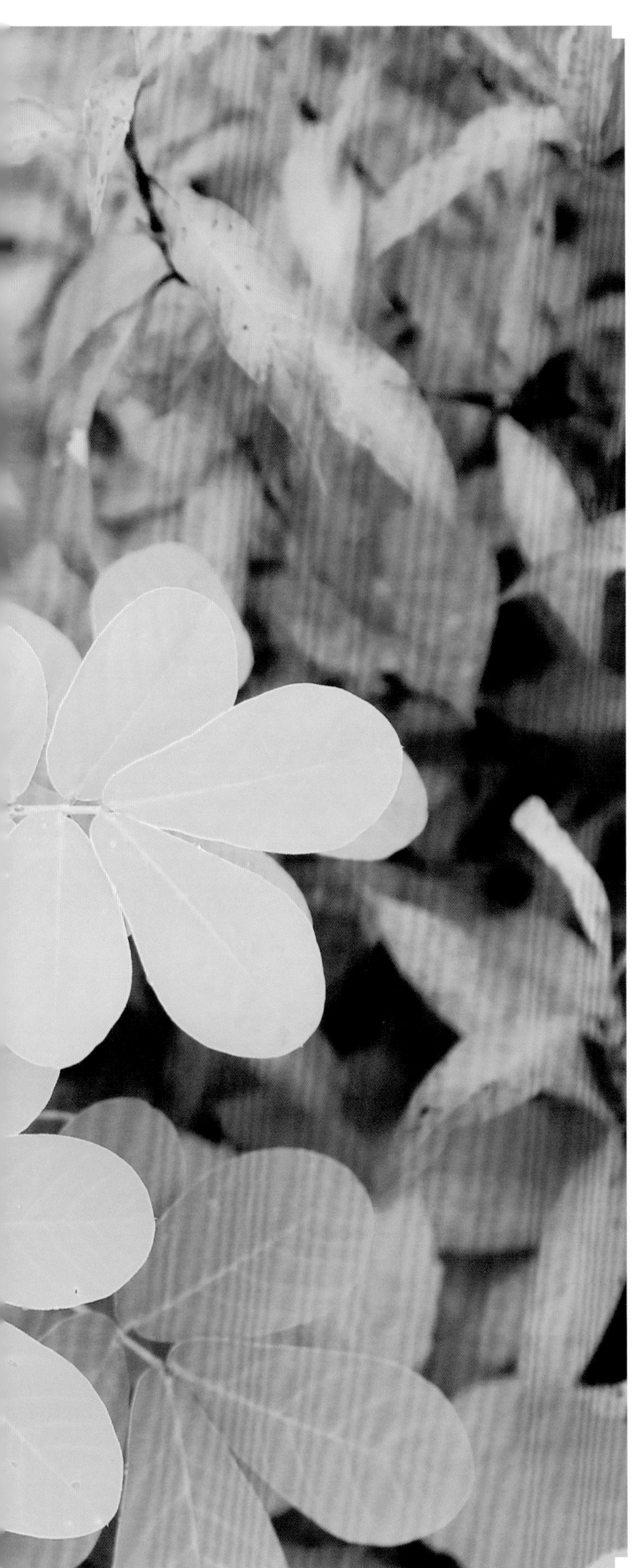

决明子

【蒙药名】塔拉嘎道尔吉。

【别　名】哈斯雅、草决明、敖其尔、生决明。

【来　源】本品为豆科一年生草本植物决明 *Cassia obtusifolia* L. 的干燥成熟种子。

【性味归经】味甘、苦、咸，性微寒。归肝、肾、大肠经。

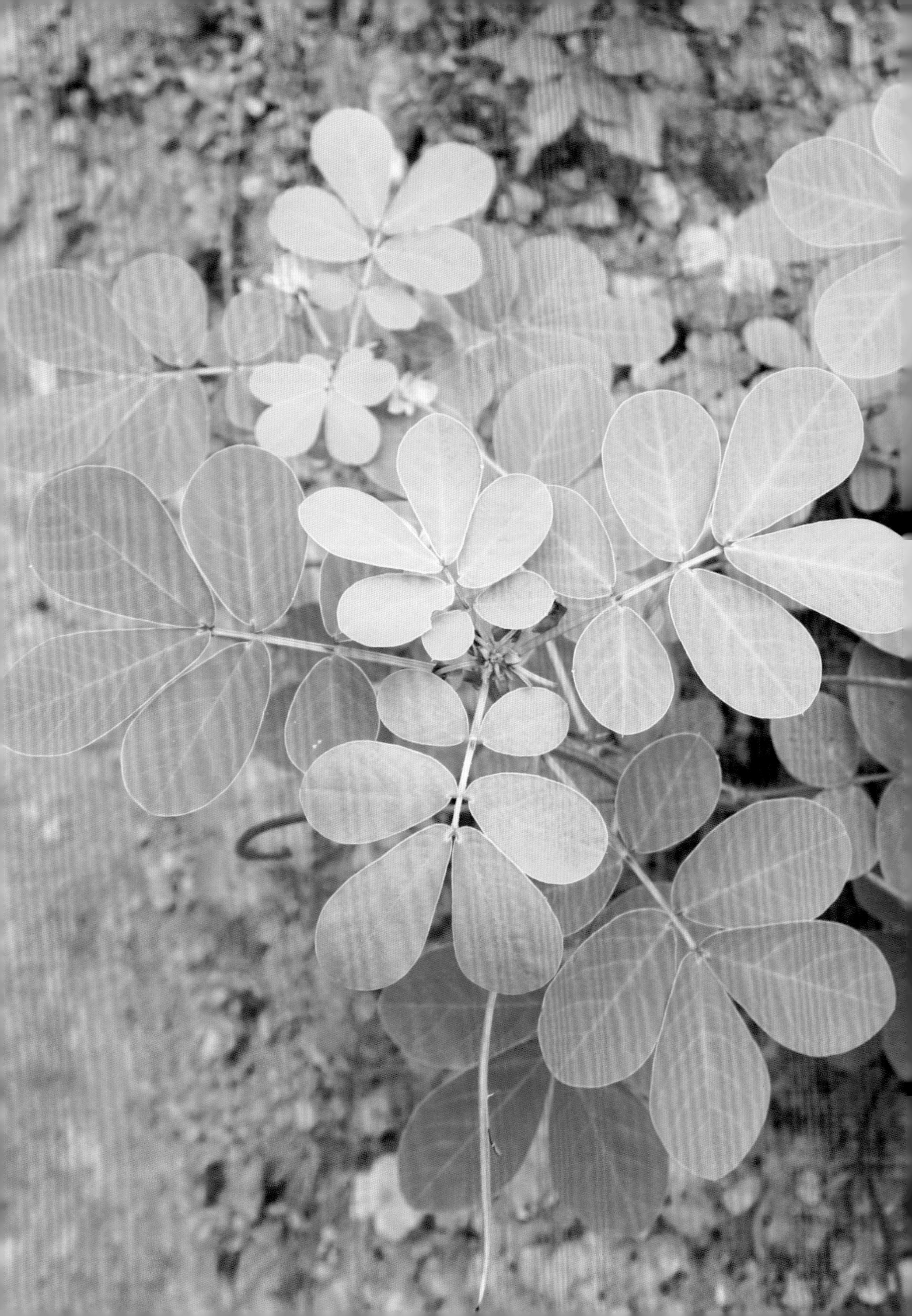

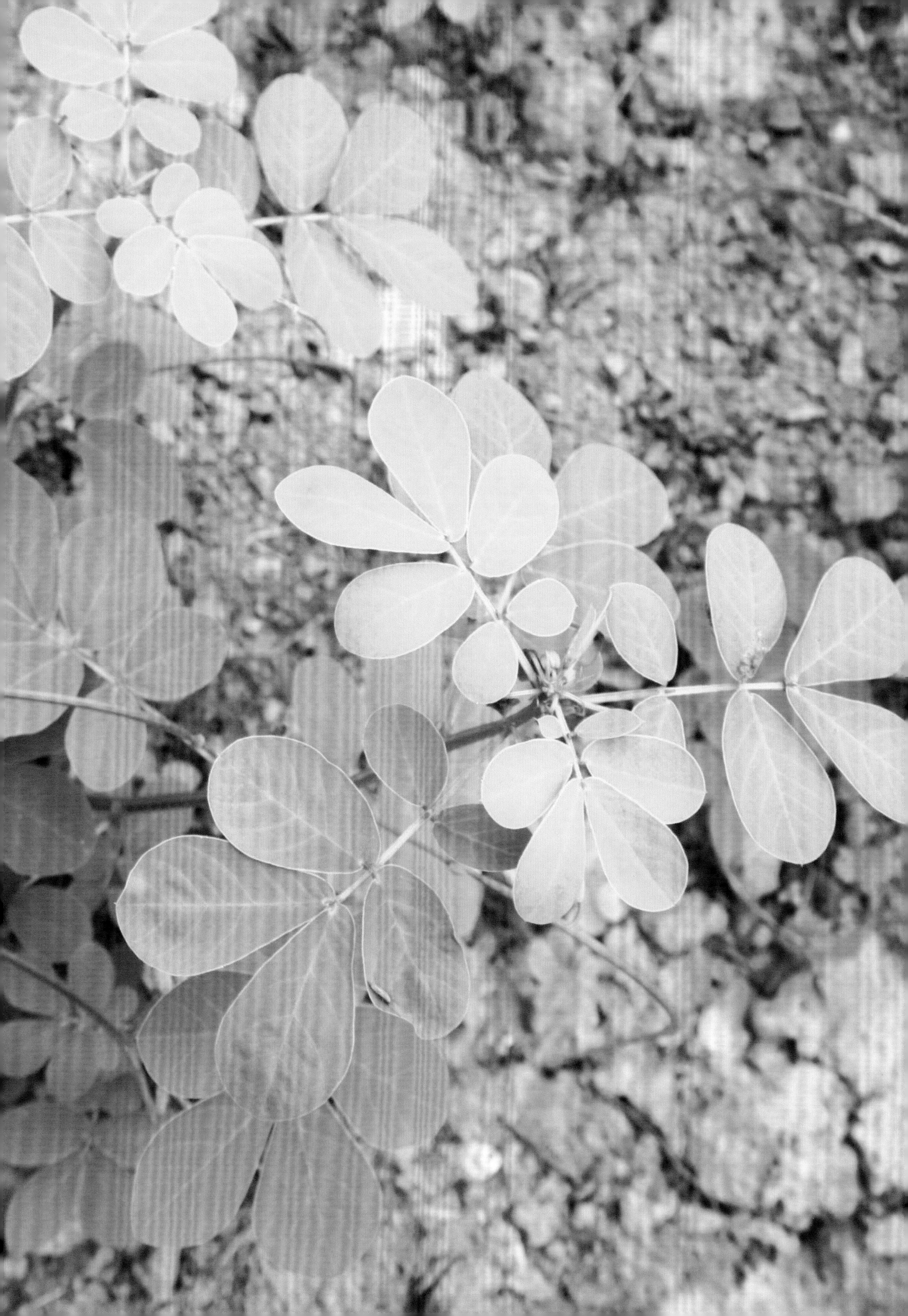

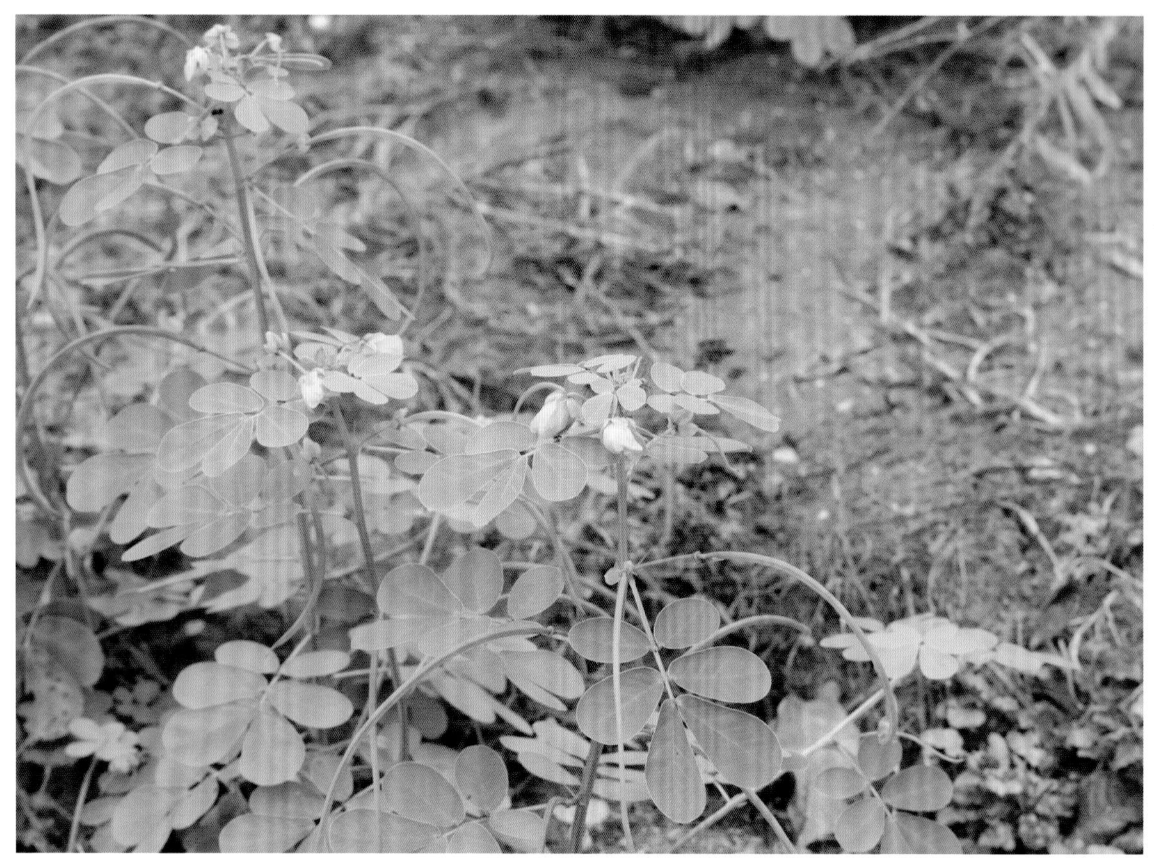

决明

识别特征

一年生半灌木状草本，高 1 ~ 2 m，上部多分枝，全体被短柔毛。双数羽状复叶互生，有小叶 2 ~ 4 对，在下面两小叶之间的叶轴上有长形暗红色腺体；小叶片倒卵形或倒卵状短圆形，长 1.5 ~ 6.5 cm，宽 1 ~ 3 cm，先端圆形，有小突尖，基部楔形，两侧不对称，全缘。幼时两面疏生柔毛。花成对腋生，小花梗长 1.0 ~ 2.3 cm；萼片 5，分离；花瓣 5，黄色，倒卵形，长约 12 mm，具短爪，最上瓣先端有凹，基部渐窄；发育雄蕊 7，3 枚退化。子房细长弯曲，柱头头状。荚果四棱柱状，略扁，稍弯曲，长 15 ~ 24 cm，果柄长 2 ~ 4 cm。种子多数，菱状方形，淡褐色或绿棕色，有光泽，两侧面各有 1 条线形浅色斜凹纹。小决明：与决明形态相似，但植株较小，通常不超过 130 cm。下面两对小叶间各有 1 个腺体；小花梗、果实及果柄均较短；种子较小，两侧各有 1 条宽 1.5 ~ 2.0 mm 的绿黄棕色带。具臭气。花期 6—8 月，果期 9—10 月。

生境分布

生长于村边、路旁和旷野等处。分布于安徽、广西、四川、浙江、广东等省区，南北各地均有栽培。

决明子

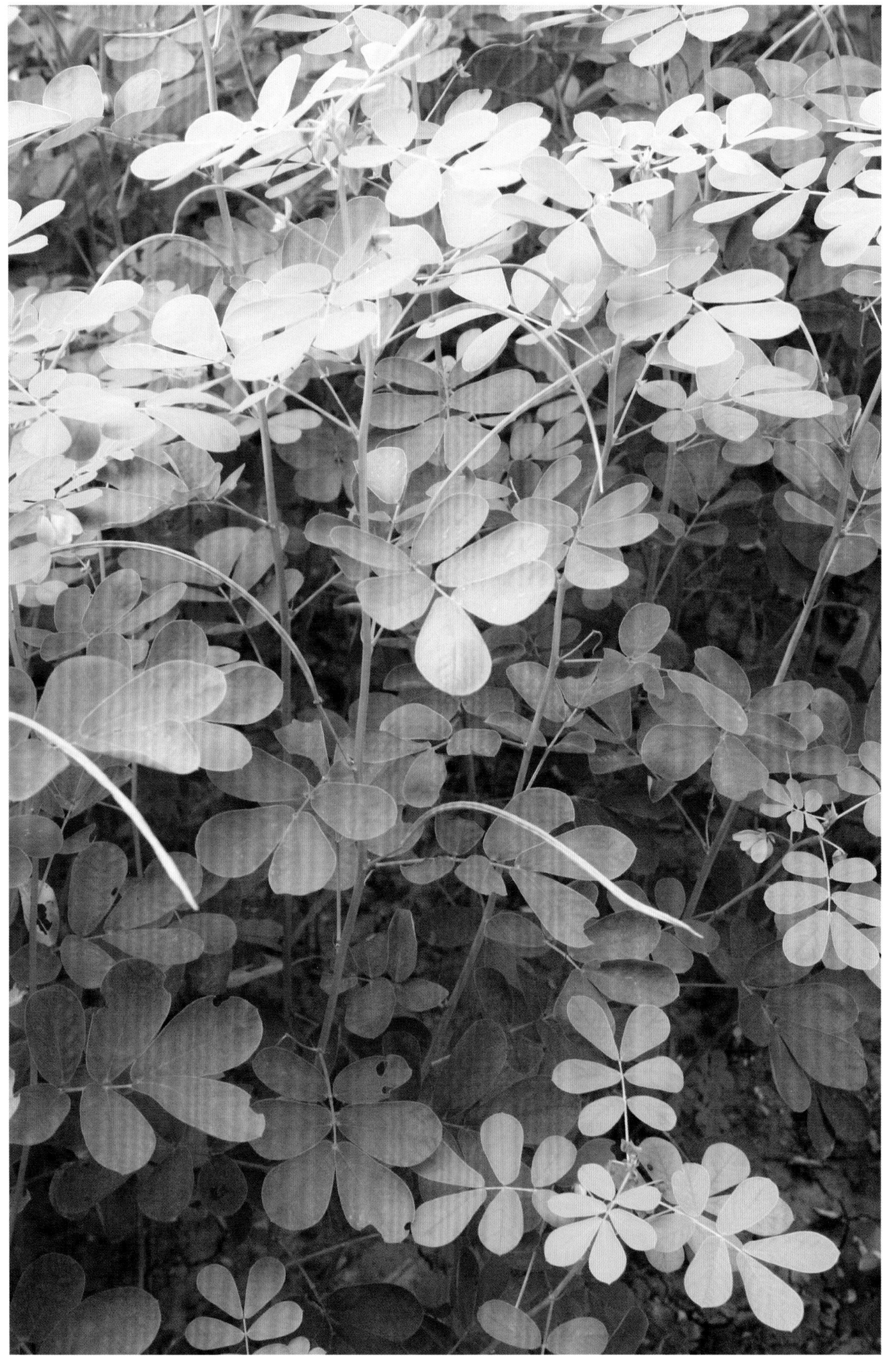

决明

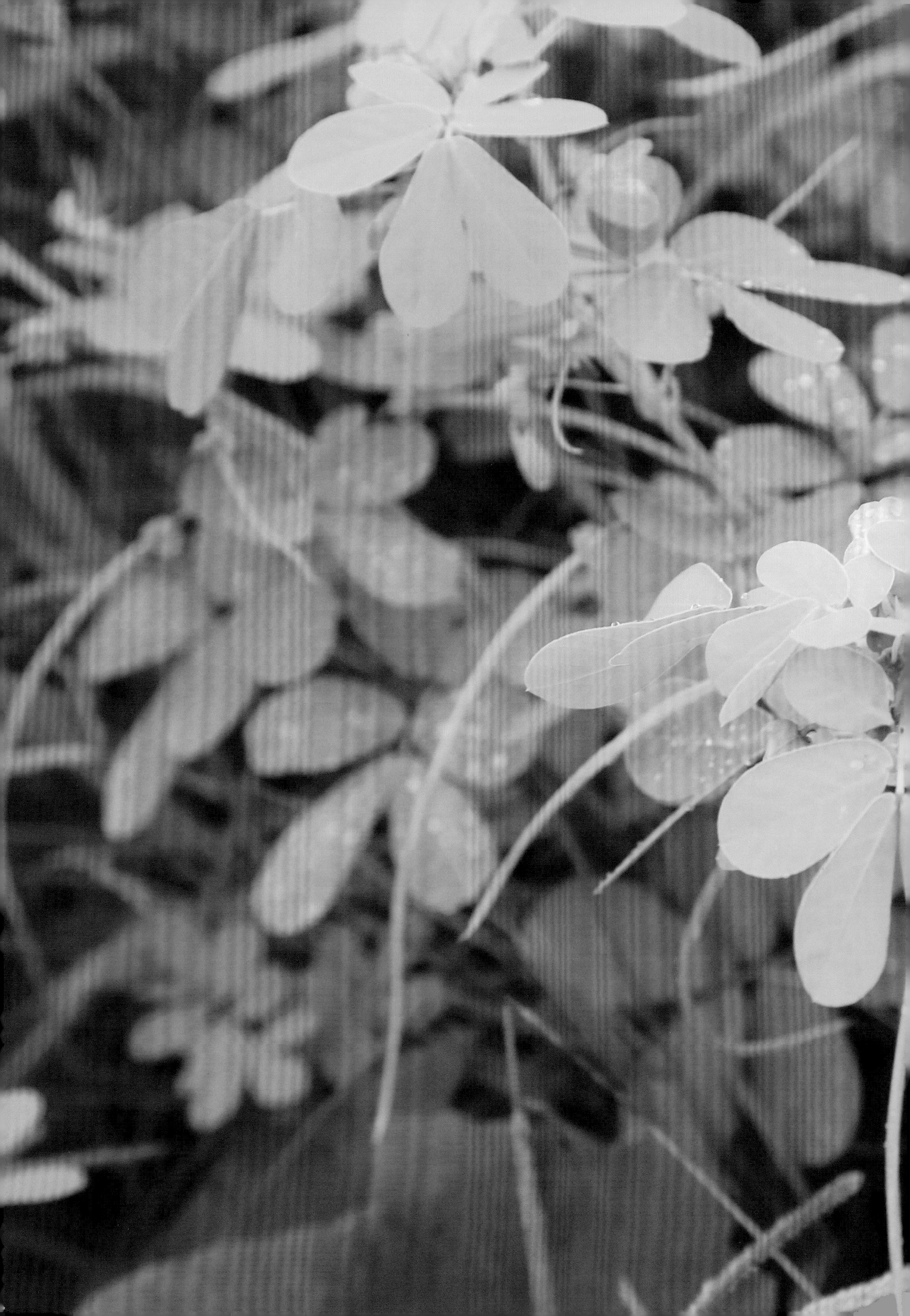

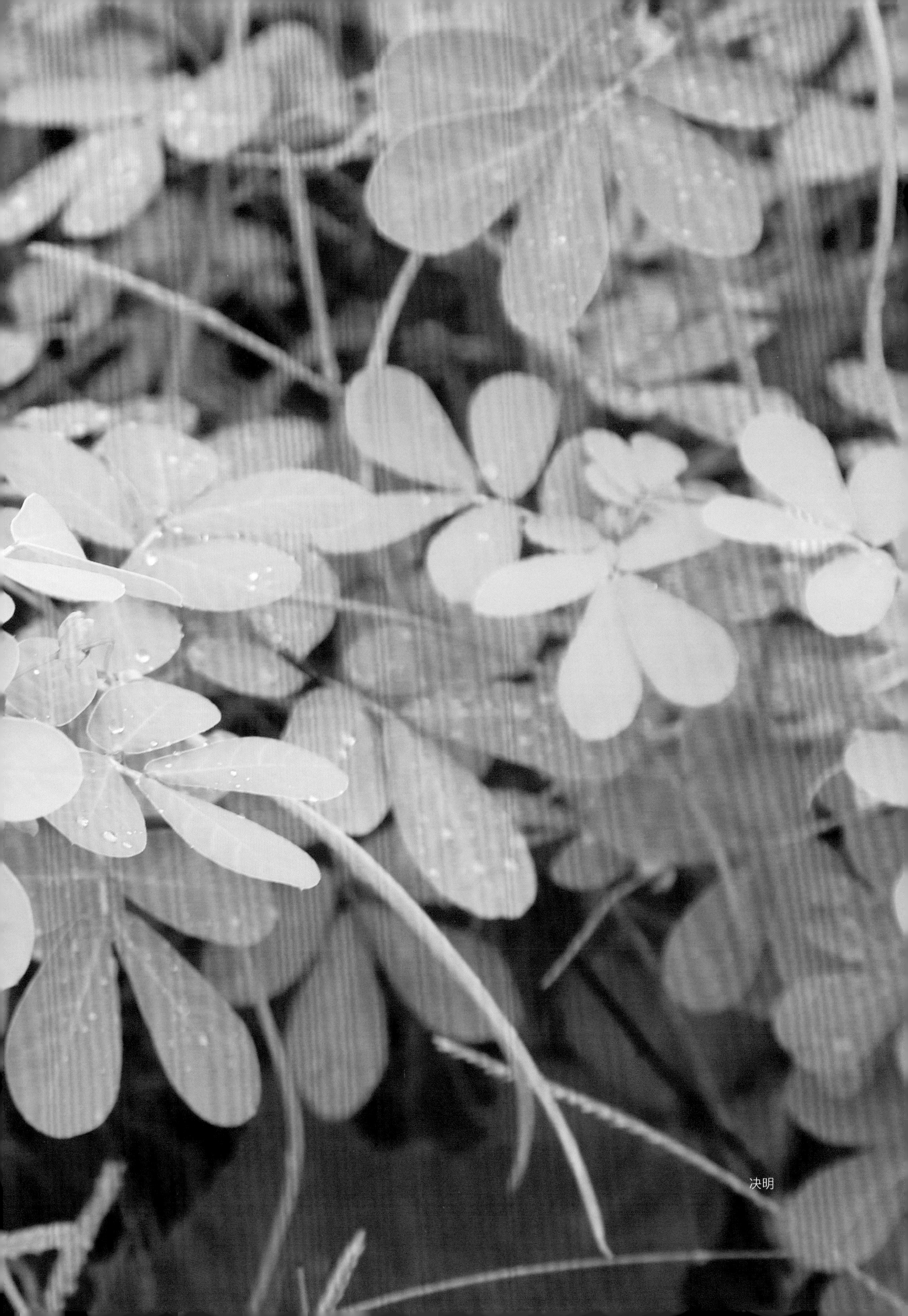

决明

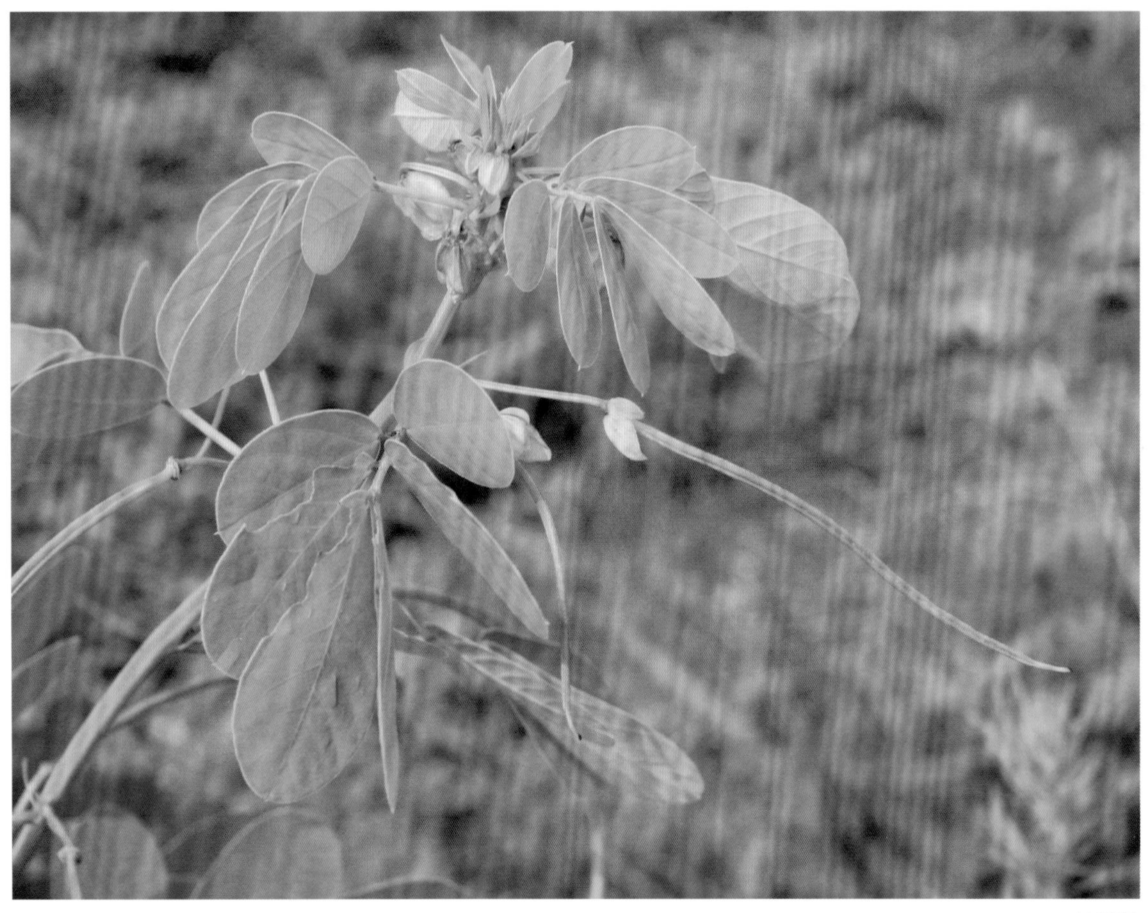

决明子

采收加工

秋季果实成熟后，将全株割下或摘下果荚晒干，打出种子，扬净荚壳及杂质，再晒干。

药材鉴别

本品呈棱方形或短圆柱形，两端平行倾斜，形似马蹄，长 3 ~ 7 mm，宽 2 ~ 4 mm。表面绿棕色或暗棕色，平滑有光泽，有突起的棱线和凹纹。种皮薄。质坚硬。气微，味微苦。口嚼稍有豆腥气味。入水中浸泡时，有一处胀裂，手摸有黏性。

功效主治

清肝明目，润肠通便。本品苦寒可降泄肝经郁热，清肝明目作用好而为眼科常用药；味甘质润而有润肠通便之功。

药理作用

本品有降压及轻度泻下作用。其醇提取物对葡萄球菌、白喉棒状杆菌及伤寒沙门菌、副伤寒沙门菌、大肠埃希菌等均有抑制作用，其 1∶4 水浸剂对皮肤真菌有抗菌作用。

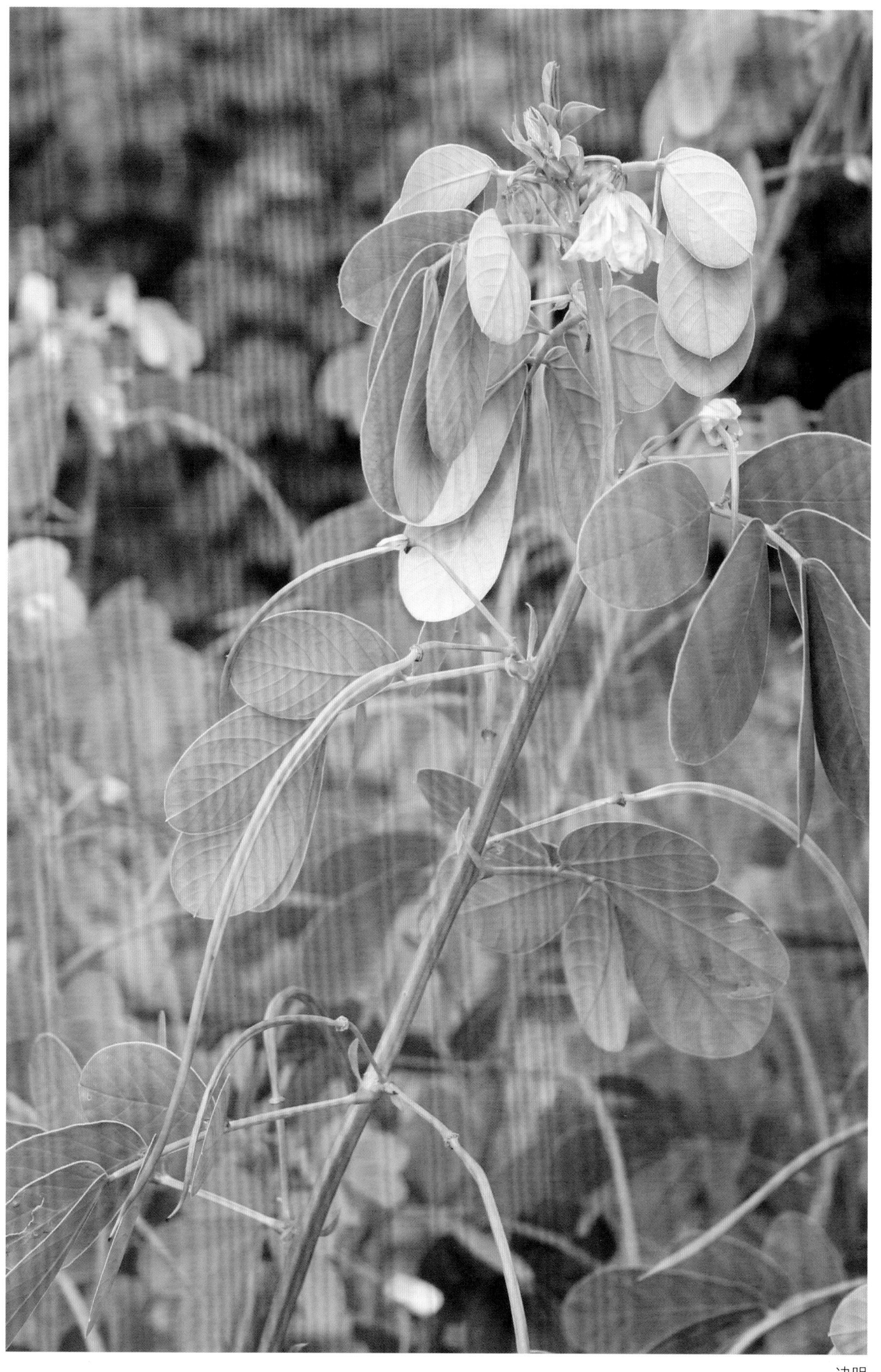

决明

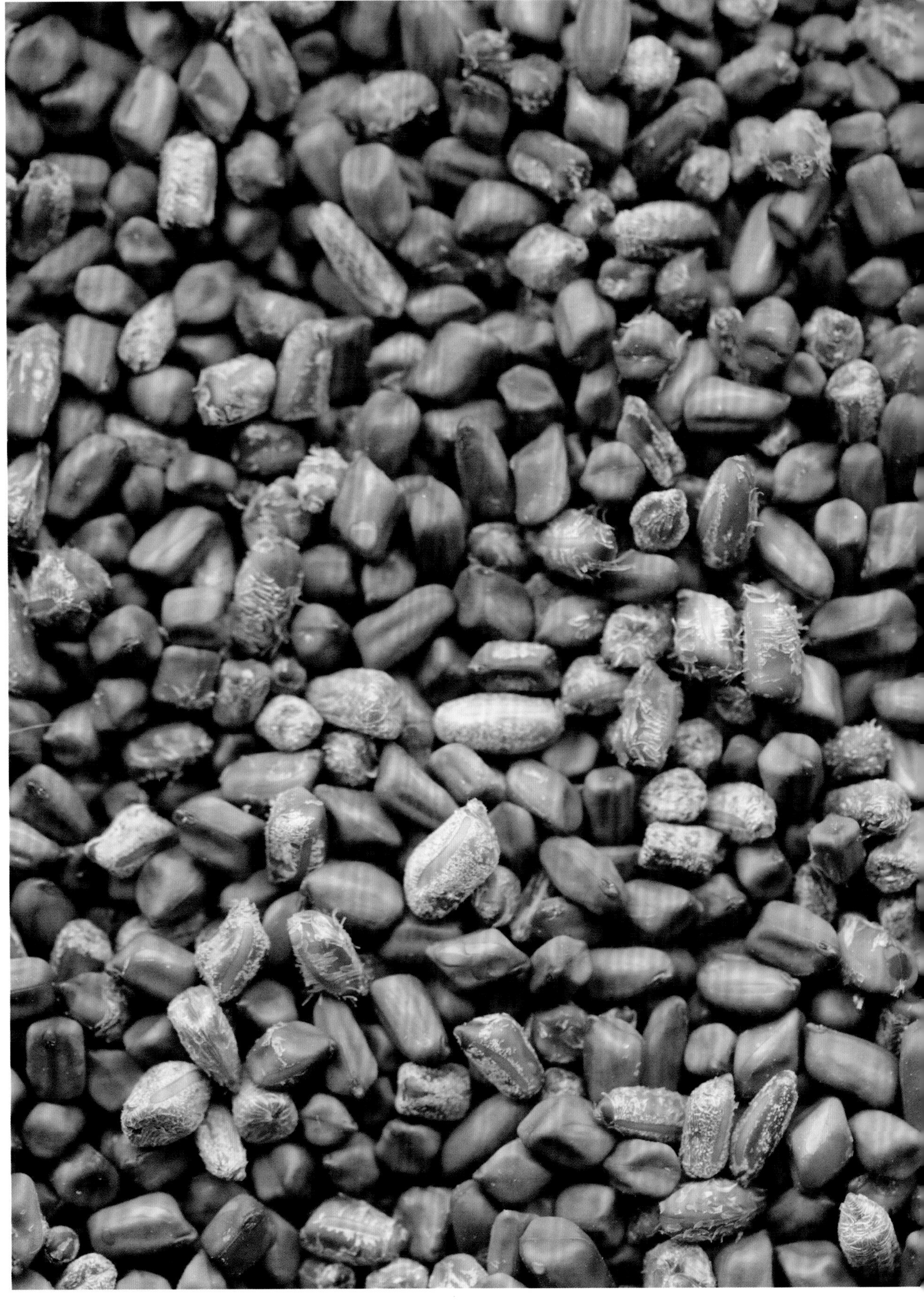

决明子

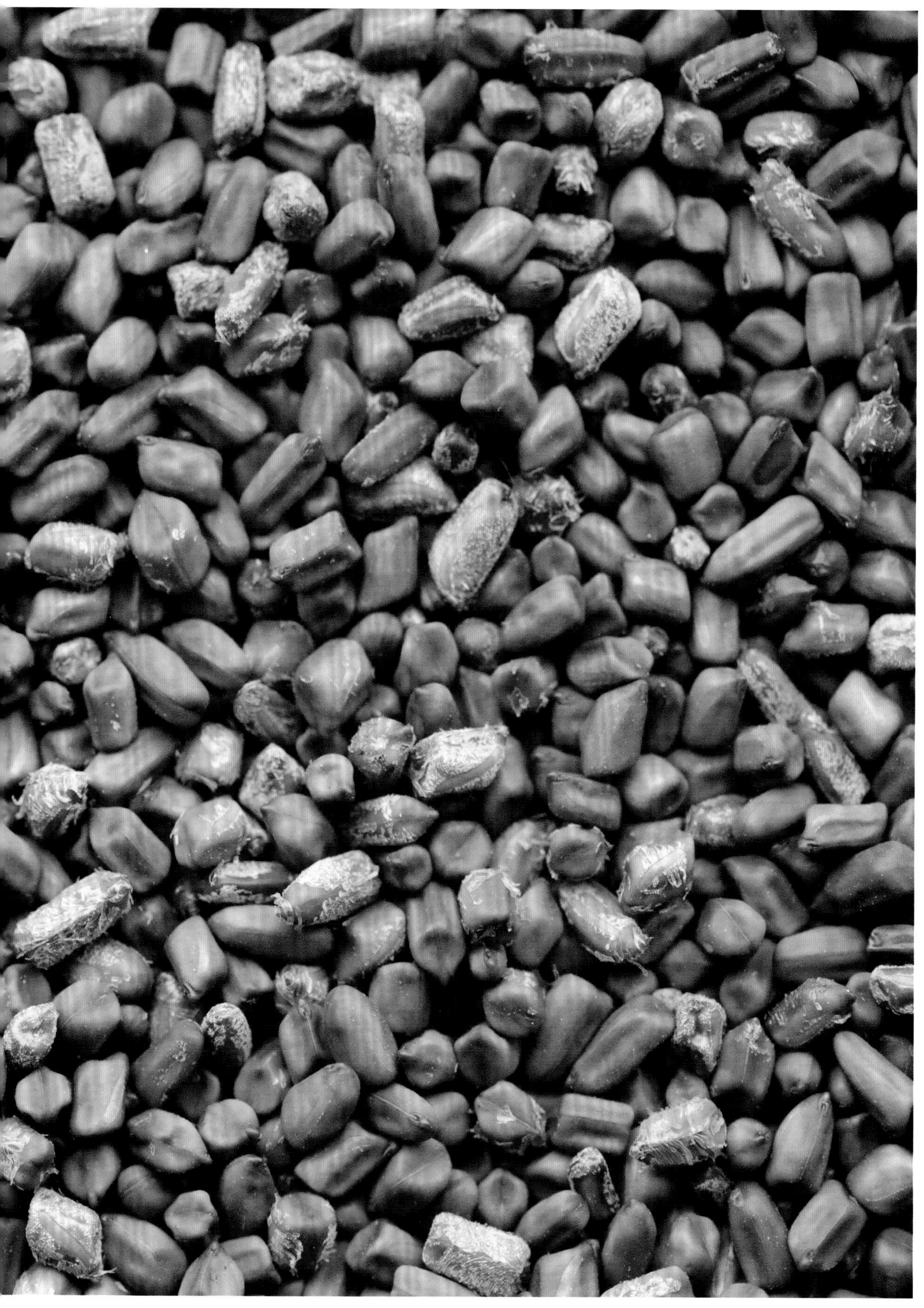

决明子药材

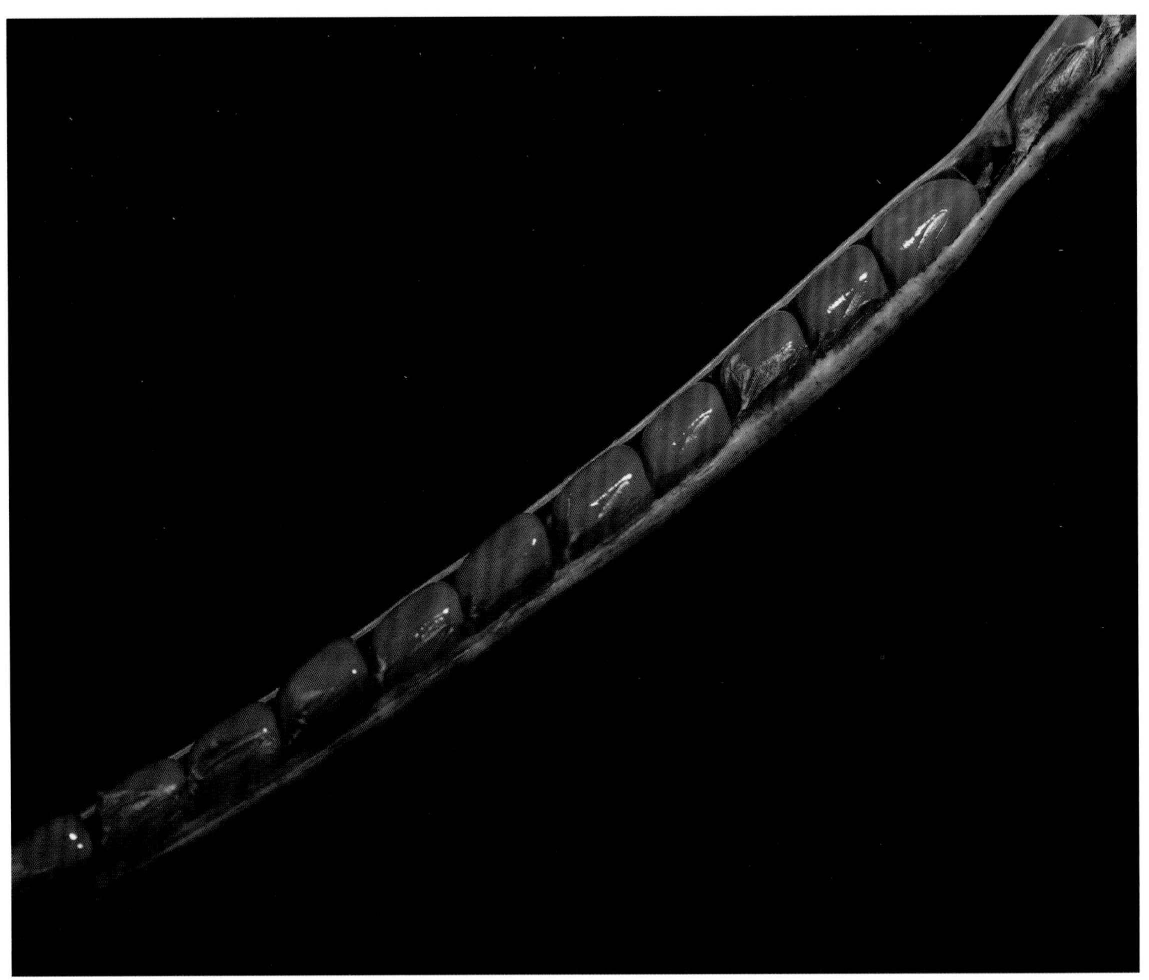

决明子

用法用量

内服：10 ~ 15 g，煎服。

民族药方

1．急性结膜炎 决明子、菊花、蝉蜕、青葙子各 15 g。水煎服。

2．夜盲症 决明子、枸杞子各 9 g，猪肝适量。水煎，食肝服汤。

3．雀目 决明子 100 g，地肤子 50 g。上药捣细罗为散，每于食后，以清粥饮调。

4．习惯性便秘 决明子、郁李仁各 18 g。沸水冲泡代茶。

5．外感风寒头痛 决明子 50 g。用火炒后研成细粉，然后用凉开水调和，涂在头部两侧太阳穴处。

6．口腔炎 决明子 20 g。煎汤，一直到剩一半的量为止，待冷却后，用来漱口。

7．妊娠期高血压疾病 决明子、夏枯草、白糖各 15 g，菊花 10 g。水煎取汁，加入白糖，煮沸即可，随量饮用。

8. 脂肪肝（肝郁气滞型） 决明子 20 g，陈皮 10 g。切碎，放入砂锅，加水浓煎 2 次，每次 20 分钟，过滤，合并 2 次滤汁，再用小火煨煮至 300 g 即成，代茶饮，可连续冲泡 3 ~ 5 次，当日饮完。

9. 肛裂（热结肠燥型） 决明子 30 g，黄连 3 g，绿茶 2 g。放入大号杯中，用沸水冲泡，加盖闷 10 分钟即成，代茶频饮，可冲泡 3 ~ 5 次，当日饮完。

10. 肥胖症 决明子、泽泻各 12 g，番泻叶 1.5 g。水煎取药汁，每日 1 剂，分 2 次服。

11. 协日乌素病 决明子、文冠木、苘麻子、白云香各 50 g。制成散剂，温开水送服，每次 1.5 ~ 3.0 g，每日 1 ~ 2 次。

12. 白脉病，脚巴木病 决明子、白云香、苘麻子各 15 g，肉豆蔻、苦参各 12.5 g，黑冰片 50 g，丁香 10 g。制成散剂，温开水送服，每次 1.5 ~ 3.0 g，每日 1 ~ 2 次。

使用注意

气虚便溏者慎用。

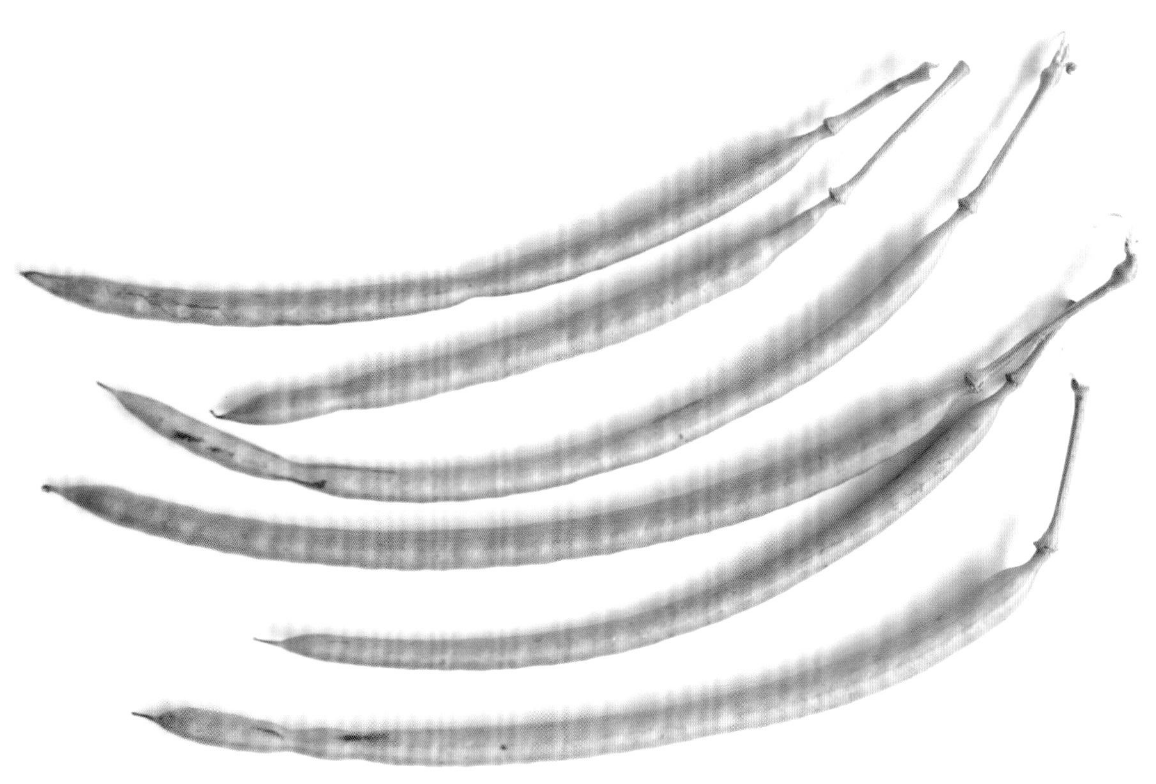

决明子药材

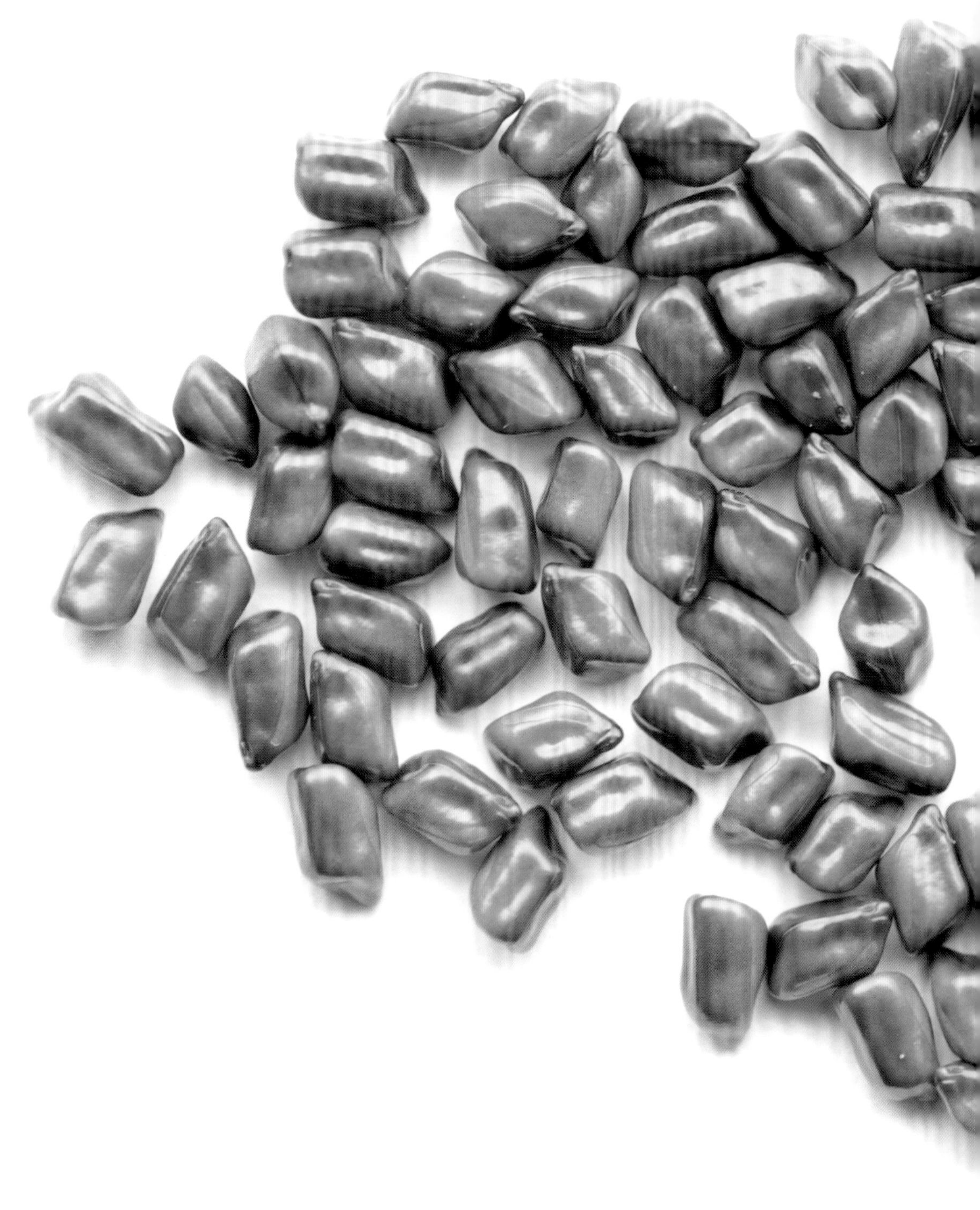

决明子

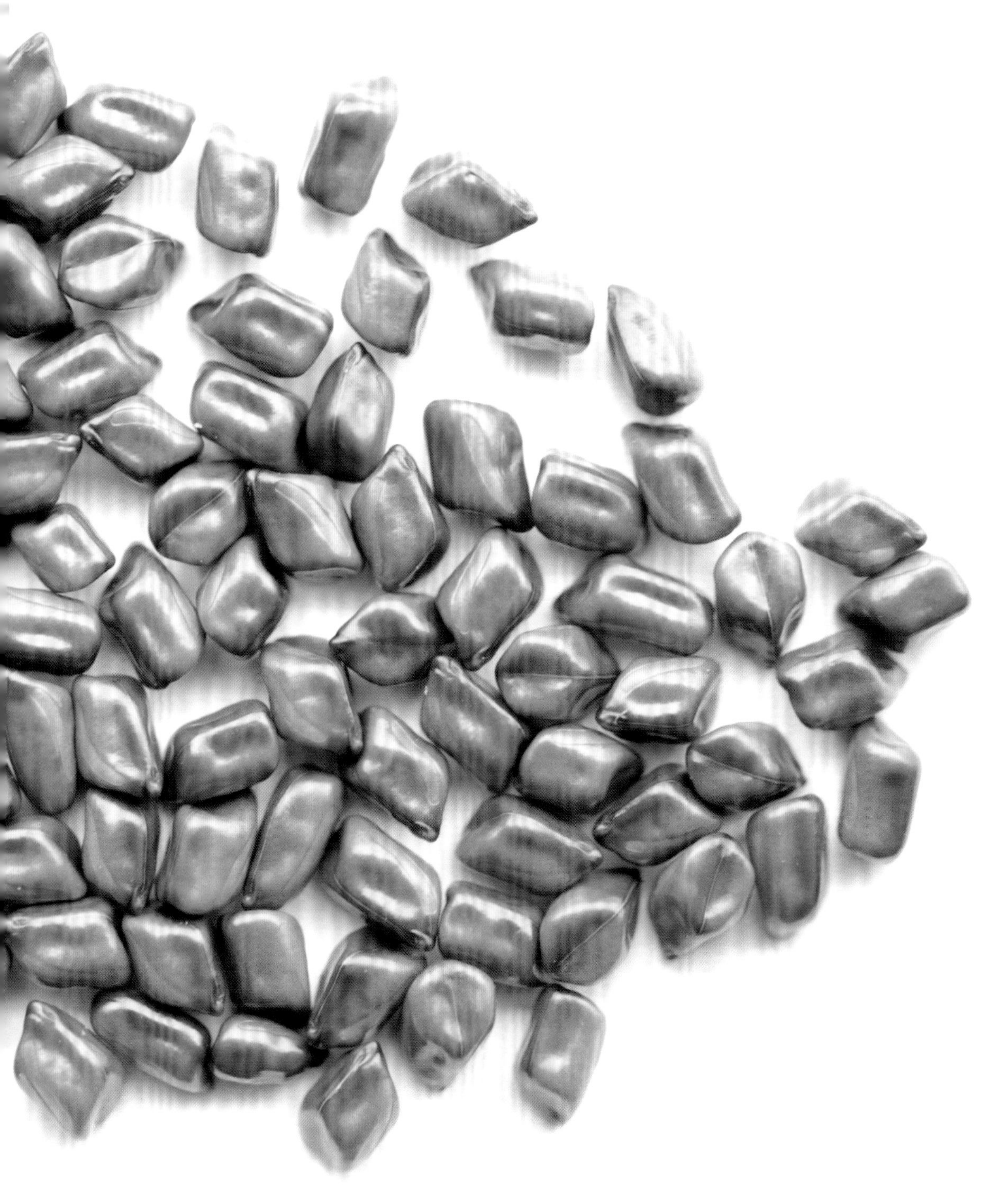

决明子饮片

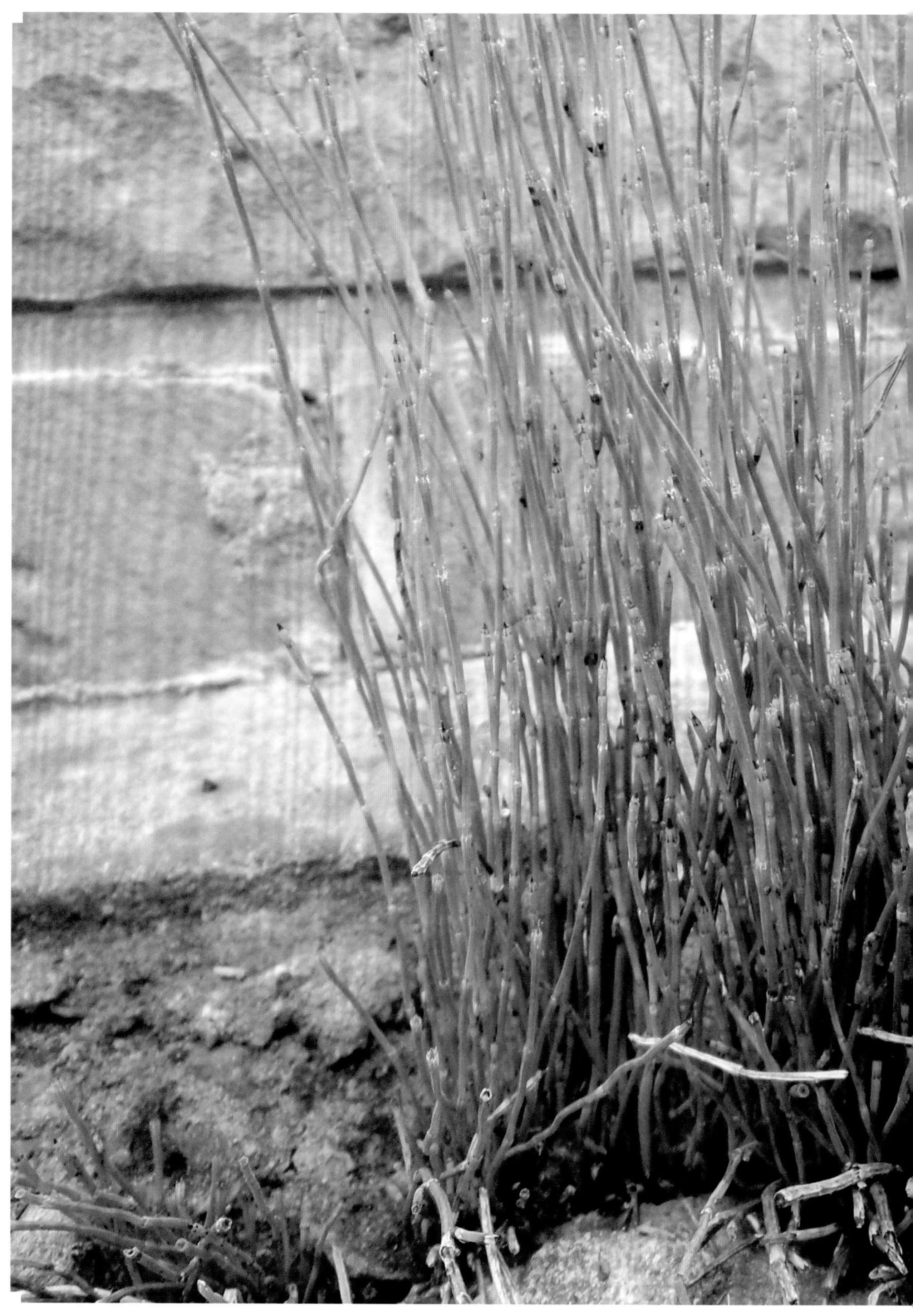

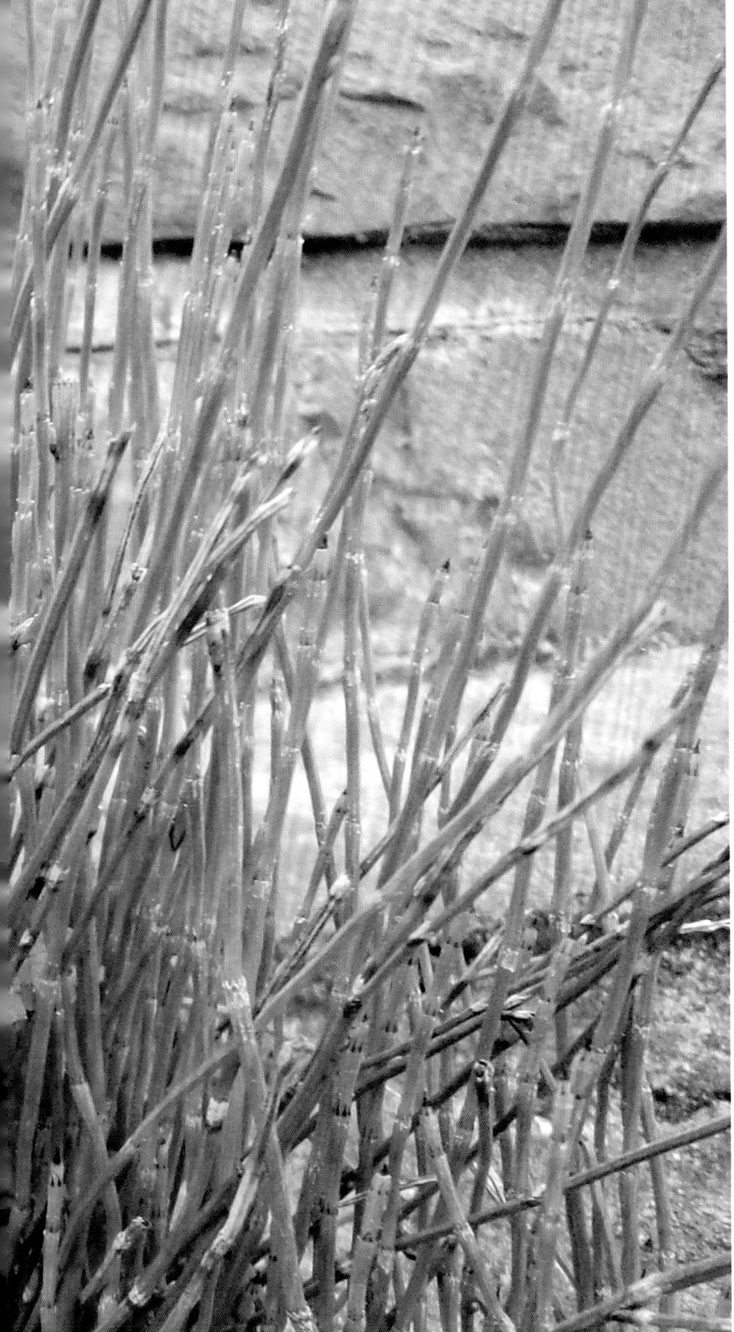

问荆

【蒙药名】呼荷。

【别　名】枯朱格、节节草、古沙萨陆、笔头菜、玛玛高札格。

【来　源】本品为木贼科植物问荆 *Equisetum arveruse* L. 的全草。

【性味归经】味苦、涩，微甜，性寒。归热经。

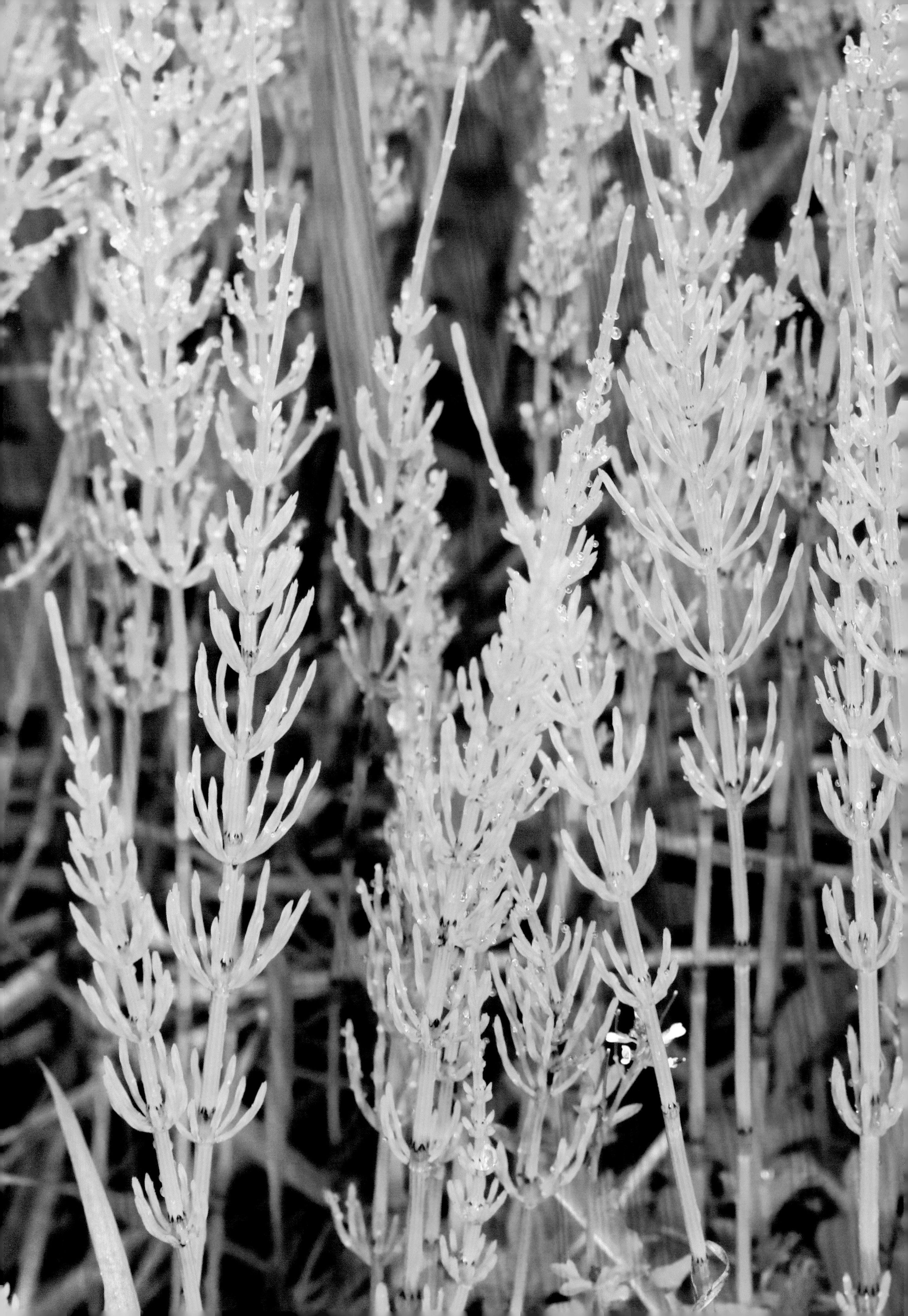

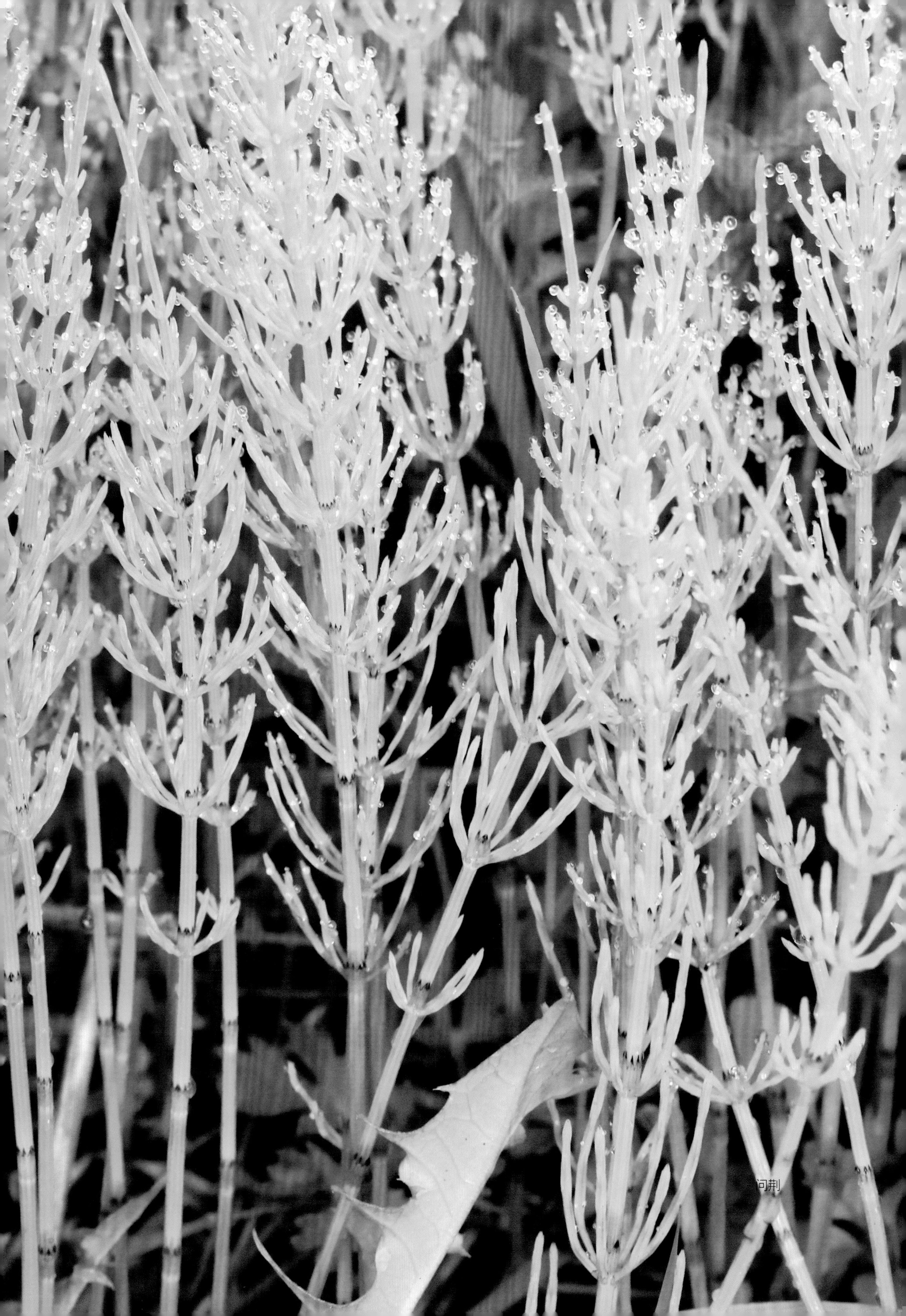

问荆

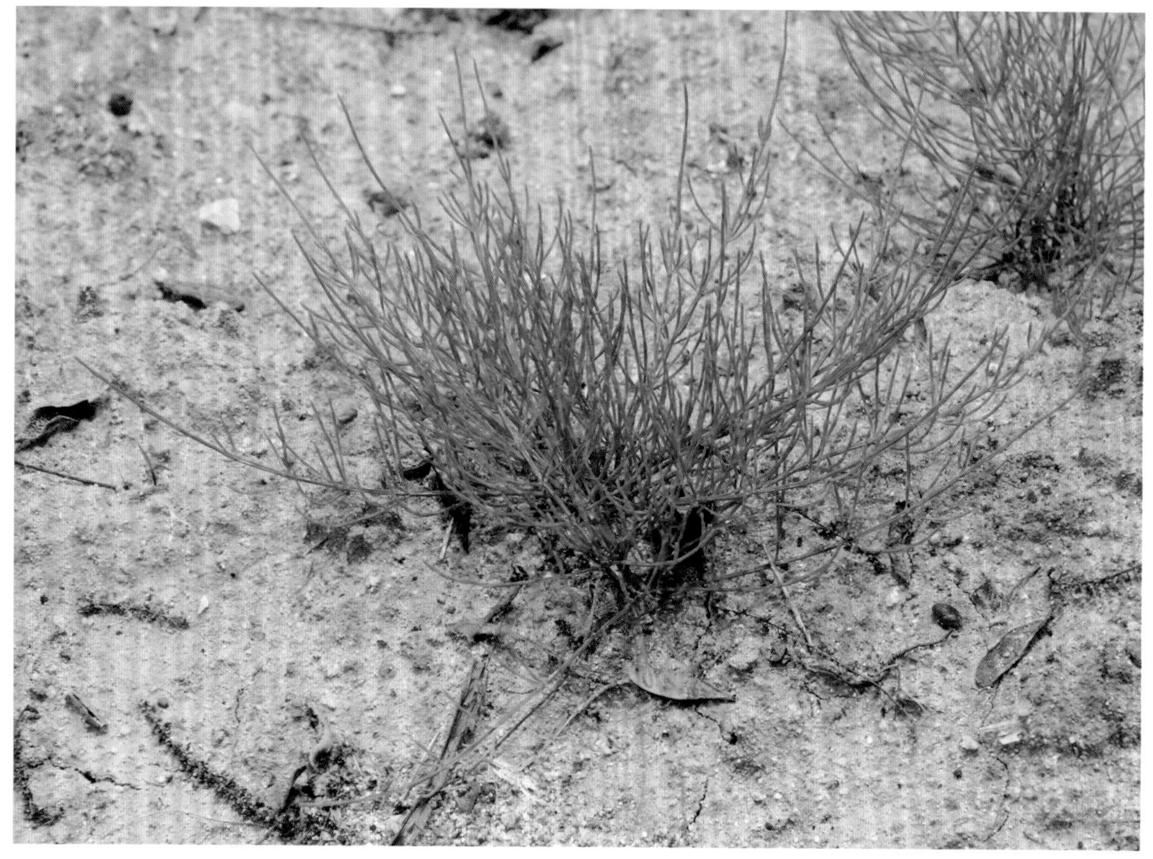

问荆

识别特征

多年生草本植物，地上茎直立，二型。茎中实；根黑色或暗黑色，节和根密生黄棕色长毛。营养茎在孢子茎枯萎后生出，茎上有棱脊 5 ~ 15 条。叶退化，下部合成鞘，鞘齿三角形，棕黑色，边缘灰白色，膜质。节上轮生小枝，有棱脊 3 ~ 4 条，单一或再分枝。孢子茎早春发出，紫褐色，肉质，不分枝，鞘长而大。孢子囊穗顶生，钝头；孢子叶六角形，盾状着生，边缘着生长圆形孢子囊，孢子囊成熟时孢子茎即枯萎；孢子圆球形，附生弹丝 4 条。

生境分布

生长于潮湿的草地、沟渠旁、沙土地、山坡及草甸等处。分布于东北、华北及山东、江苏、安徽、湖南、四川、贵州等省区。

采收加工

夏、秋二季采收，割取全草，置通风处阴干，或鲜用。

药材鉴别

全草长约 30 cm，多干缩或枝节脱落。茎略圆形，浅绿色，有纵纹，节间长，节有退化的鳞片叶，硬膜质。小枝轮生。基部有黑褐色的根。气微，味稍苦涩。

功效主治

止血，利尿，明目。主治鼻衄、吐血、咯血、便血、崩漏、外伤出血、淋证、目赤翳膜。

用法用量

内服：煎汤，3 ~ 15 g。外用：适量，鲜品捣烂外敷；或干品研末撒。

民族药方

1．风热目赤　问荆、谷精草各 15 g，野菊花 10 g。水煎服。

2．骨折　问荆、火炭母、野葡萄根、九层皮各适量。捣烂加适量白酒，外包骨折处。

3．尿闭，膀胱石痞　问荆、冬葵果、螃蟹、硇砂、通经草、海金沙、苏格木勒各等份。制成水丸，用红糖作引，温开水送服，每次 1.5 ~ 3.0 g，每日 1 ~ 3 次。

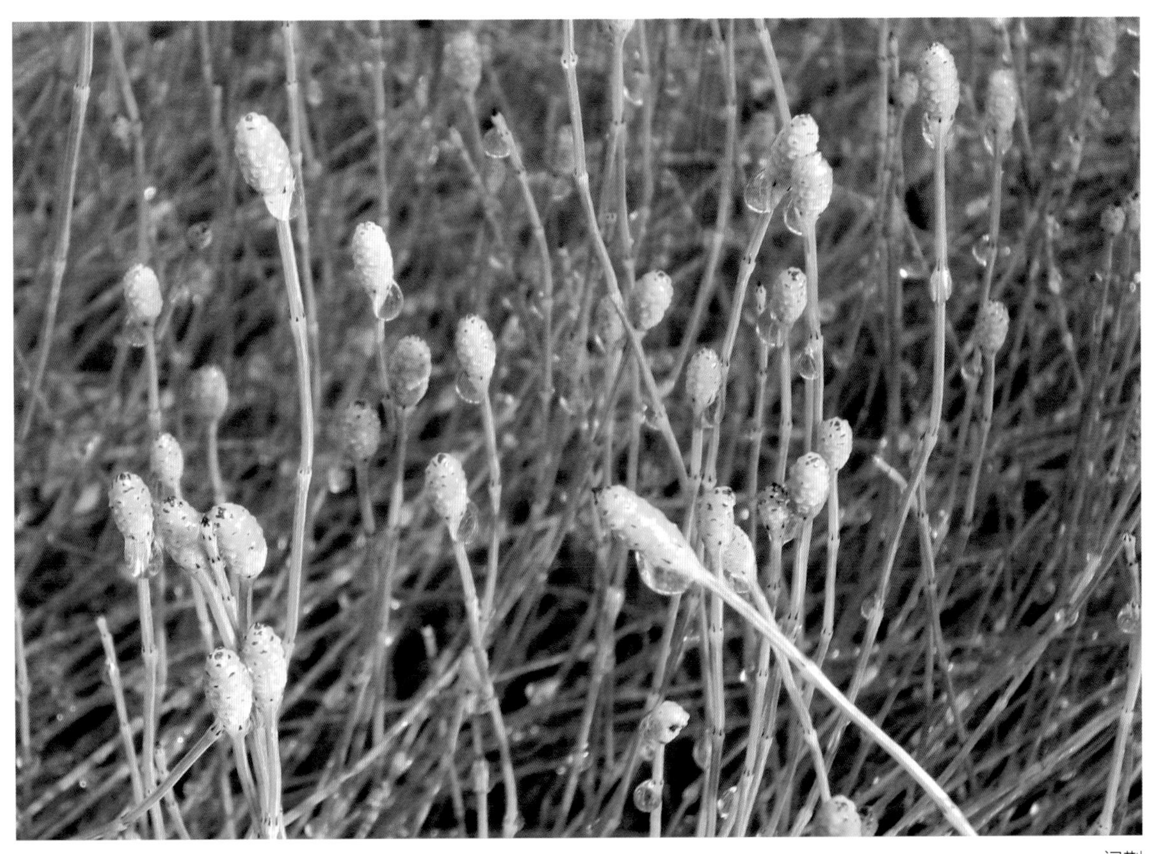

问荆

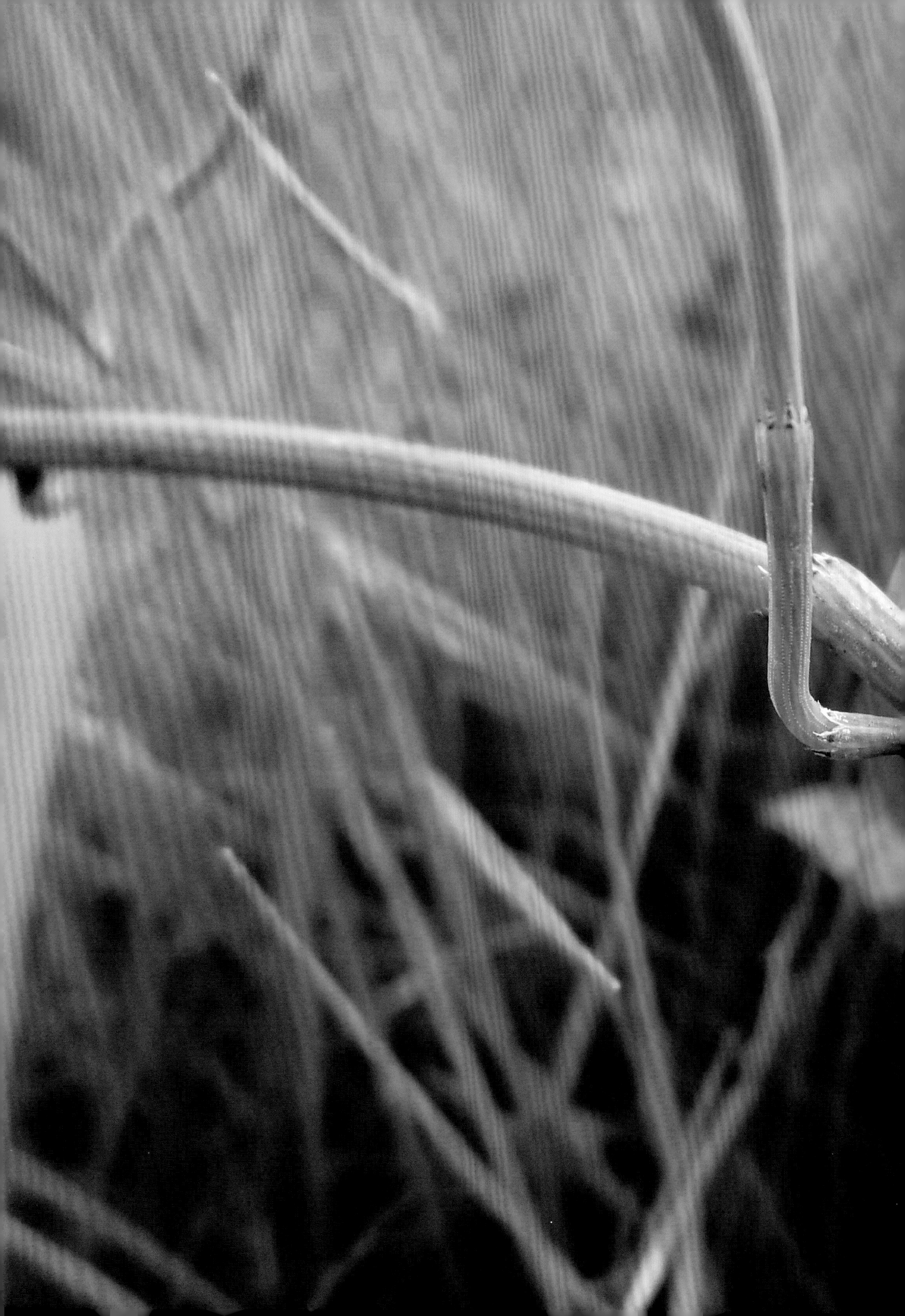

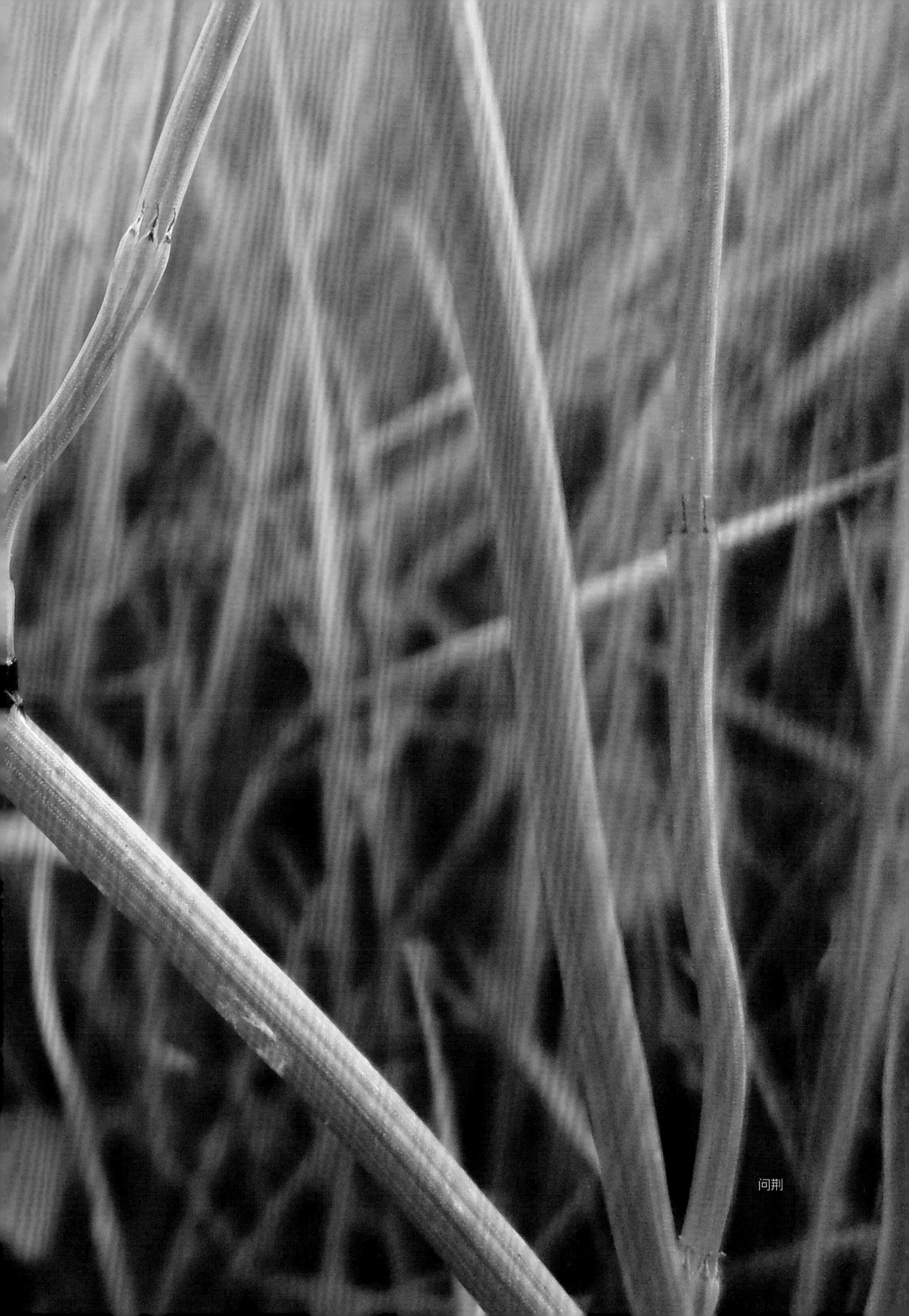
问荆

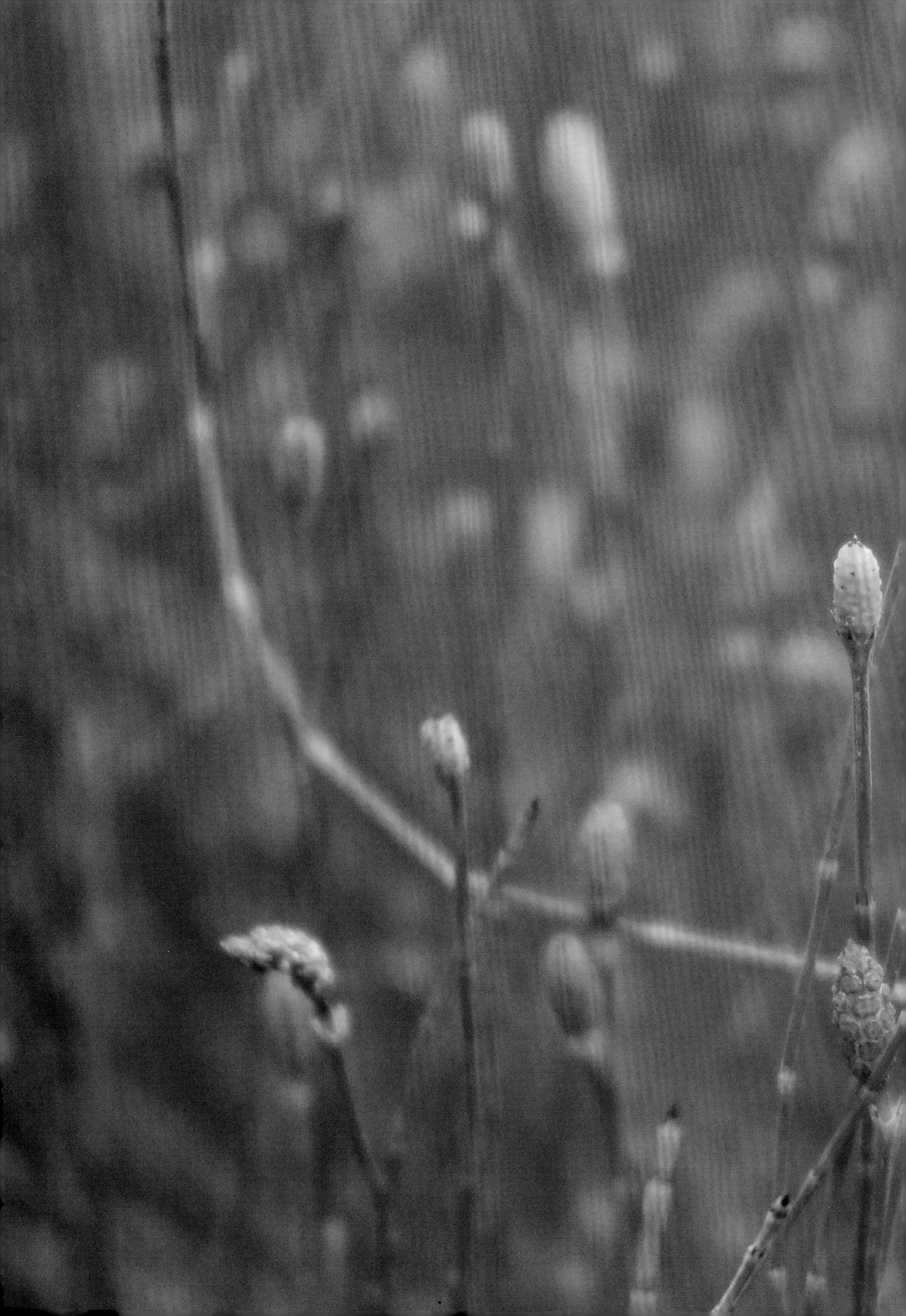

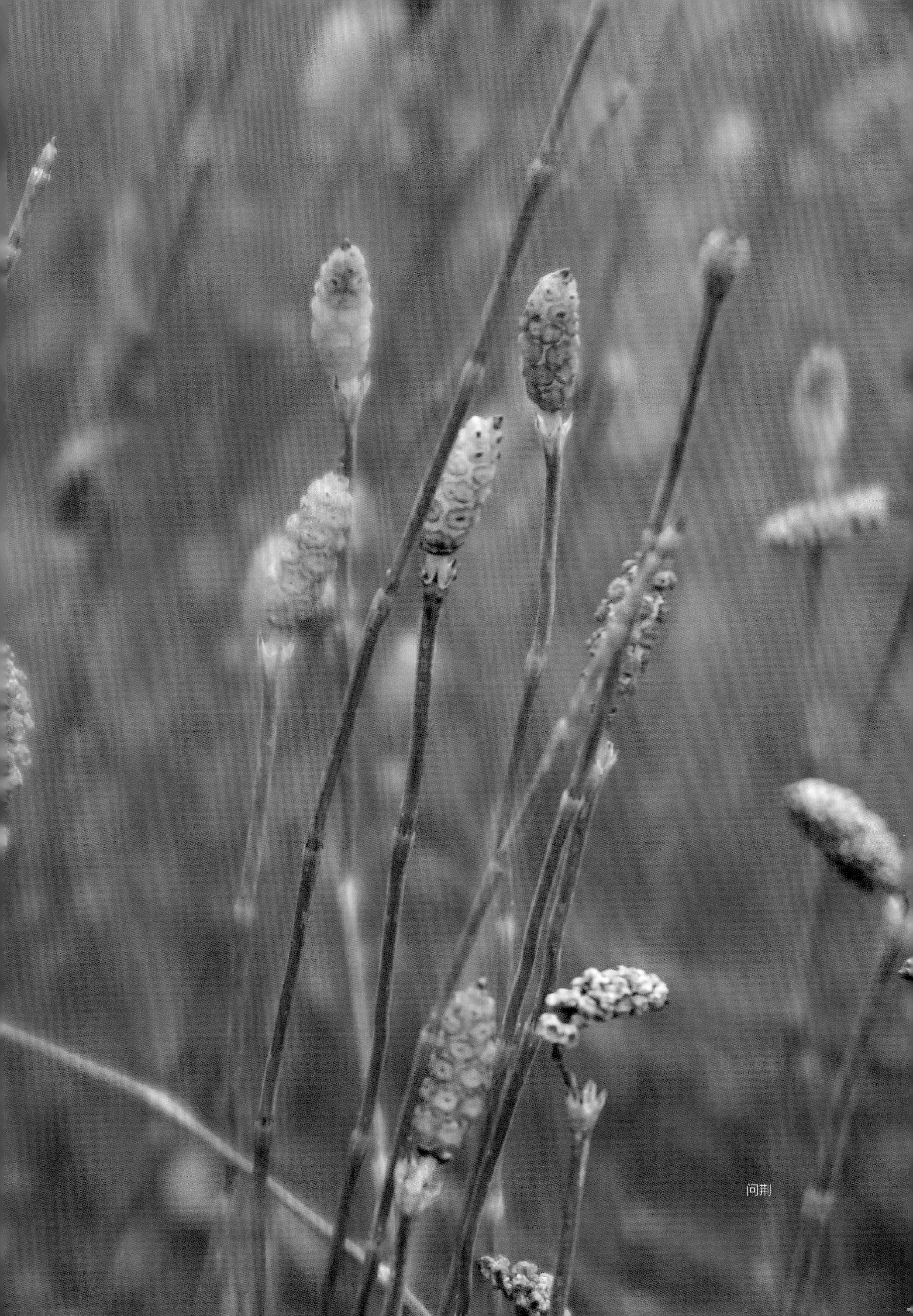

问荆

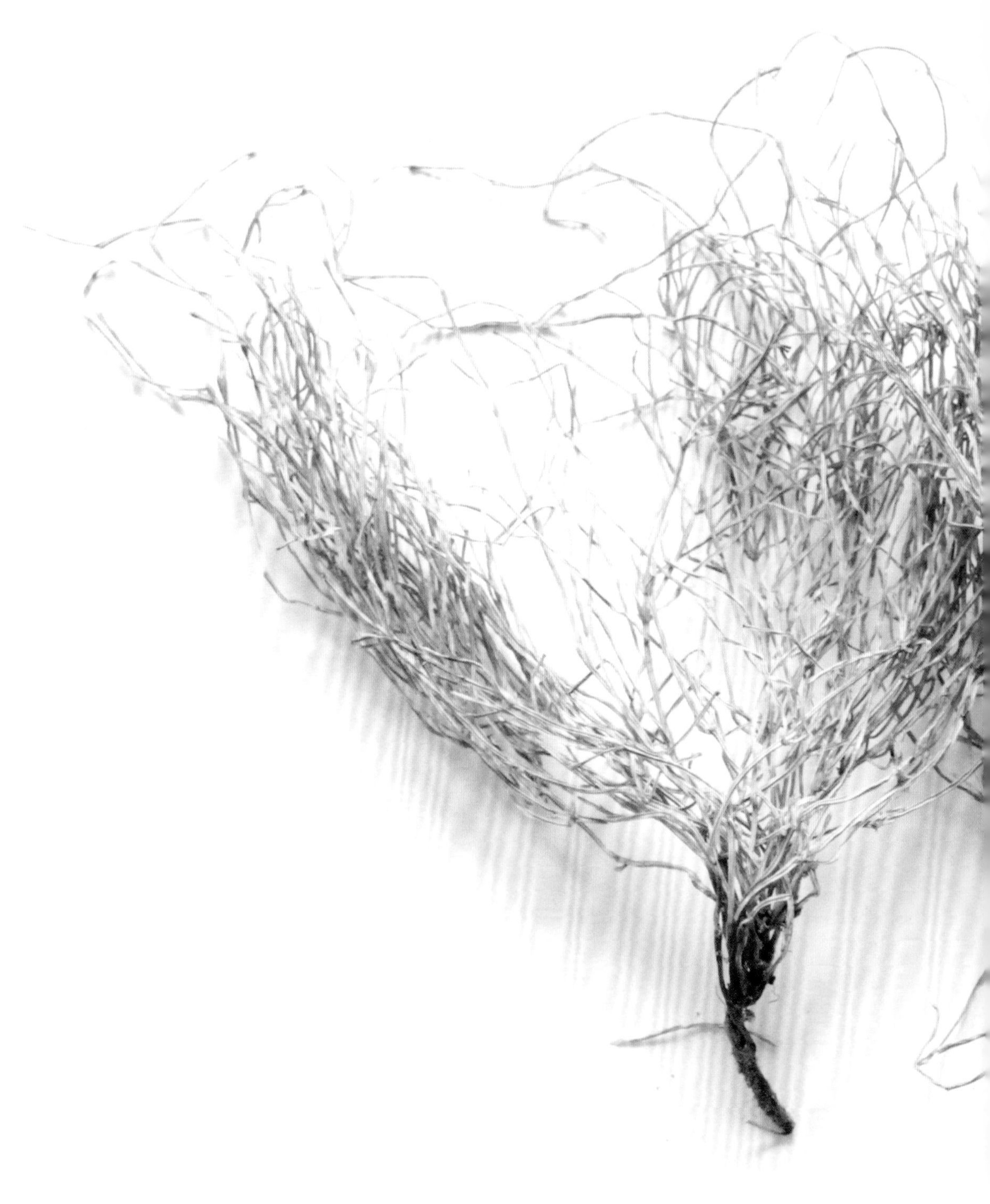

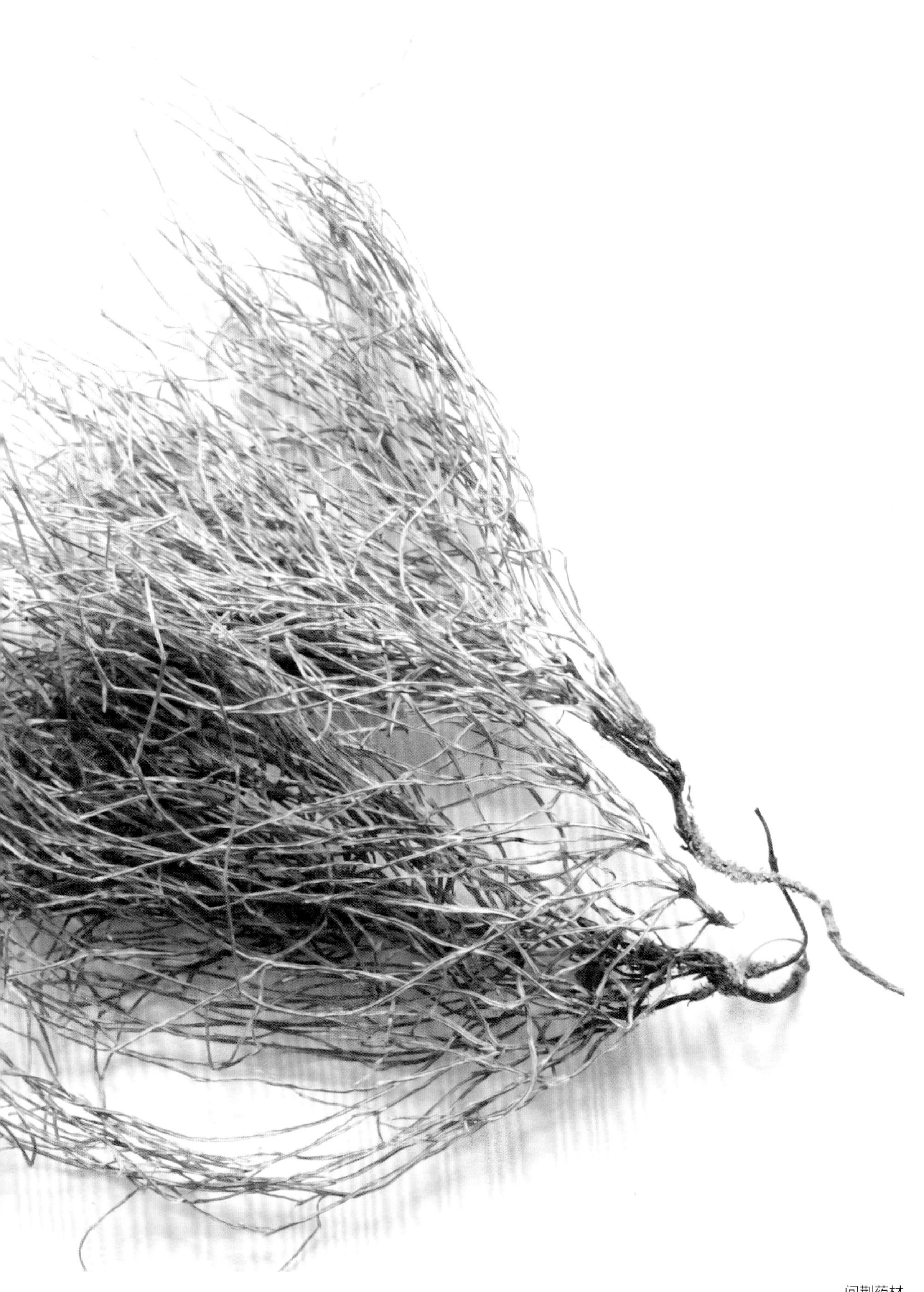

问荆药材

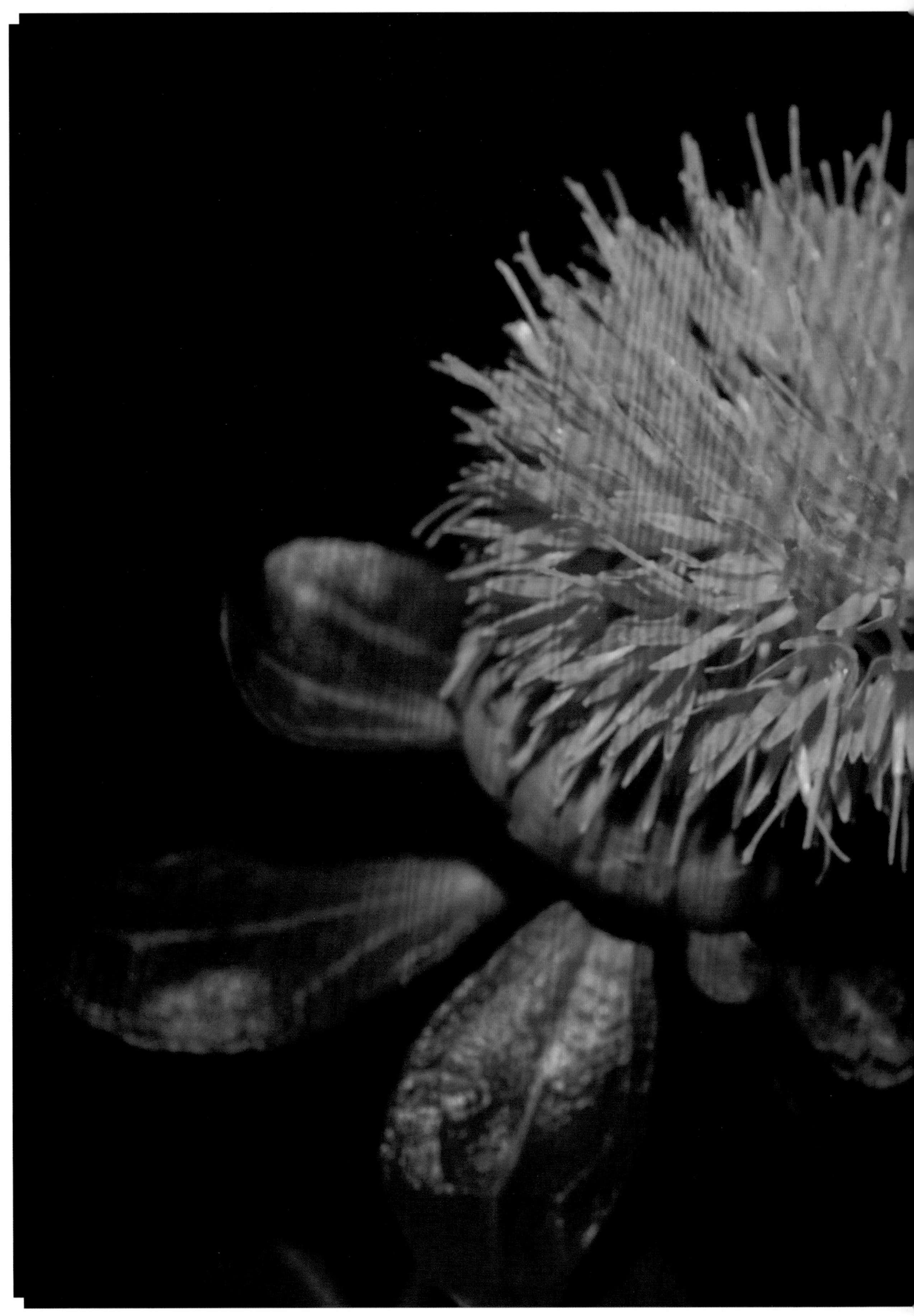

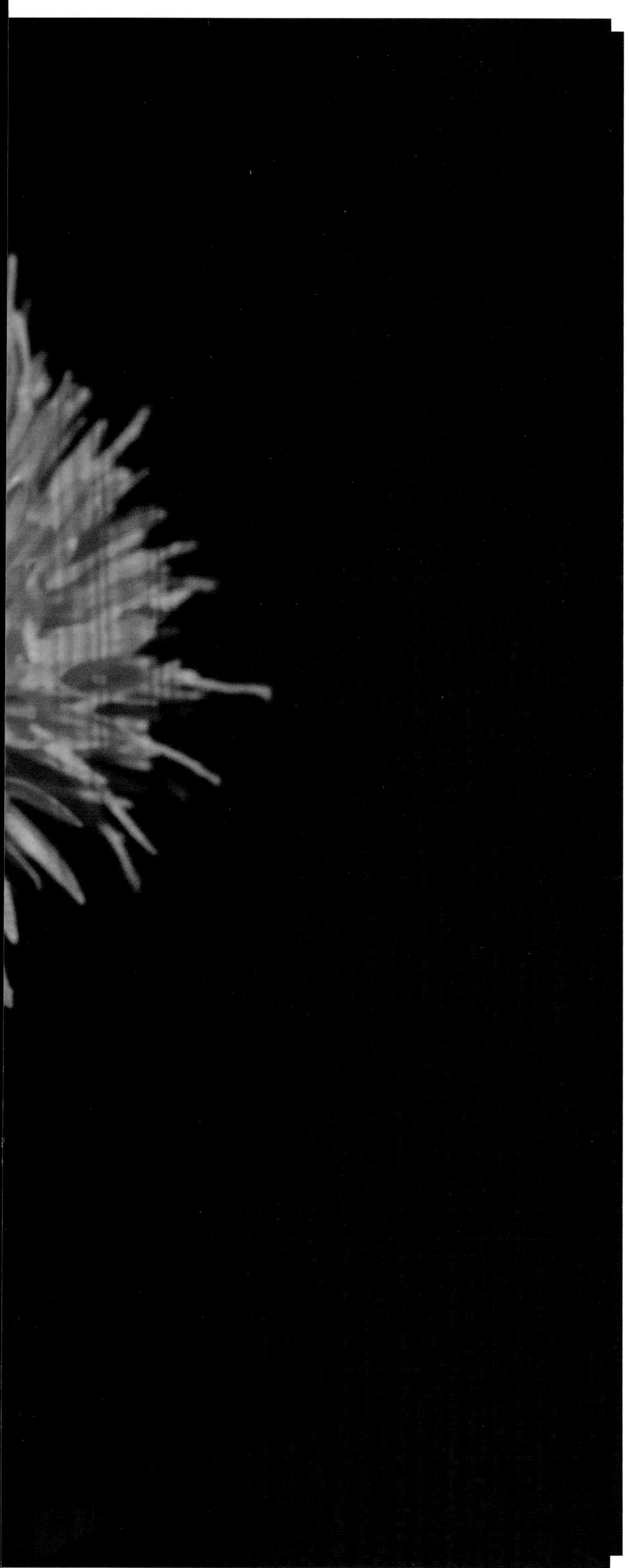

红花

【蒙药名】古日古木。

【别　名】额布森、杜红花、杭嘎格其、额力根乃赛音。

【来　源】本品为菊科植物红花 *Carthamus tinctorius* L. 的干燥花。

【性味归经】味辛，性温。归心、肝经。

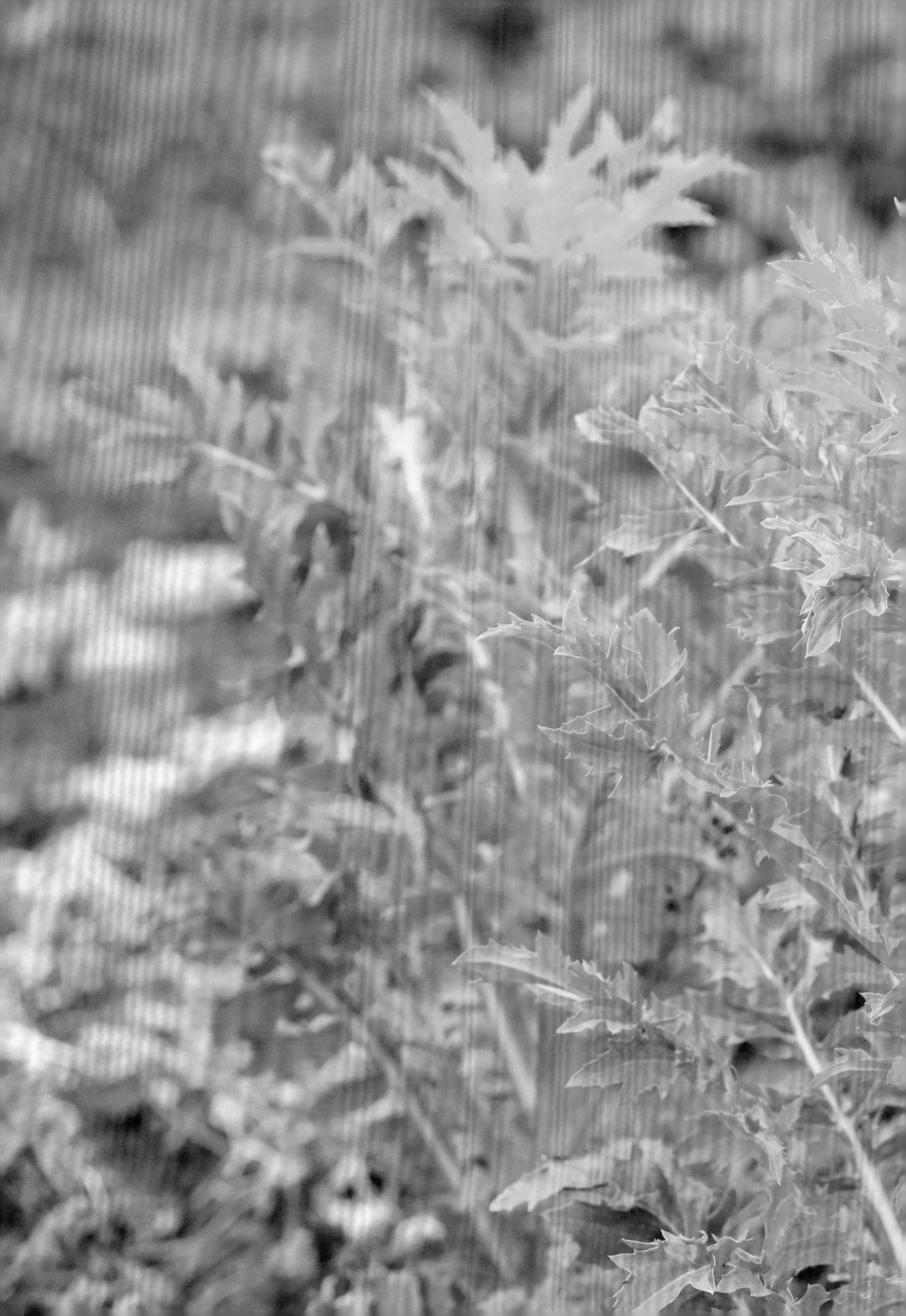

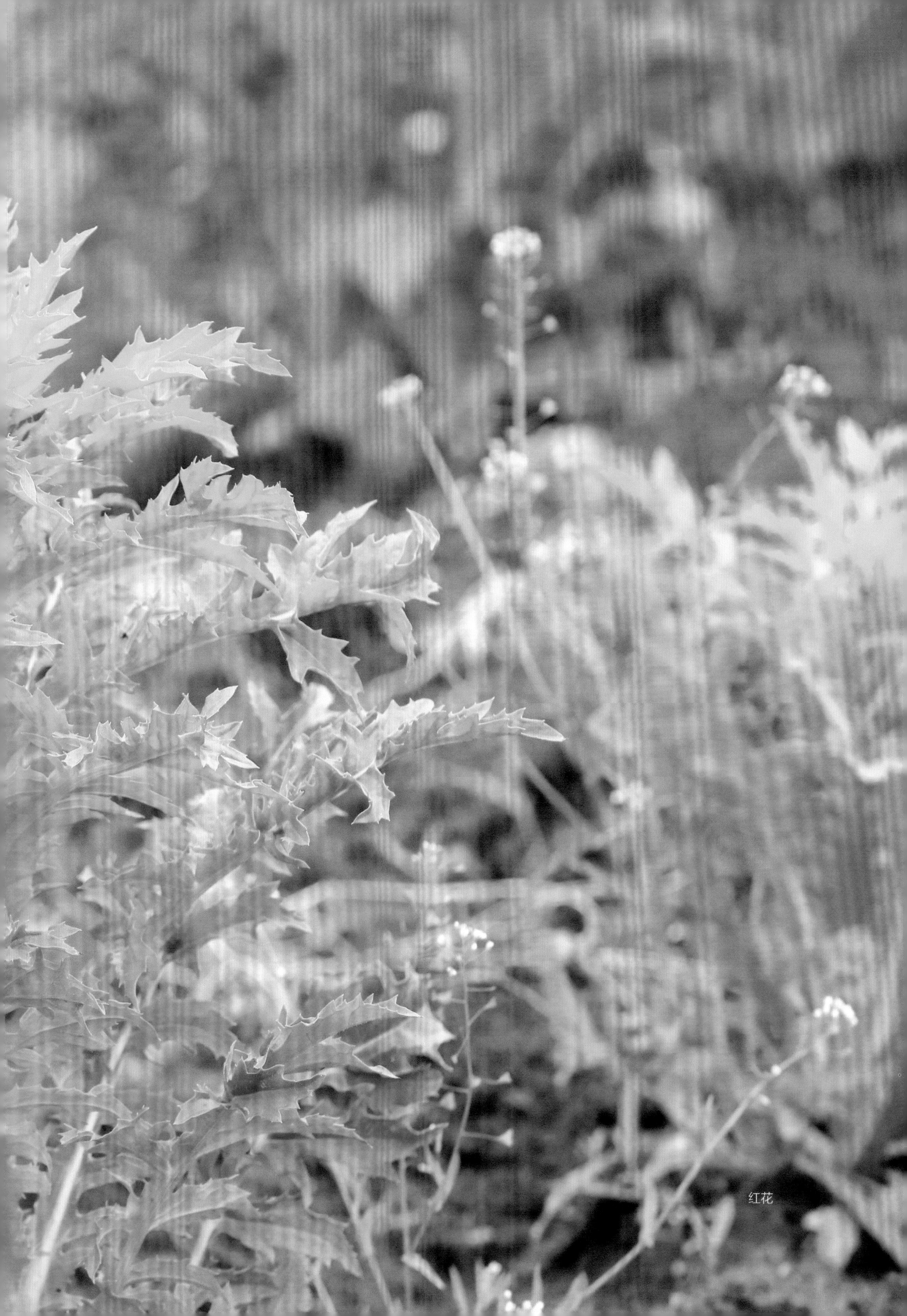

红花

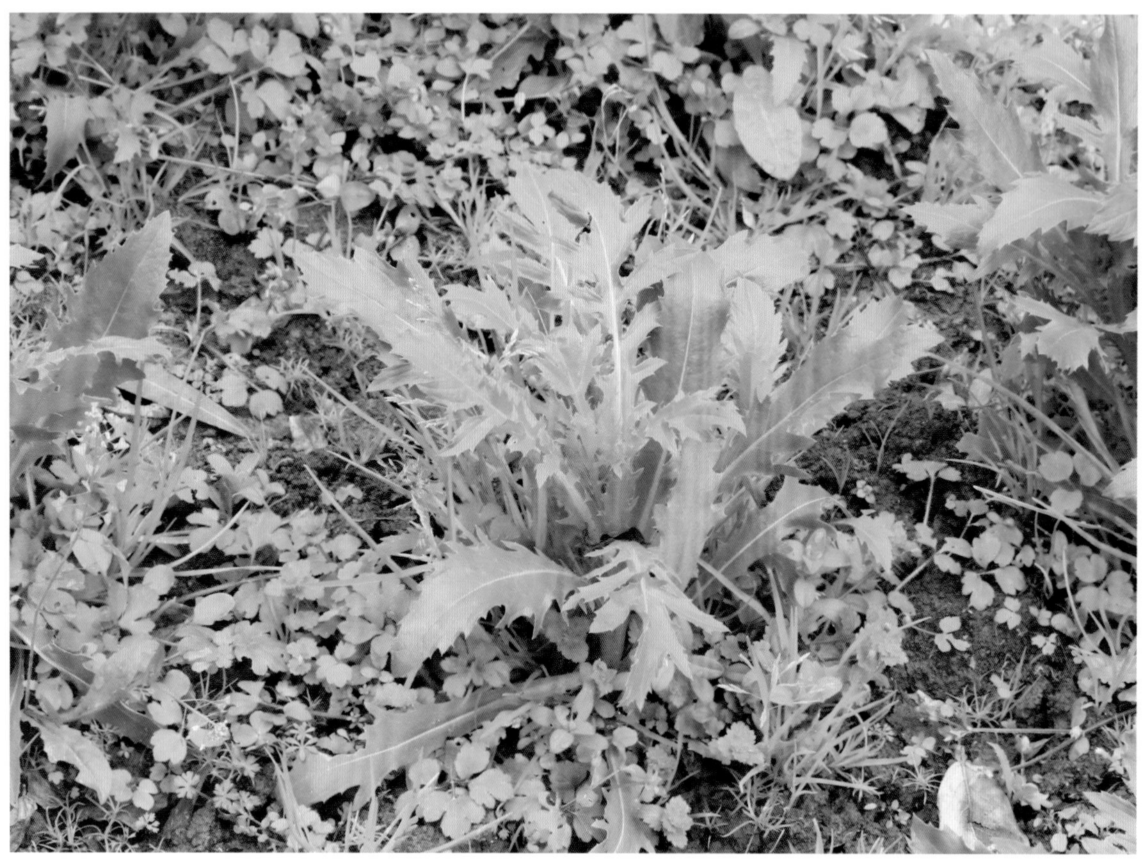

红花

识别特征

一年生或二年生草本，高 30 ~ 90 cm。叶互生，卵形或卵状披针形，长 4 ~ 12 cm，宽 1 ~ 3 cm，先端渐尖，边缘具不规则锯齿，齿端有锐刺；几无柄，微抱茎。头状花序顶生，直径 3 ~ 4 cm，总苞片多层，最外 2 ~ 3 层叶状，边缘具不等长锐齿，内面数层卵形，上部边缘有短刺；全为管状花，两性，花冠初时黄色，渐变为橘红色。瘦果白色，倒卵形，长约 5 mm，具 4 棱，无冠毛。花、果期 5—8 月。

生境分布

生长于向阳、土层深厚、中等肥力、排水良好的沙质壤土上。分布于河南、浙江、四川、江苏、新疆等省区，全国各地多有栽培。

采收加工

夏季花色由黄变红时采摘。多在早晨太阳未出、露水干前采摘管状花，摊晾阴干或弱日光下晒干。

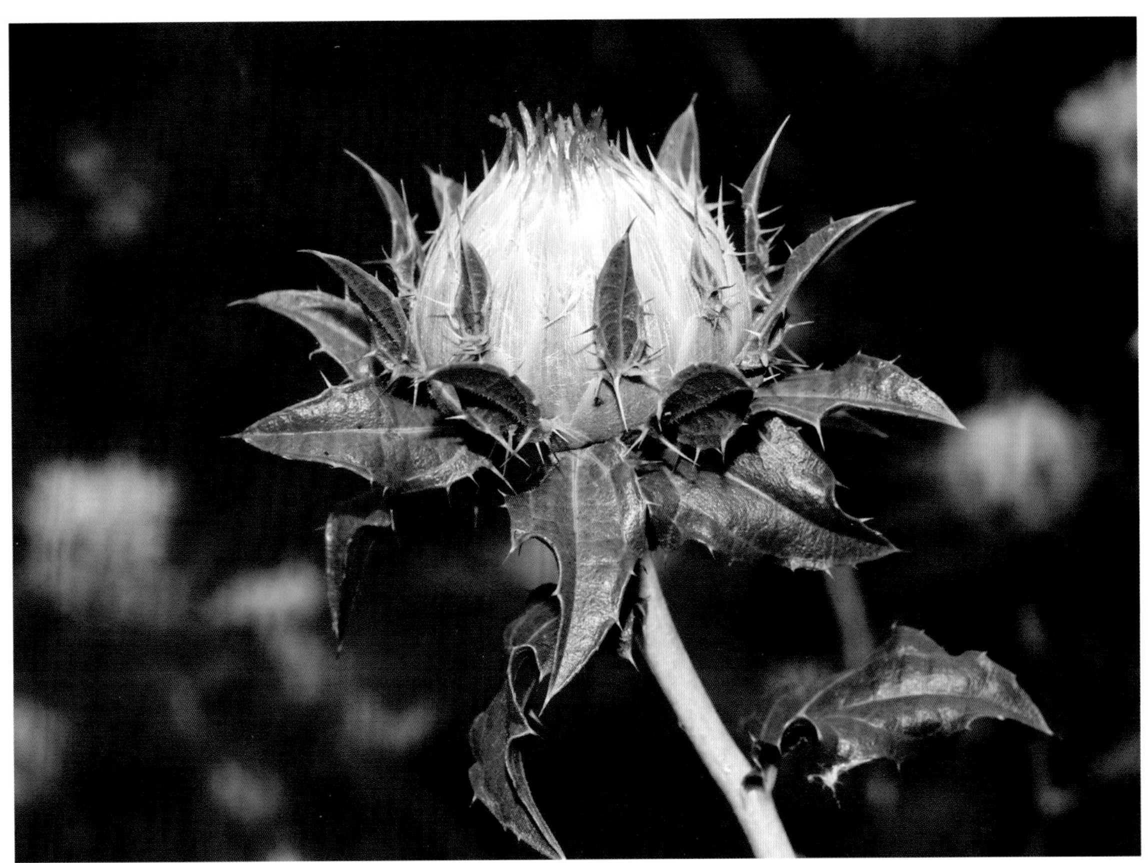

红花

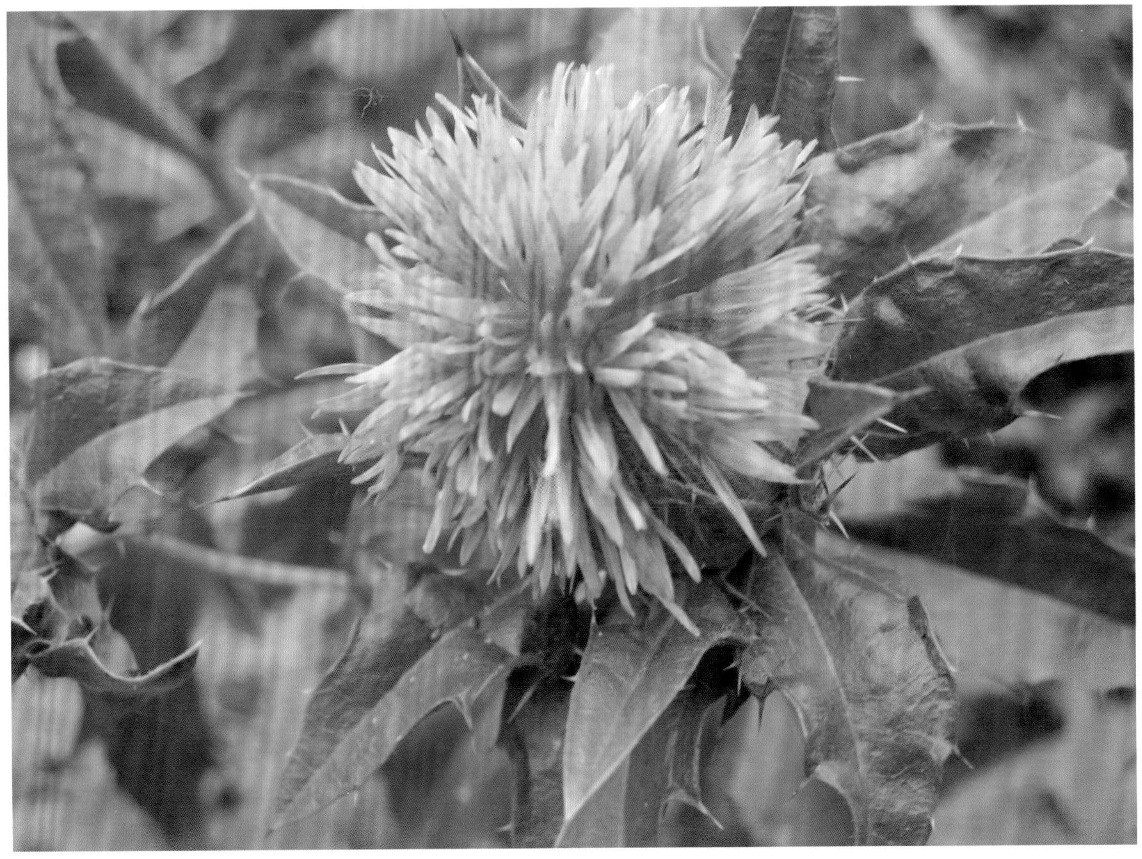

红花

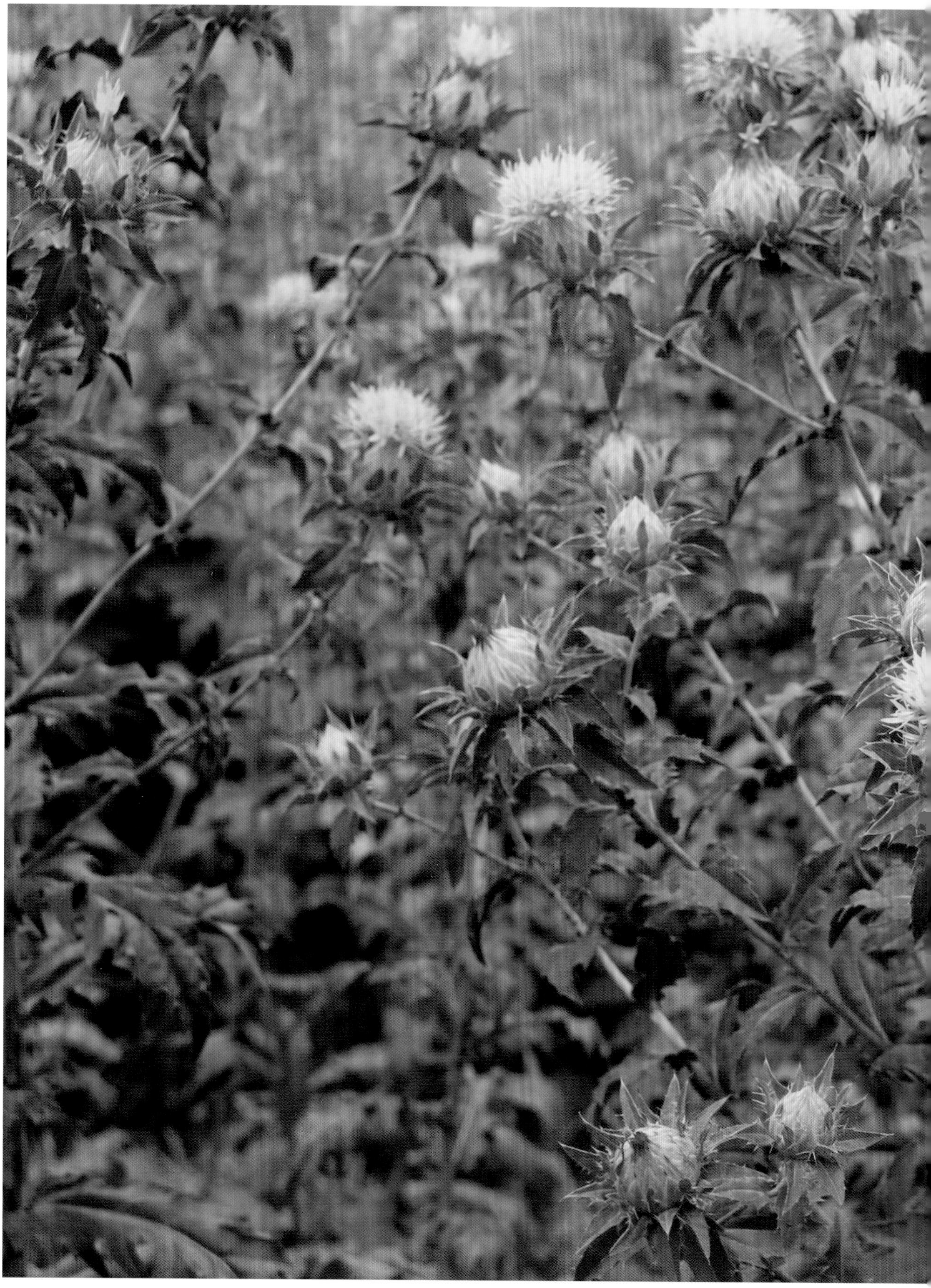

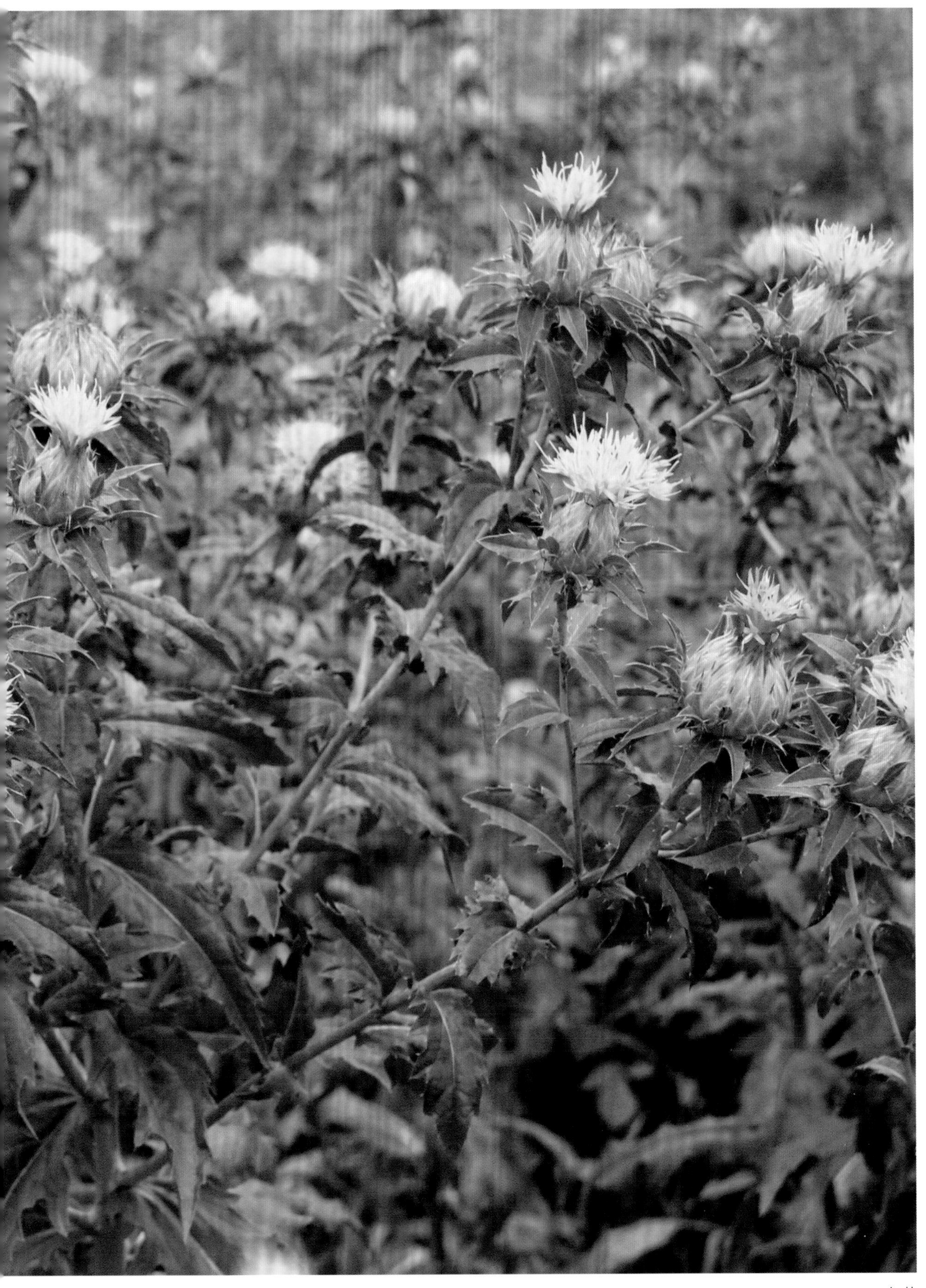

红花

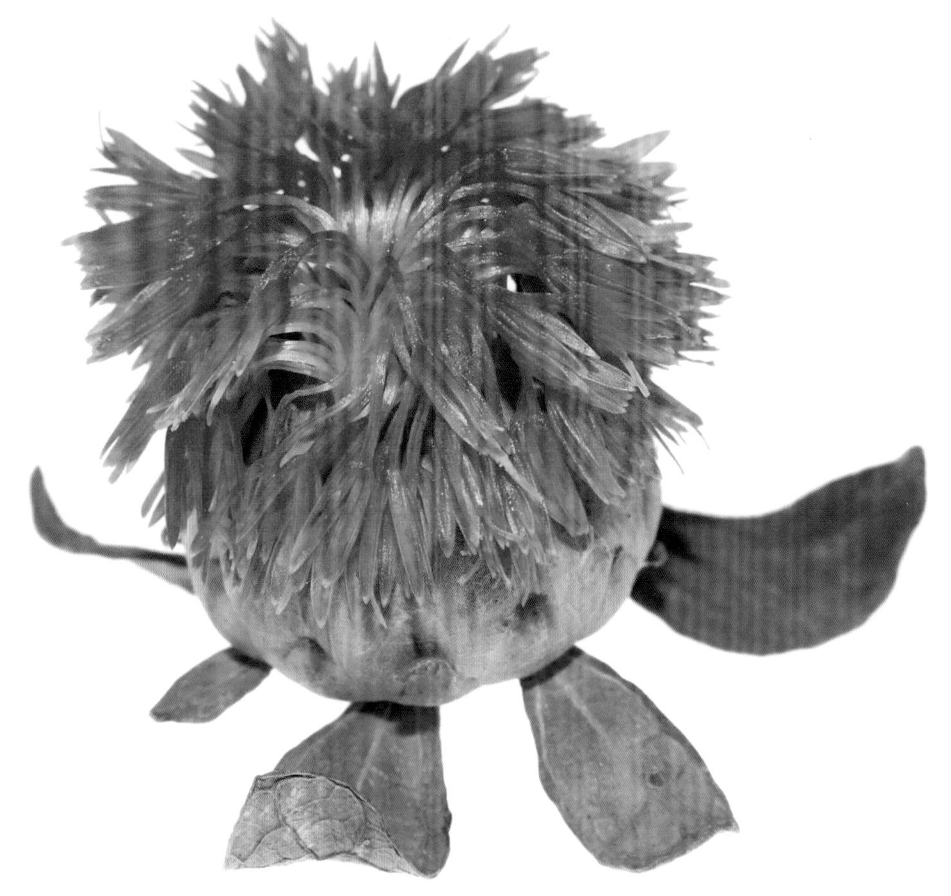

红花药材

药材鉴别

本品为干燥管状花，不带子房。表面为鲜艳的橙红色或橙黄色。花冠筒细长；雄蕊5枚，花药聚合呈筒状，黄白色；柱头长圆柱形，顶端微分叉。质地柔软。香气特殊，味微苦。

功效主治

活血通经，祛瘀止痛。本品辛散温通，入心肝经血分，行血散瘀，血行则经脉通，瘀祛则疼痛止，故能活血通经、祛瘀止痛。

药理作用

红花水提取物有轻度兴奋心脏、增加冠状动脉流量作用。红花对犬急性心肌缺血有缓解作用，并使心率减慢，心电图ST段抬高的幅度显著下降。红花黄素对乌头碱所致心律失常有一定对抗作用，对麻醉动物有不同程度的降压作用，有抑制血小板聚集和增加纤溶作用。煎剂对各种动物（已孕及未孕）的子宫均有兴奋作用，甚至引起痉挛，对已孕子宫尤为明显。此外，红花油还有降低血脂作用。

用法用量

内服：3 ~ 9 g，煎服。外用：适量。

民族药方

1．痛经　红花6 g，鸡血藤24 g。水煎，调黄酒适量服用。

2．关节炎肿痛　红花适量。炒后研末，加入等量的地瓜粉，盐水或烧酒调敷患处。

3．产后腹痛　红花、川芎、炙甘草、炮姜各10 g，桃仁、蒲黄（包煎）各15 g，五灵脂（包煎）20 g。水煎服。

4．喉痛，音哑　红花、枳壳、柴胡各5 g，桃仁、桔梗、甘草、赤芍各10 g，生地黄20 g，当归、玄参各15 g。水煎服。

5．冻疮　红花10 g，川椒、苍术、侧柏叶各20 g。泡酒，用药酒擦手足。

6．脂肪肝（肝郁气滞型）　红花、青皮各10 g。将青皮、红花去杂质，洗净，青皮晾干后切成丝，与红花同入砂锅，加水浸泡30分钟，煎煮30分钟，用洁净纱布过滤，去渣取汁即成。代茶饮，可连续冲泡3 ~ 5次，当日饮完。

7．肝区疼痛，肝大，肝淤血，黄疸　红花、诃子、瞿麦、栀子、川楝子各25 g，五灵脂45 g，木通30 g，熊胆15 g。制成煮散剂，水煎服，每次3 ~ 5 g，每日1 ~ 3次。

8．心热，心悸，心刺痛　红花、石膏各30 g，牛黄10 g，肉豆蔻、沉香、广枣、木香各50 g。制成散剂，温开水送服，每次1.5 ~ 3.0 g，每日 1 ~ 3次。

9．目赤红肿，头痛　红花、诃子、瞿麦各15 g，木香、黑云香、麝香各7.5 g。制成水丸，饭后温开水送服，每次1.5 ~ 3.0 g，每日1 ~ 2次。

10．呕血，鼻衄，伤口出血，尿血，月经过多，便血　红花15 g，熊胆2.5 g，栀子1 g，银朱、五灵脂、甘草各0.5 g。制成散剂，温开水送服，每次1.5 ~ 3.0 g，每日2 ~ 3次。

使用注意

孕妇忌服。

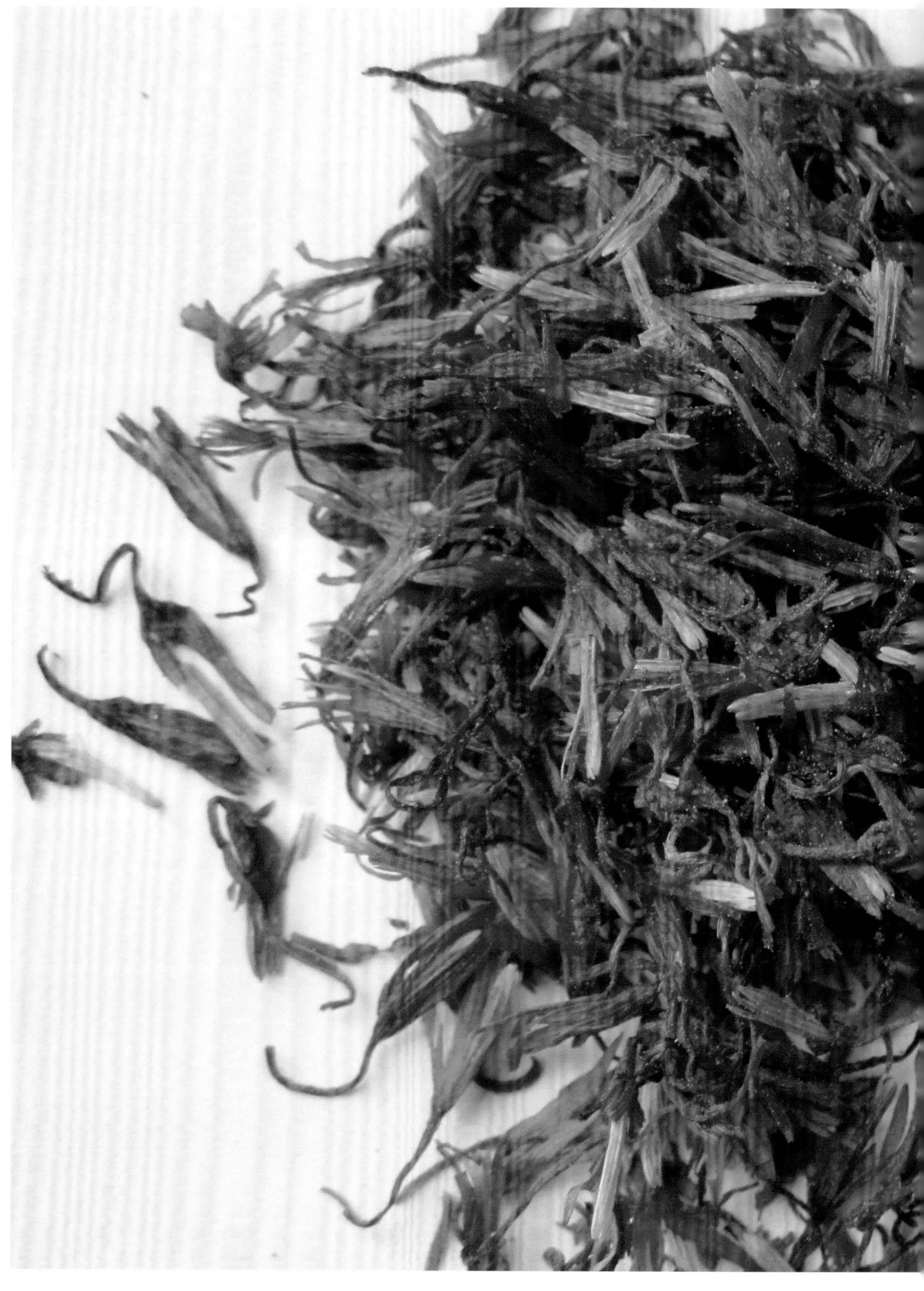

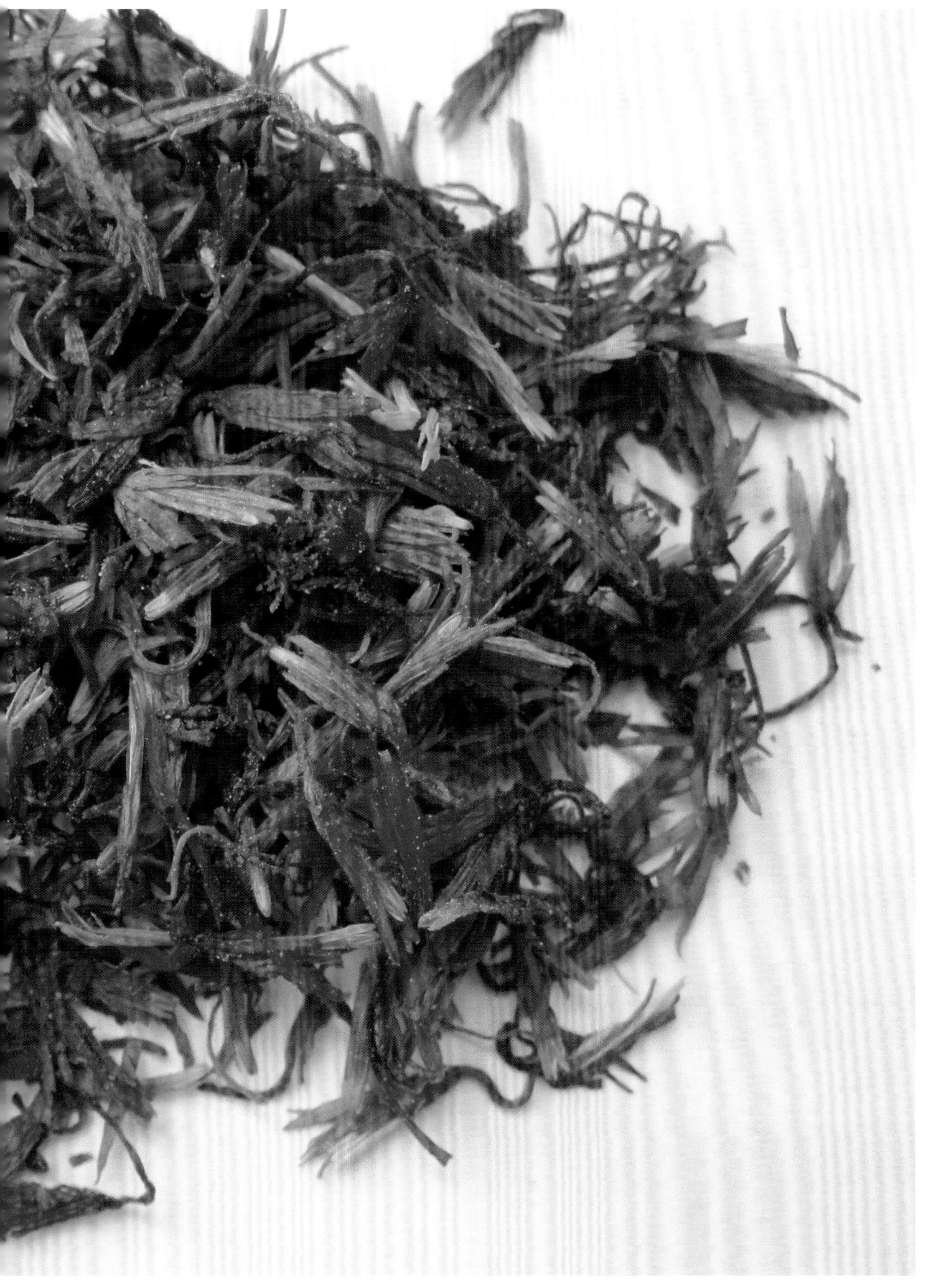

红花饮片

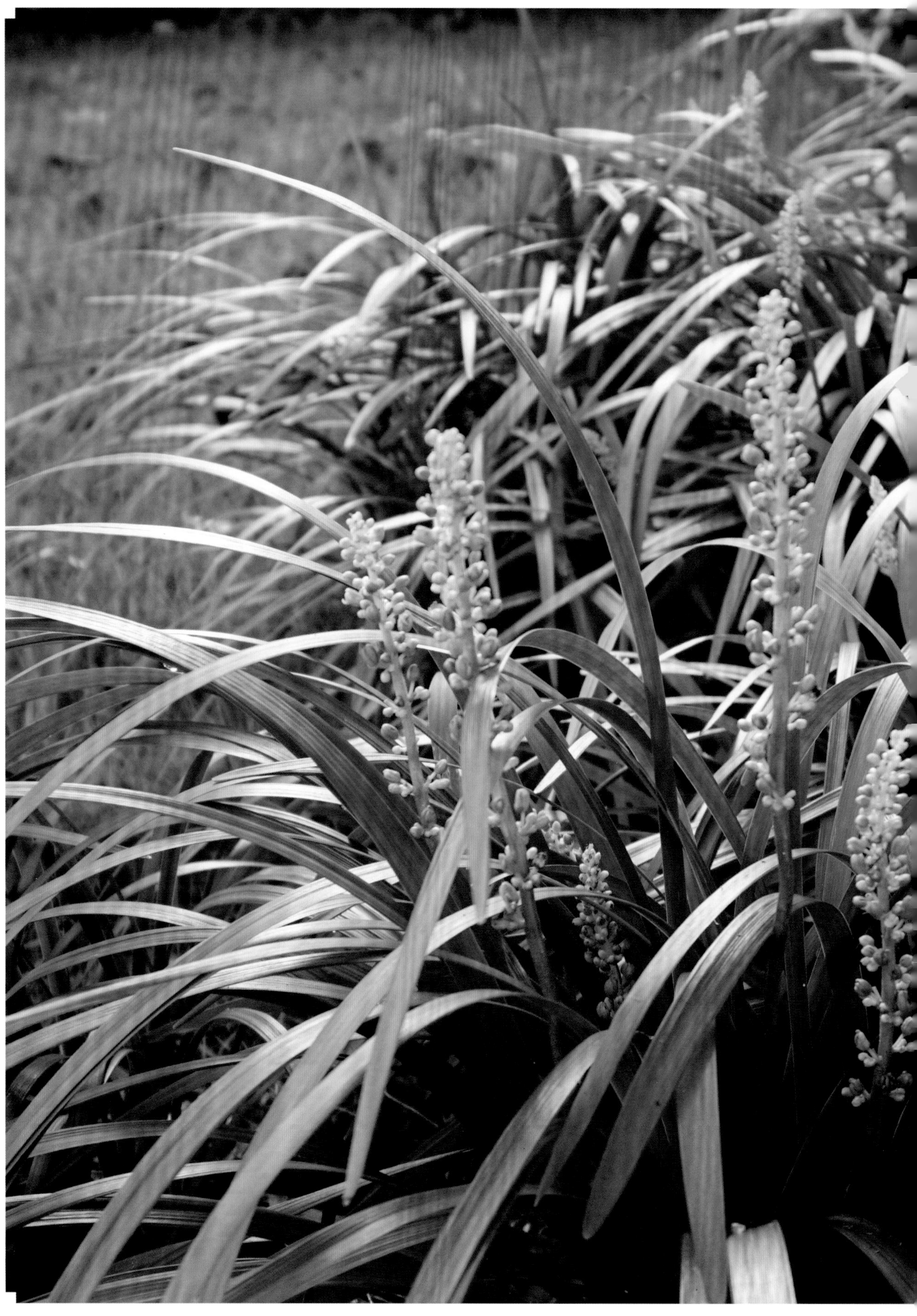

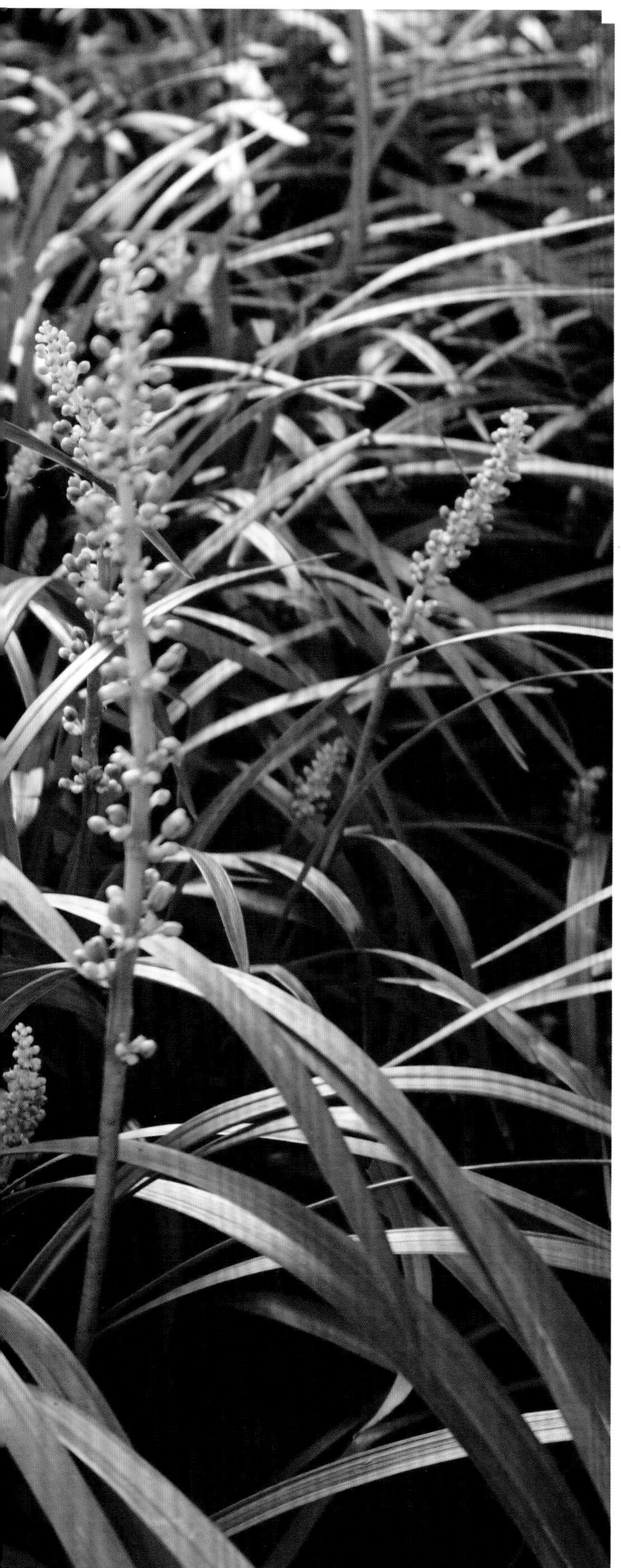

麦冬

【蒙药名】阿日佰力格。

【别　名】不死药、禹余粮、麦门冬、沿阶草。

【来　源】本品为百合科植物麦冬*Ophiopogon japonicus*（L.f.）Ker-Gawl. 的块根。

【性味归经】味微苦，性寒。归热经。

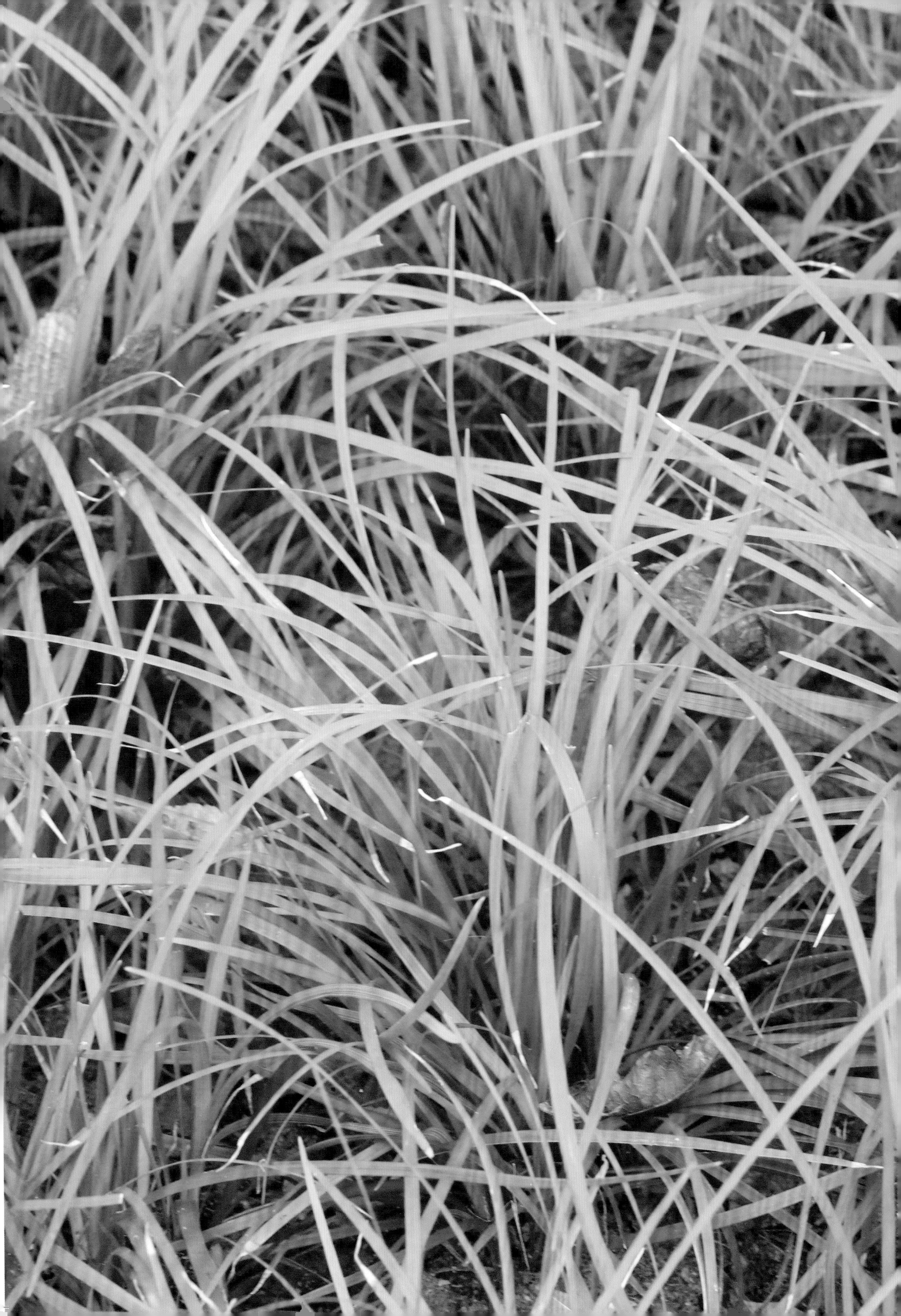

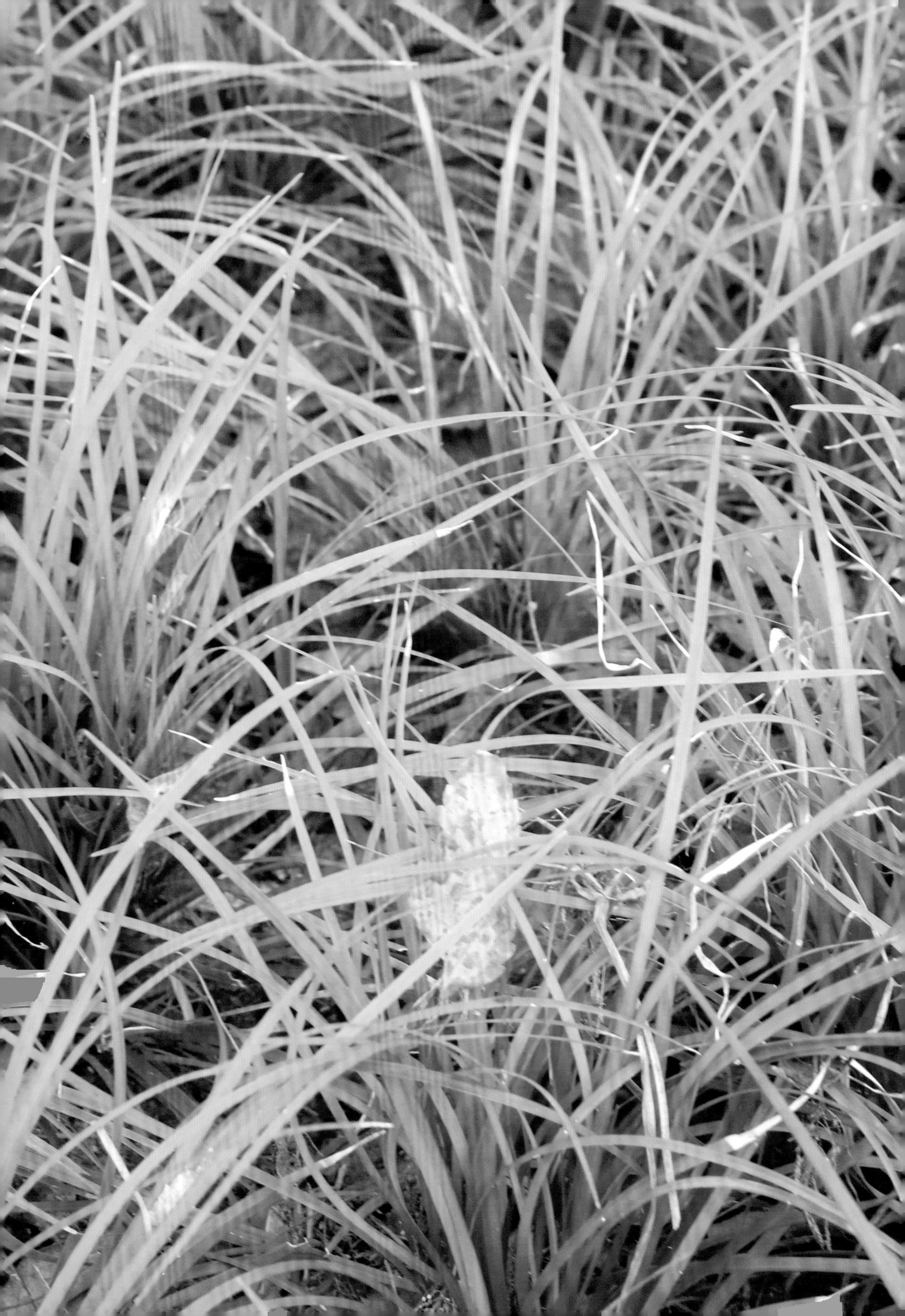

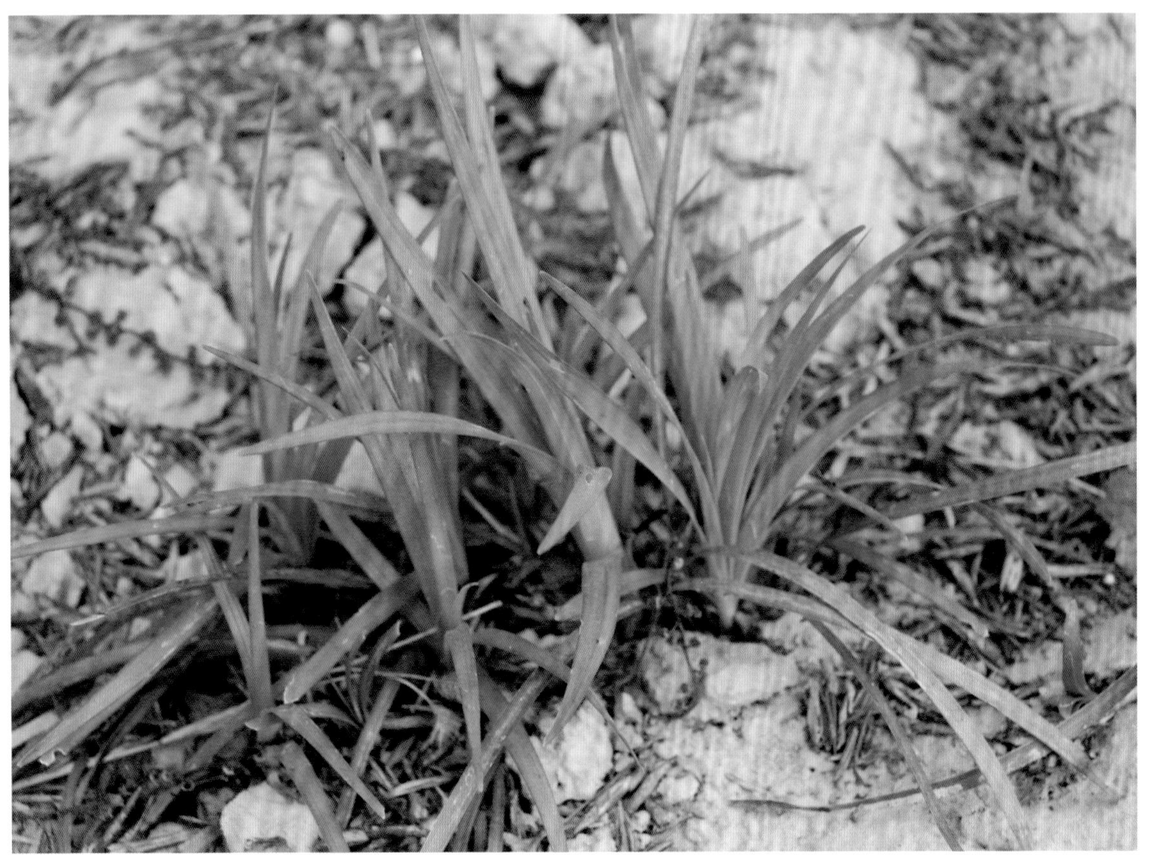

麦冬

识别特征

多年生草本植物，高 15 ~ 40 cm。须根常膨大成肉质块根。叶丛生，窄线形，长 15 ~ 40 cm，宽 2 ~ 4 mm，先端锐尖；基部狭，叶柄鞘状。花葶长达 30 cm；总状花序，有花 8 ~ 10 朵，1 ~ 2 朵生于苞片腋；花梗长，关节位于中部以上；花被片 6，白色或淡紫色；雄蕊 6，花丝短，花药三角状；花柱粗，向上渐狭，顶端钝，子房 3 室。浆果球状，成熟时深绿色或蓝色。花期 5—8 月，果期 8—9 月。

生境分布

生长于山坡林下较阴湿处。全国大部分省区有分布或栽培。

采收加工

栽种后第二年 4 月下旬收获。选晴天挖取块根，抖去泥土，除去须根，洗净泥土，晒干水汽后，揉搓，再晒，再搓，反复 4 ~ 5 次，直到去净须根后，干燥即得。

药材鉴别

块根纺锤形，较短小，表面乳白色。质较坚硬，香气小，味淡，少黏性。

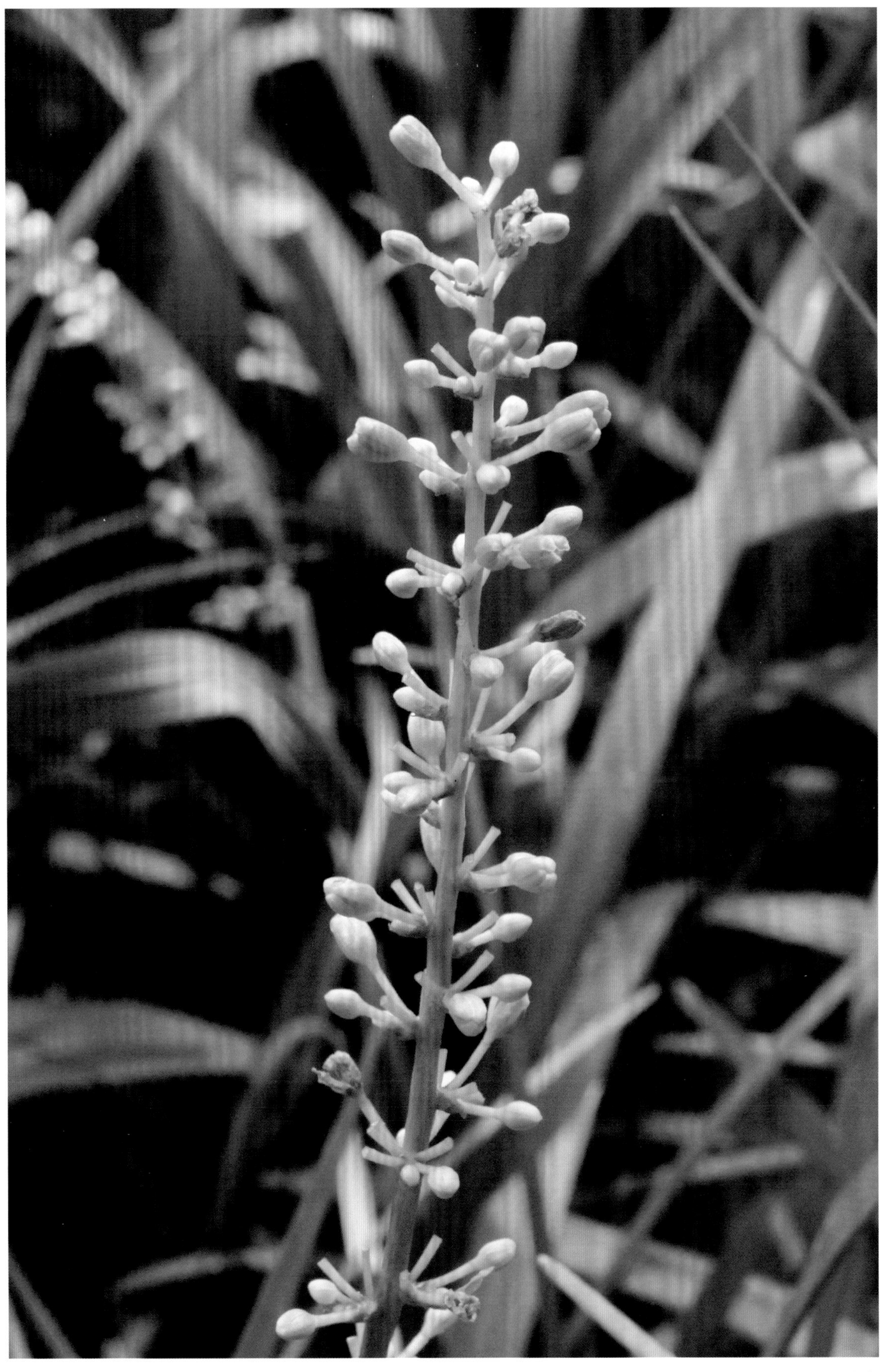

麦冬

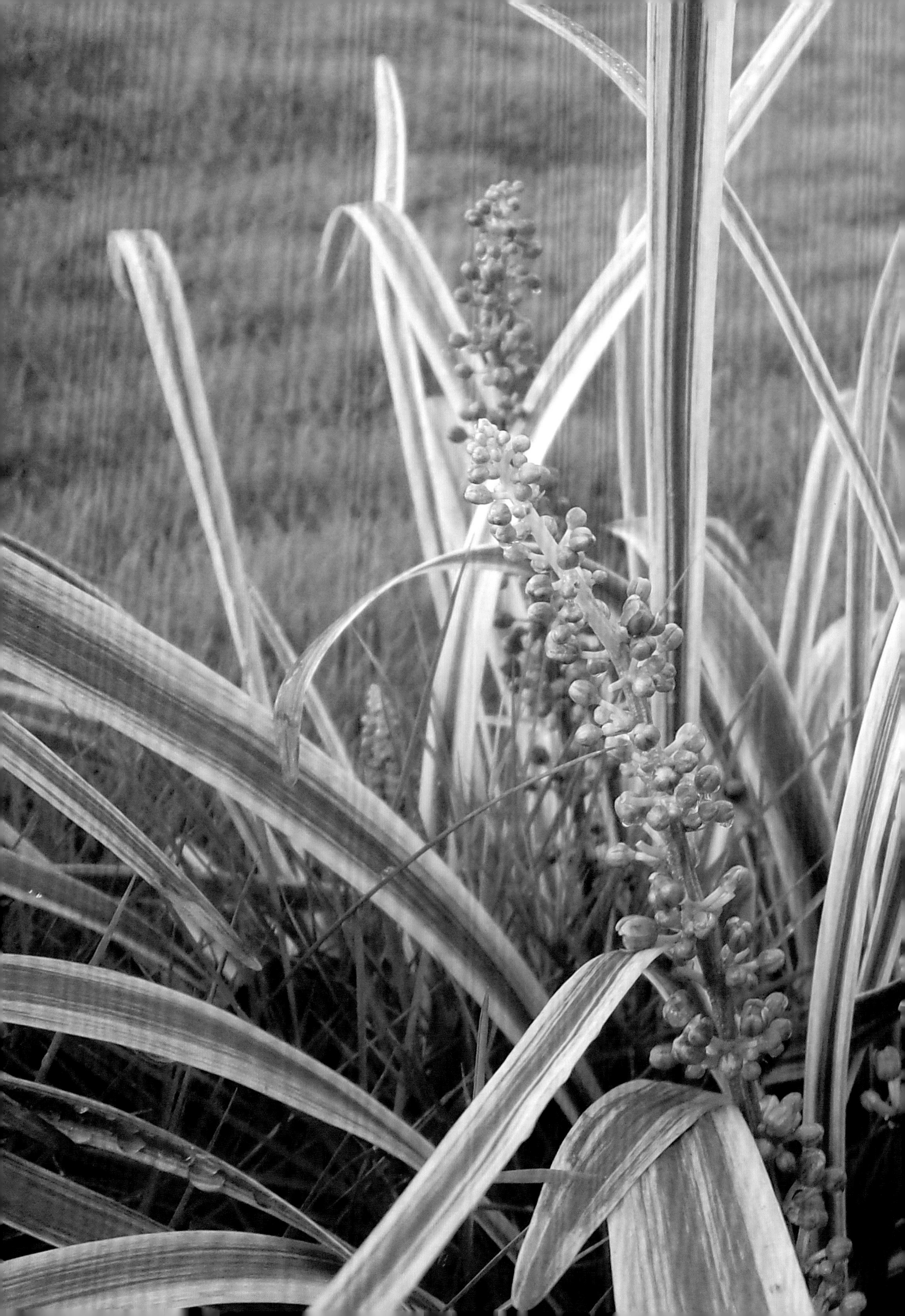

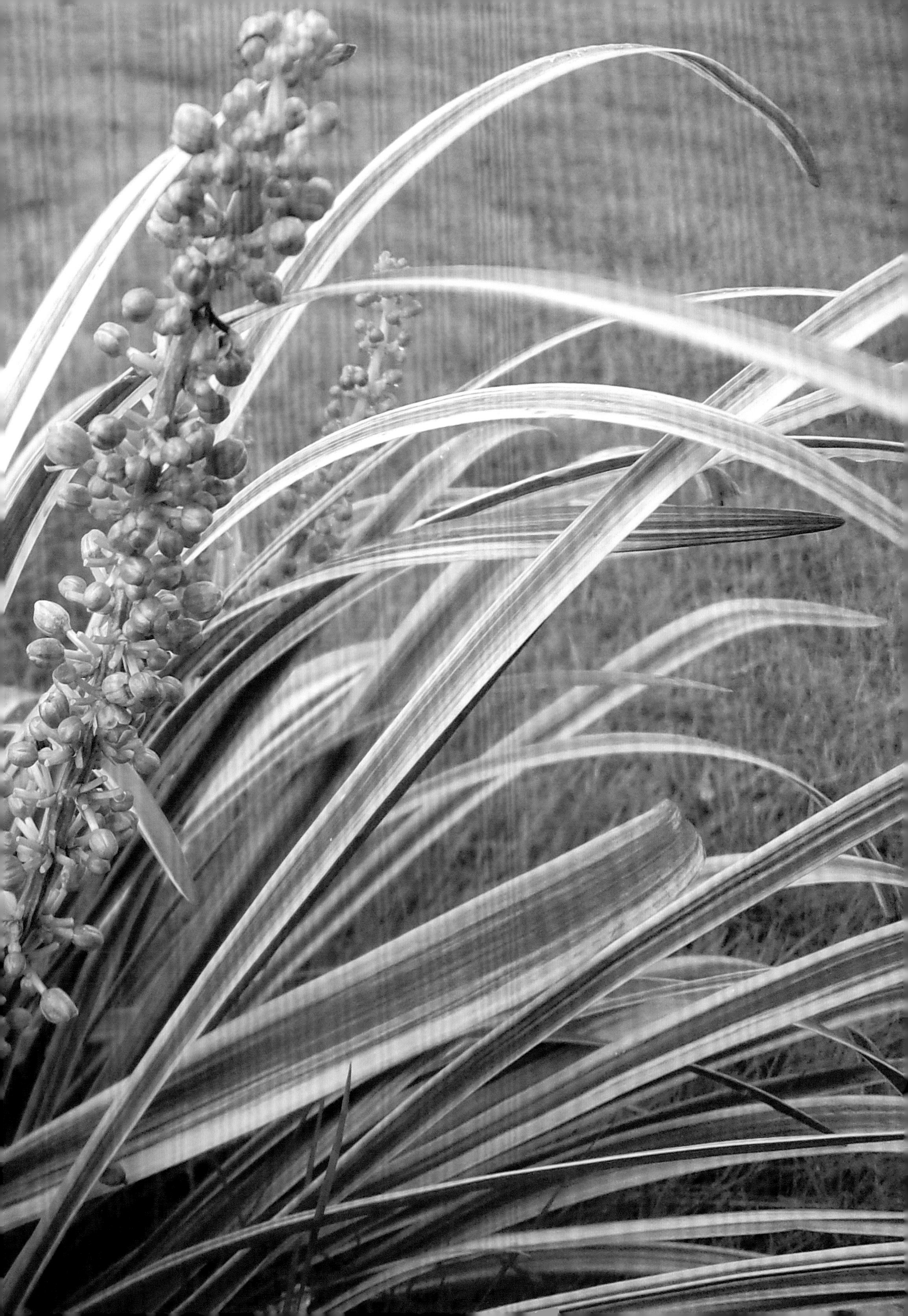

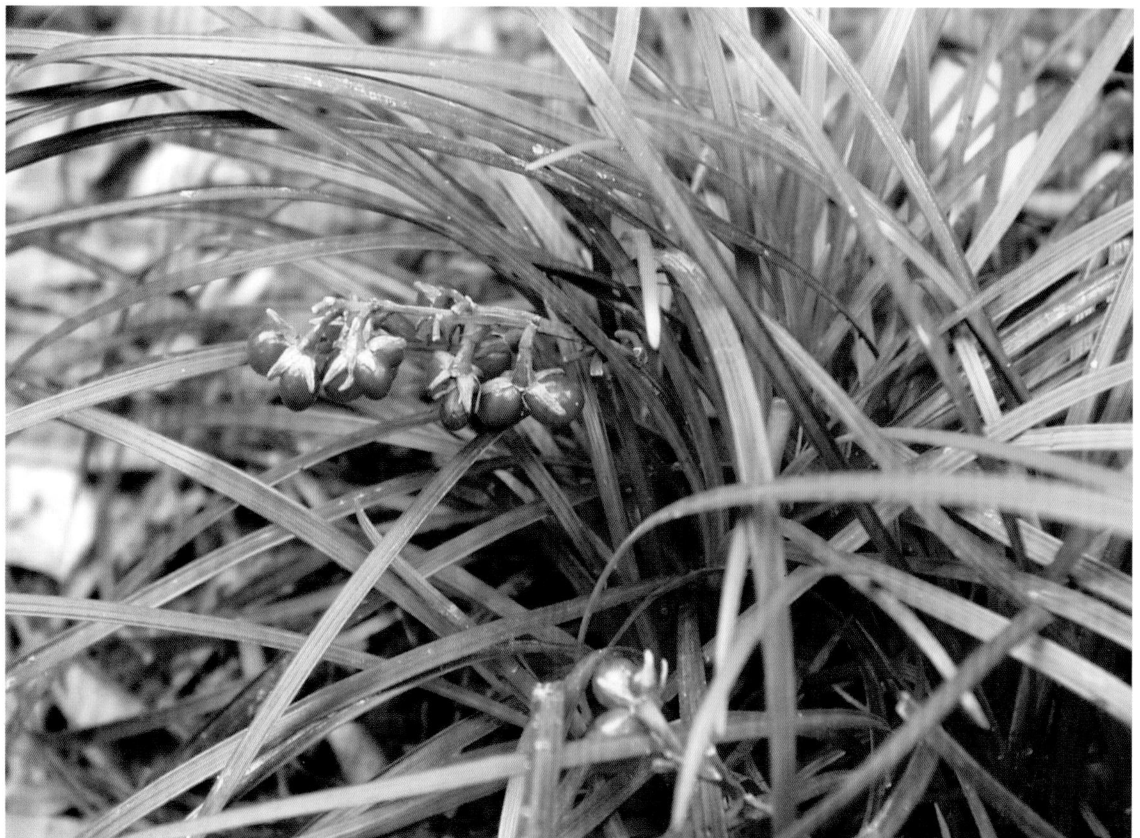

麦冬

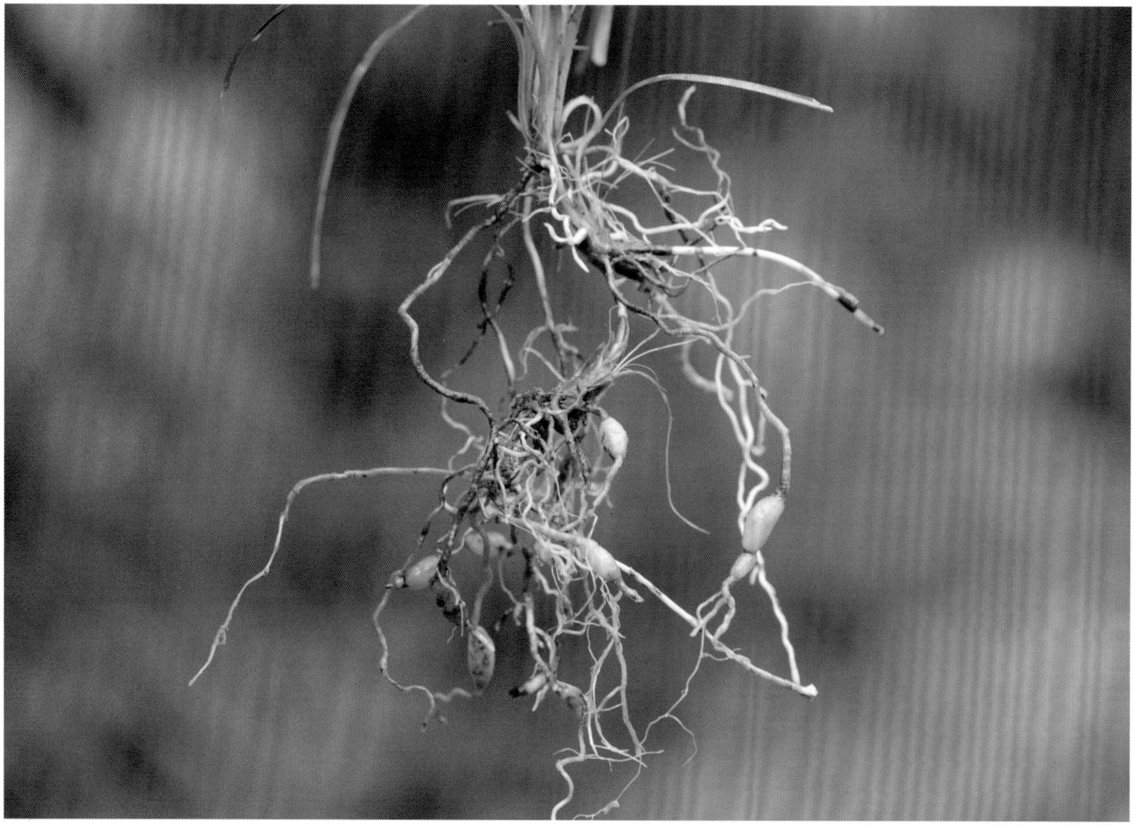

麦冬

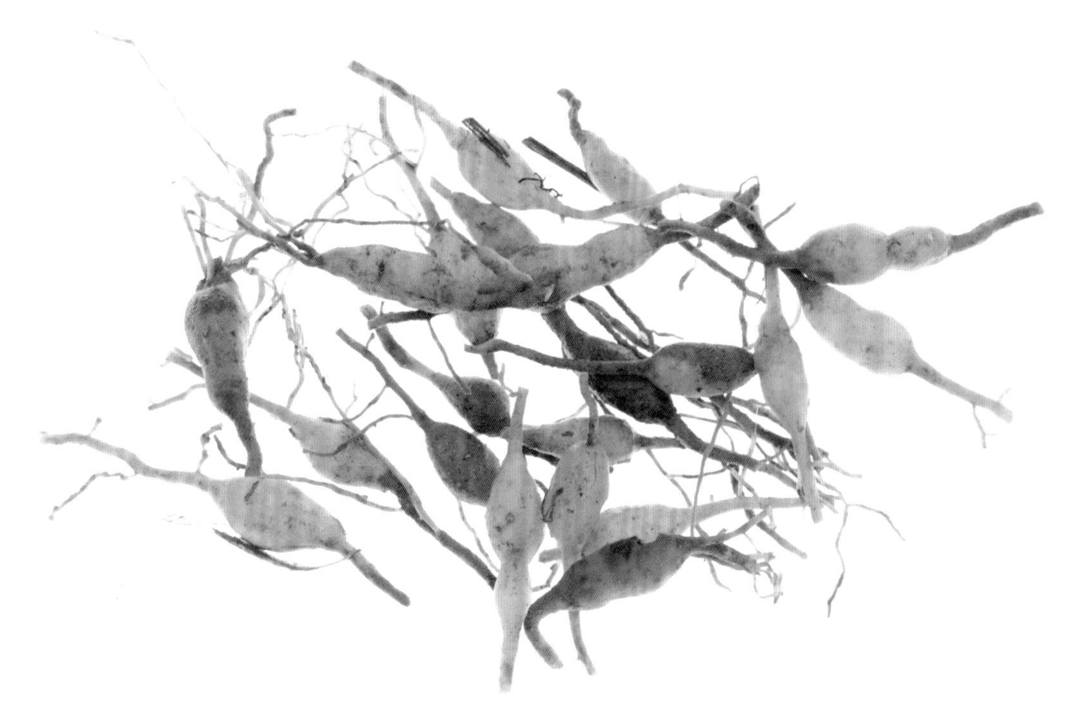

麦冬药材

功效主治

滋阴润肺，益胃生津，清心除烦。主治肺燥干咳、肺痈、阴虚劳嗽、津伤口渴、消渴、心烦失眠、咽喉疼痛、肠燥便秘、血热吐衄。

用法用量

内服：煎汤，6 ~ 15 g；或入丸、散、膏。外用：适量，研末调敷；煎汤涂；或鲜品捣汁搽。

民族药方

1．肺热咳嗽　麦冬、桑白皮各 15 g。水煎服。

2．中耳炎　鲜麦冬块根适量。捣烂取汁，滴耳。

3．防治鼻咽癌放射治疗所致口腔黏膜反应　麦冬 10 g，太子参、生黄芪各 20 g，北沙参、玄参、天花粉、女贞子、丹参、生地黄、金银花各 15 g，百合、鸡内金各 12 g，陈皮 8 g，山豆根、川芎、红花各 9 g，生甘草 5 g。水煎服，直至全程放射治疗结束后 1 周。

4．协日热症　麦冬、地格达、木鳖子（制）、吉勒泽、瞿麦各等份。制成煮散剂，水煎服，每次 3 ~ 5 g，每日 1 ~ 2 次。

5．黏性肠刺痛及胃肠腑热证　麦冬、止泻木、拳参、木通各等份。制成煮散剂，水煎服，每次 3 ~ 5 g，每日 1 ~ 2 次。

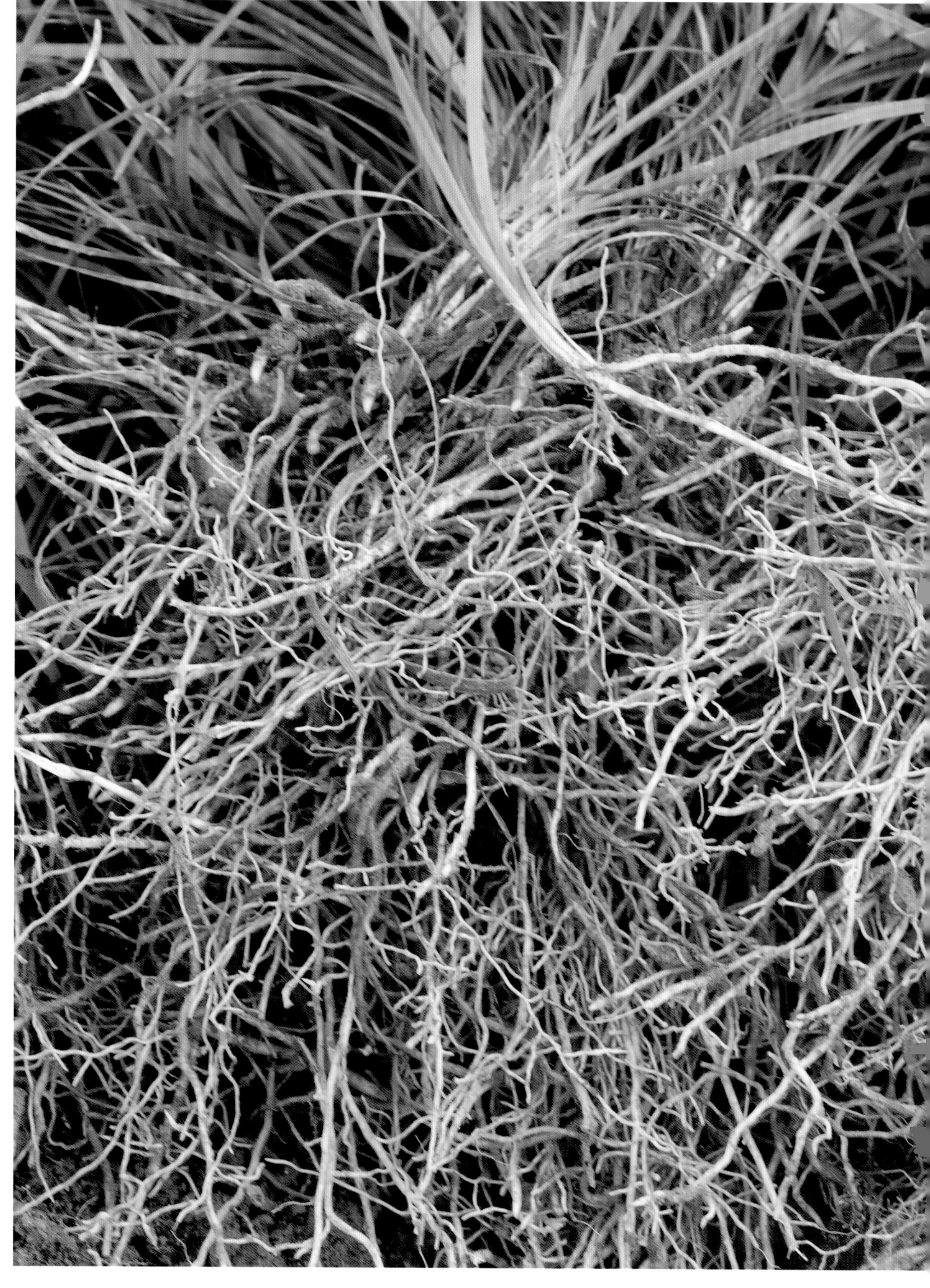

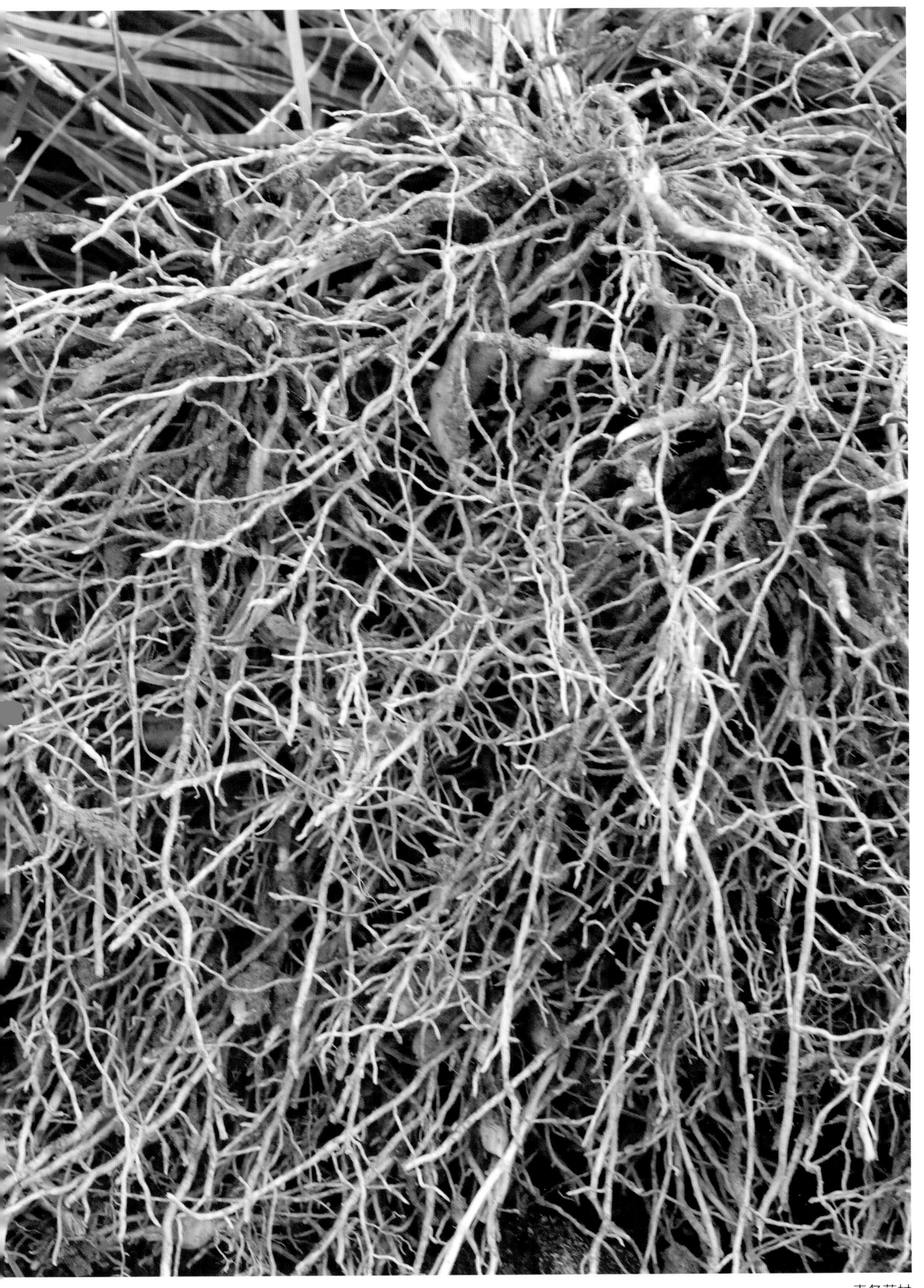

麦冬药材

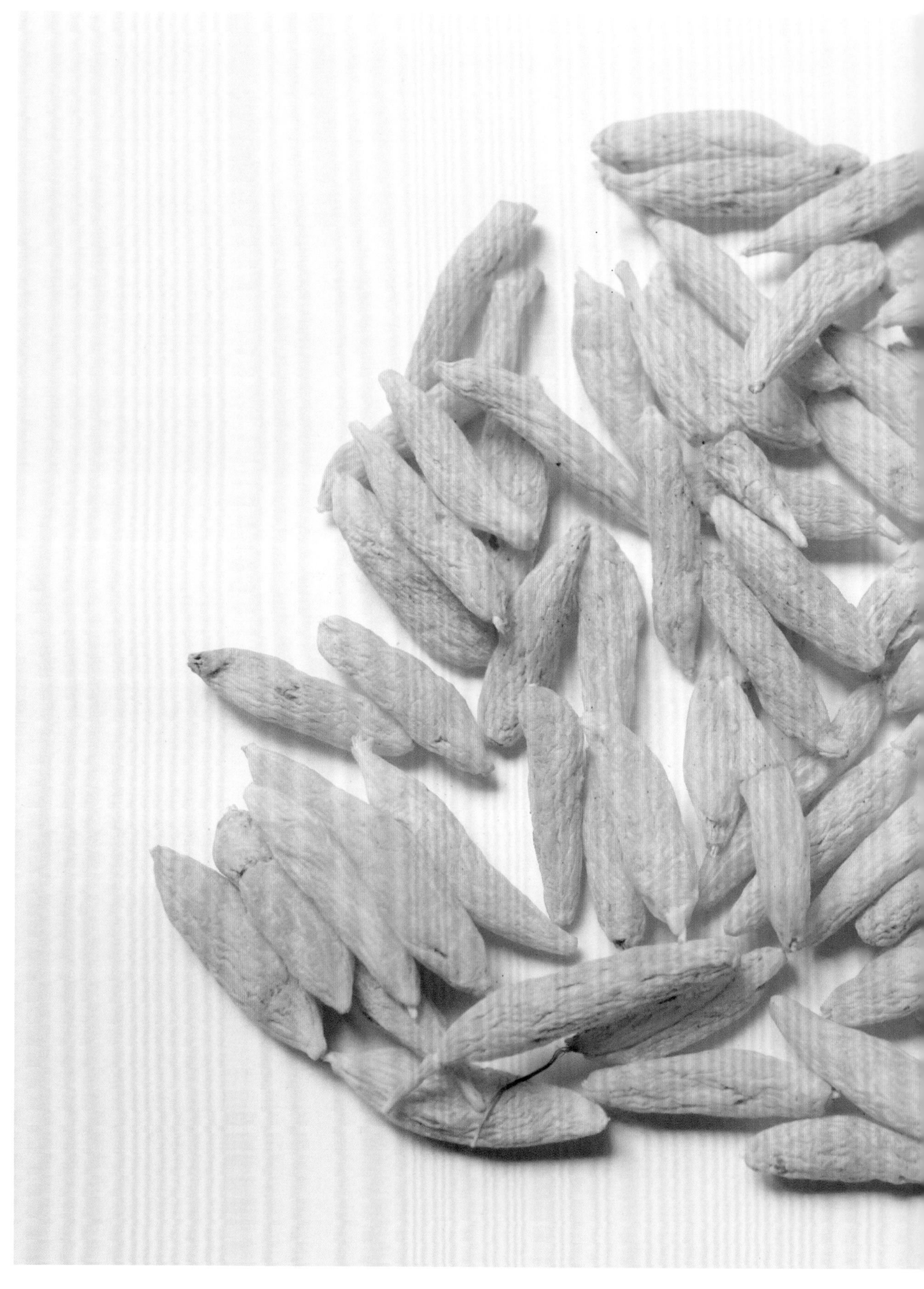

麦冬

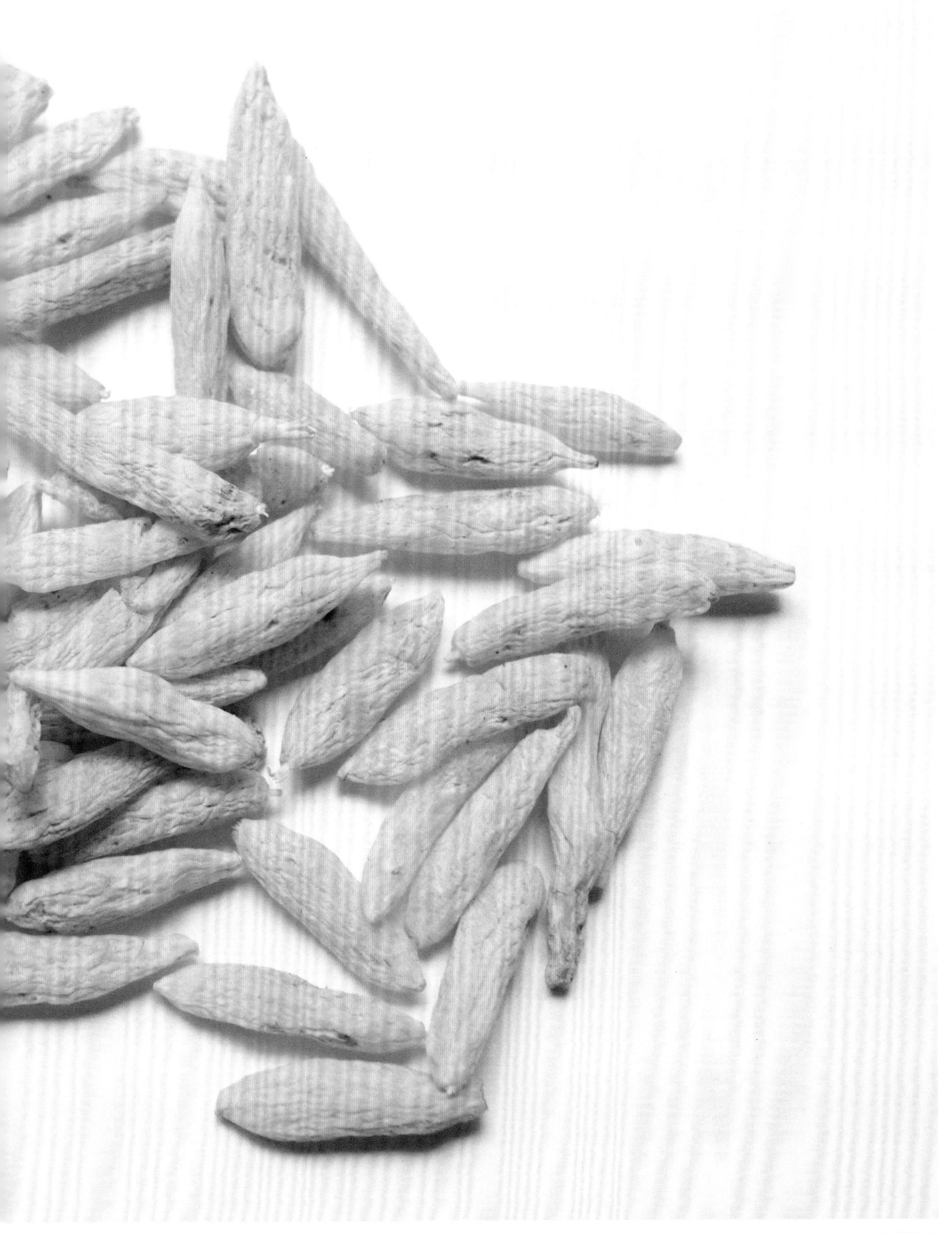

麦冬饮片

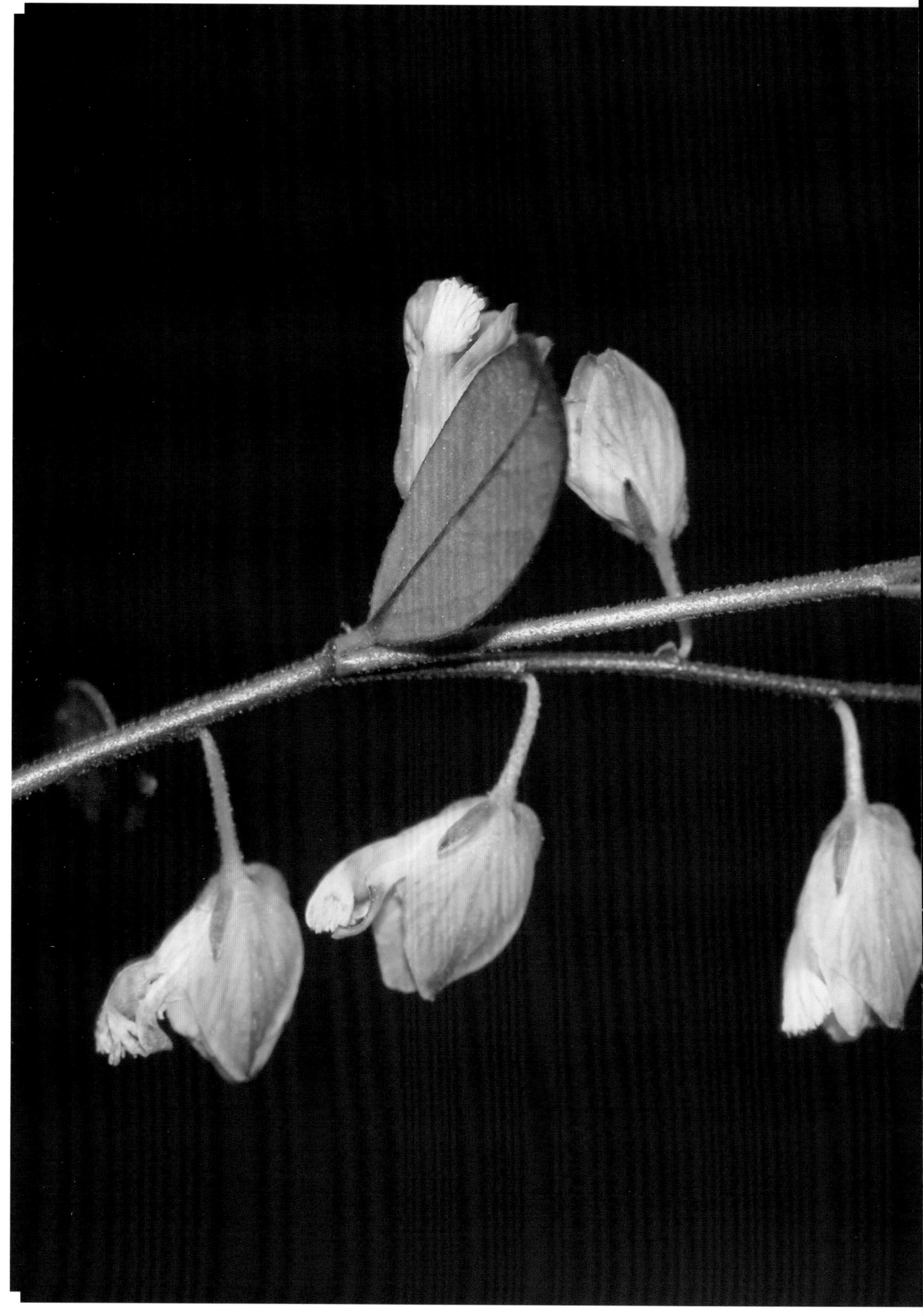

远志

【蒙药名】朱日得。

【别　名】乌那干、关远志、制远志、朱日合讷、巴雅格萨瓦。

【来　源】本品为远志科多年生草本植物远志 *Polygala tenuifolia* Willd. 或卵叶远志 *Polygala sibirica* L. 的干燥根。

【性味归经】味辛、苦，性微温。归心、肾、肺经。

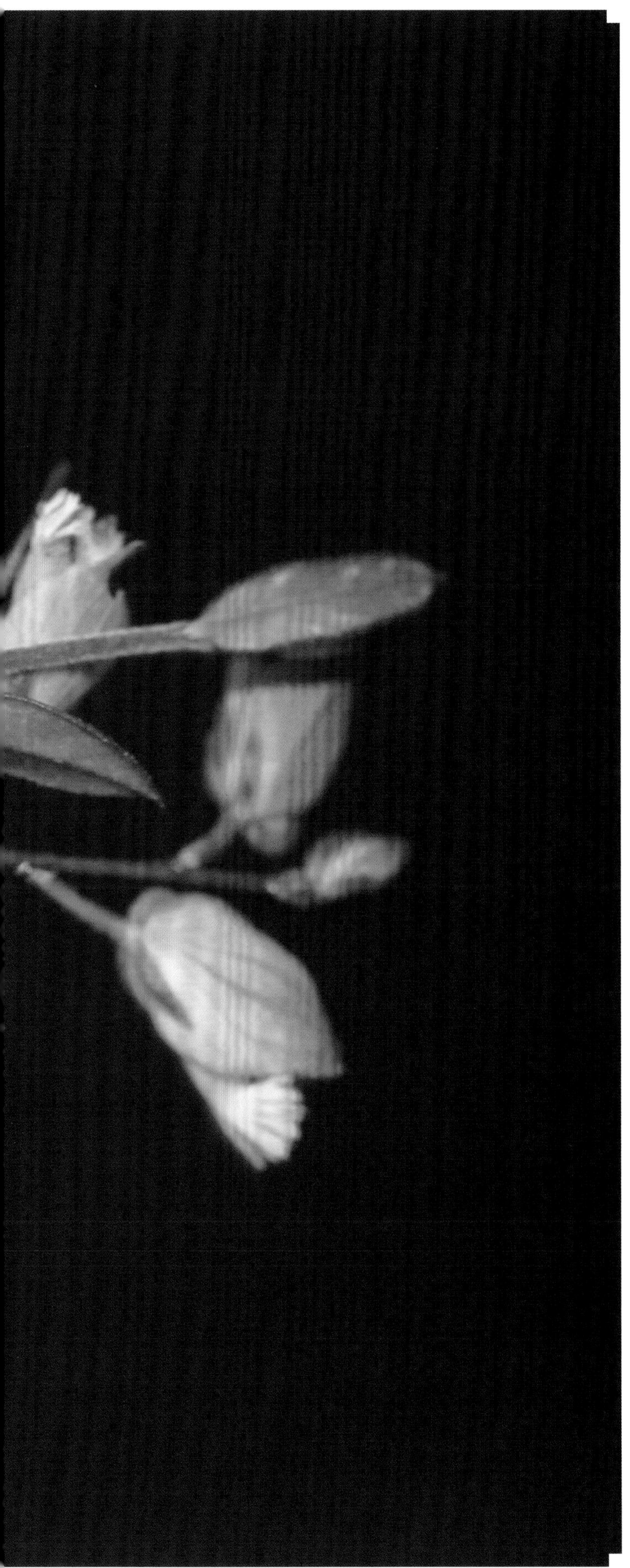

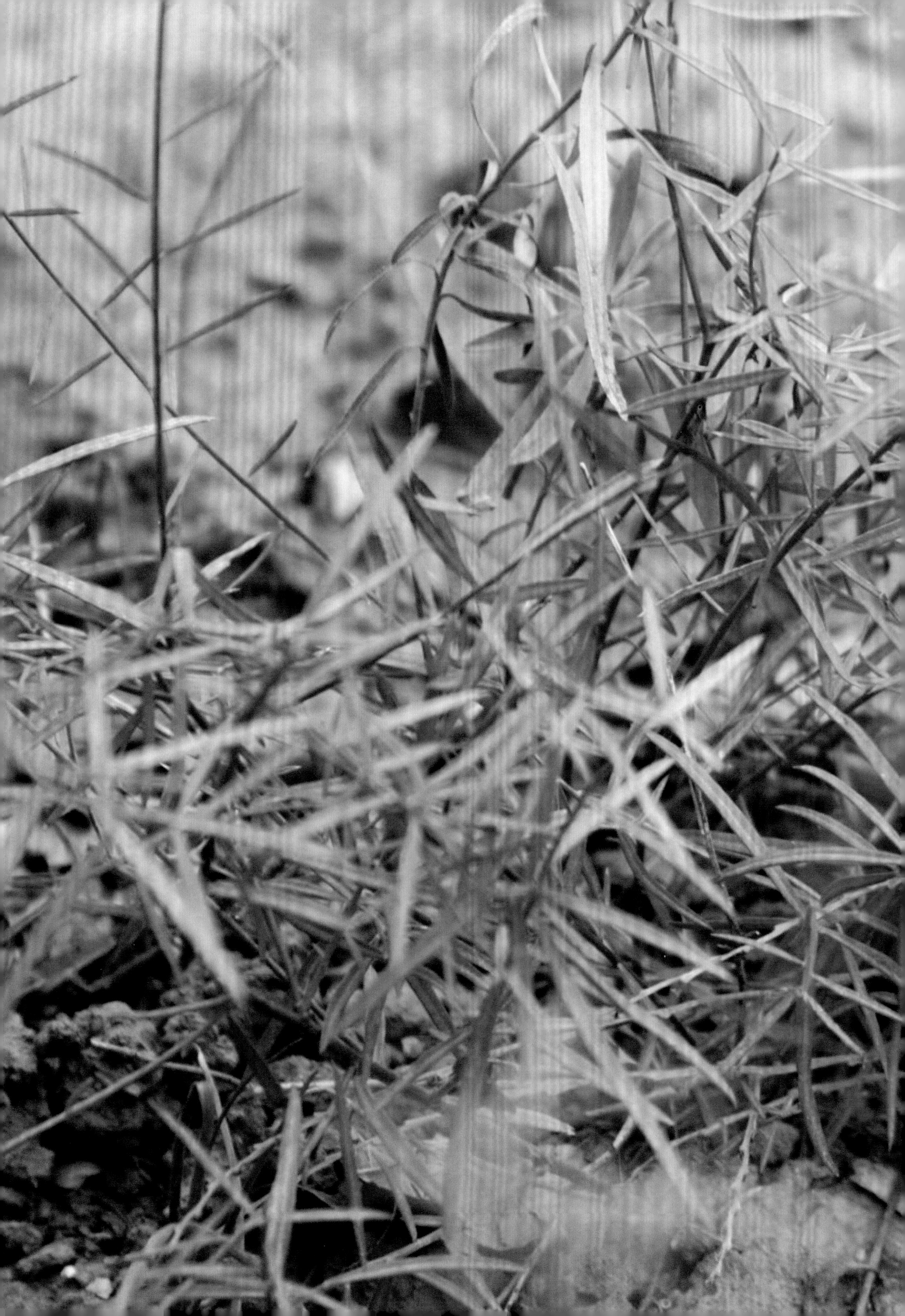

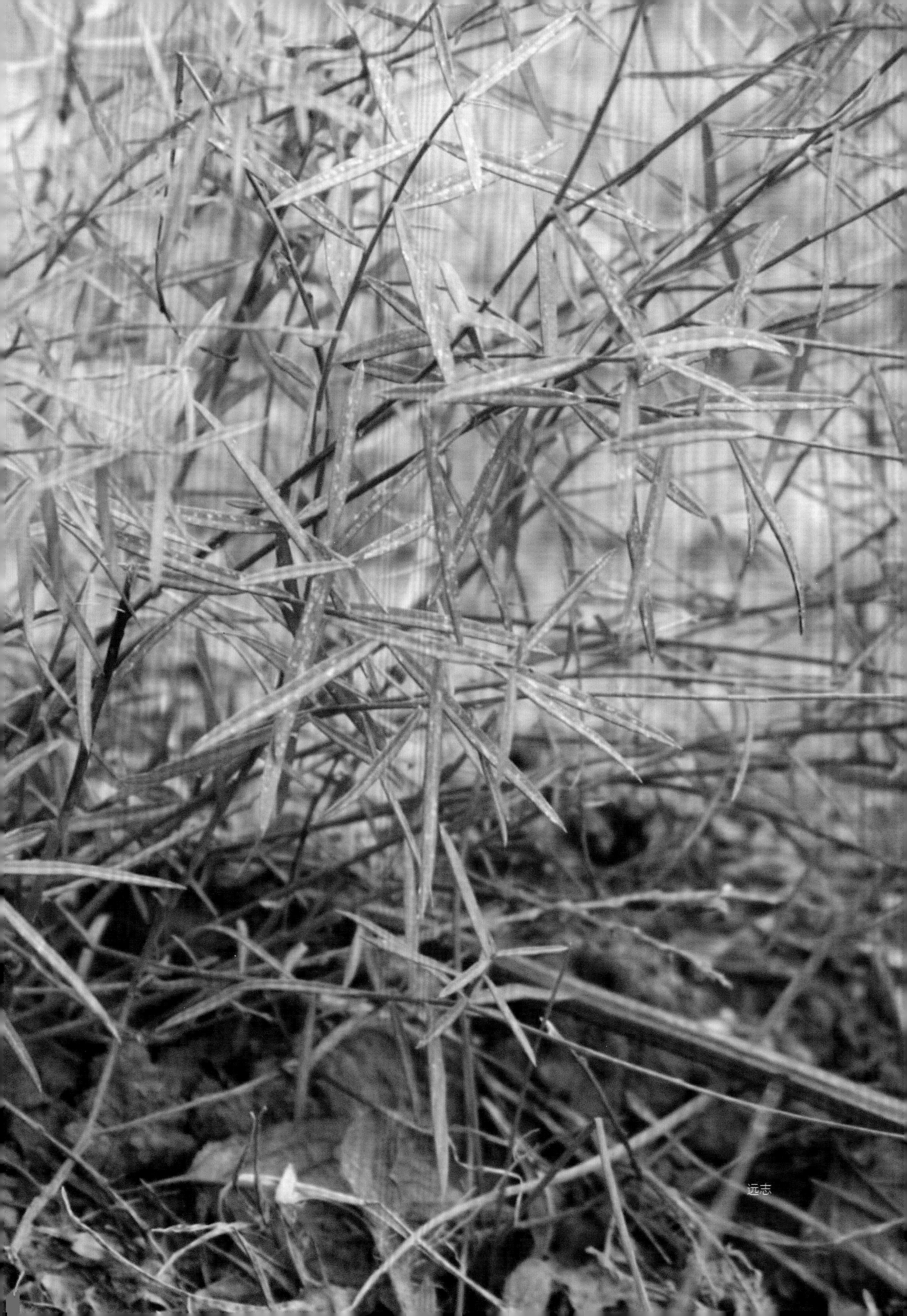
远志

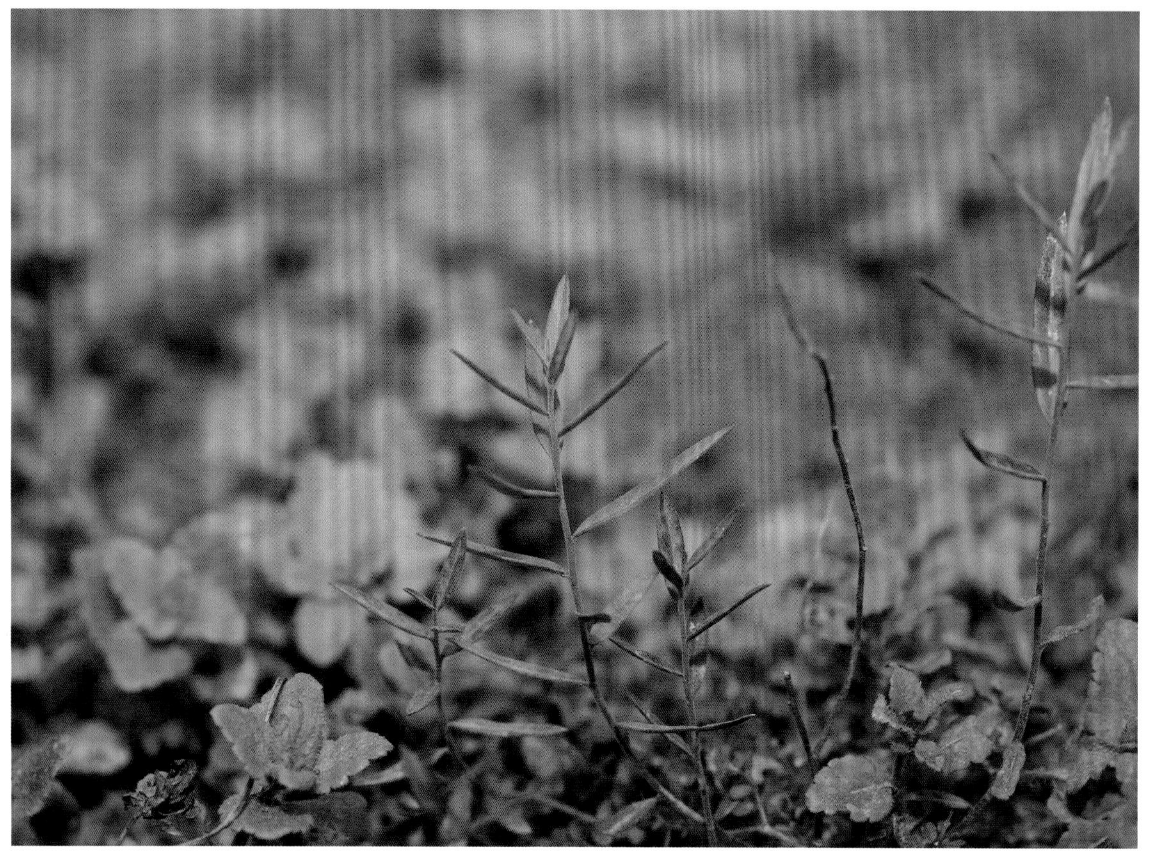

远志

识别特征

多年生矮小草本，高约 30 cm，茎丛生，纤细，近无毛。叶互生，线形或狭线形，近无柄。总状花序，花偏向一侧，花绿白色带紫。蒴果扁，倒卵形，边缘有狭翅。种子扁平，黑色，密被白色细茸毛。花期 5—7 月，果期 7—9 月。

生境分布

生长于海拔 400 ~ 1000 m 的路旁或山坡草地。分布于陕西、山西、河北、河南、吉林等省区。以山西、陕西产者为道地，习称“关远志”。

采收加工

春、秋二季挖取其根，除去残基须根泥沙，晒干，生用或蜜炙用。过去趁新鲜时，选择较粗的根，抽去木心，即称“远志筒”；较细的根，用棒捶裂，除去木心，称“远志肉”，因加工复杂，现《中华人民共和国药典》规定已不再应用此种加工方法。

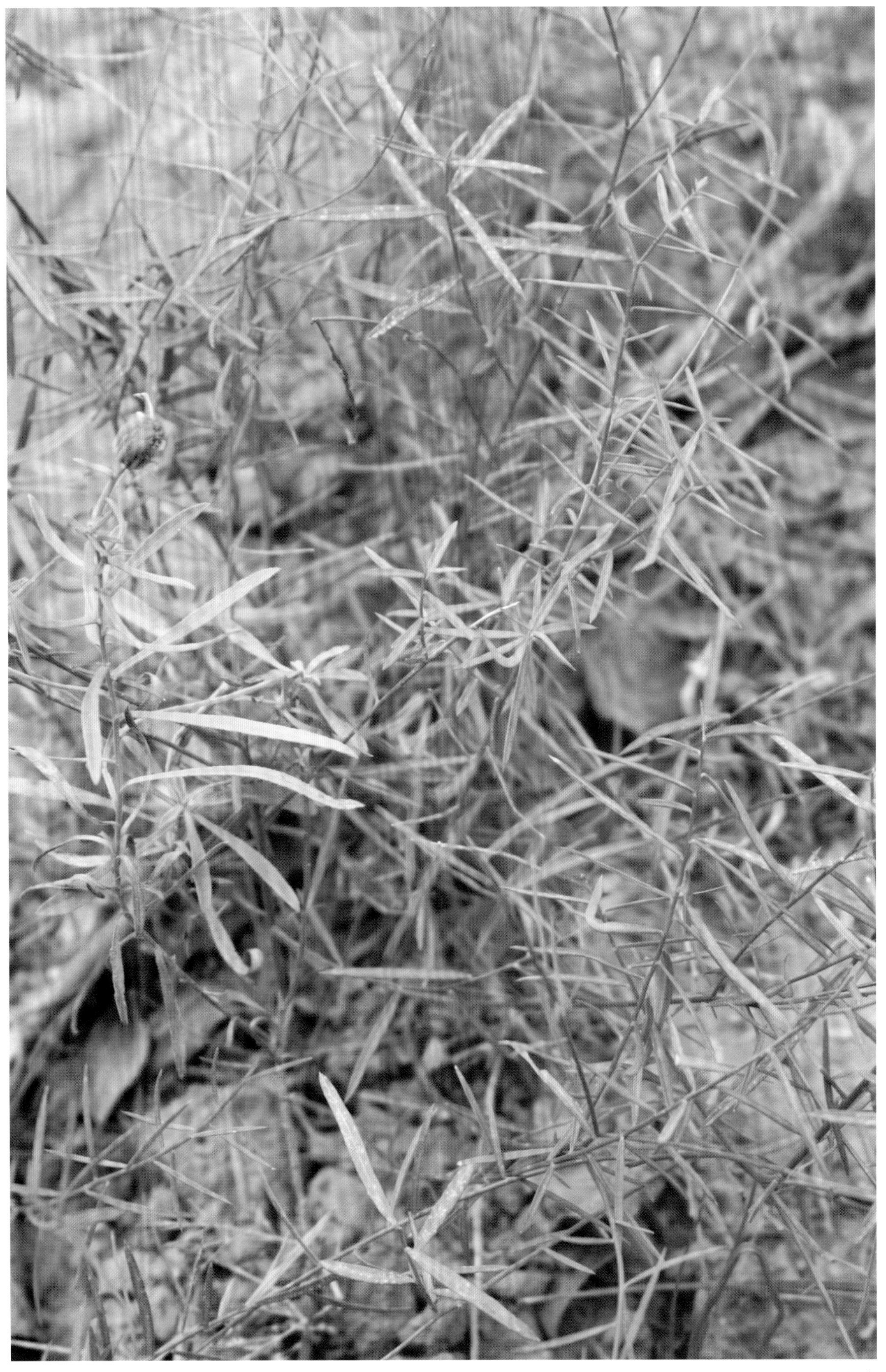

远志

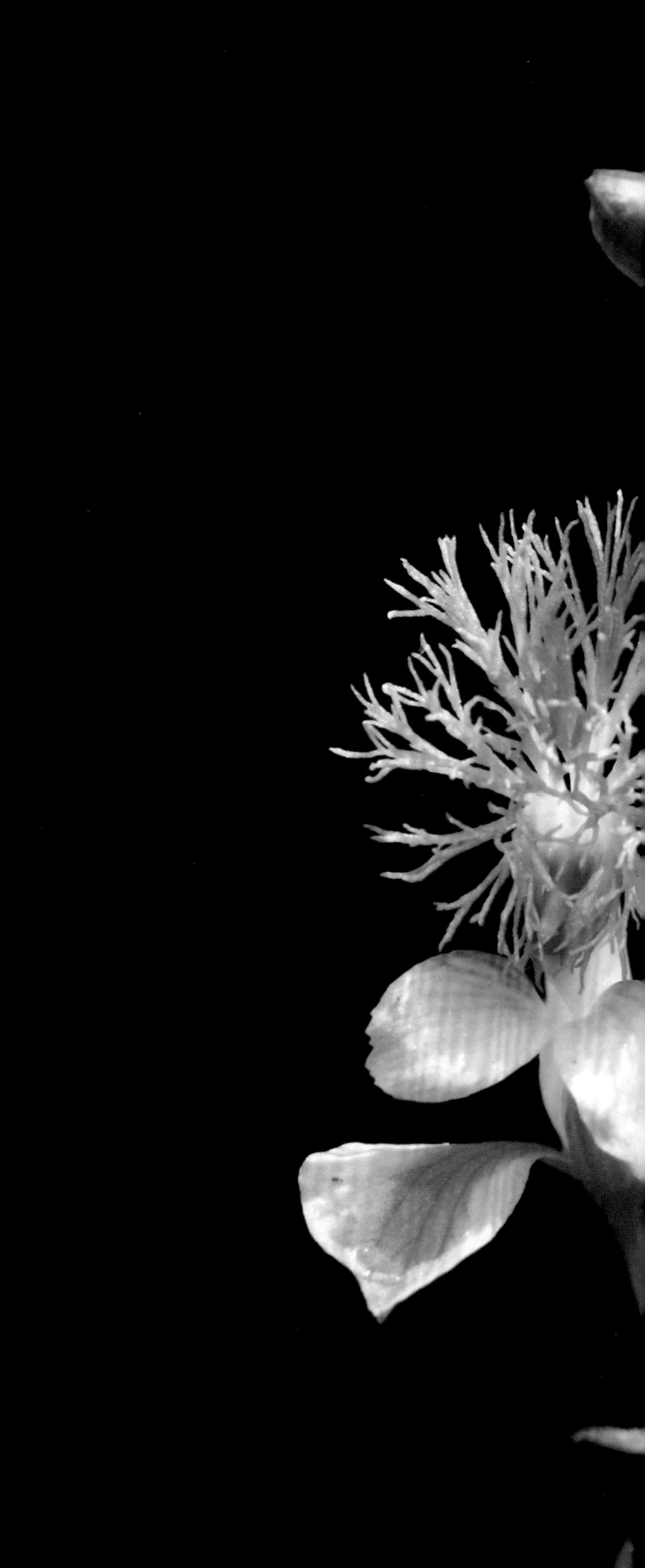

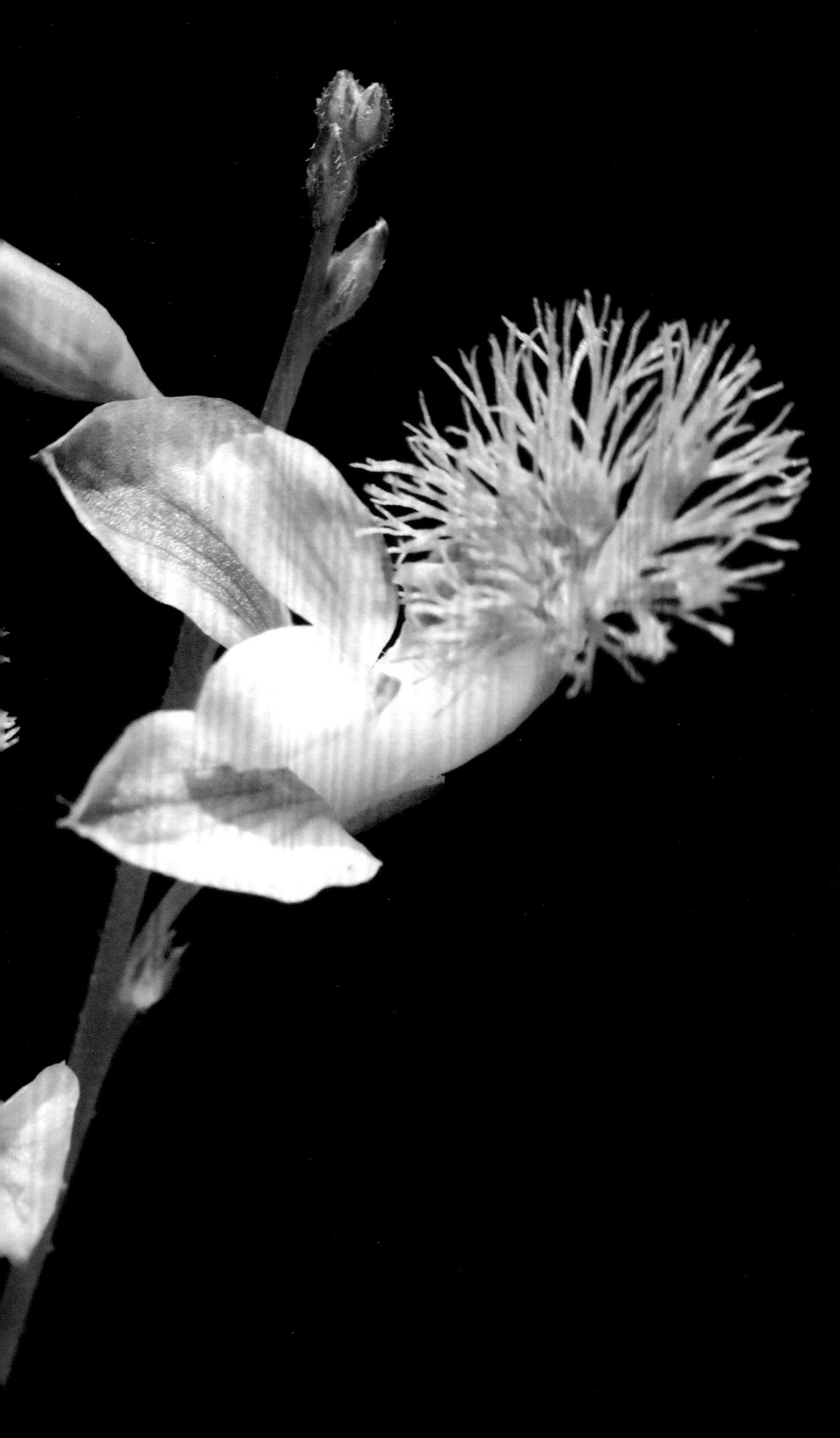

远志

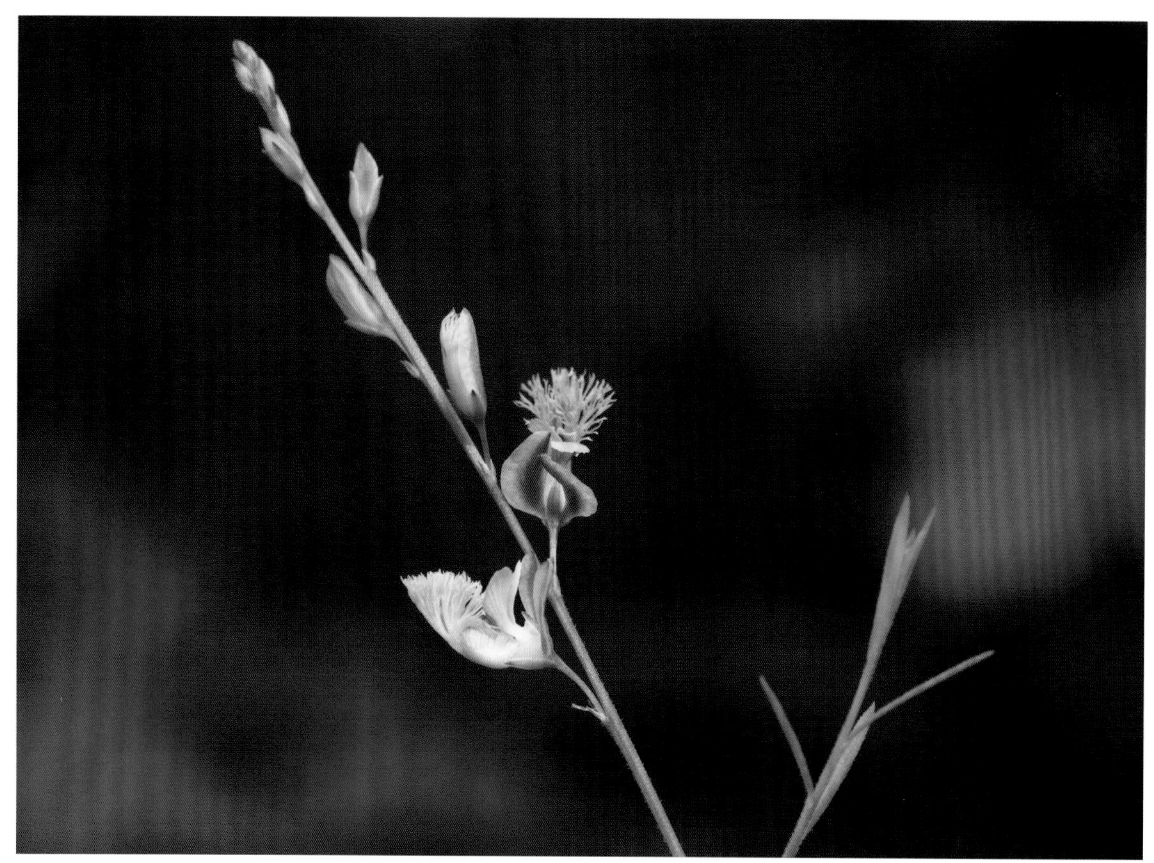

远志

药材鉴别

本品为圆柱形结节状小段。外表皮灰黄色至灰棕色，有较深密且凹陷的横皱纹、纵皱纹及裂纹。质硬而脆，易折断。切面皮部棕黄色，木部黄白色，木部与皮部易分离。气微，味苦、微辛，嚼之有刺喉感。

功效主治

宁心安神，祛痰开窍，消散痈肿。本品辛苦微温，性善宣泄通达，既能交通心肾，又能助心气，开心郁，故能宁心安神；味辛通利，既能祛痰，又利心窍，故又有祛痰开窍之功；况苦泄温通，有疏通气血之壅滞而达消散痈肿之效果。

用法用量

内服：5 ~ 15 g，水煎服。外用：适量。

民族药方

1．脑风头痛 远志末适量。吸入鼻中。

2．喉痹作痛 远志末适量。吹喉，涎出为度。

3．乳腺炎　远志适量。焙干研细，酒冲服 10 g，药渣敷患处。

4．健忘　远志末适量。冲服。

5．神经衰弱，健忘心悸，多梦失眠　远志适量。研细粉，米汤冲服，每次 5 g，每日 2 次。

6．心悸失眠　远志 5 g，珍珠母 25 g，酸枣仁 15 g，炙甘草 7.5 g。水煎服。

7．阴阳亏虚所致的心悸　远志、桂枝各 6 g，茯苓、白术、当归、党参、赤芍各 10 g，川芎 5 g，甘草 3 g。水煎取药汁，每日 1 剂，分次服用。

8．热症后期合并的赫依性肺病　远志、天竺黄、北沙参、炉甘石（制）、土木香、木香各 10 g。制成散剂，温开水送服，每次 1.5 ~ 3.0 g，每日 1 ~ 2 次。

9．肺脓肿　远志、地锦草、沙棘各 5 g。制成散剂，温开水送服，每次 1.5 ~ 3.0 g，每日 1 ~ 2 次。

使用注意

凡实热或痰火内盛者，以及有胃溃疡或胃炎者慎用。

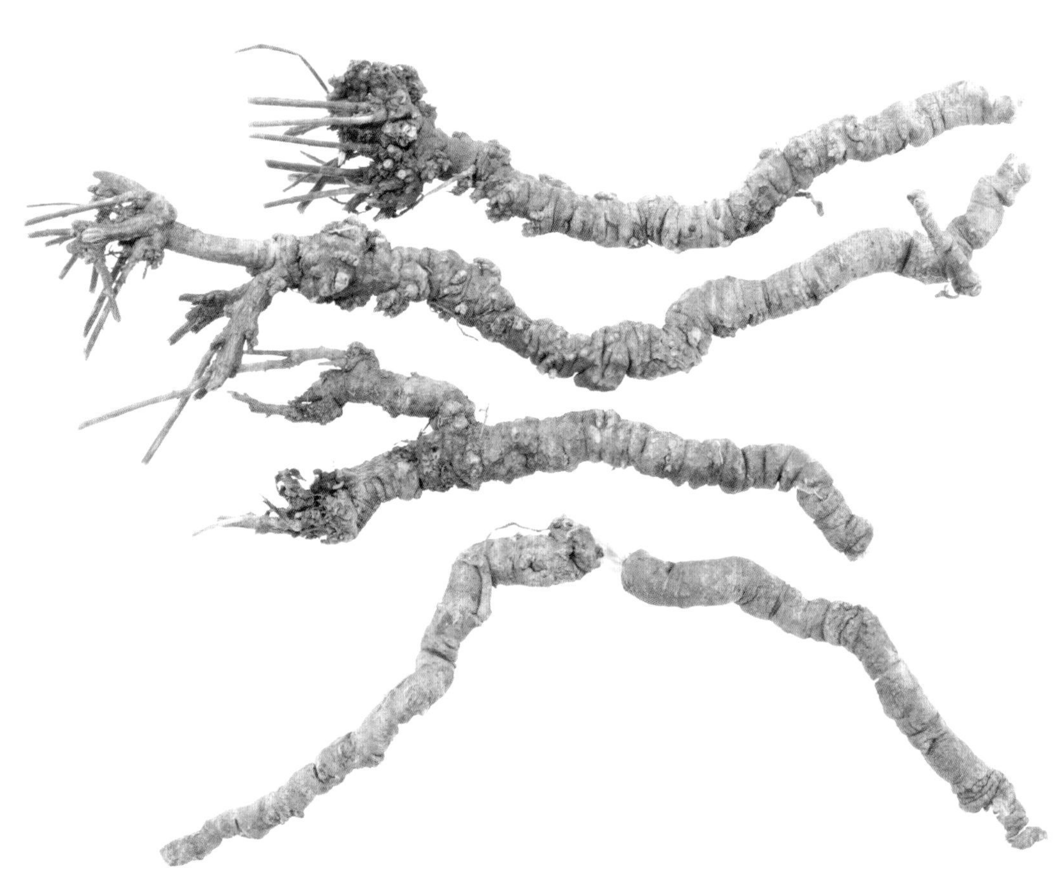

远志药材

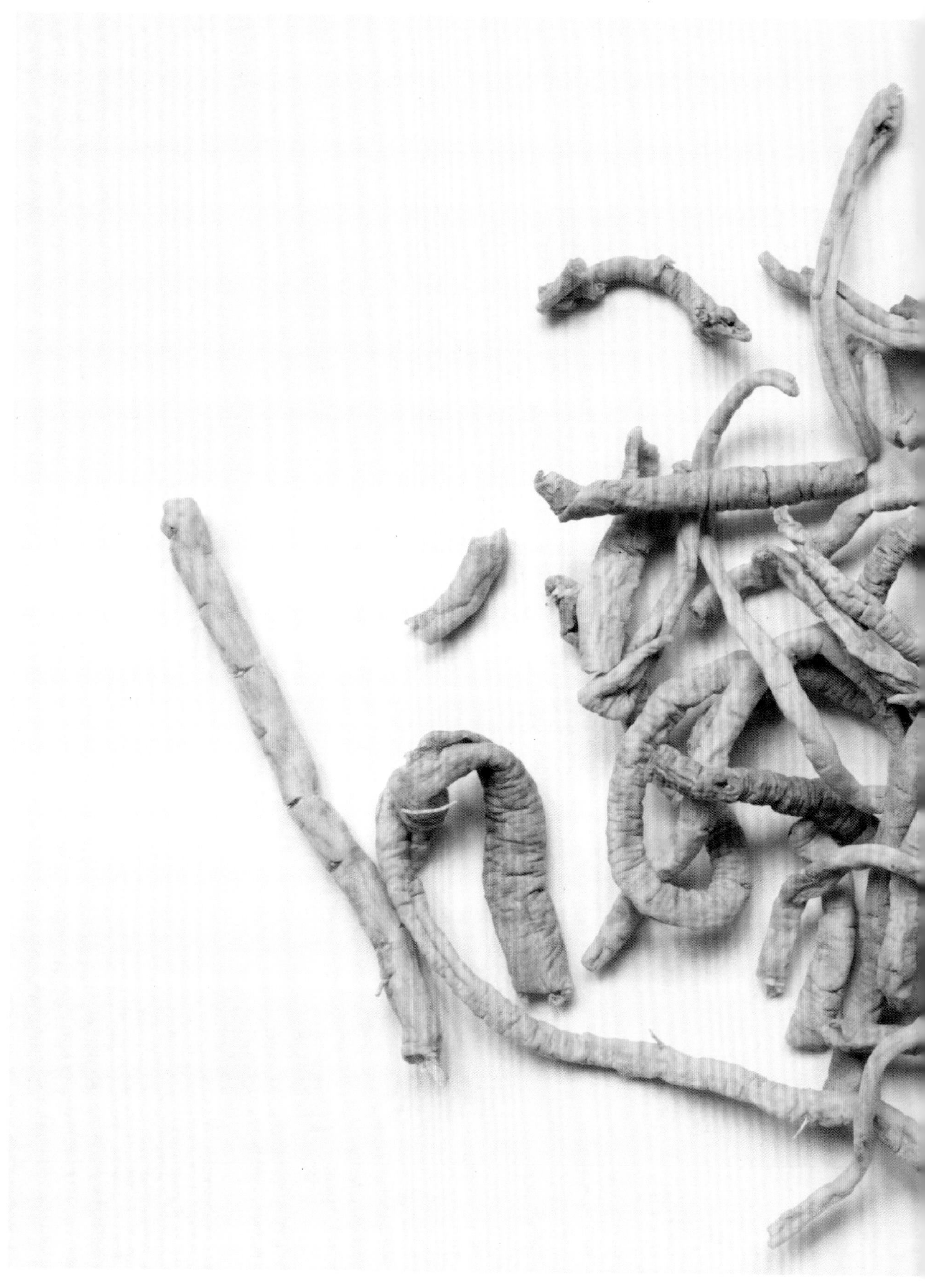

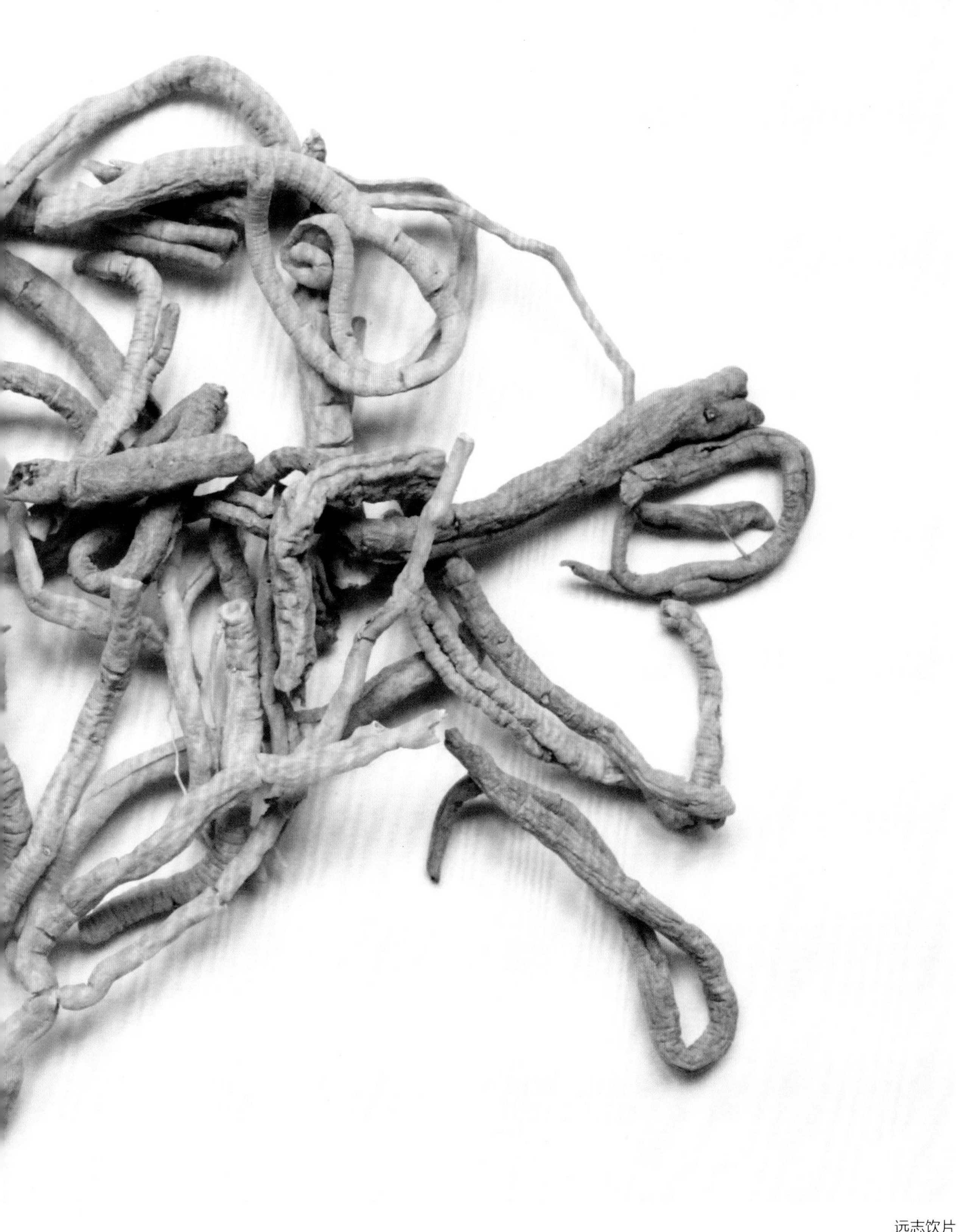

远志饮片

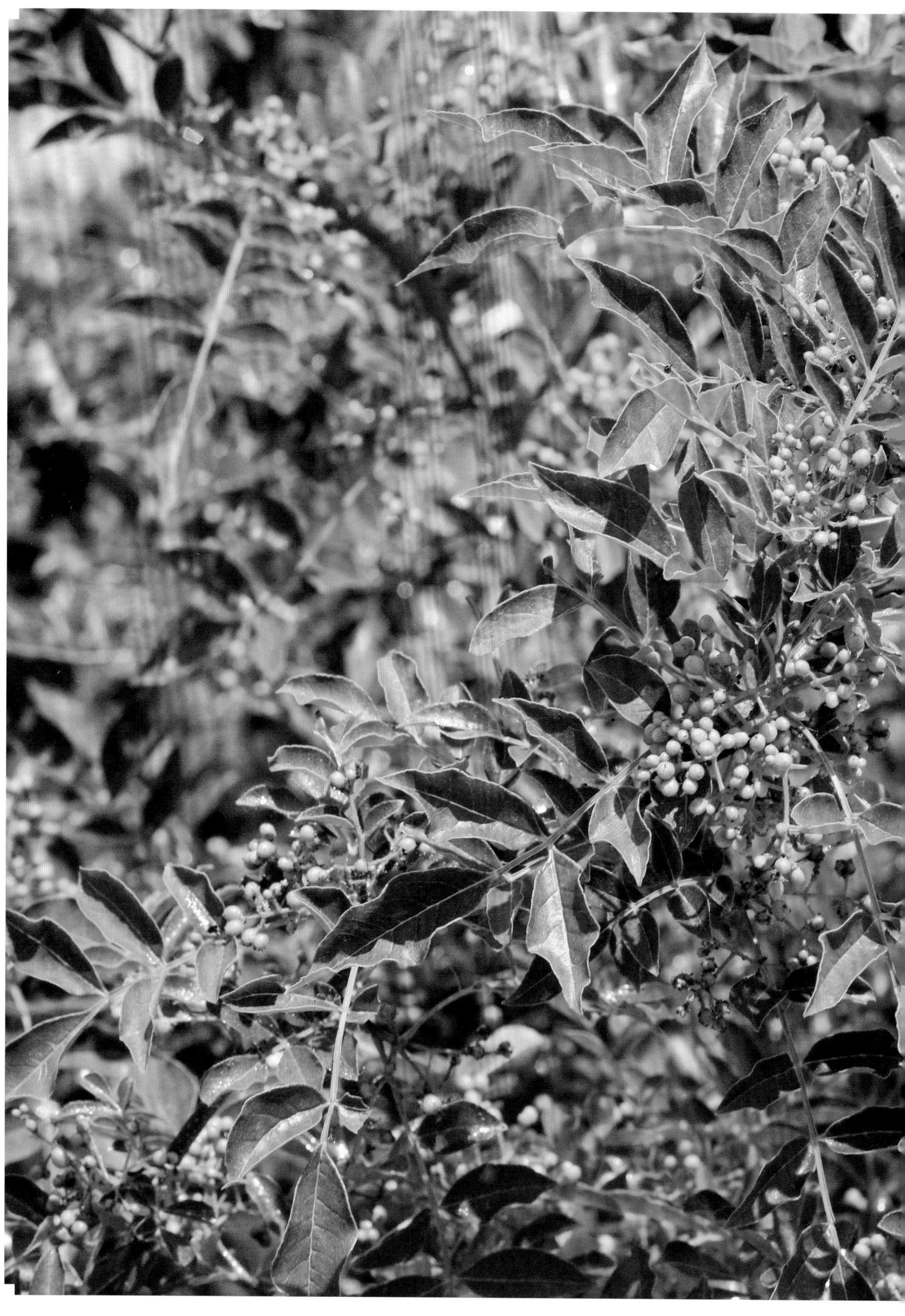

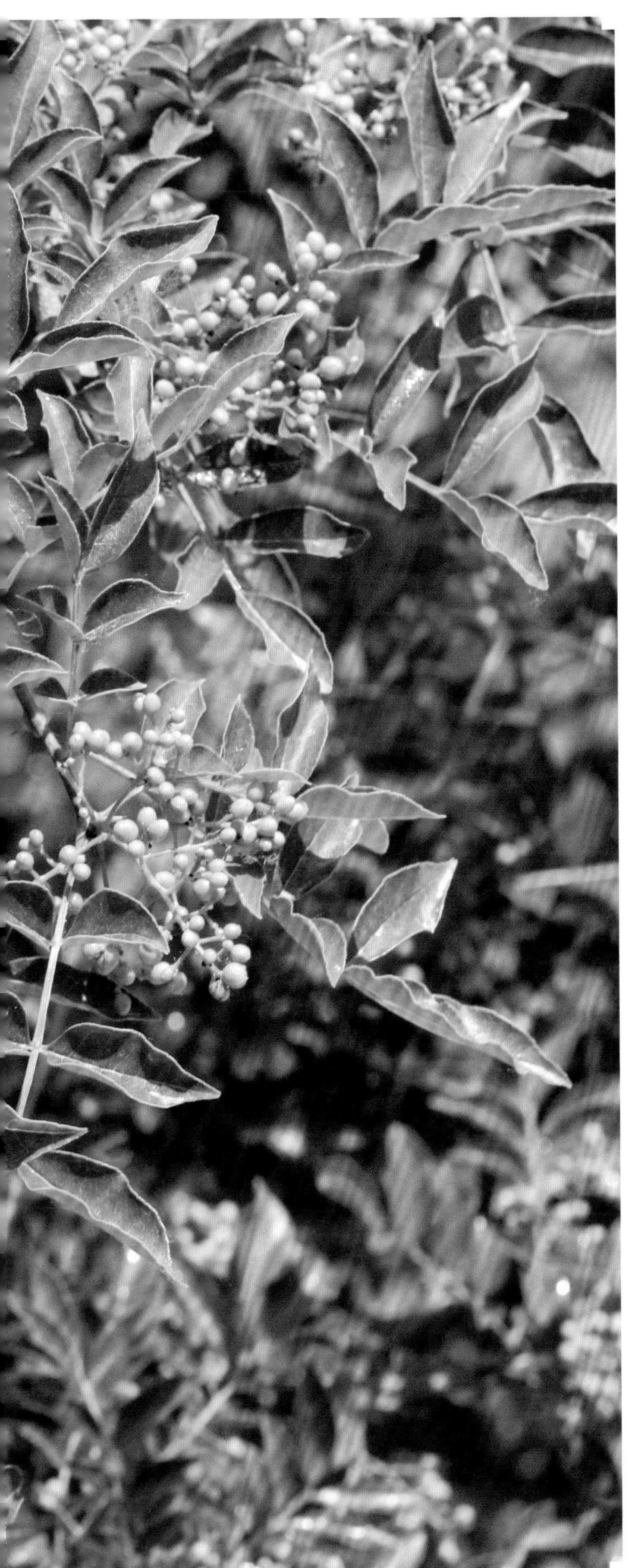

花椒

【蒙药名】花珠。

【别　名】川椒、蜀椒、也日玛。

【来　源】本品为芸香科植物花椒 *Zanthoxylum bungeanum* Maxim. 或青椒 *Zanthoxylum schinifolium* Sieb. et Zucc. 的干燥成熟果皮。

【性味归经】味辛，性温。归脾、胃、肾经。

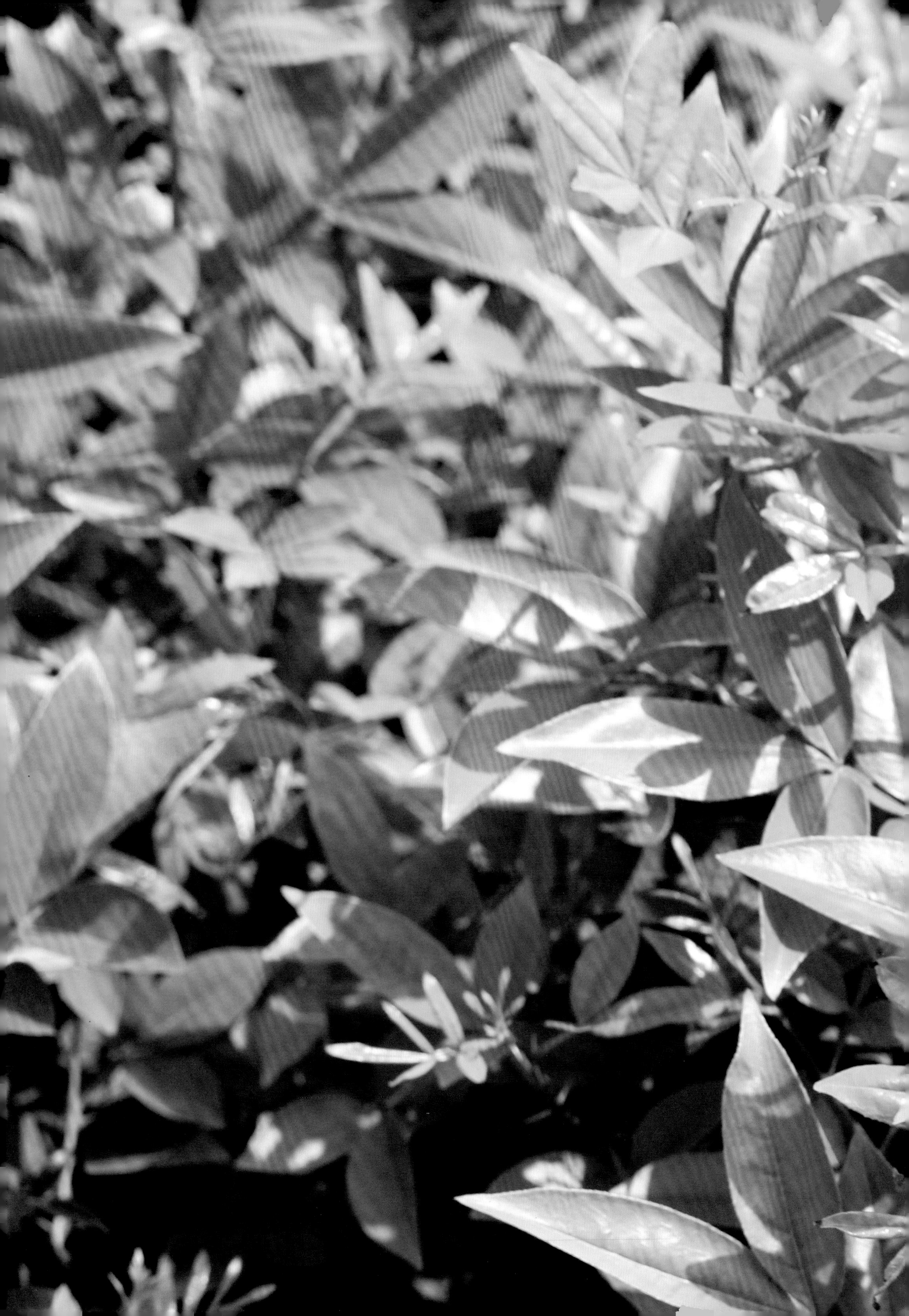

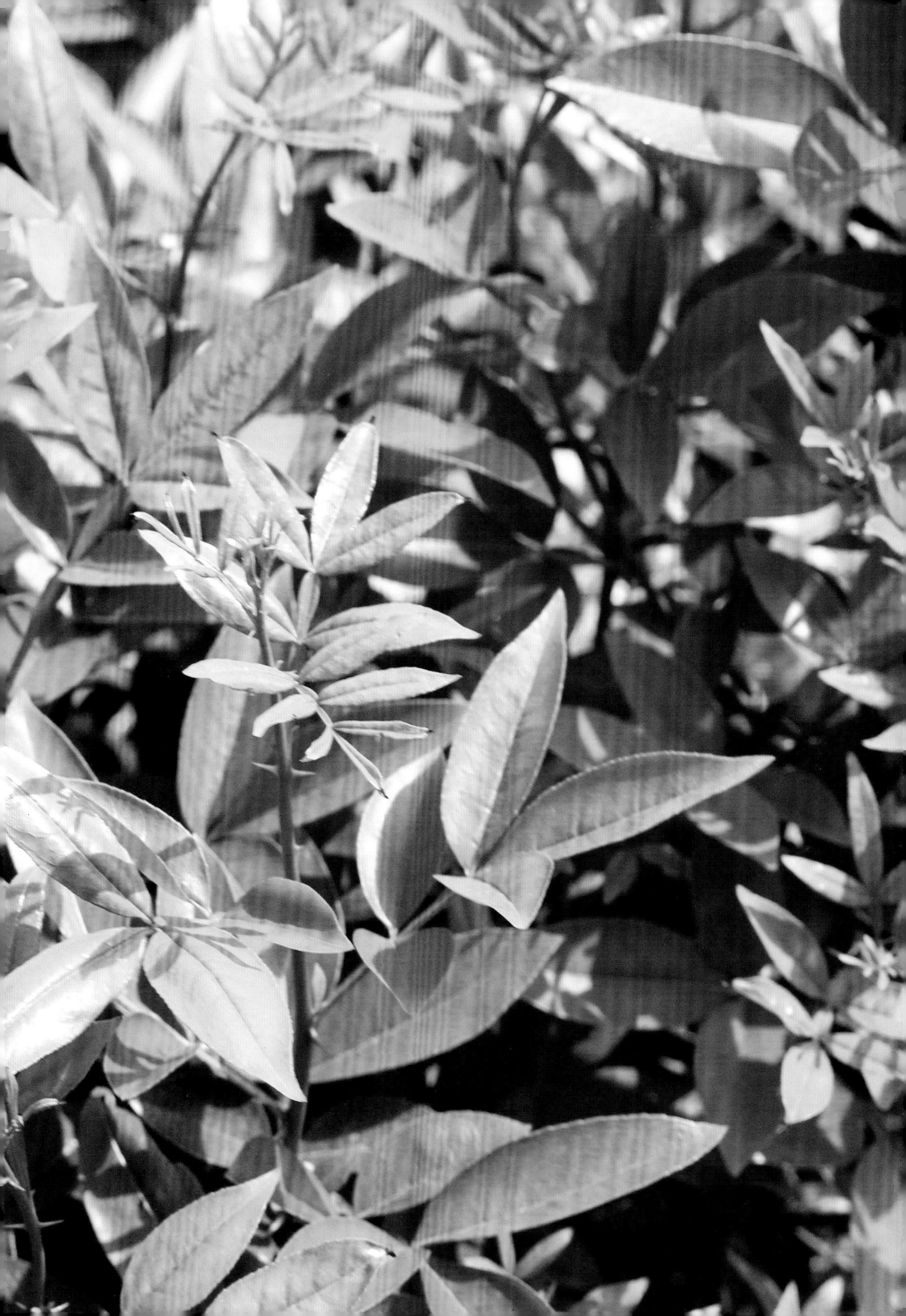

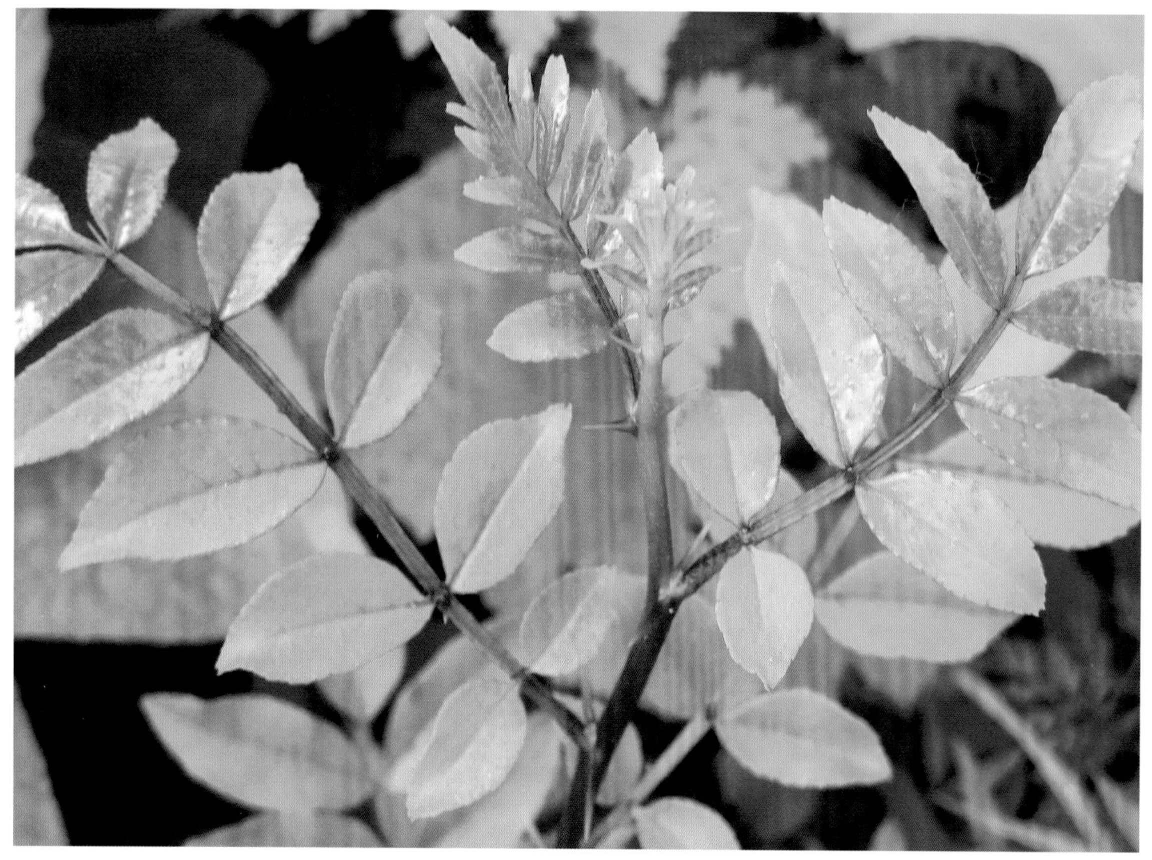

花椒

识别特征

灌木或小乔木，高 3 ~ 6 m。茎枝疏生略向上斜的皮刺，基部侧扁；嫩枝被短柔毛。叶互生；单数羽状复叶，长 8 ~ 14 cm，叶轴具狭窄的翼，小叶通常 5 ~ 9 片，对生，几乎无柄，叶片卵形、椭圆形至广卵形，长 2 ~ 5 cm，宽 1.5 ~ 3.0 cm，先端急尖；通常微凹，基部为不等的楔形，边缘钝锯齿状，齿间具腺点，下面在中脉基部有丛生的长柔毛。伞房状圆锥花序，顶生或顶生于侧枝上，花单性，雌雄异株，花轴被短柔毛；花被片 4 ~ 8，三角状披针形；雄花具雄蕊 5 ~ 7，花药矩圆形，药隔近顶端具腺点，花丝线形，退化心皮 2，先端 2 叉裂；雌花心皮通常 3 ~ 4，子房背脊上部有突出的腺点，花柱略外弯，柱头头状，子房无柄。成熟心皮通常 2 ~ 3。果实红色至紫红色，密生疣状突起的腺点。种子 1 枚，黑色，有光泽。花期3—5月，果期7—10月。

生境分布

生长于温暖湿润、土层深厚肥沃的壤土、沙壤土中。我国大部分地区有分布，但以四川产者为佳。

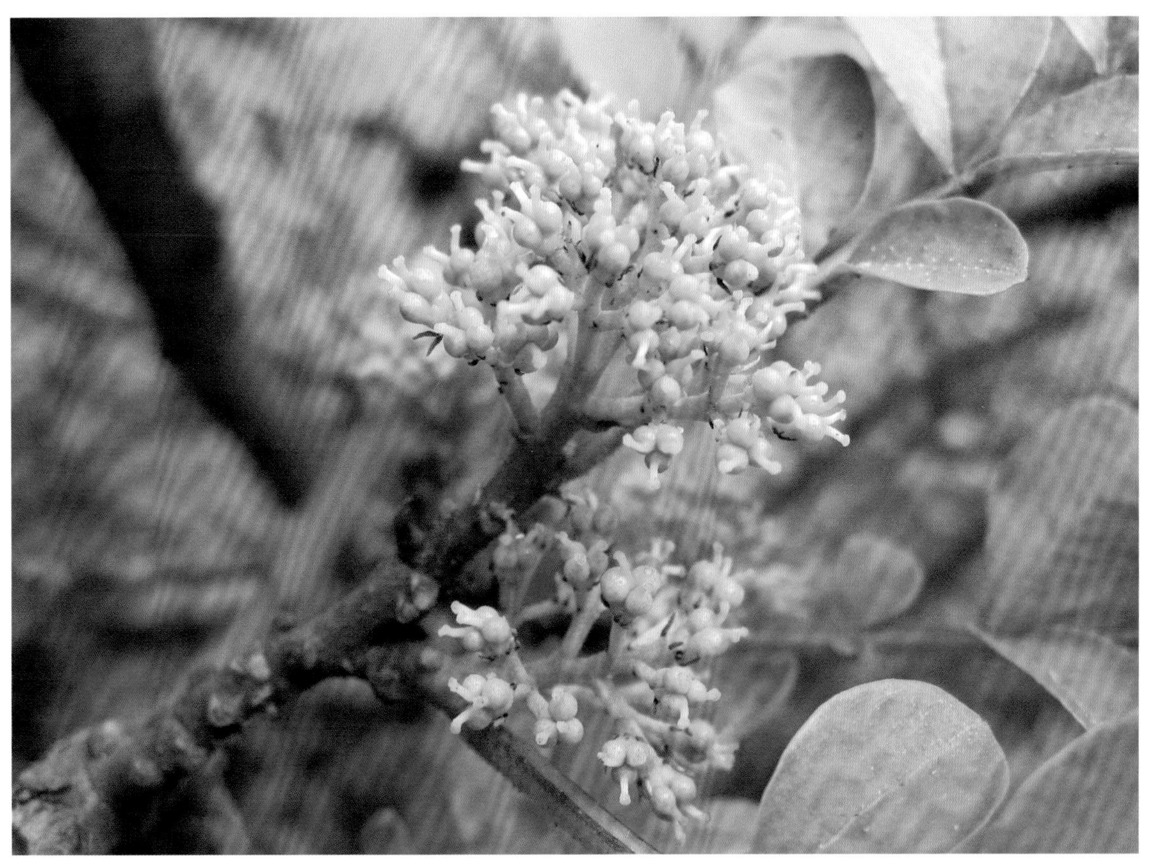

花椒

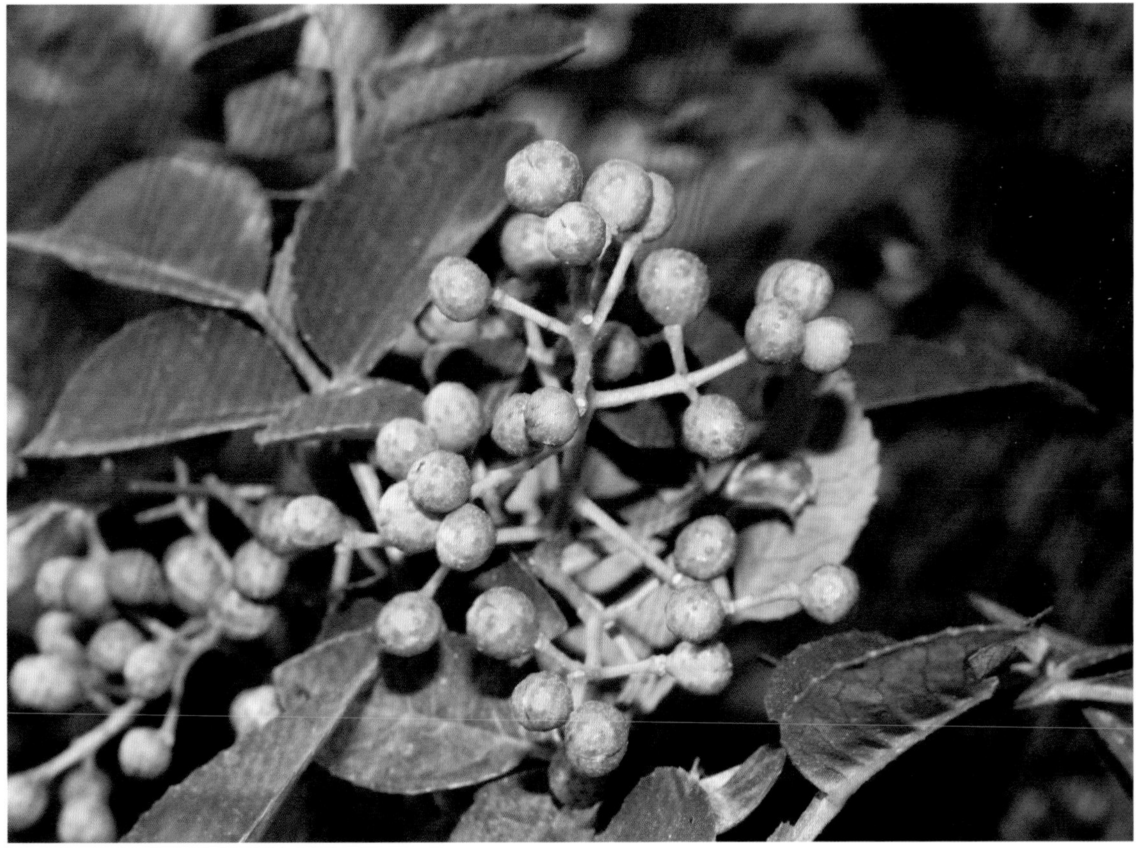

花椒

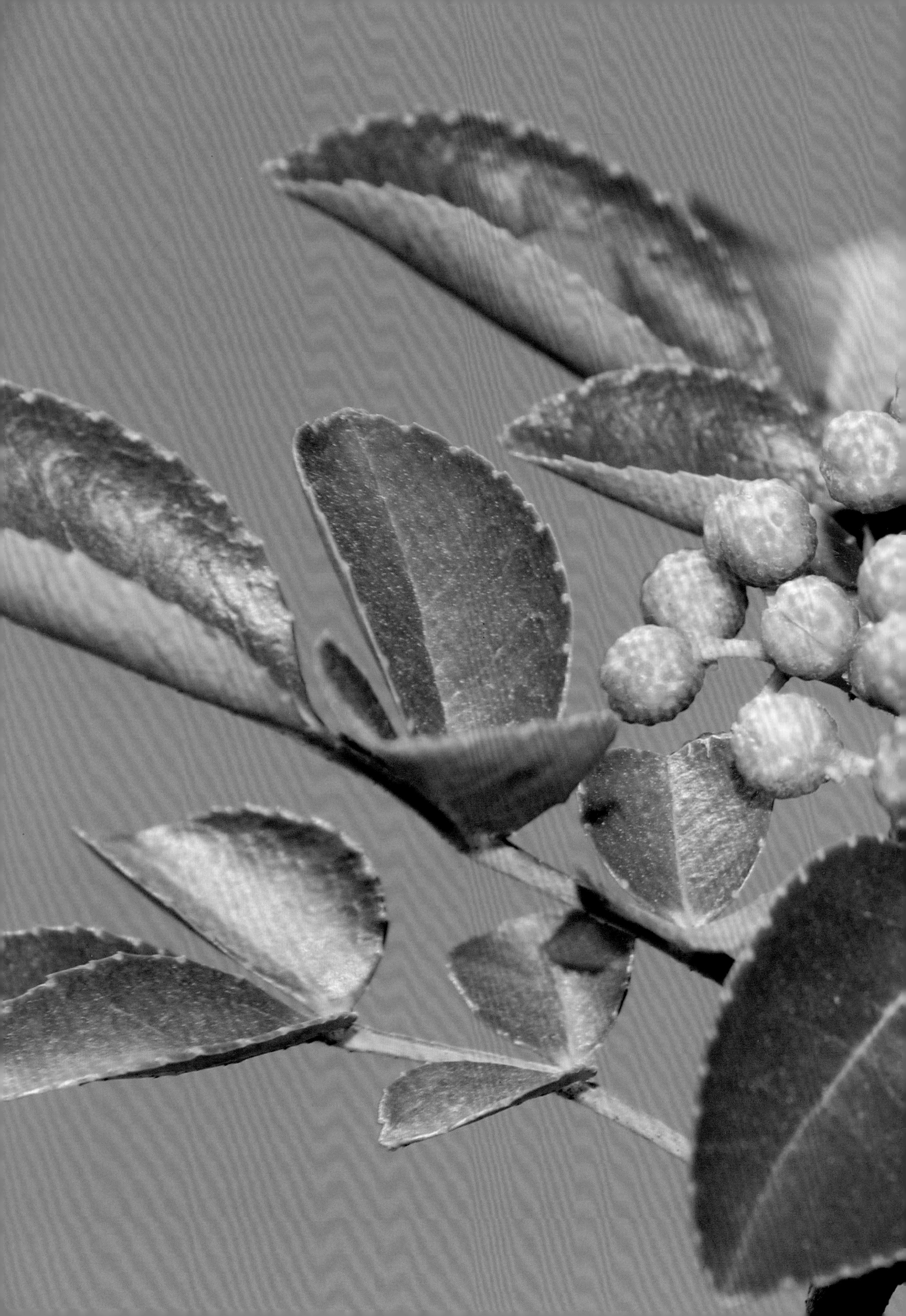

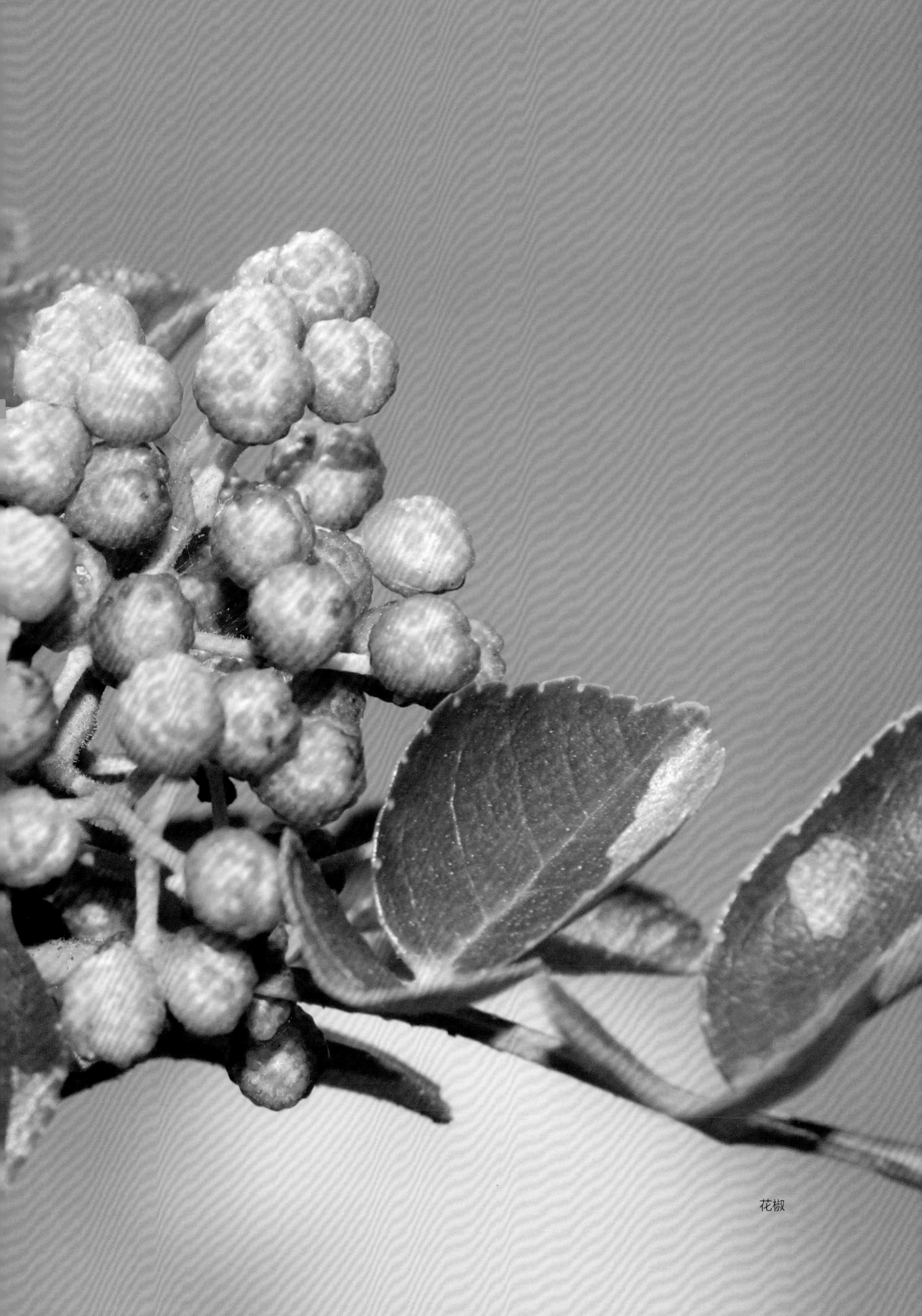

花椒

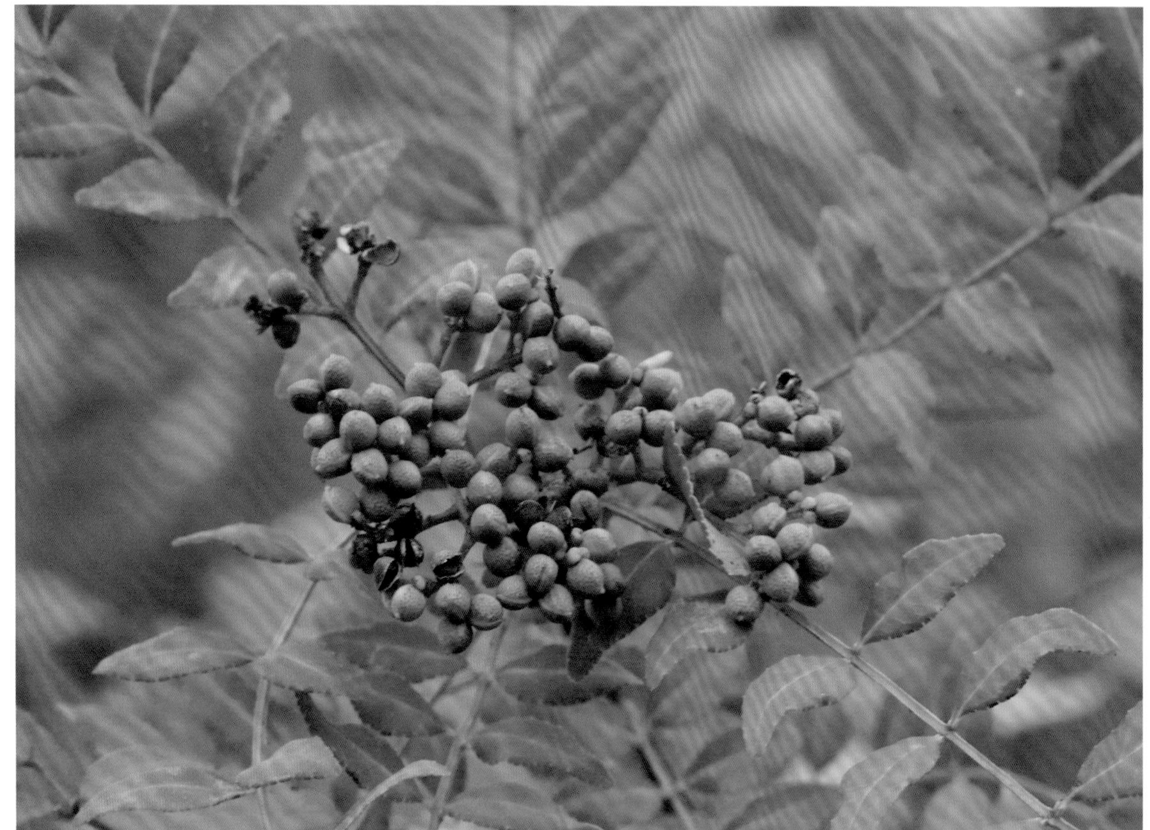

花椒

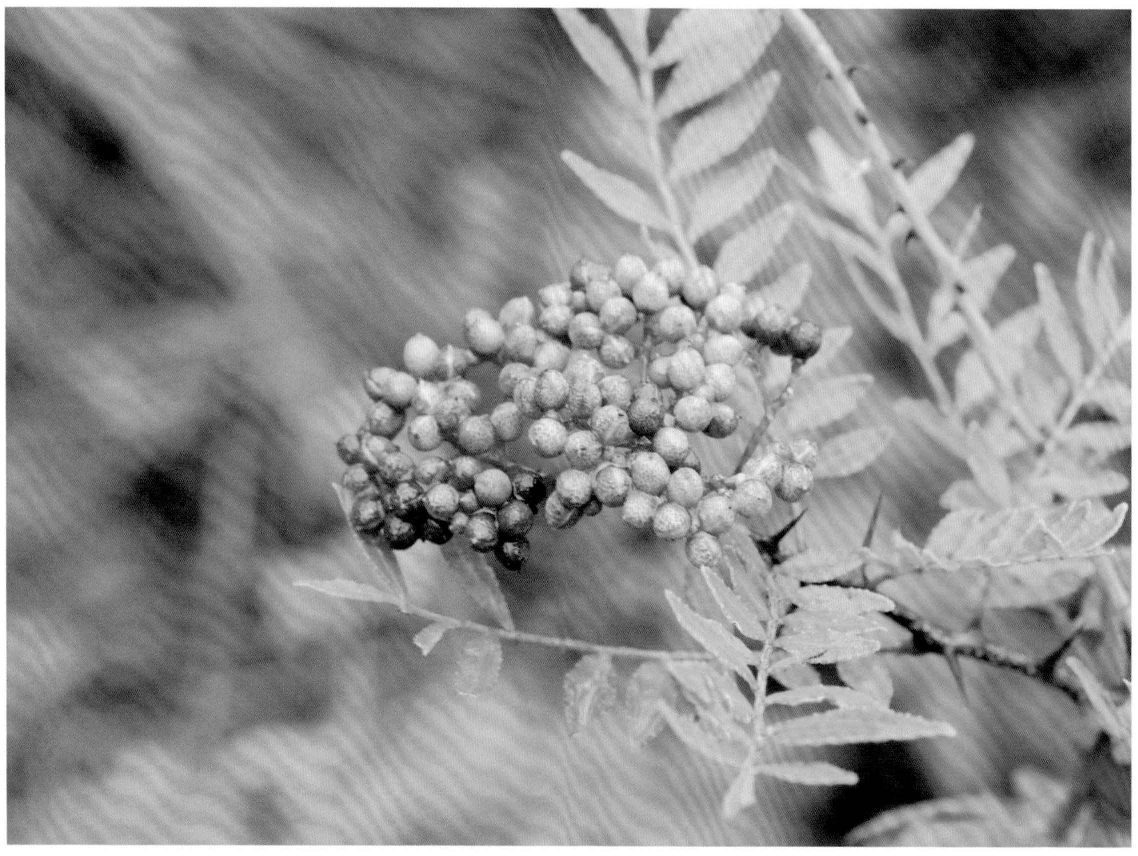

花椒

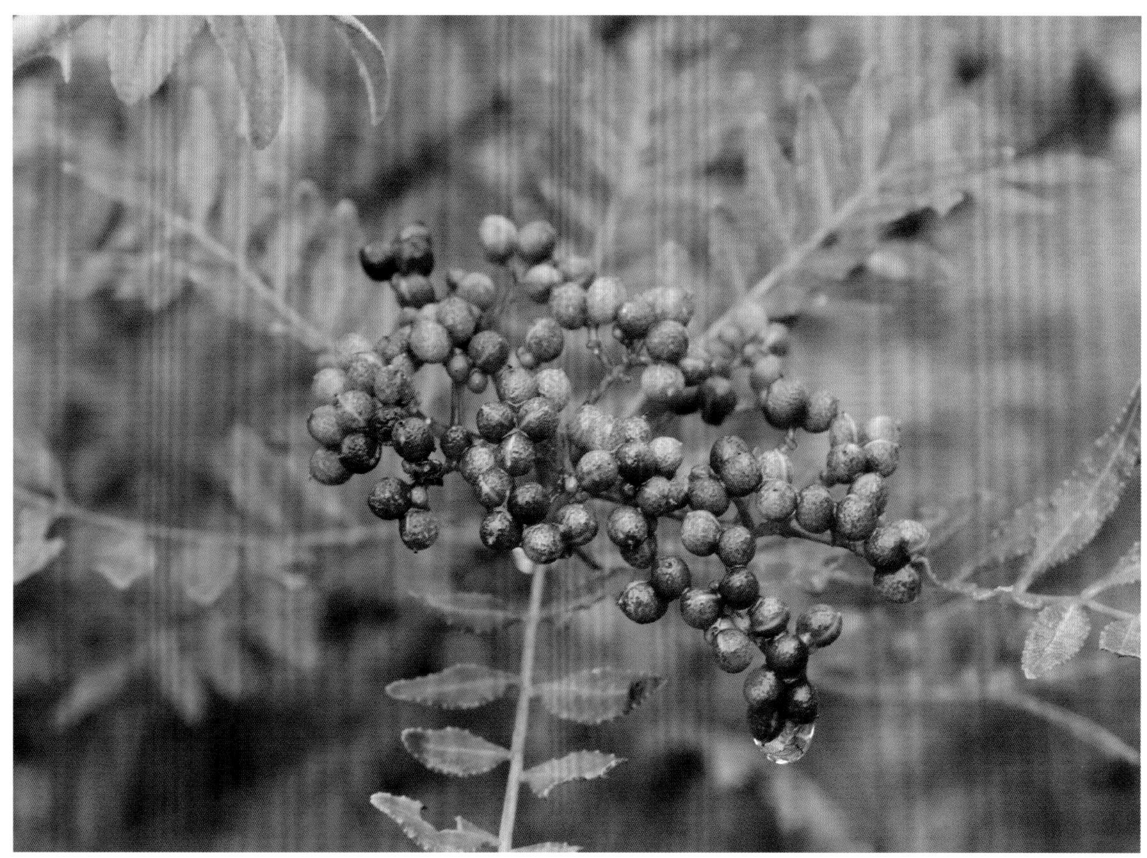

花椒

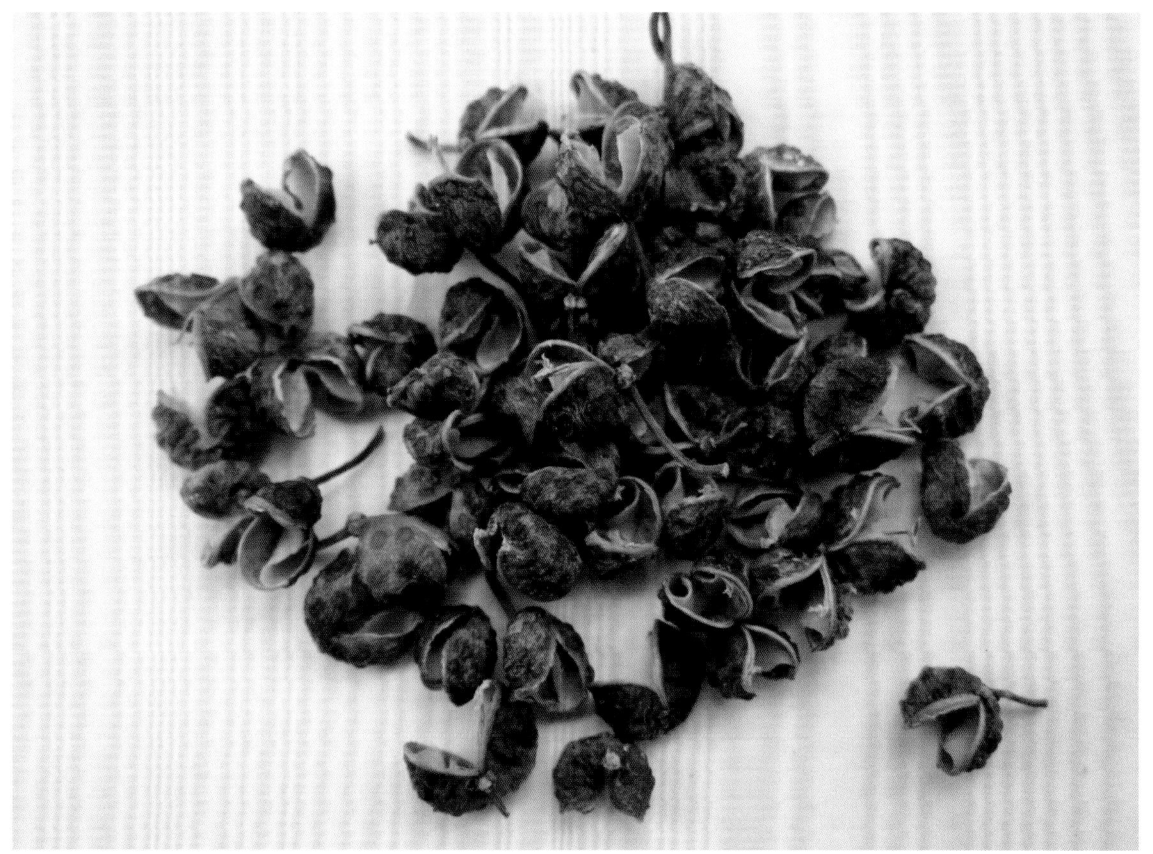

花椒

采收加工

秋季采收成熟果实，晒干，除去种子及杂质。

药材鉴别

本品呈卵圆形或类球形。表面黑色有光泽。种皮质坚硬，剥离后，可见乳白色的胚乳及子叶。气香，味辣。

功效主治

温中止痛，杀虫，止痒。本品辛温燥散，能温中散寒、止痛，兼能燥湿杀虫、止痒，故有此效。

药理作用

本品所含牻牛儿醇小剂量能增强肠蠕动，大剂量能抑制蠕动。对多种致病菌及某些皮肤真菌有抑制作用，对猪蛔虫有杀灭作用。有局部麻醉止痛作用。还有降血压、降血脂的作用。

用法用量

内服：3 ~ 10 g，煎服。外用：适量。

民族药方

1．止痛　花椒果皮制成 50% 的注射液。痛时肌内注射或穴位注射，每次 2 ml。

2．拔牙麻醉　花椒挥发油（提取挥发油配以苯甲醇及 60% 乙醇溶液）。涂于患牙四周 3 ~ 5 分钟，待痛感消失，即可行拔牙术。

3．回乳　花椒 6 ~ 15 g。加水 400 ~ 500 ml，浸泡后煎煮浓缩成 250 ml，然后加入红糖（白糖效果不佳）30 ~ 60 g，于断奶当日趁热 1 次服下，每日 1 次，1 ~ 3 次即可回乳。

4．血吸虫病　花椒适量。炒研成粉装胶囊，成人每日 5 g，分 3 次服，20 ~ 25 日为 1 个疗程。

5．蛔虫性肠梗阻　麻油 125 ml 加热后，将花椒 9 ~ 30 g（去椒目）倒入油锅煎至焦黄色，再将花椒滤去，待麻椒油微温时 1 次顿服或 2 ~ 3 小时内服下。

6．蛲虫病　花椒 30 g。加水 1000 ml，煮沸 40 ~ 50 分钟，过滤。取微温滤液 25 ~ 30 ml，行保留灌肠，每日 1 次，连续 3 ~ 4 次。

7．皮肤瘙痒　花椒 15 g，艾叶 50 g，地肤子、白鲜皮各 25 g。水煎熏洗。

8．胆道蛔虫病　花椒 20 粒，食醋 10 g，糖少许。煎煮后去花椒，1 次服用。

9．风湿性关节炎　花椒 50 g，辣椒 20 个。先将花椒煎水，水沸后放入辣椒煮软，取出撕开，贴患处，再用水热敷。

10．解狗、蛇、昆虫之毒　花椒、草木樨、豆蔻、甘草、木香、黄连各 3 g。制成散剂，温开水送服，每次 1.5 ~ 3.0 g，每日 2 ~ 3 次。

11．口腔溃疡　花椒、硇砂（制）、斑蝥（制）各 3 g，通经草、螃蟹各 1.5 g，食龟禽（鸥、鸬鹚、白腹雁）翎灰各 1.5 g。制成水丸，含服，每次 1.5 ~ 3.0 g，每日 2 ~ 3 次。

使用注意

阴虚火旺者与孕妇忌用。

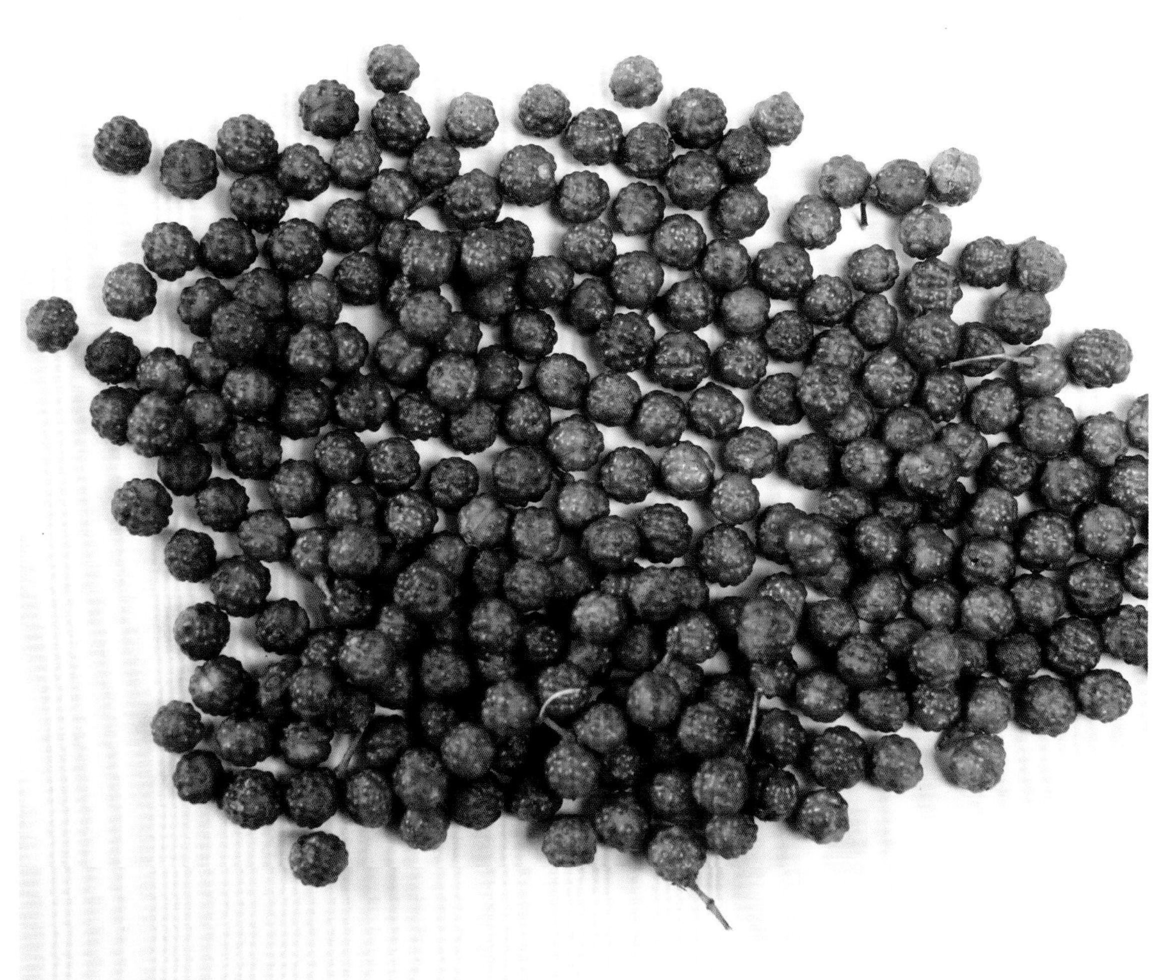

花椒药材

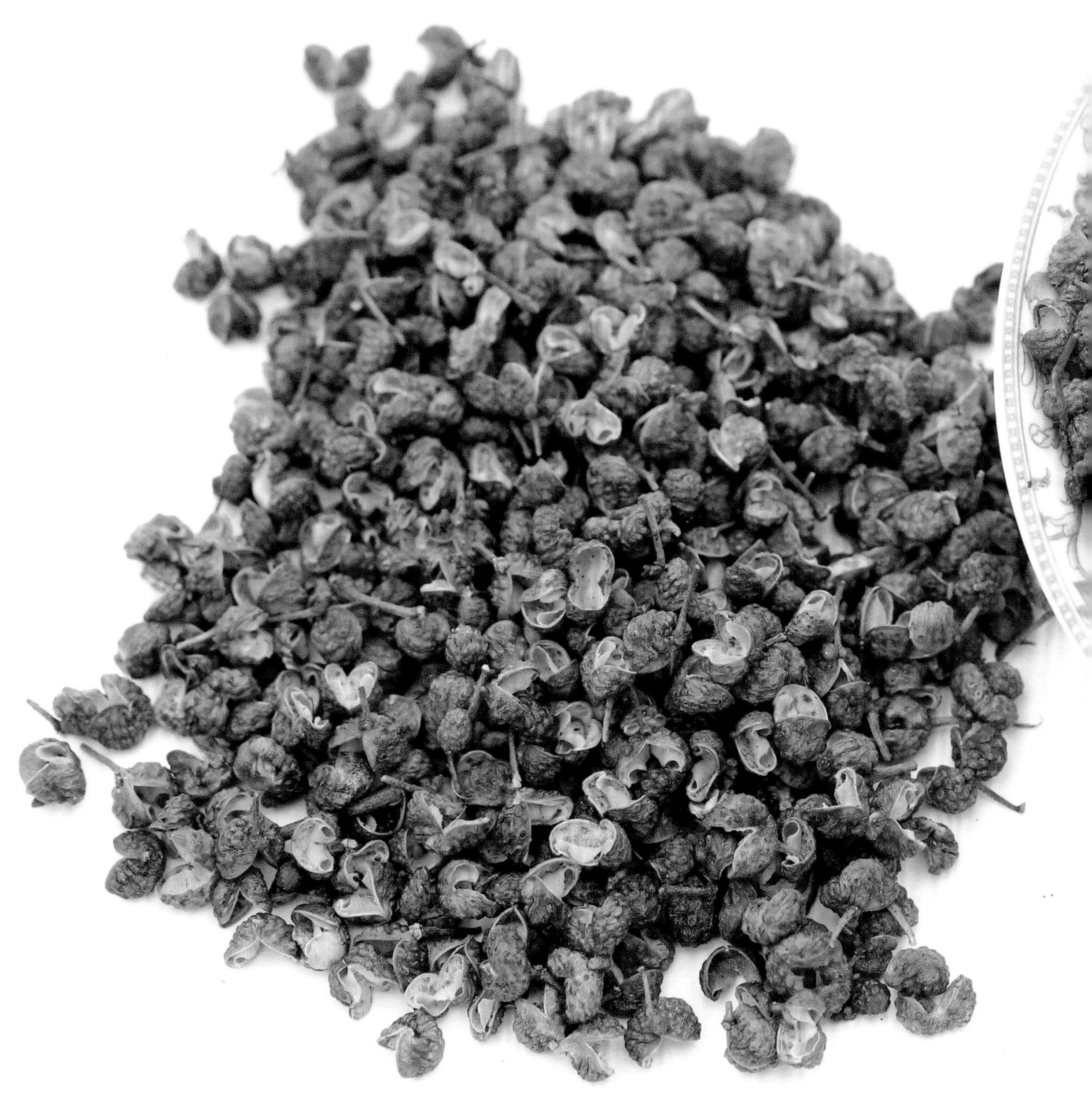

花椒

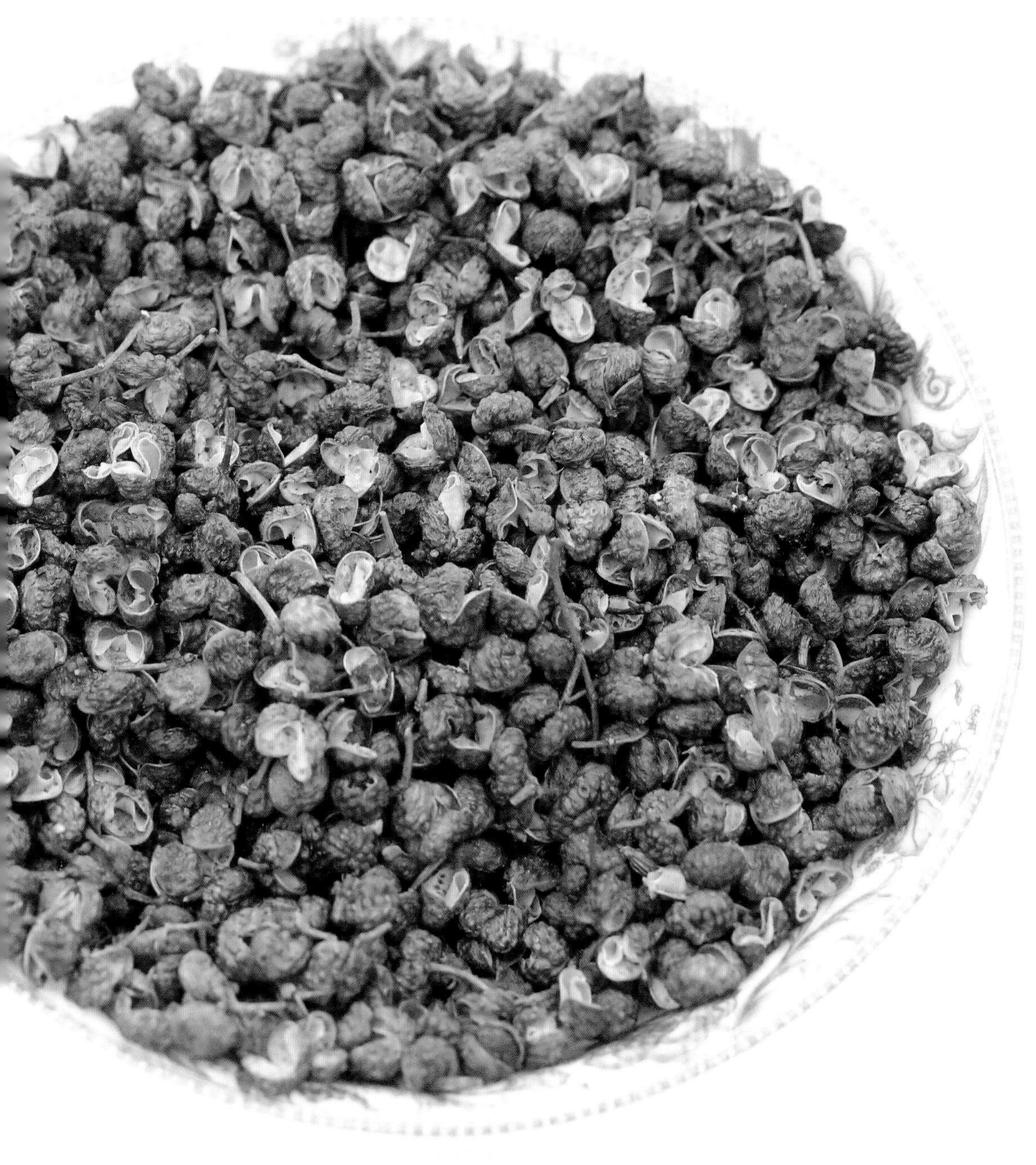

花椒饮片

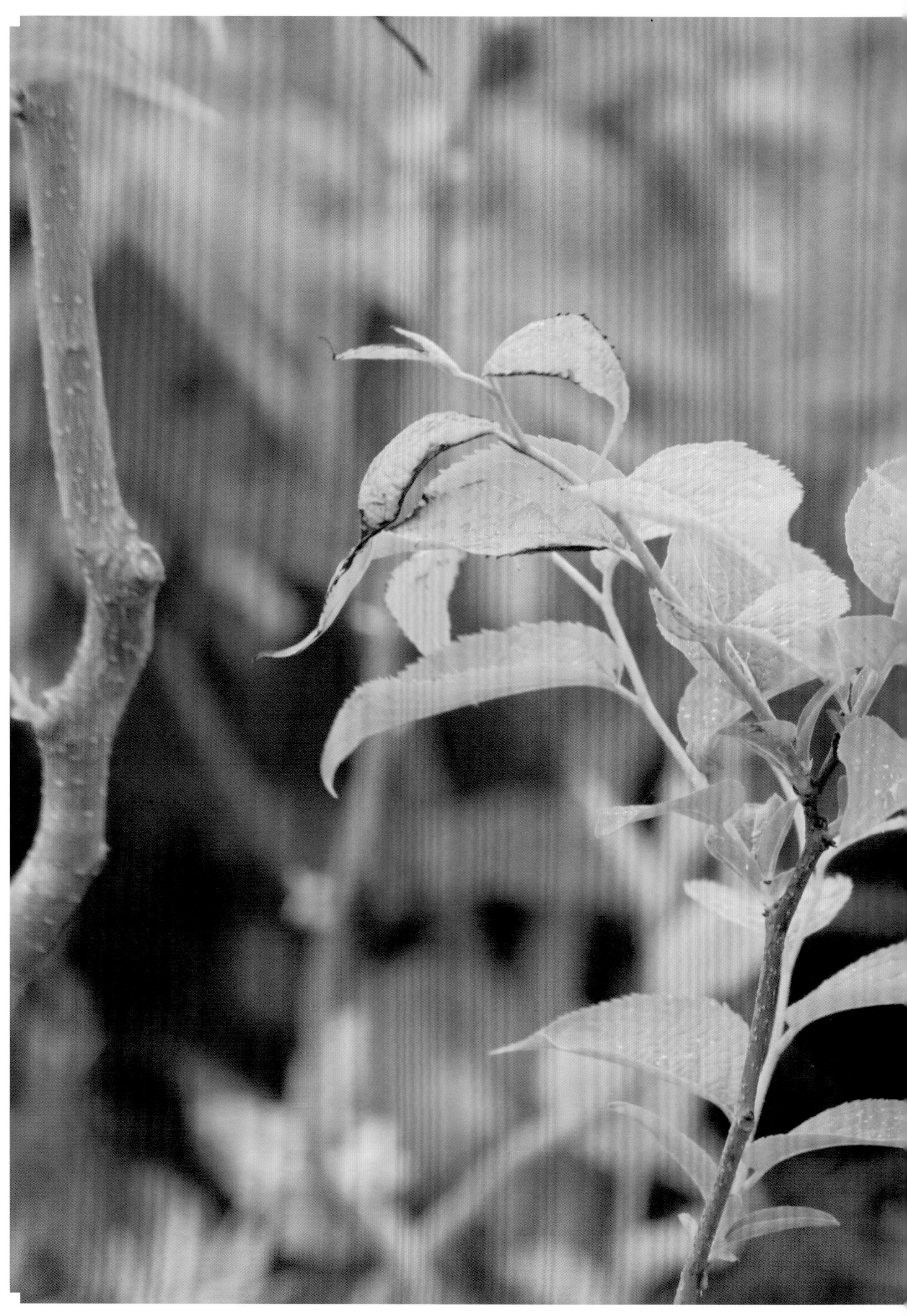

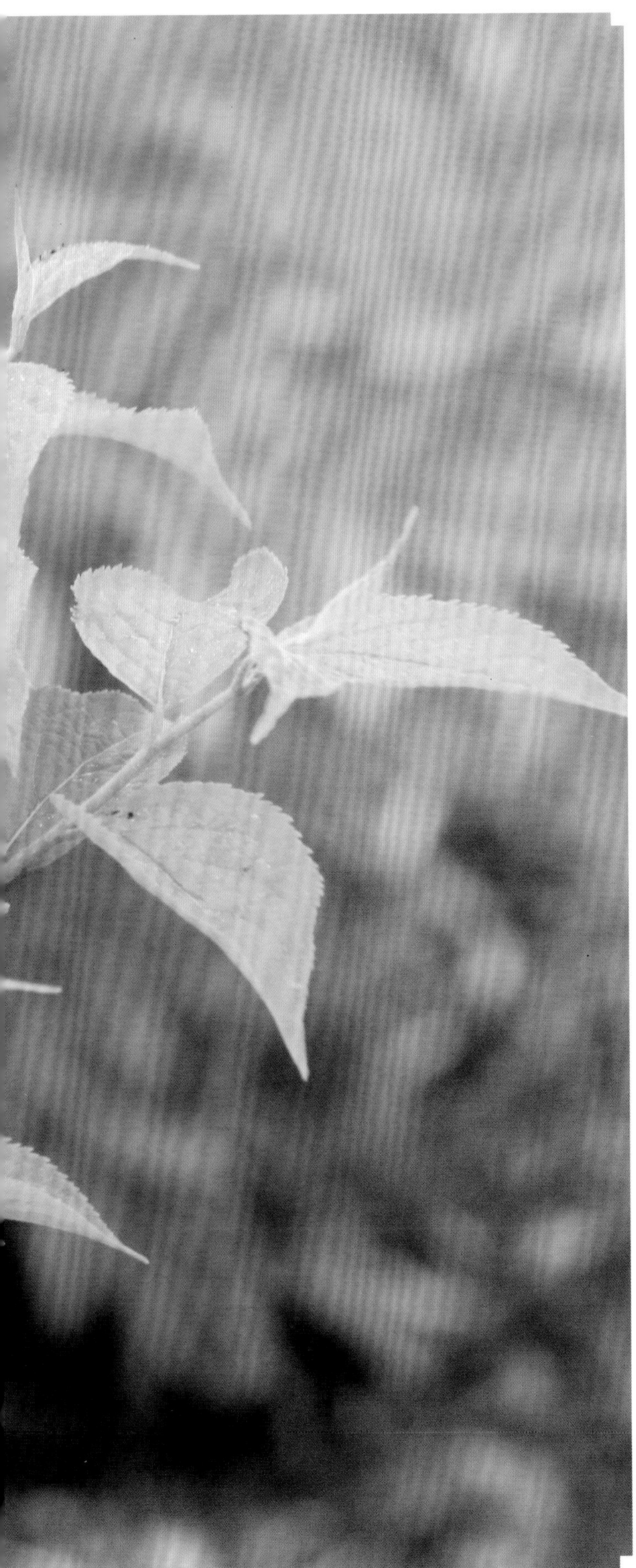

杜仲

【蒙药名】曹门。

【别　名】曹木兴、玉丝皮、丝连皮、丝棉皮。

【来　源】本品为杜仲科植物杜仲 *Eucommaia ulmoides* Oliv. 的树皮。

【性味归经】味甘，性热。归冷经。

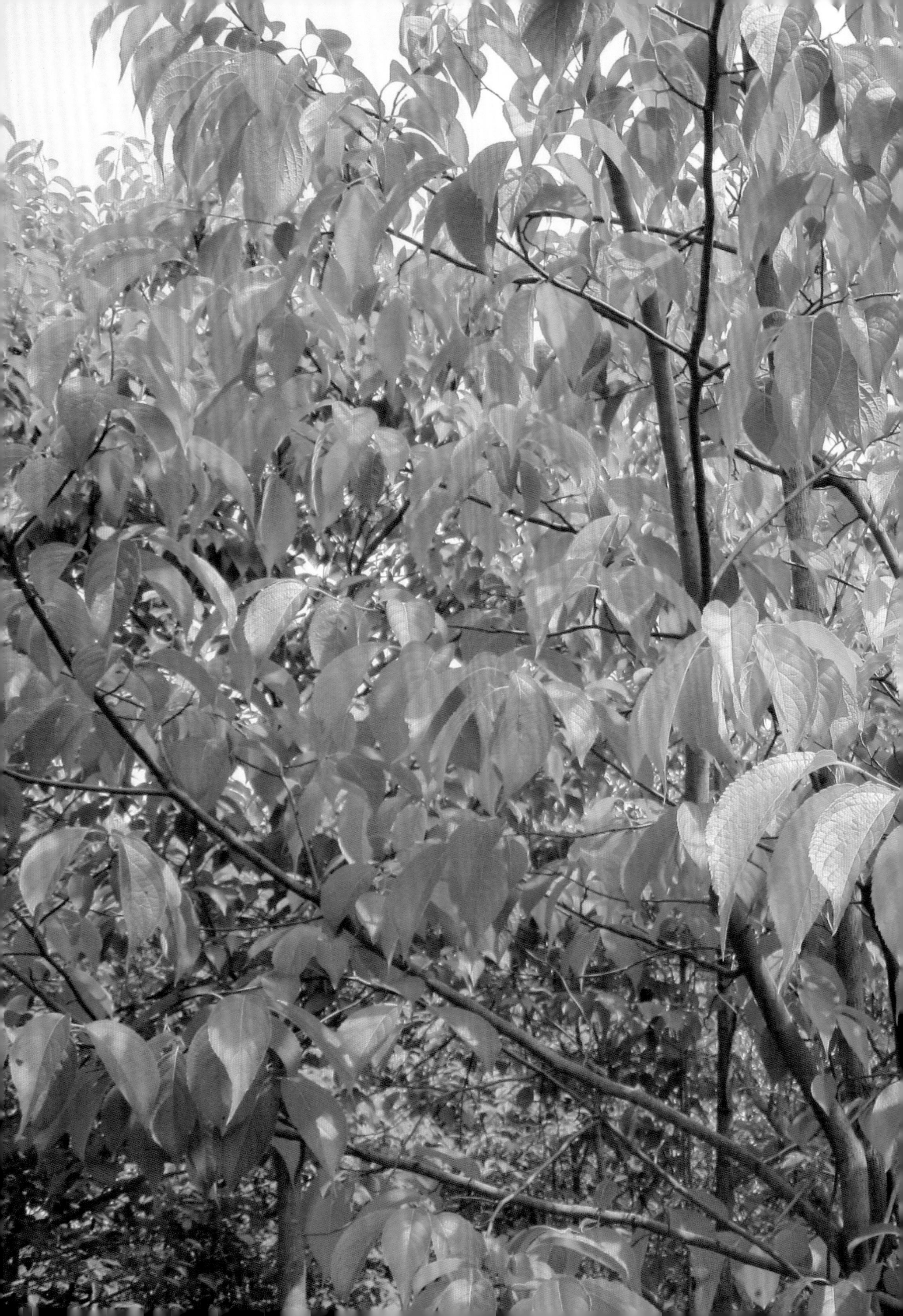

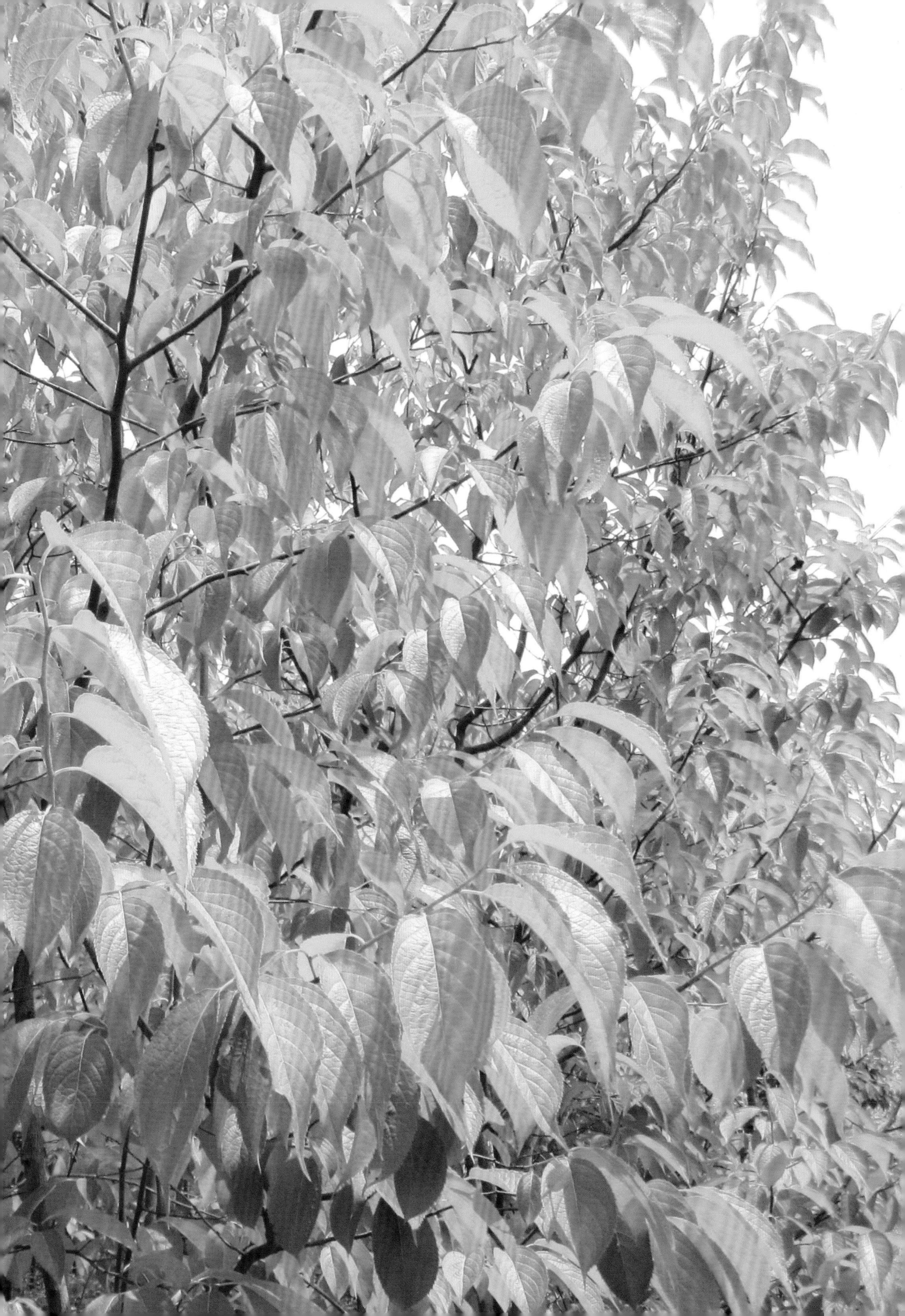

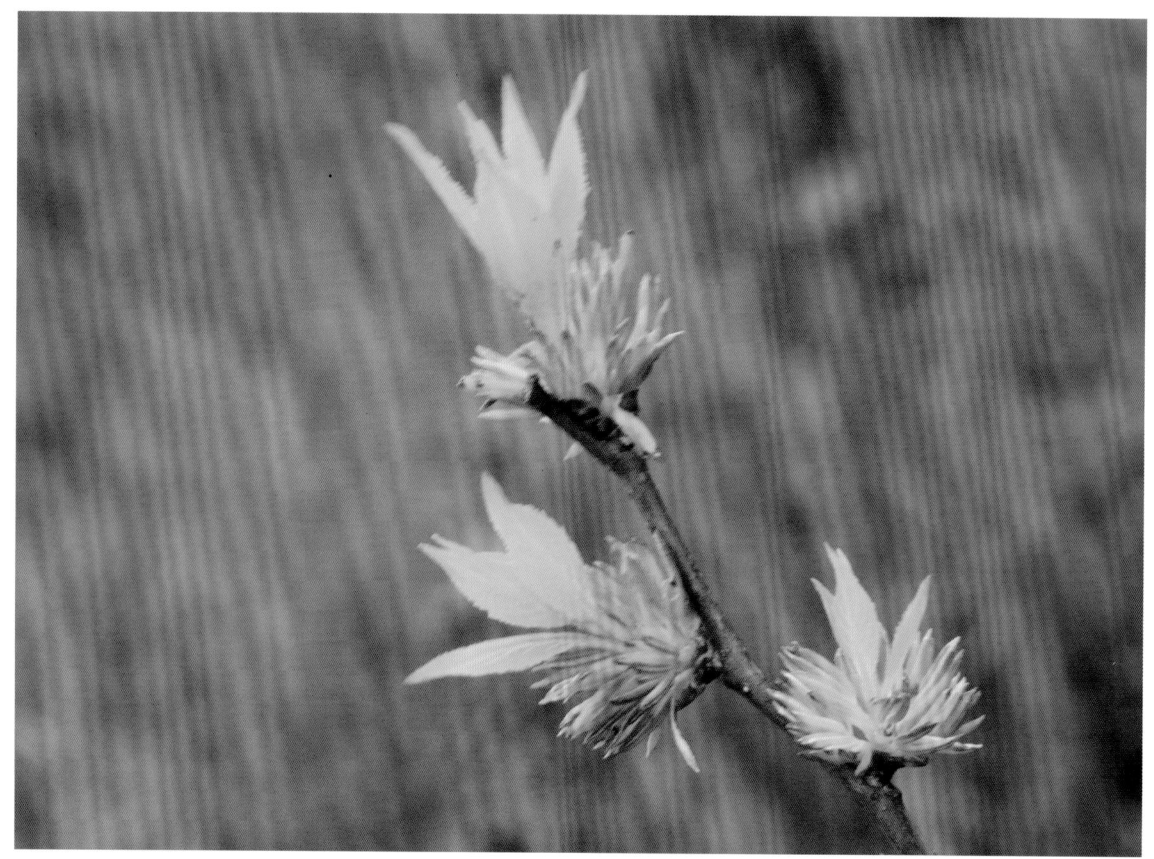

杜仲

识别特征

落叶乔木，高达 20 m，树皮灰色，折断有银白丝。幼枝有黄褐色毛，后变无毛，老枝有皮孔。单叶互生；叶柄长 1 ~ 2 cm，上面有槽，被散生长毛；叶椭圆形，长 7 ~ 15 cm，宽 4 ~ 6 cm，先端渐尖，基部楔形，边缘有锯齿，下面脉上有毛；侧脉 6 ~ 9 对。花单性，雌雄异株，花生于当年枝基部，雄花无花被，花梗无毛；雄蕊长约 1 cm，无毛，无退化雌蕊；雄花单生，花梗长约 8 mm，子房 1 室，先端 2 裂，子房柄极短。翅果扁平，长椭圆形，先端 2 裂，基部楔形，周围具薄翅；坚果位于中央，与果梗相接处有关节。早春开花，秋后果实成熟。

生境分布

生长于海拔 300 ~ 1500 m 的低山、谷地或疏林中。分布于贵州、陕西、甘肃、浙江、河南、湖北、四川、云南等省区。现各地广泛栽种。

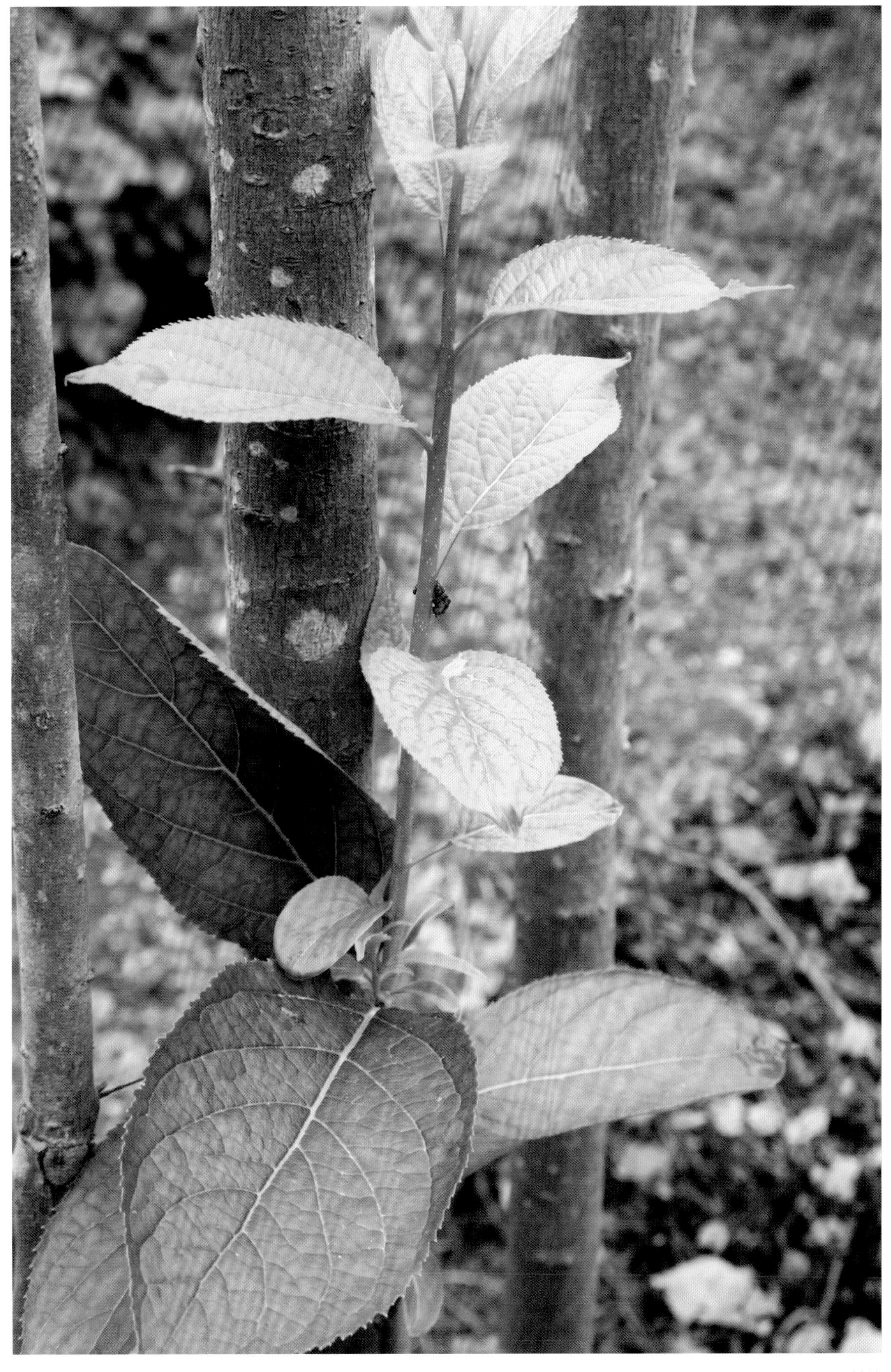

杜仲

杜仲

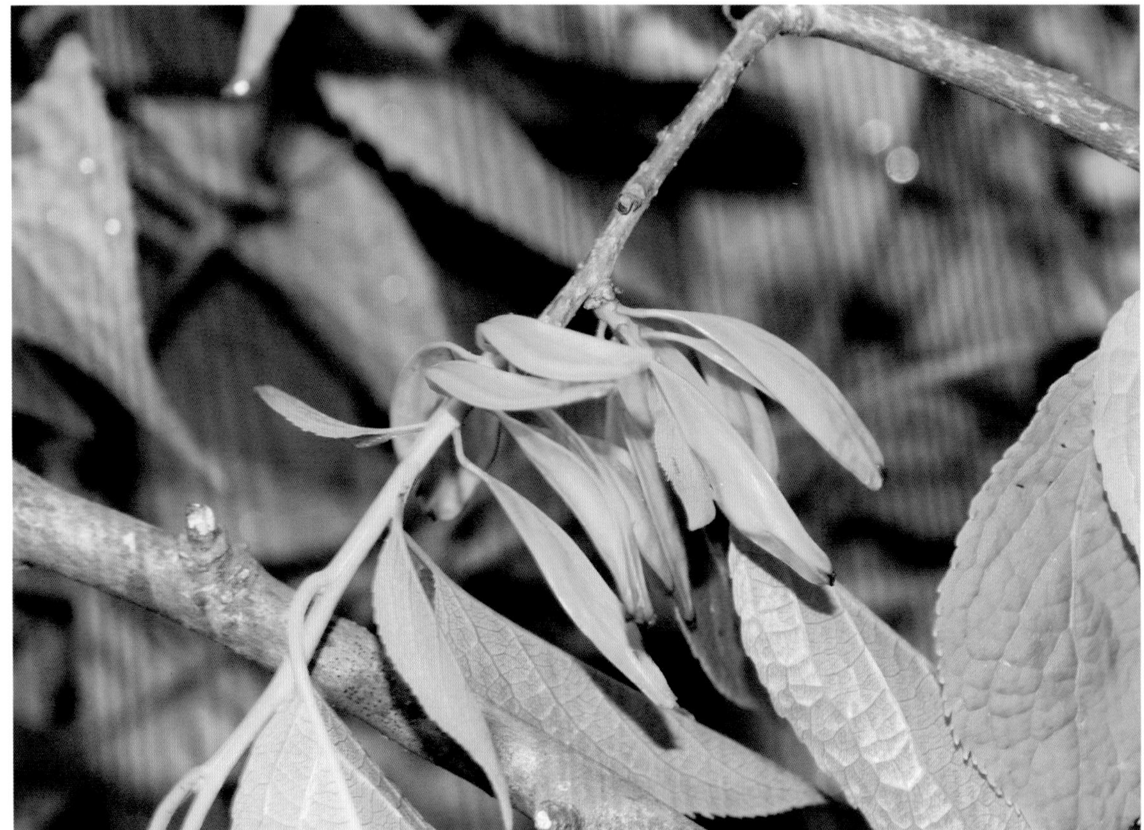

杜仲

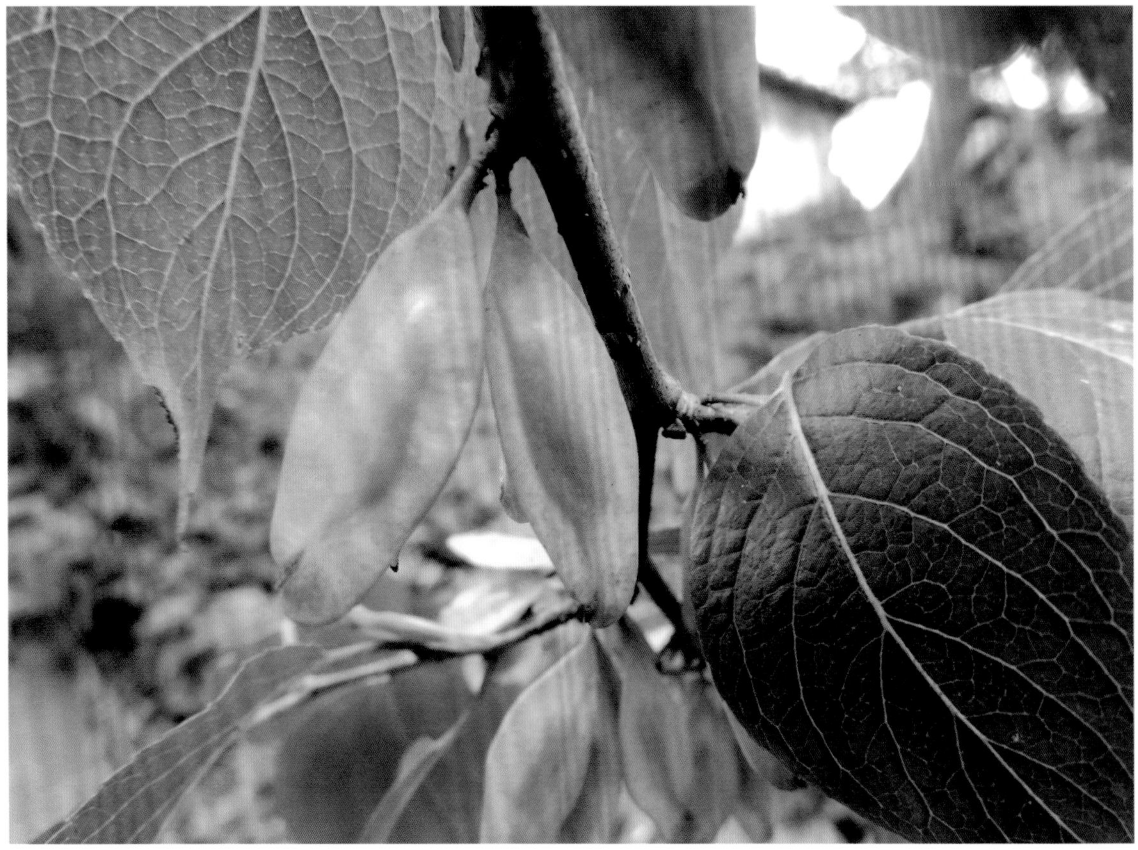

杜仲

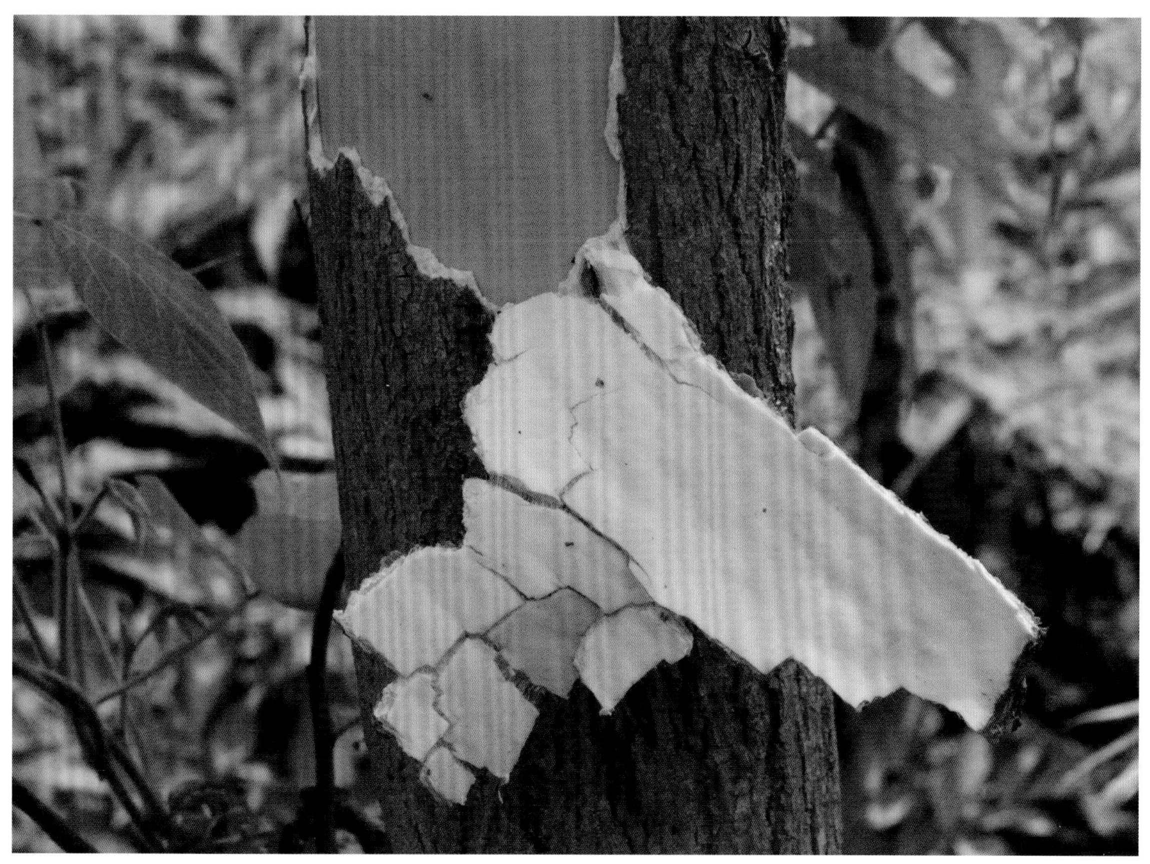

杜仲

药材鉴别

树皮呈扁平的板块状、卷筒状，或两边稍向内卷的块片，大小不一，厚2～7 mm。外表面淡灰棕色或灰褐色，平坦或粗糙，有明显的纵皱纹和不规则的纵裂槽纹，未刮去粗皮者有斜方形、横裂皮孔，有时还可见淡灰色地衣斑。内表面暗紫褐色或红褐色，光滑。质脆，易折断，折断面粗糙，有细密银白色并富弹性的橡胶丝相连。以皮厚而大、粗皮刮净、内表面色暗紫、断面银白色橡胶丝多者为佳。

功效主治

补肝肾，强筋骨。主治腰痛、头晕、胎动不安。

用法用量

内服：煎汤，6～15 g；或浸酒；或入丸、散。

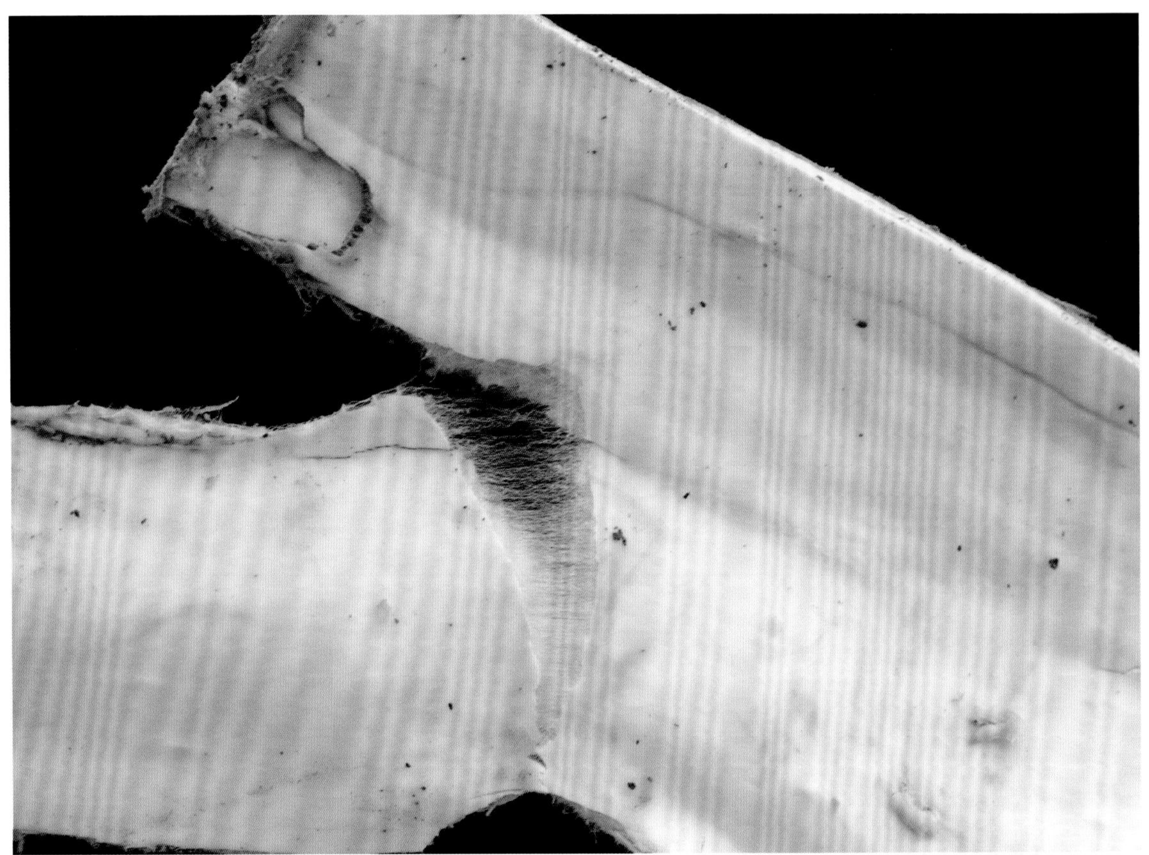

杜仲药材

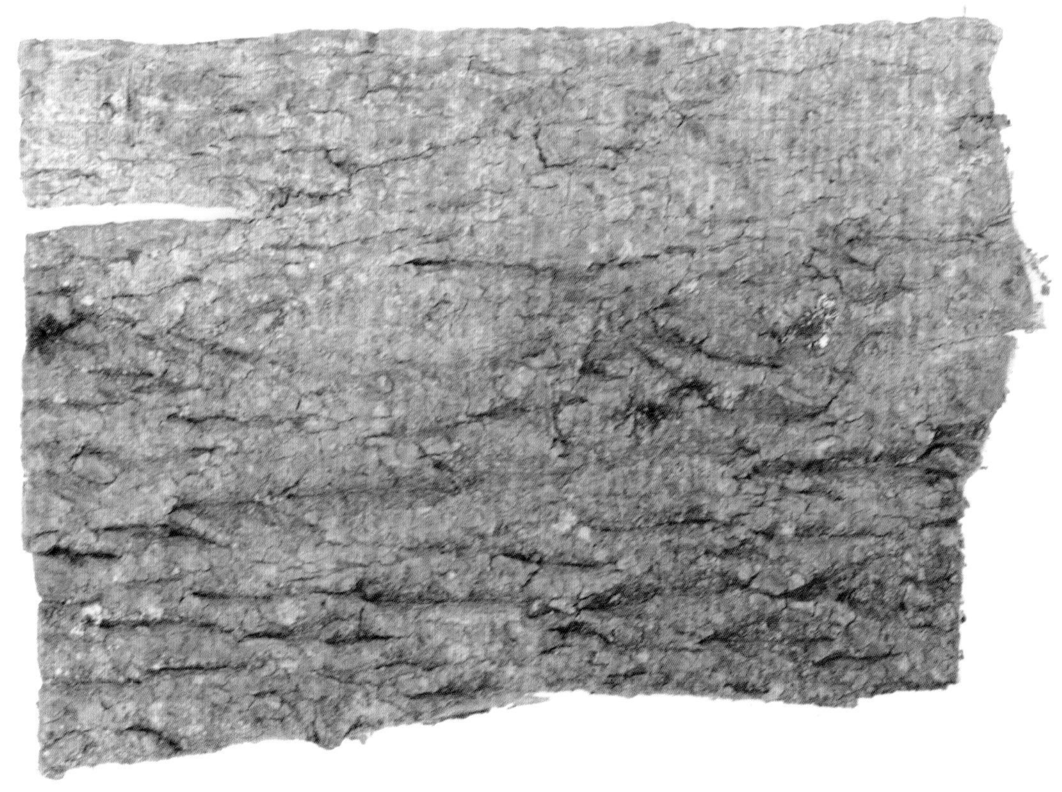

杜仲药材

民族药方

1．头晕目眩　杜仲60 g，芭蕉根30 g。煨水服。

2．虚劳腰痛　杜仲30 g。研末，蒸羊肾2个服。

3．胎动不安　杜仲、黄芩各15 g，艾叶12 g，花粉6 g，川芎3 g。煨水服。

4．各类骨折　杜仲、石决明（制）、赤石脂（制）、赭石（制）、炉甘石（制）、寒水石（制）各等份。制成散剂，白酒或温开水送服，每次1.5～3.0 g，每日1～2次。

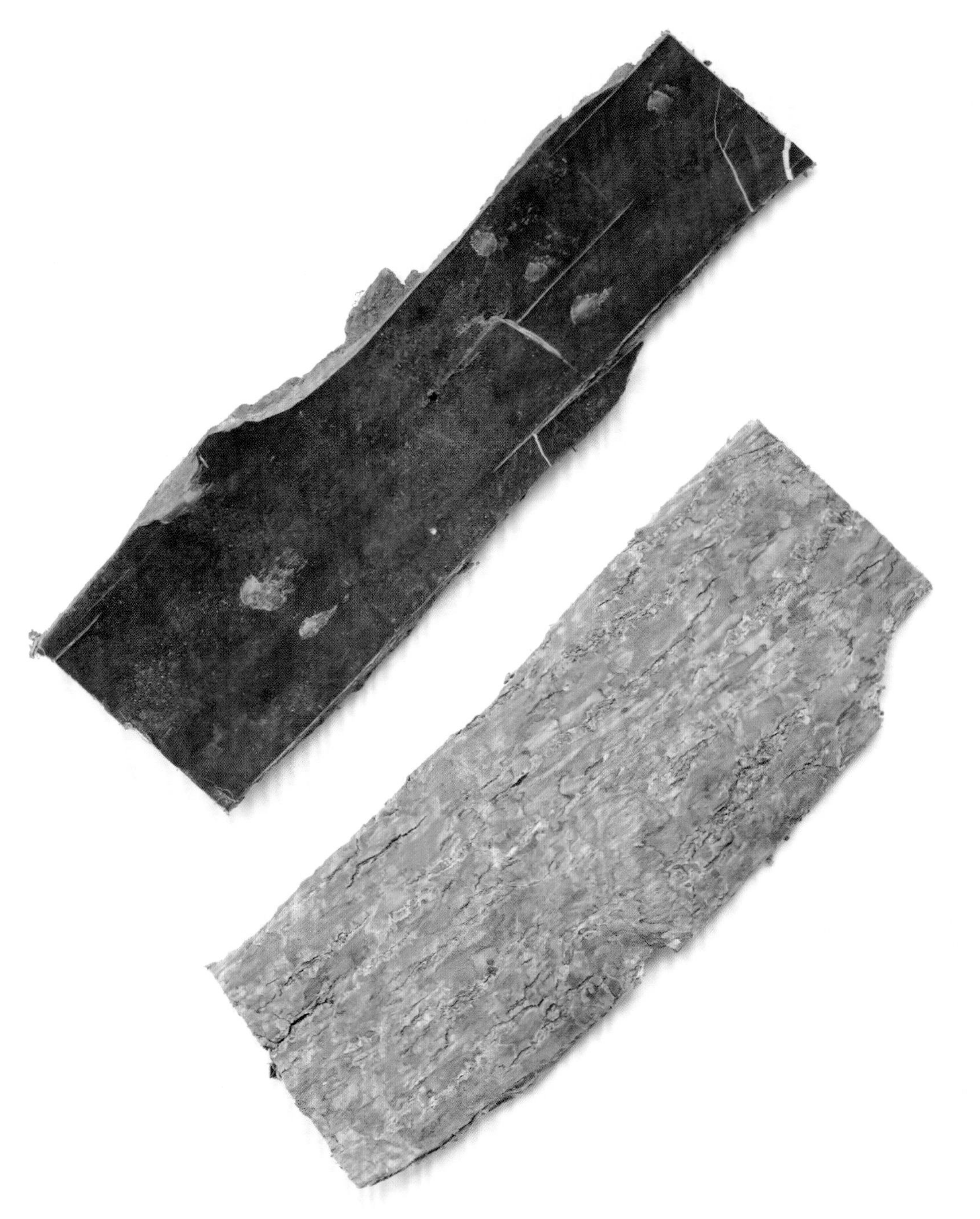

杜仲药材

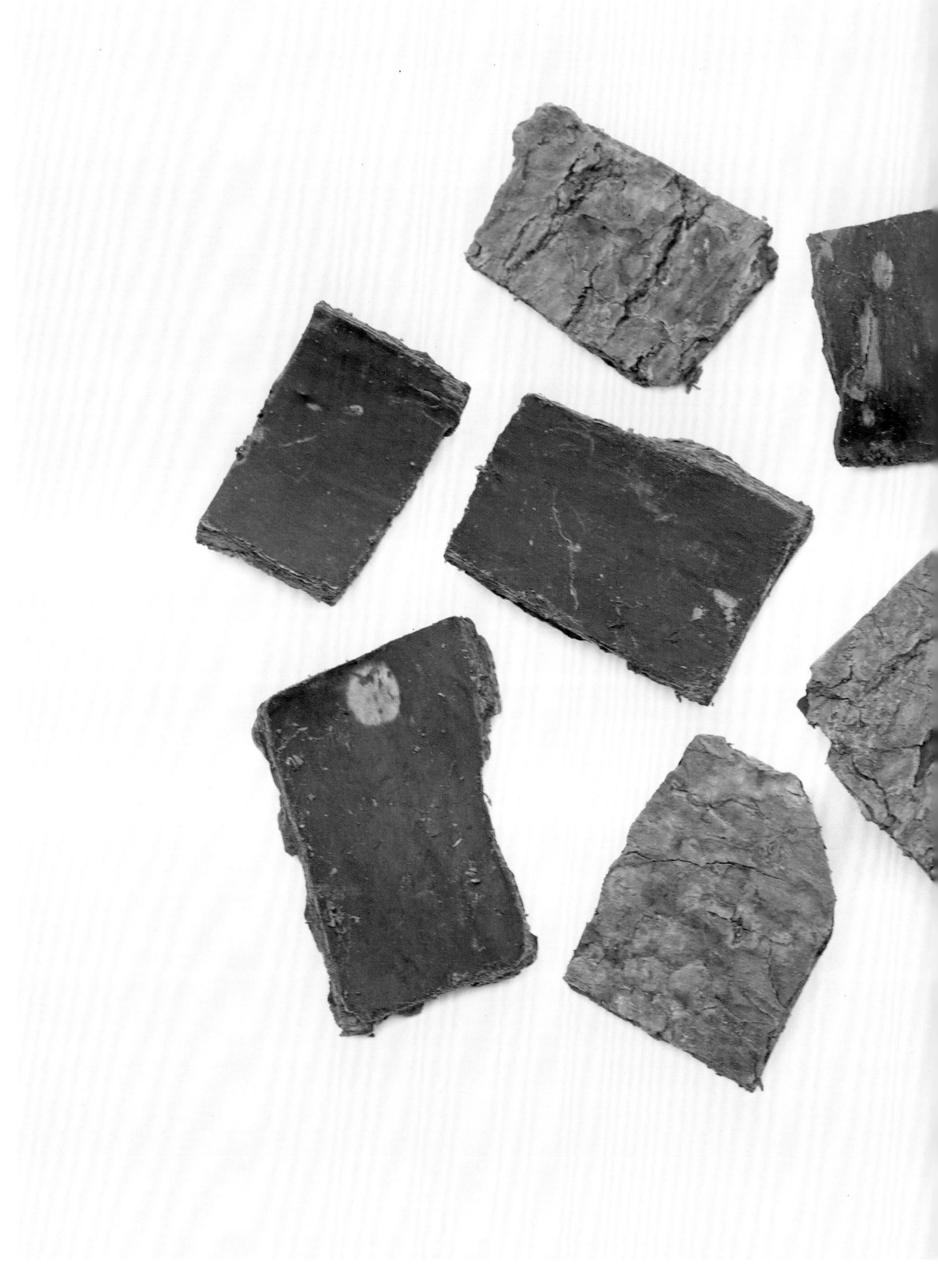

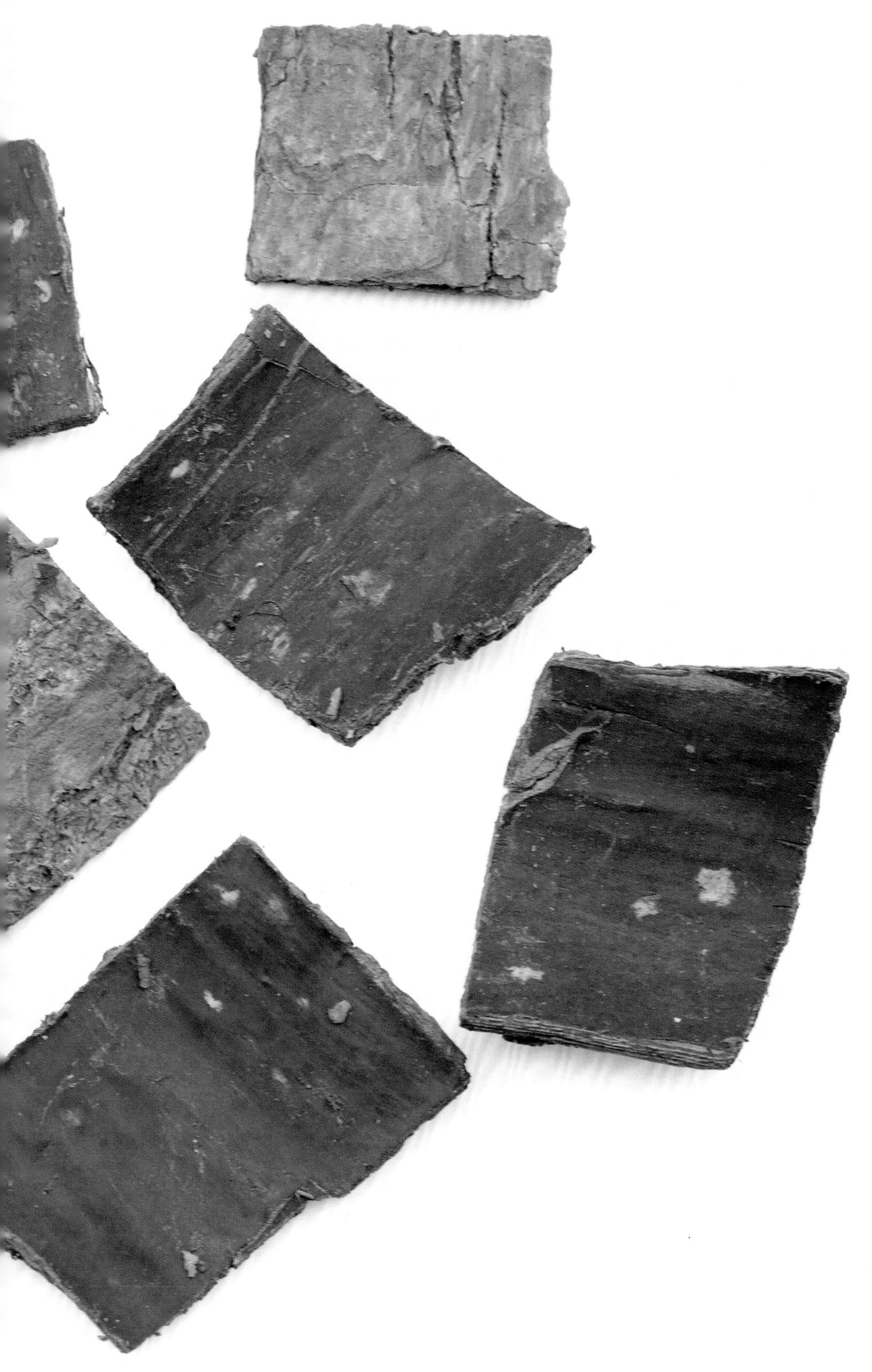

杜仲饮片

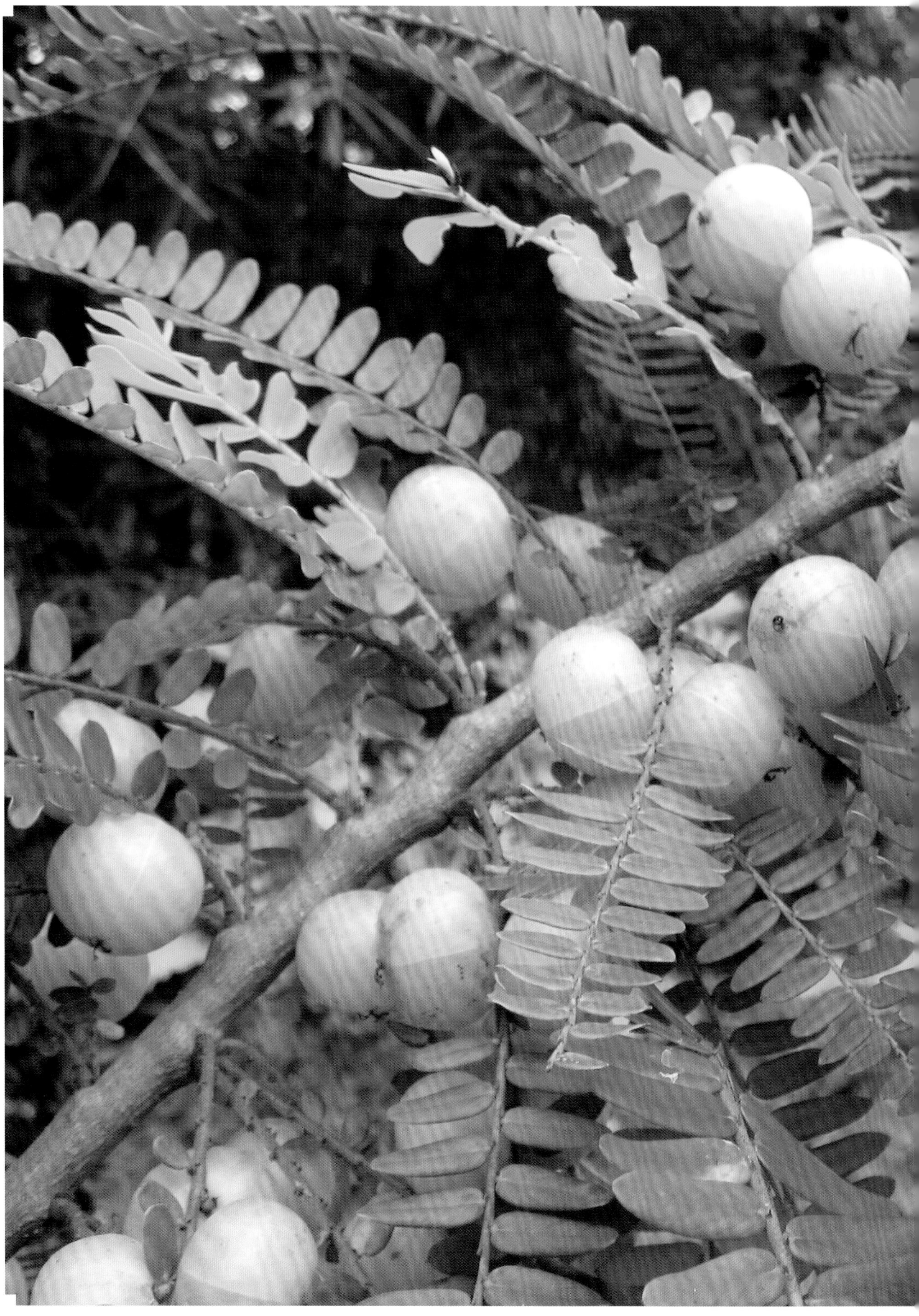

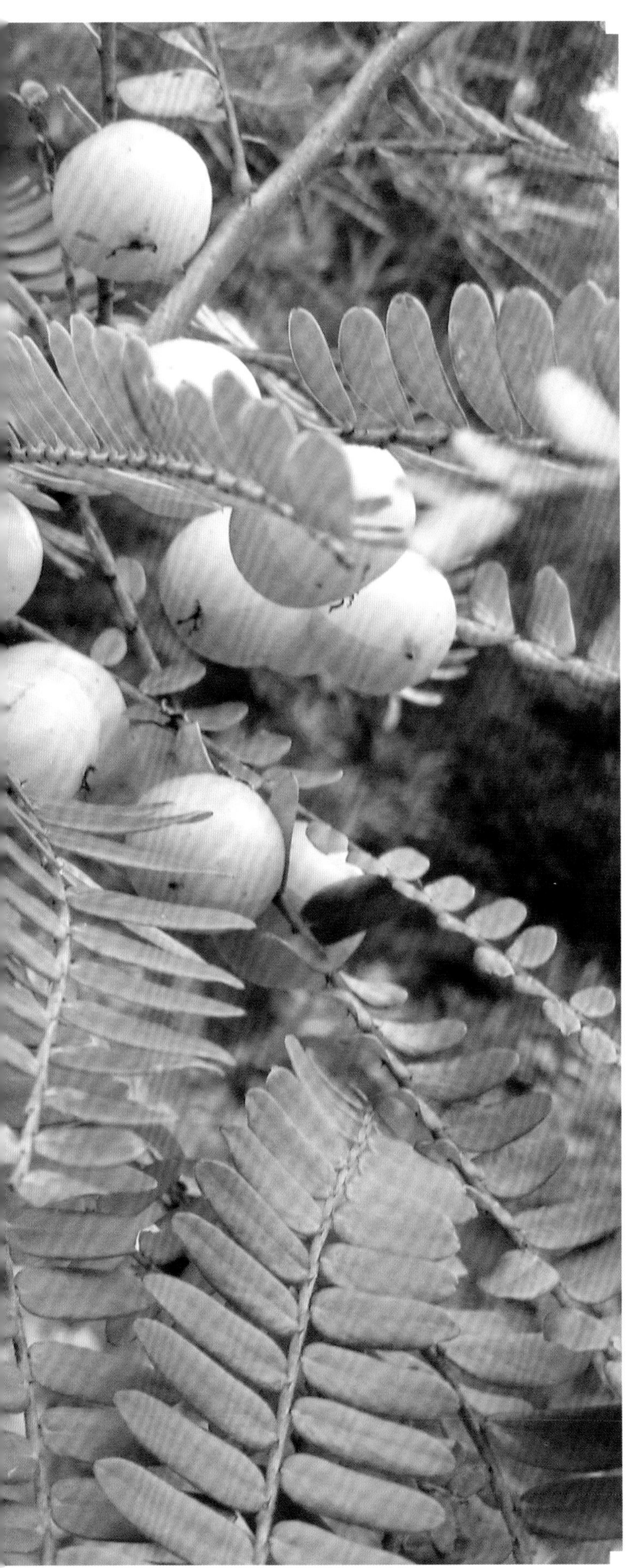

余甘子

【蒙药名】阿担巴拉。

【别　名】余甘果、余柑子、图布德、油甘果。

【来　源】本品为大戟科植物余甘子 *Phyllanthus emblica* L. 的干燥成熟果实。

【性味归经】味甘、酸、涩，性凉。归肺、胃经。

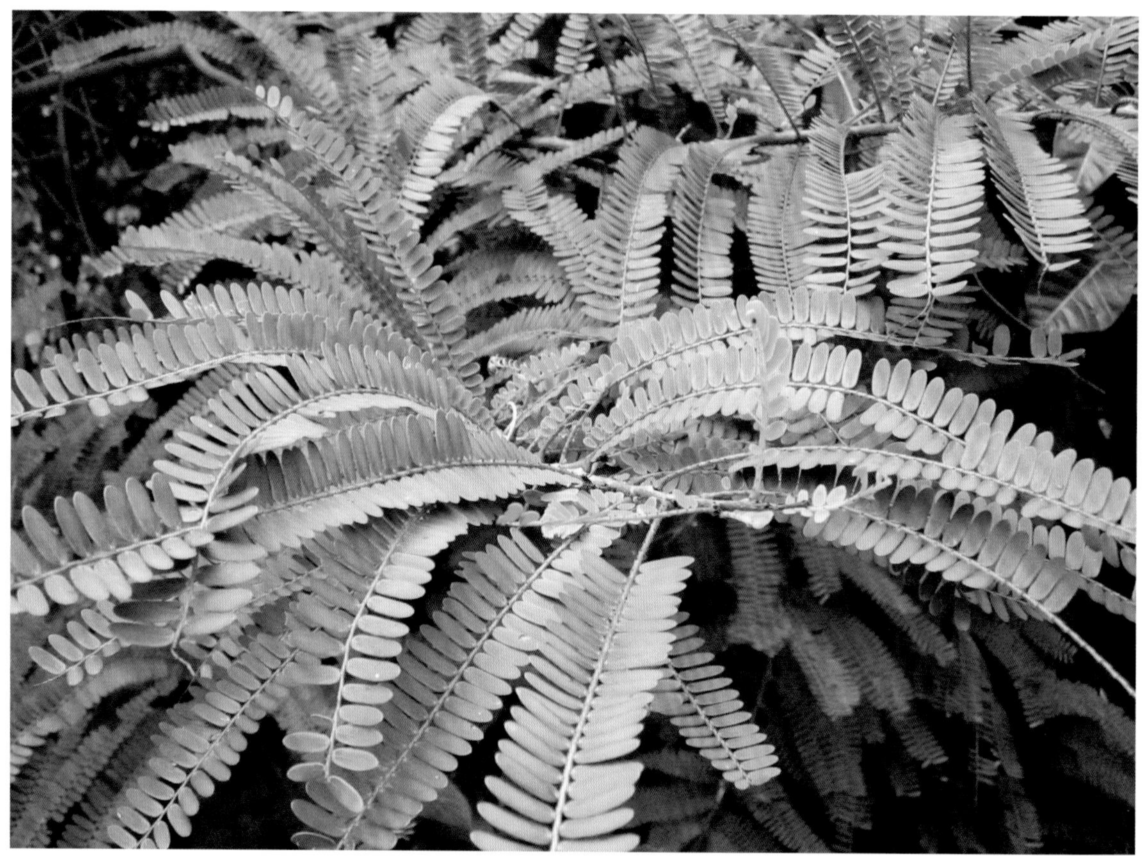

余甘子

识别特征

小枝被锈色短柔毛。叶互生，2 列，条状长圆形，革质，全缘。花小，黄色，有短梗，簇生长于下部的叶腋。蒴果肉质，扁球形。种子稍带红色。花期 3—4 月，果期 8—9 月。

生境分布

一般在年平均气温 20 ℃生长良好，0 ℃左右即有受冻现象。野生余甘子分布在云南、广西、福建、海南、台湾、四川、贵州等省区，江西、湖南、浙江的部分地区也有分布。

采收加工

冬季至次春果实成熟时采收，除去杂质，干燥。

药材鉴别

本品呈球形或扁球形。表面棕褐色至墨绿色，有浅黄色突起，呈颗粒状。外果皮质硬而脆。内果皮黄白色，表面略具 6 棱。种子近三棱形，棕色。气微，味酸涩，微甜。

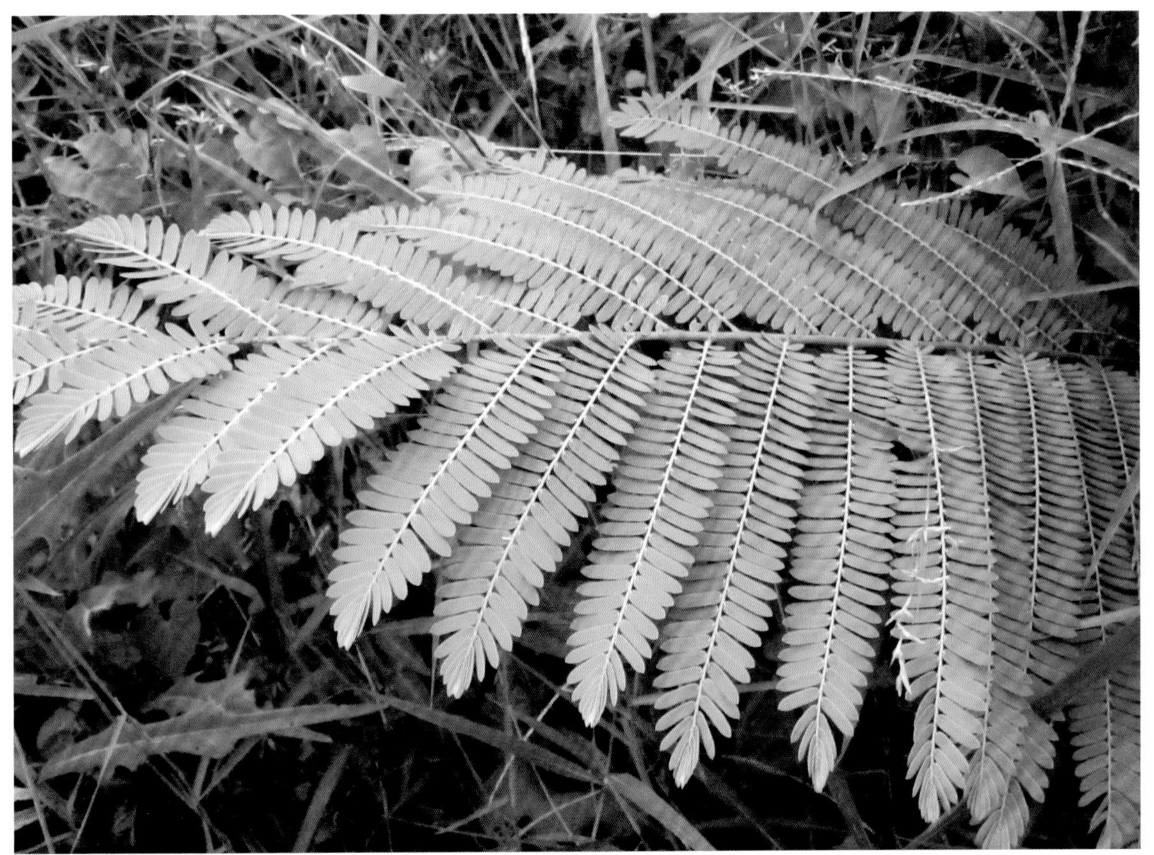

余甘子

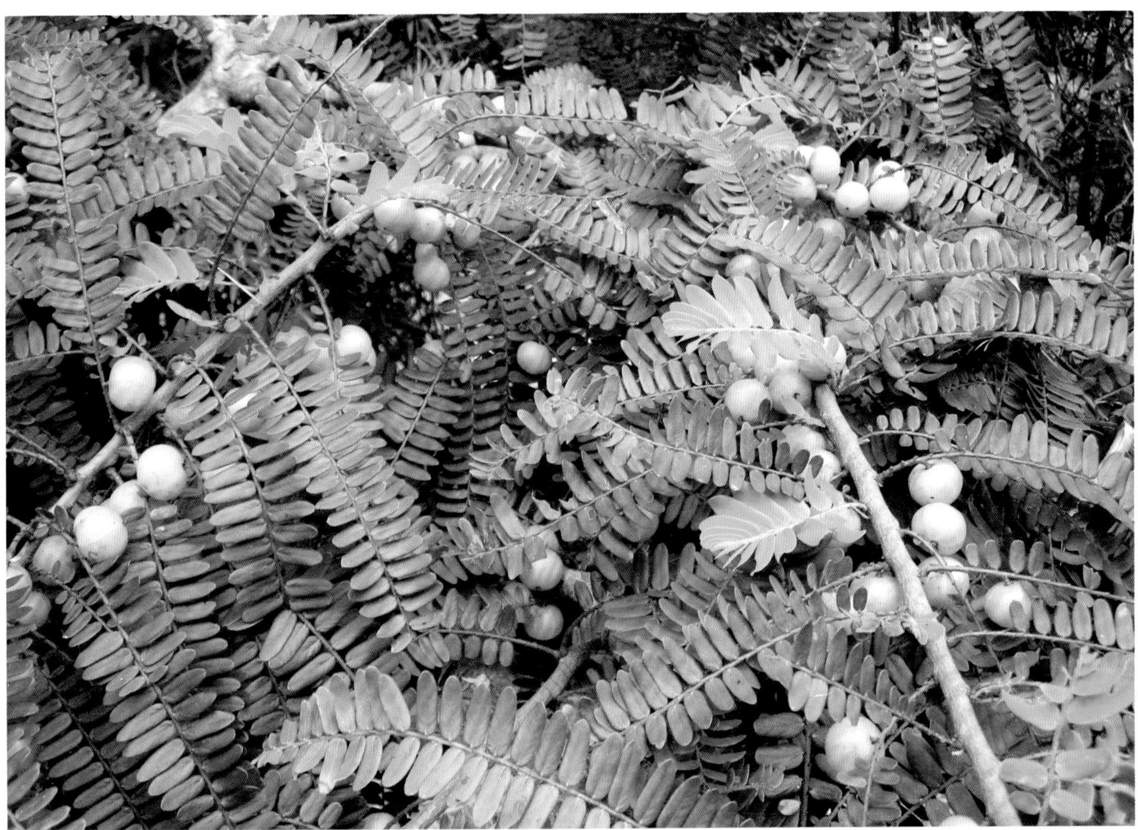

余甘子

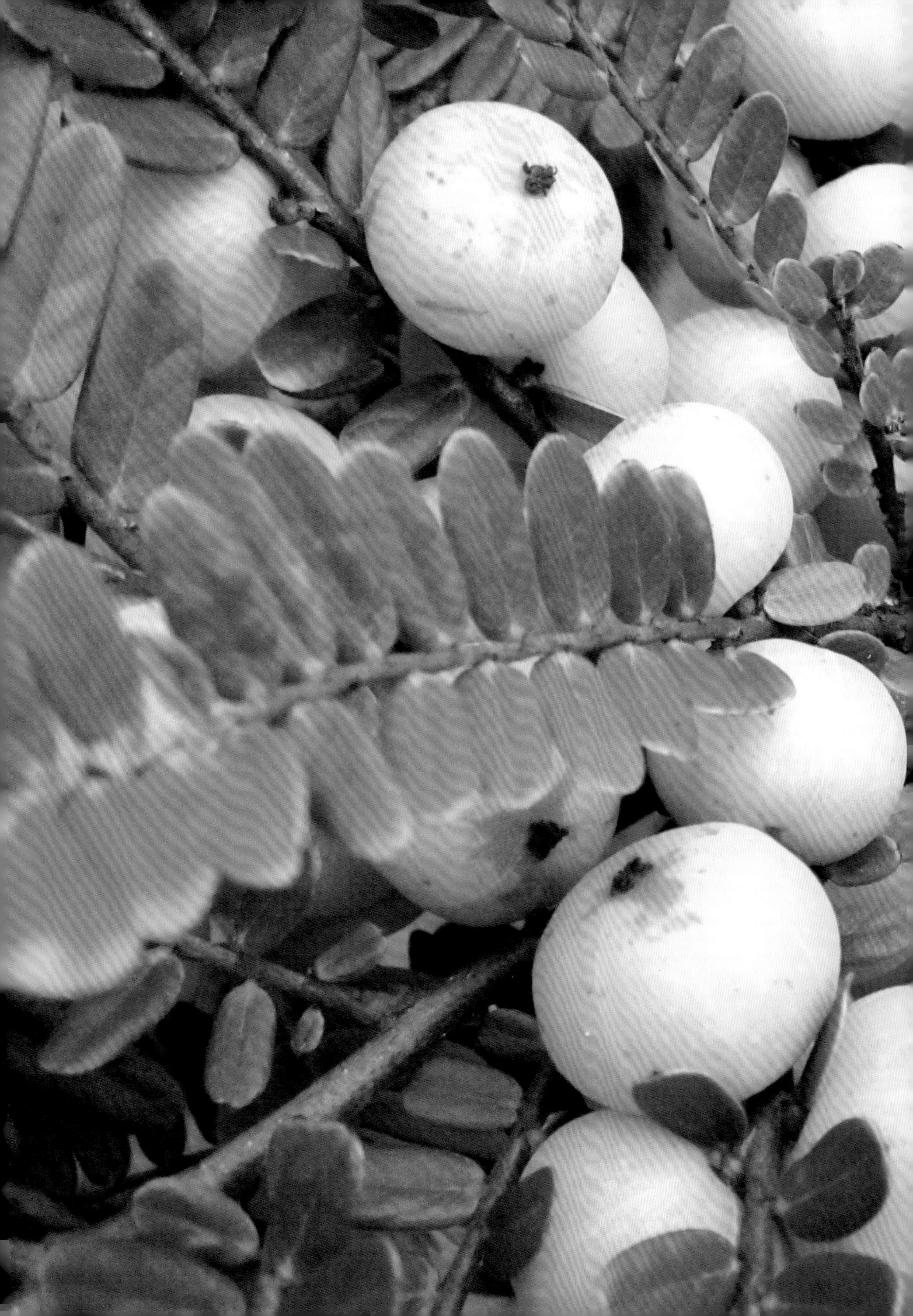

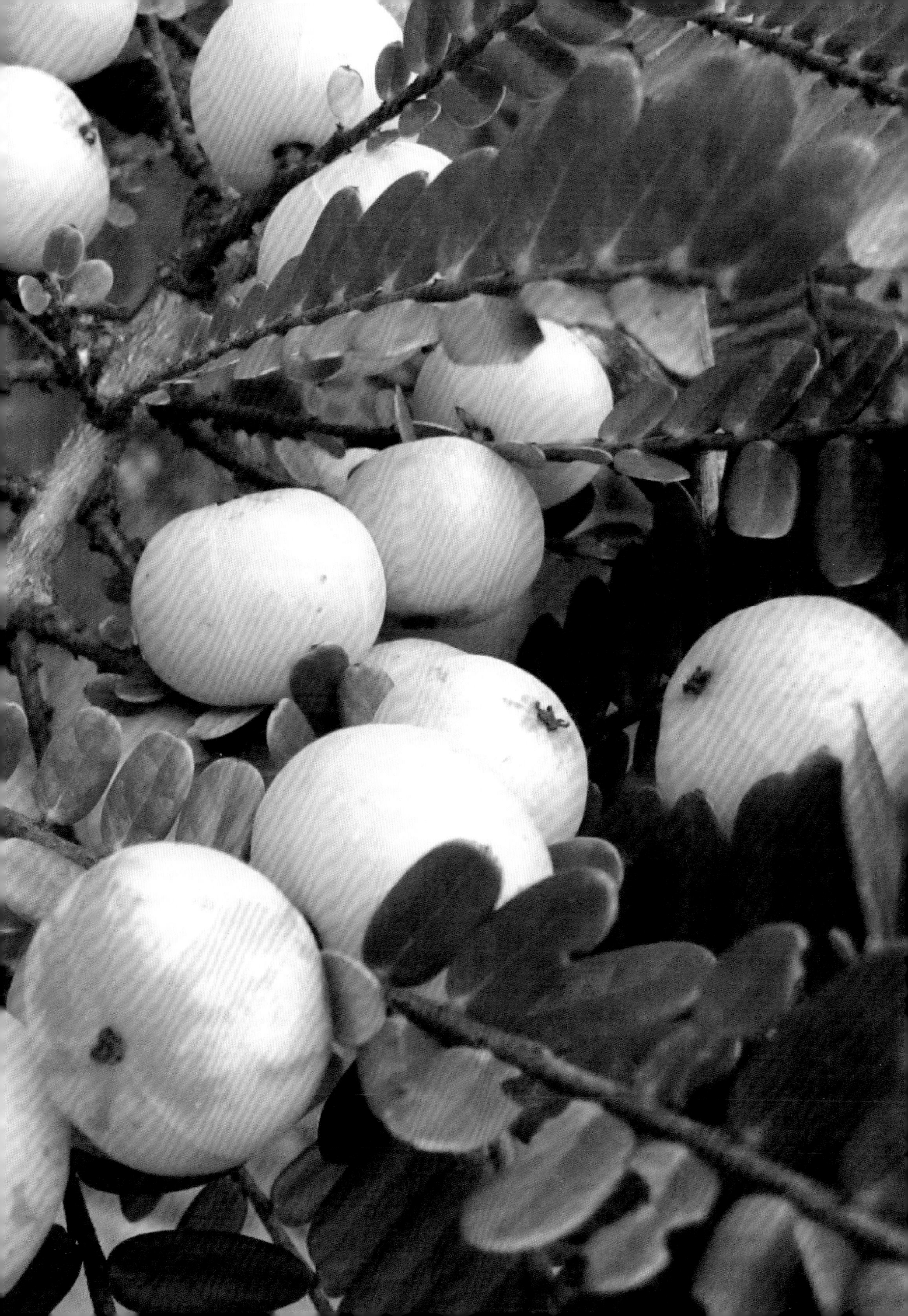

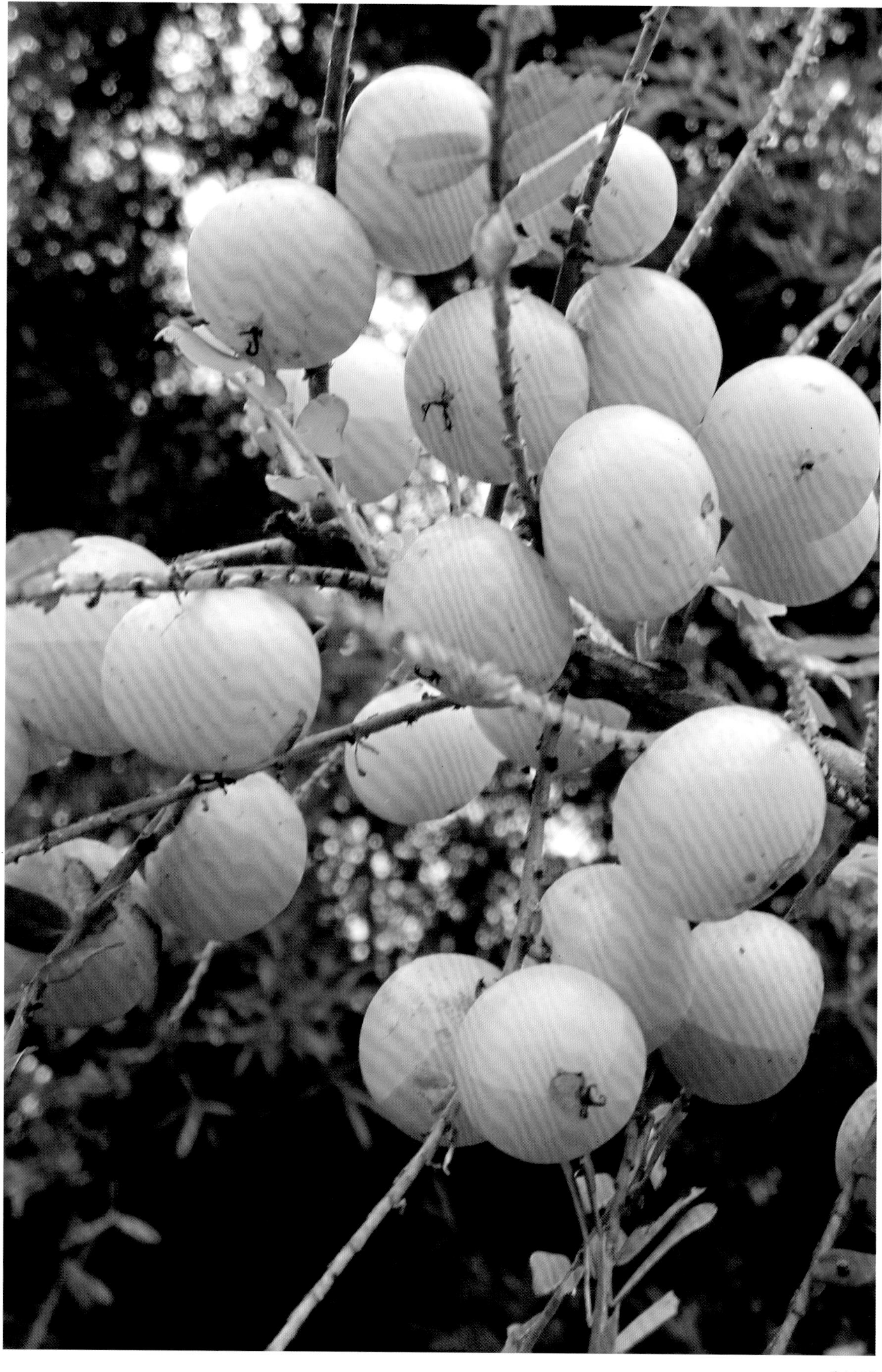

余甘子

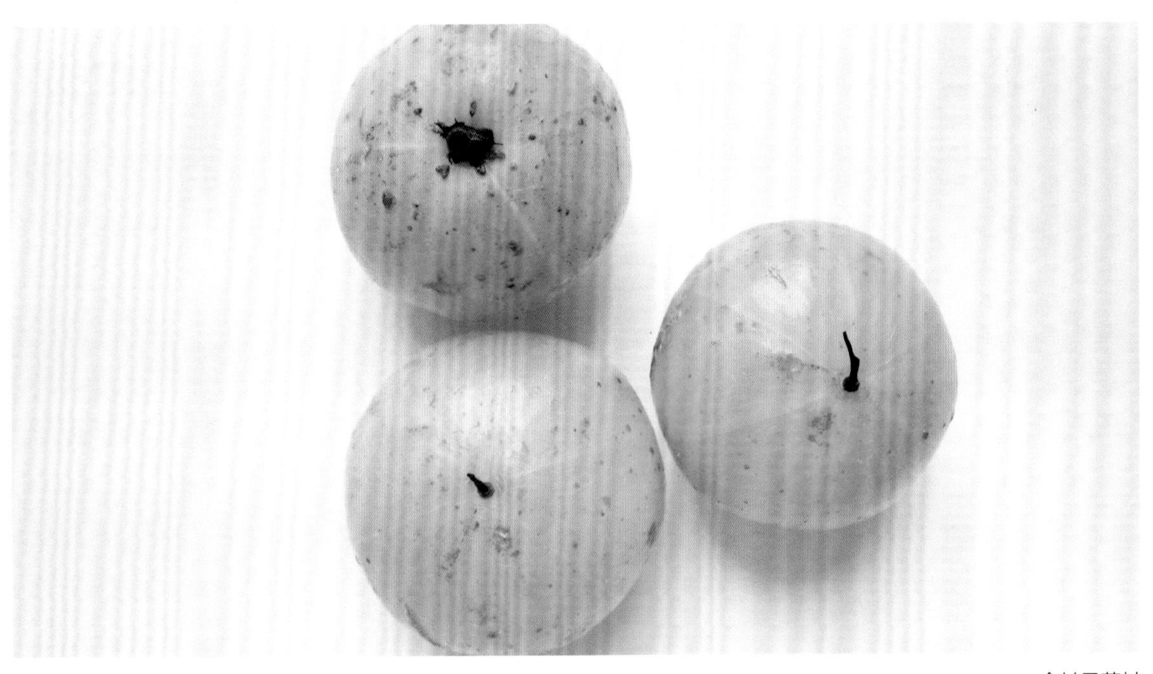

余甘子药材

功效主治

清热凉血，消食健胃，生津止咳。用于血热血瘀、消化不良、腹胀、咳嗽、喉痛、口干。

药理作用

本品有抑菌，降血脂的作用。

用法用量

内服：3 ~ 9 g，多入丸、散服。

民族药方

1. 感冒发热，咳嗽，咽喉痛，口干烦渴，维生素 C 缺乏病　鲜余甘子果 10 ~ 30 个。水煎服。

2. 白喉　余甘子 500 g，玄参、甘草各 50 g。冷开水泡至起霜花，取霜用棉纸铺开晒干后，加马尾龙胆粉 6 g，冰片 0.5 g，炒白果仁粉 15 g，吹喉用。

3. 哮喘　余甘子 20 个。先煮猪心肺，去浮沫，再加橄榄，煮熟连汤吃。

4. 河豚中毒　余甘子适量。生吃吞汁，并可治鱼骨鲠喉。

5. 血热头痛，眼红等症　余甘子 30 g，诃子 25 g，川楝子 15 g。制成煮散剂，水煎服，每次 3 ~ 5 g，每日 1 ~ 3 次。

使用注意

脾胃虚寒者慎服。

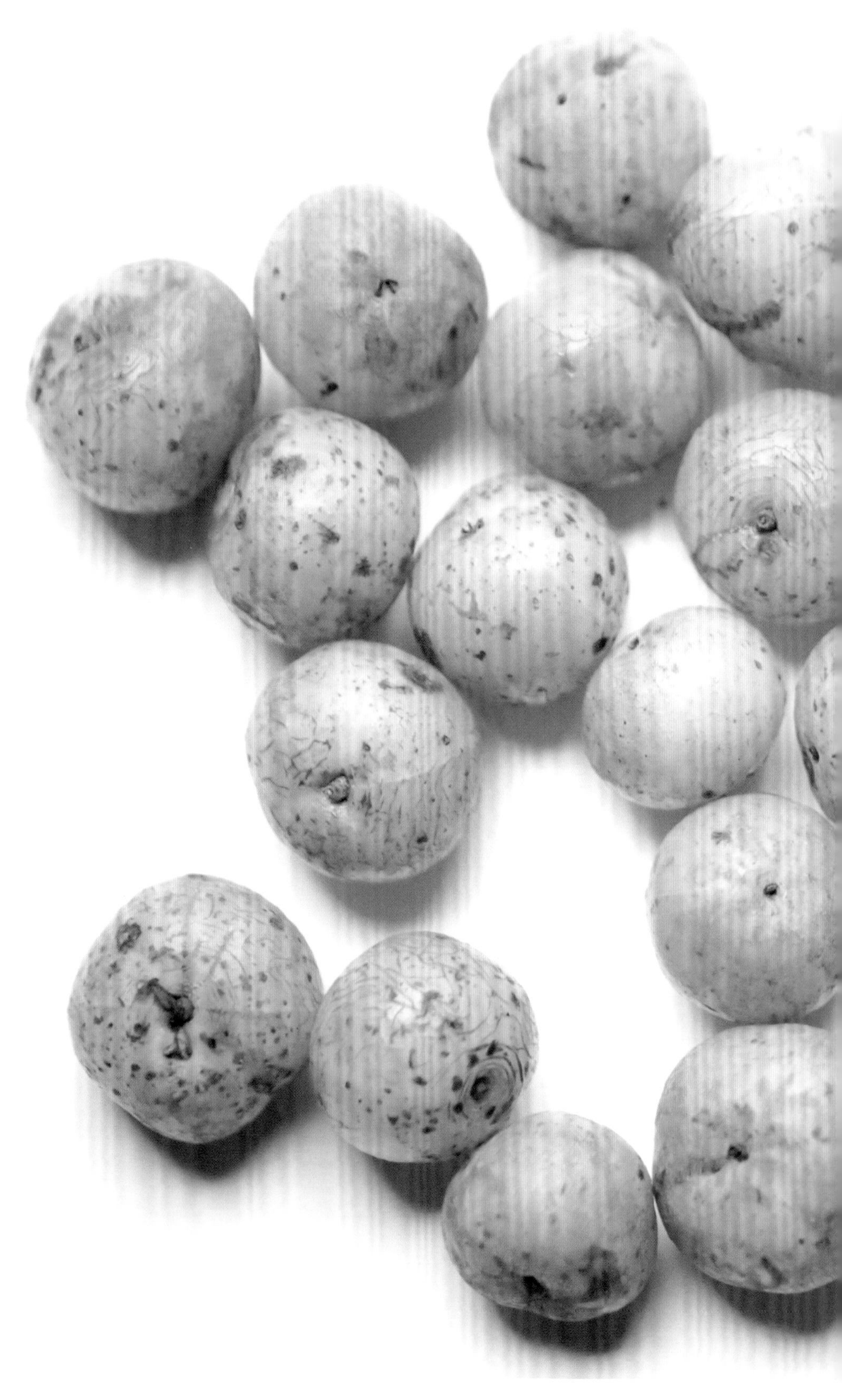

余甘子

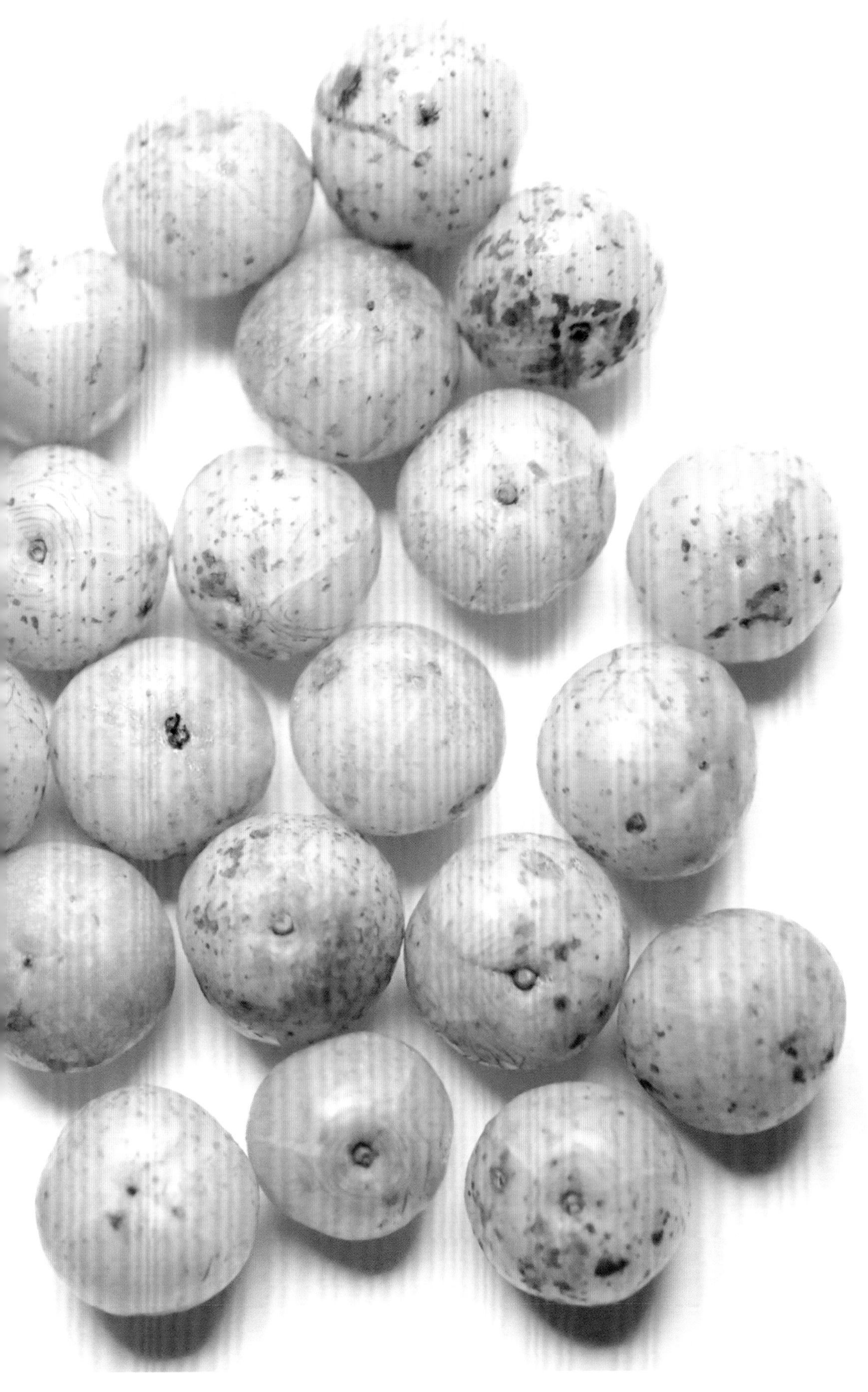

余甘子药材

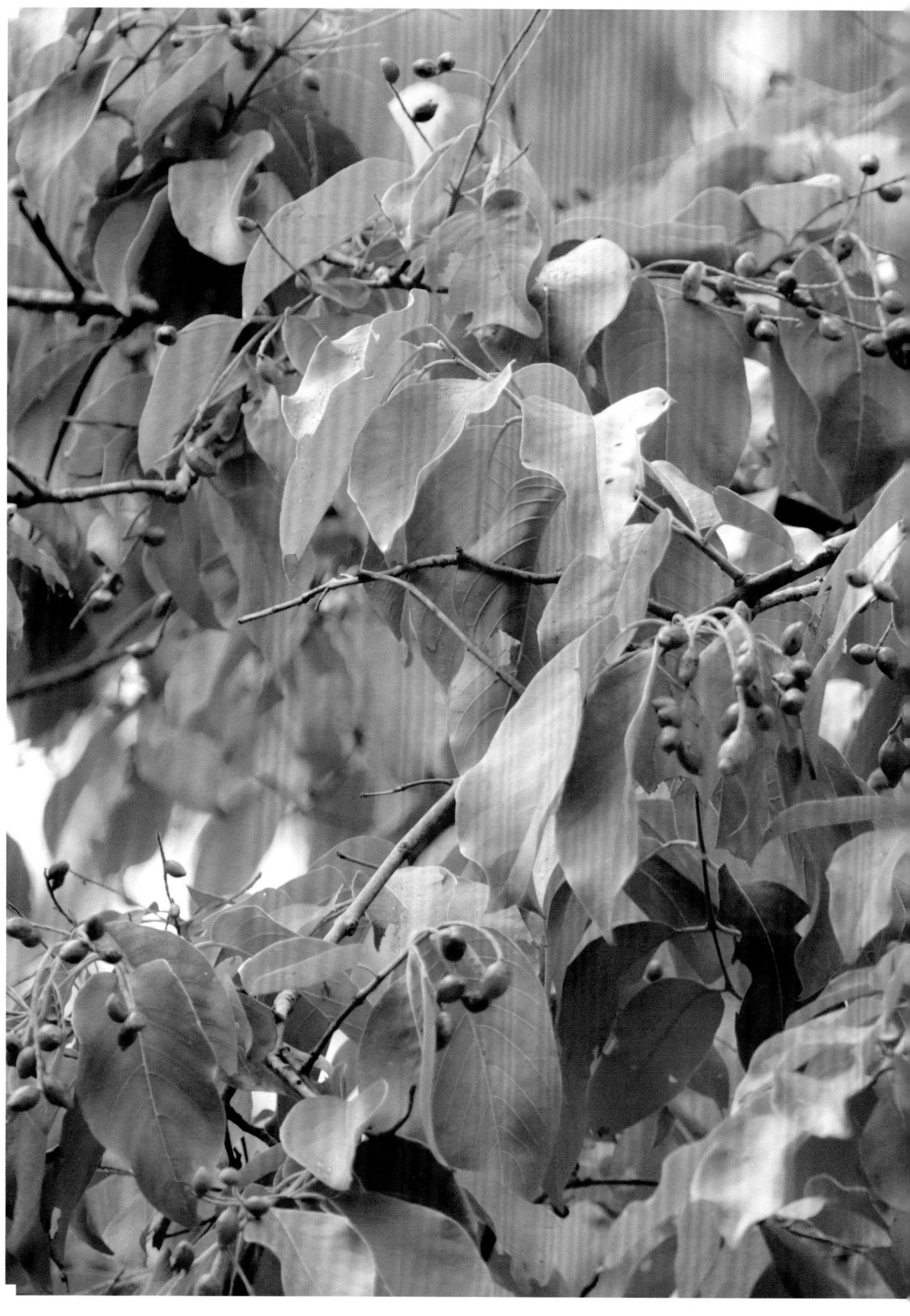

诃子

【蒙药名】阿如拉。

【别　名】额莫音、诃子肉、诃子皮、诃黎勒、浩日音。

【来　源】本品为使君子科落叶乔木植物诃子 *Terminalia chebula* Retz. 的干燥成熟果实。

【性味归经】味苦、酸、涩，性平。归肺、大肠经。

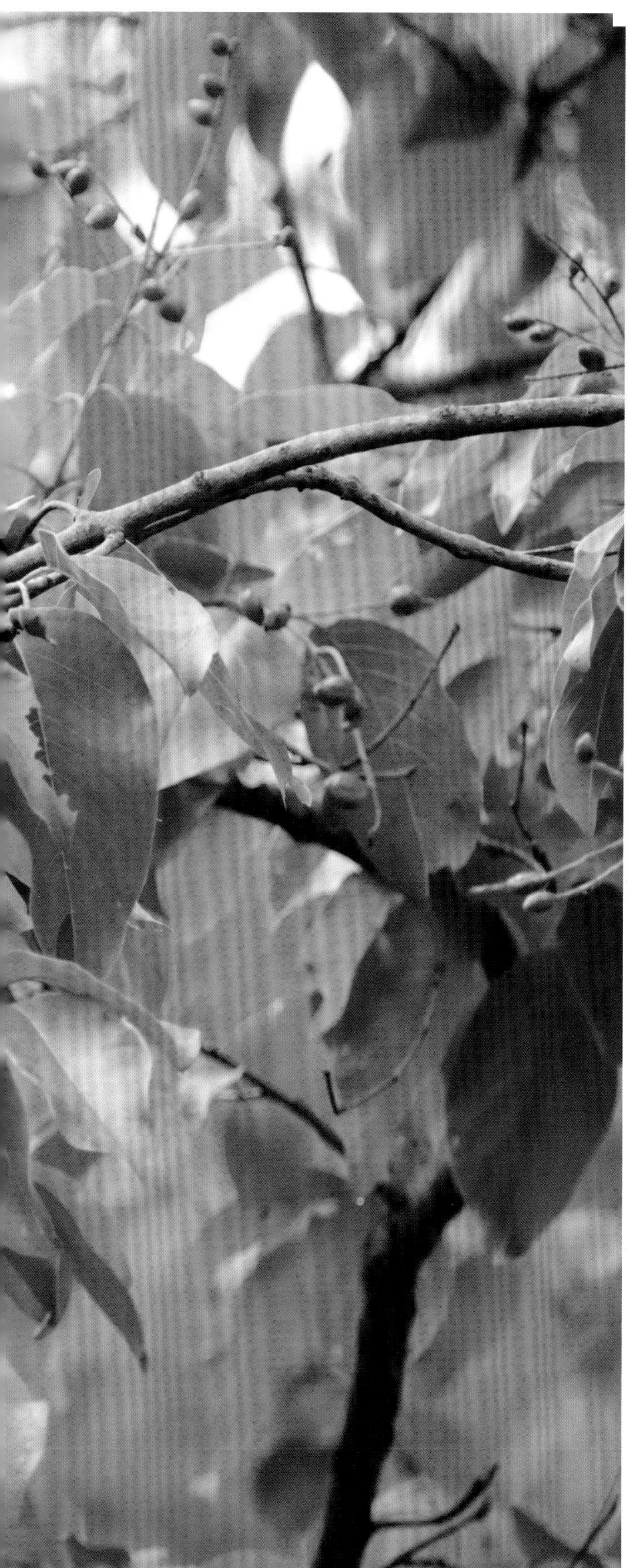

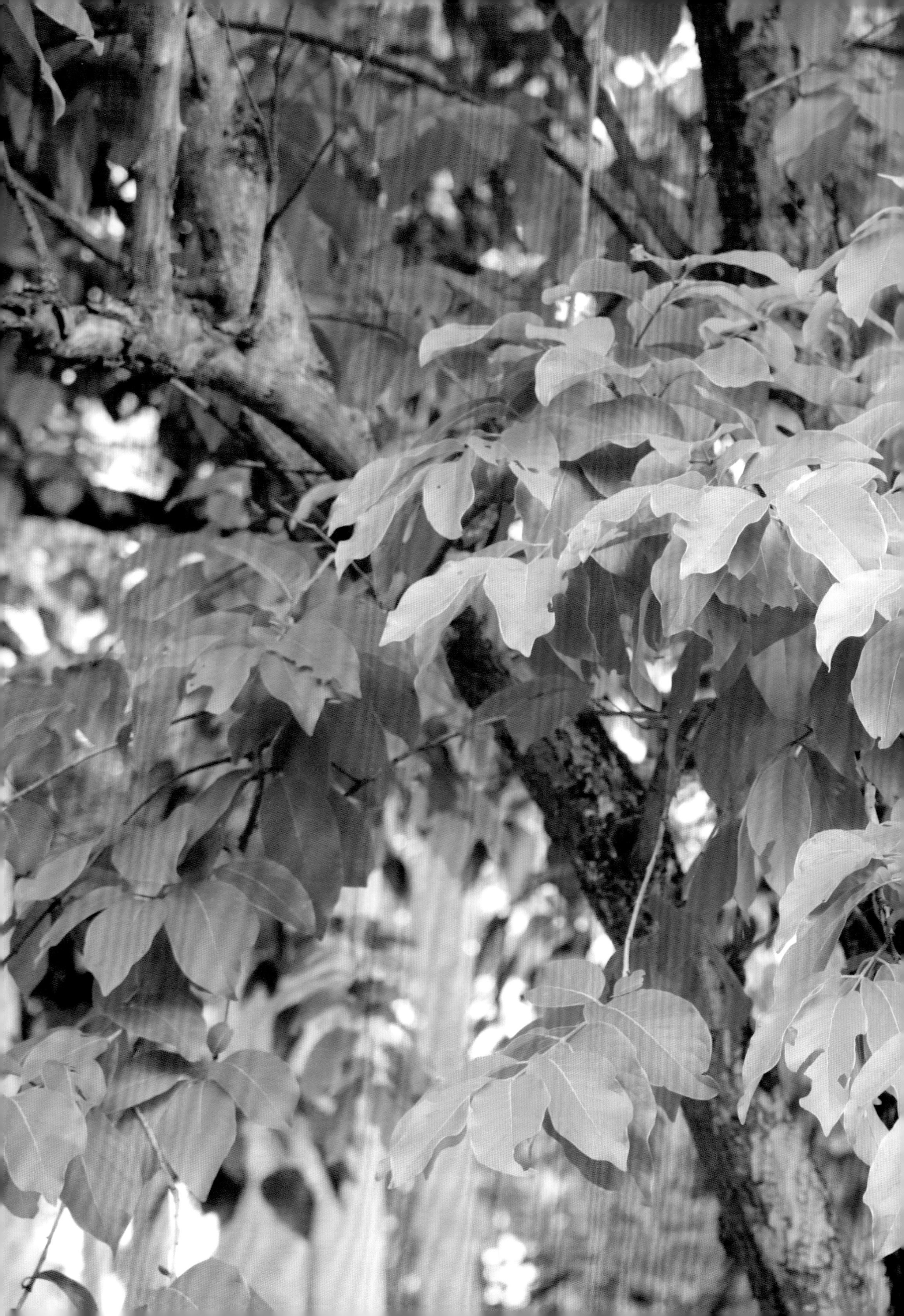

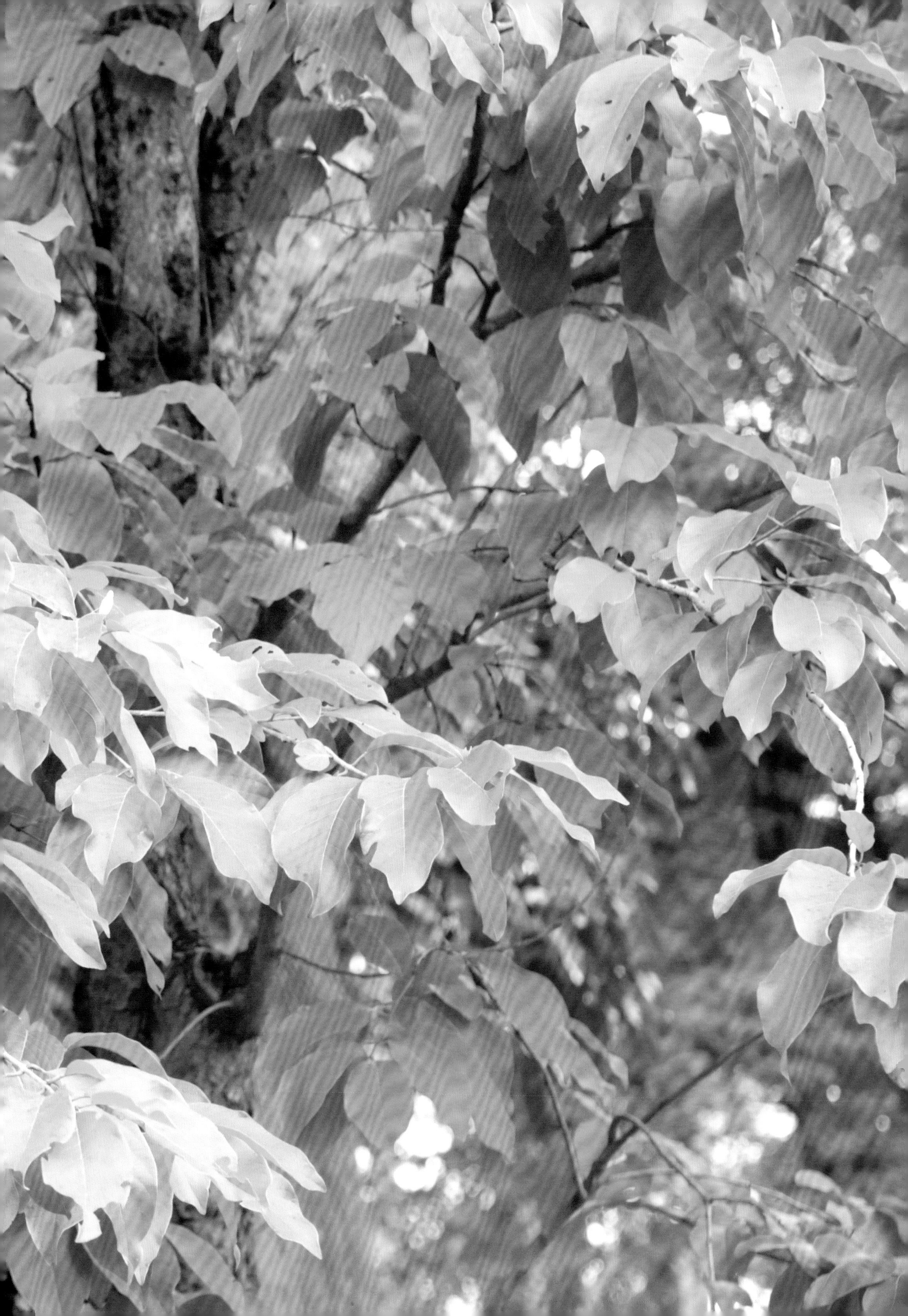

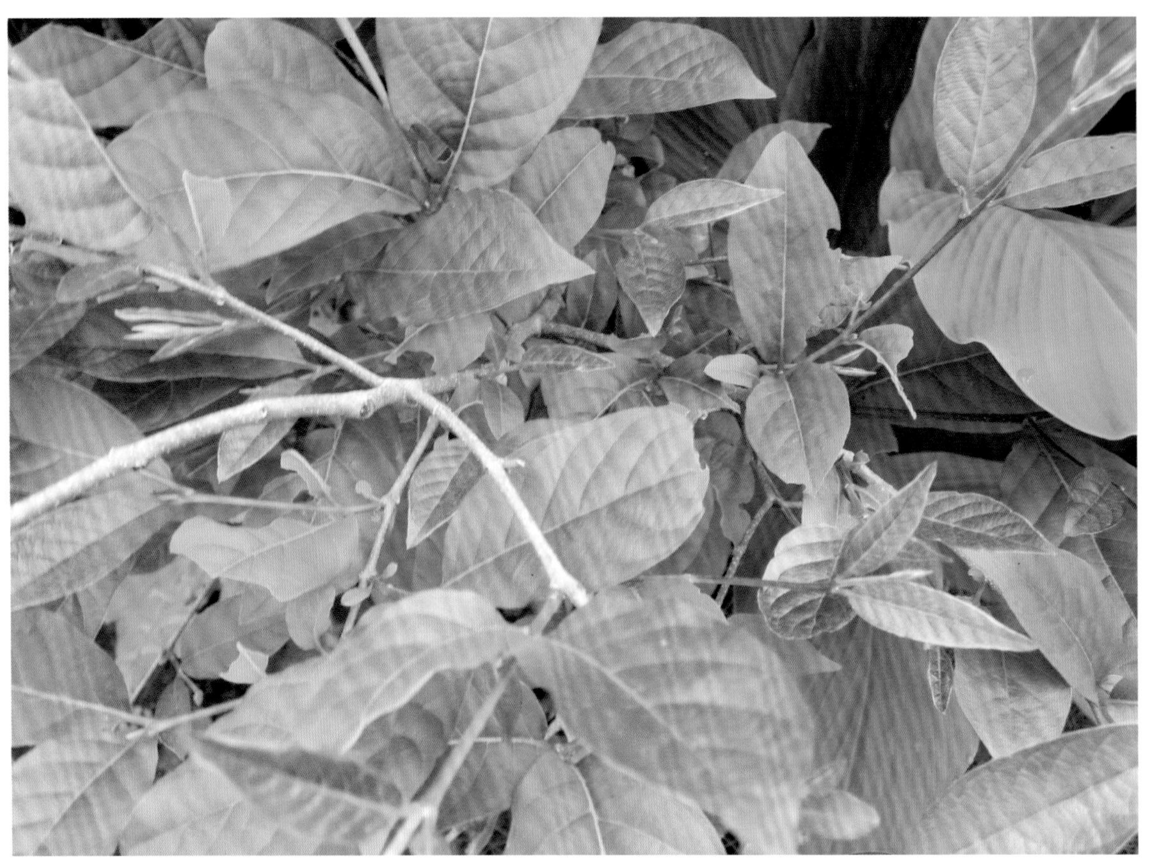

诃子

识别特征

诃子为落叶乔木，新枝绿色，被褐色短柔毛。单叶互生或近对生，革质，椭圆形或卵形，全缘，叶基两边各有 1 枚腺体。圆锥花序顶生，由数个穗状花序组成；花小，两性，无柄，淡黄色，萼杯状。核果，倒卵形或椭圆形，无毛，干时有 5 纵棱，呈黑褐色。花期 6—8 月，果期 8—10 月。

生境分布

生长于疏林中或阳坡林缘。分布于云南、广东、广西等省区。

采收加工

秋末冬初果实成熟时采摘，将诃子掏净，晒干，生用或炒用。

药材鉴别

药用部分为果皮。诃子肉为类纺锤形或长瓢形，除去果核。长 2 ~ 4 cm，直径 2.0 ~ 2.5 cm。外表面深褐色，有光泽，有 5 ~ 6 条纵横线及不规则皱纹，基部有圆形果梗痕。内表面色浅，粗糙。质地坚实，气香味酸而涩。

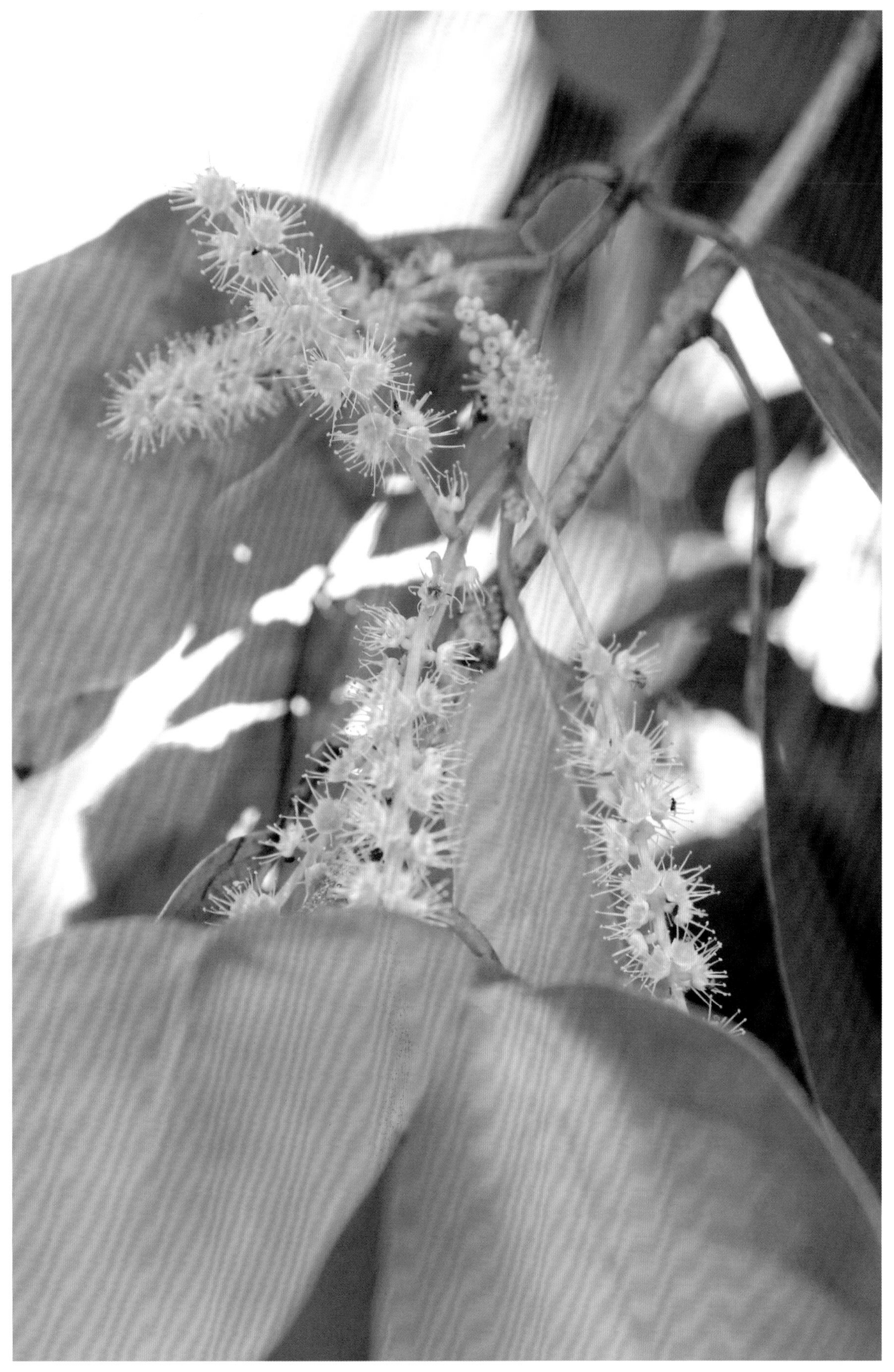

诃子

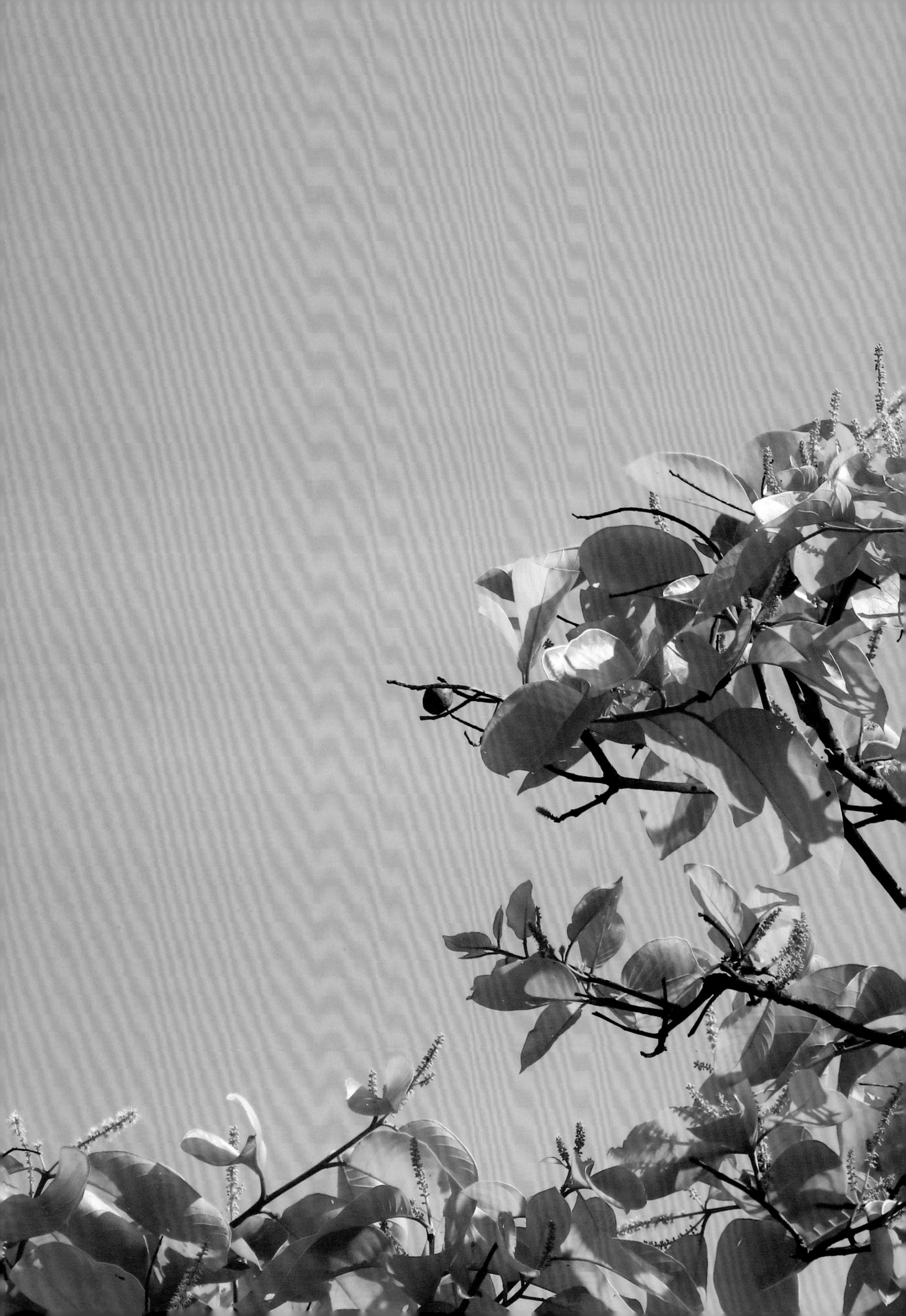

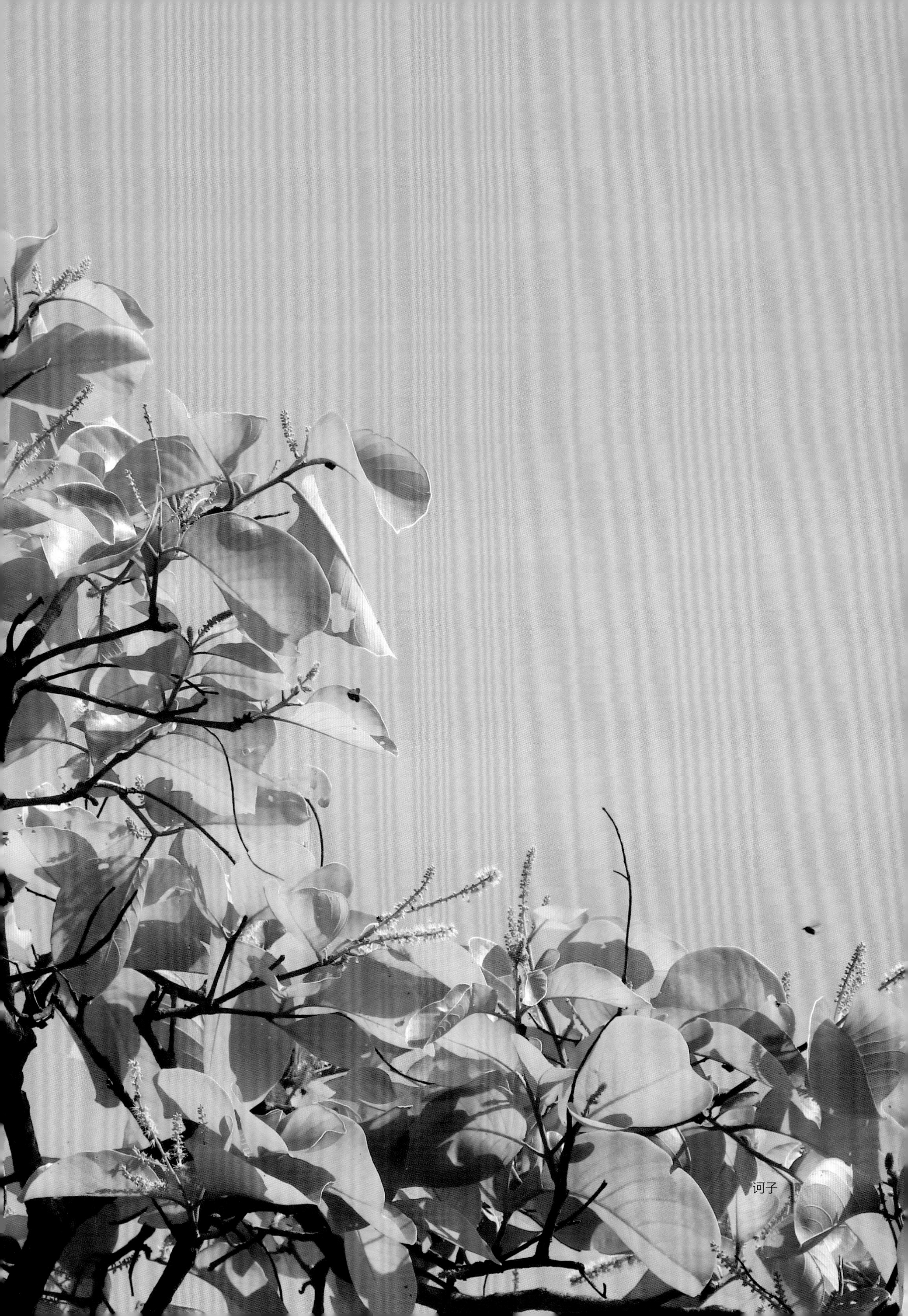
诃子

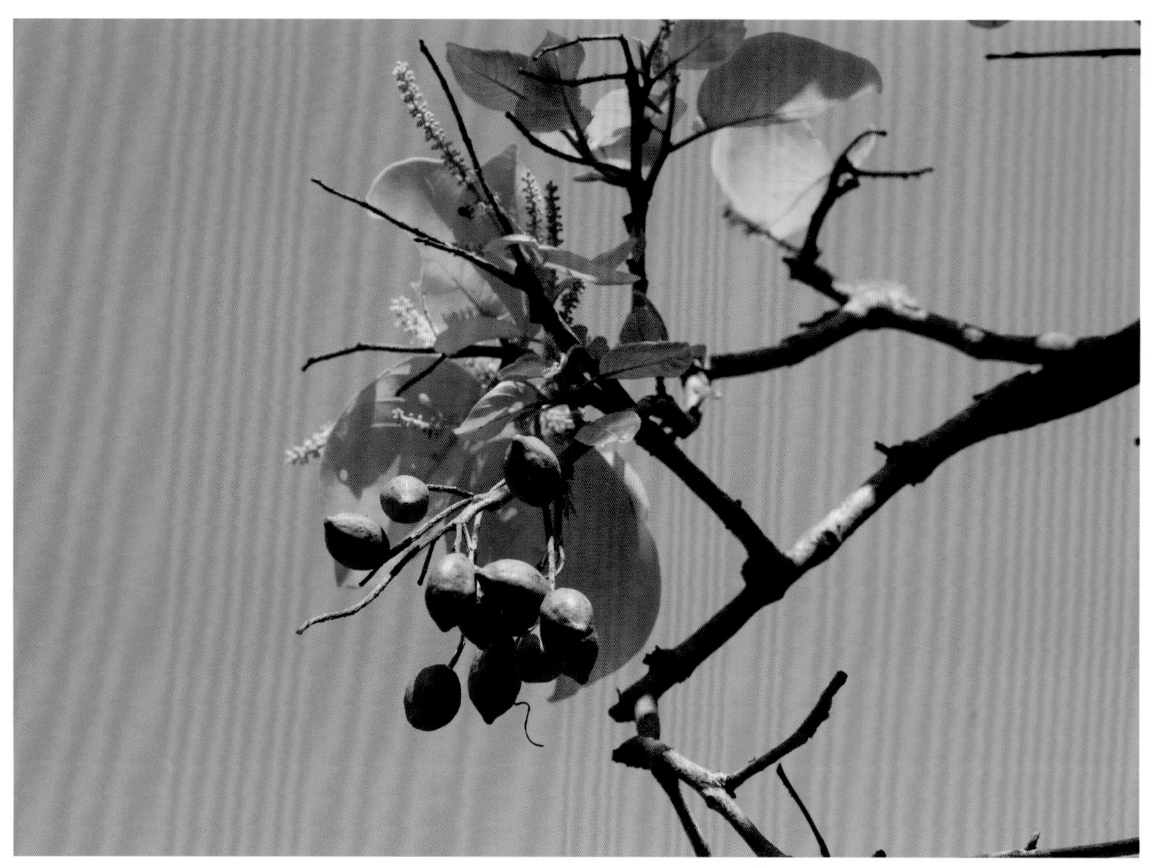

诃子

功效主治

涩肠止泻，敛肺利咽。本品味苦、酸，性质平和，归肺与大肠经，酸涩收敛为功，故可敛肺止咳，涩肠止泻。又味苦，故也可下气利咽。

用法用量

内服：3 ~ 9 g，煎服。涩肠止泻，宜煨用；敛肺利咽，宜生用。

民族药方

1．大叶性肺炎 诃子、瓜蒌各 15 g，百部 9 g。上述为每日量，水煎分 2 次服。

2．急、慢性湿疹 诃子 10 g。捣烂，加水 1500 ml，小火煎至 500 ml，再加米醋 500 ml，煮沸即可，取药液浸渍或湿敷患处，每次 30 分钟，每日 3 次，每日 1 剂。

3．失音 诃子 12 g，桔梗 15 g，甘草 5 g，射干 10 g。前 3 味各一半炒一半生用，和射干共水煎服。

4．食管癌 诃子、菱角、紫藤、薏苡仁各 10 g。将菱角、紫藤、诃子、薏苡仁放入砂锅中，加水煎汤。上、下午分别服用。

5．痢疾不止，放屁多，脉濡 诃子（煨）500 g。研为细末。每次取 9 g 药末，每日 3 次，用米汤送服。

6．食积不化，毒症 诃子 19.5 g，土木香 6.5 g，山柰 13 g，大黄 9 g，寒水石（制）7 g，碱花（制）9.5 g。制成散剂，温开水送服，每次 1.5 ~ 3.0 g，每日 1 ~ 2 次。

7．血热，协日热 诃子、川楝子、栀子各 200 g。制成煮散剂，水煎服，每次 3 ~ 5 g，每日 1 ~ 3 次。

8．胃火衰败，消化不良，巴达干寒证 诃子、光明盐、高良姜、荜茇各等份。制成煮散剂，水煎服，每次 3 ~ 5 g，每日 1 ~ 3 次。

9．赫依、协日合并证 诃子 66 g，石榴 16 g，木鳖子（制）7 g，黑冰片 51.5 g，五灵脂 18.5 g。制成散剂，温开水送服，每次 1.5 ~ 3.0 g，每日 1 ~ 3 次。

10．协日乌素症，黏症，虫疾 诃子 50 g，草乌（制）25 g，荜茇 15 g。制成丸剂，晚睡前温开水送服，每次 0.5 ~ 1.5 g，每日 1 次。孕妇、婴幼儿禁服，老年、体弱者慎用。

使用注意

咳嗽、泻痢初起者不宜用。

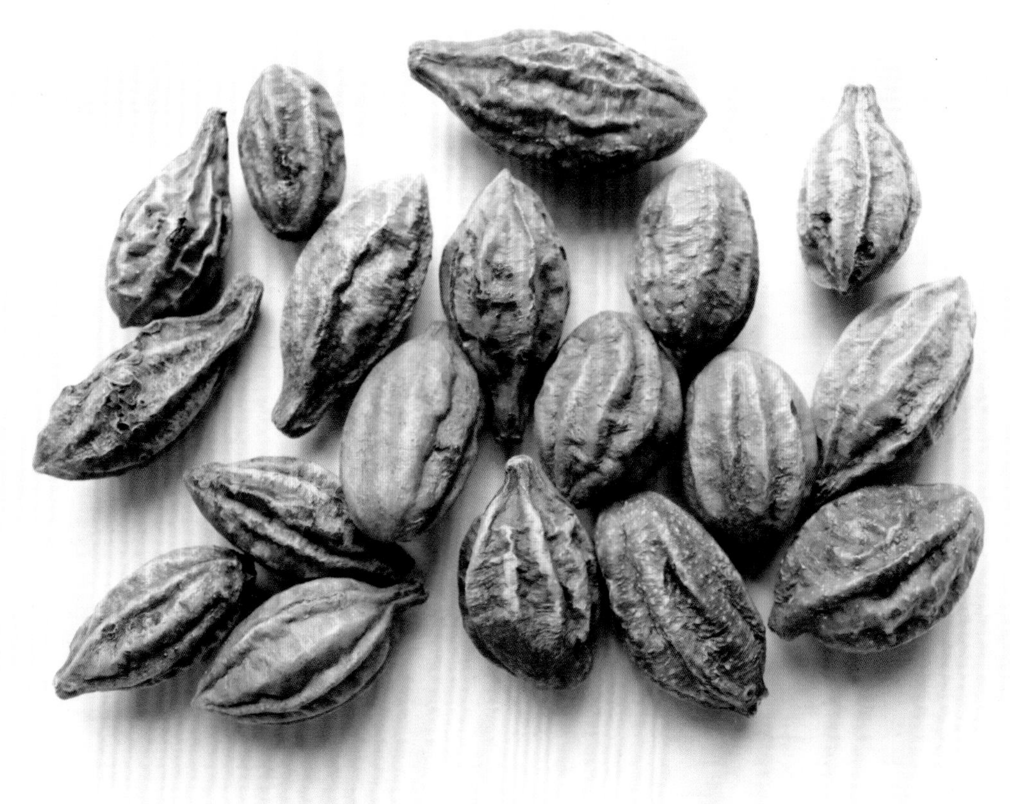

诃子药材

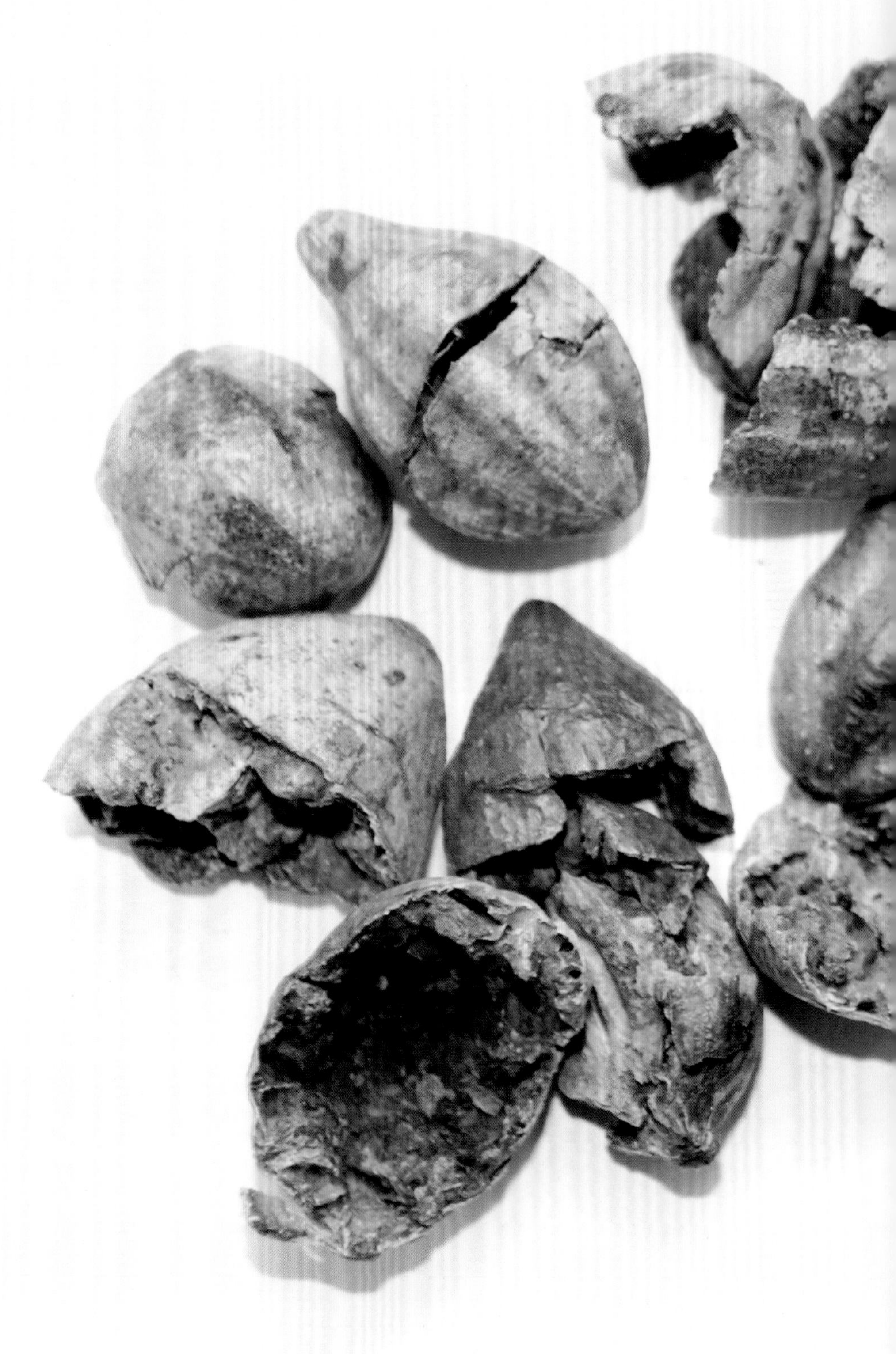

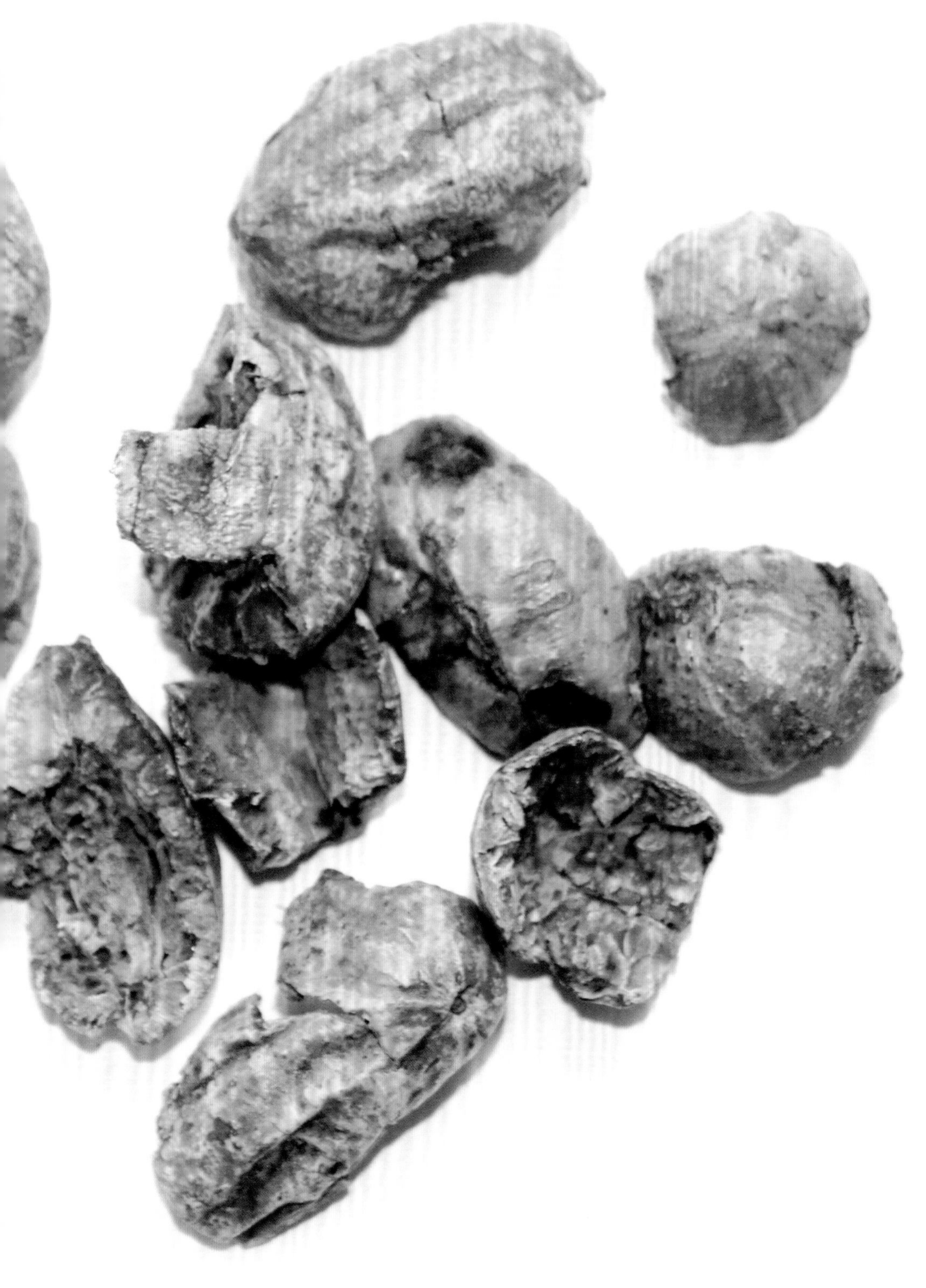

诃子饮片

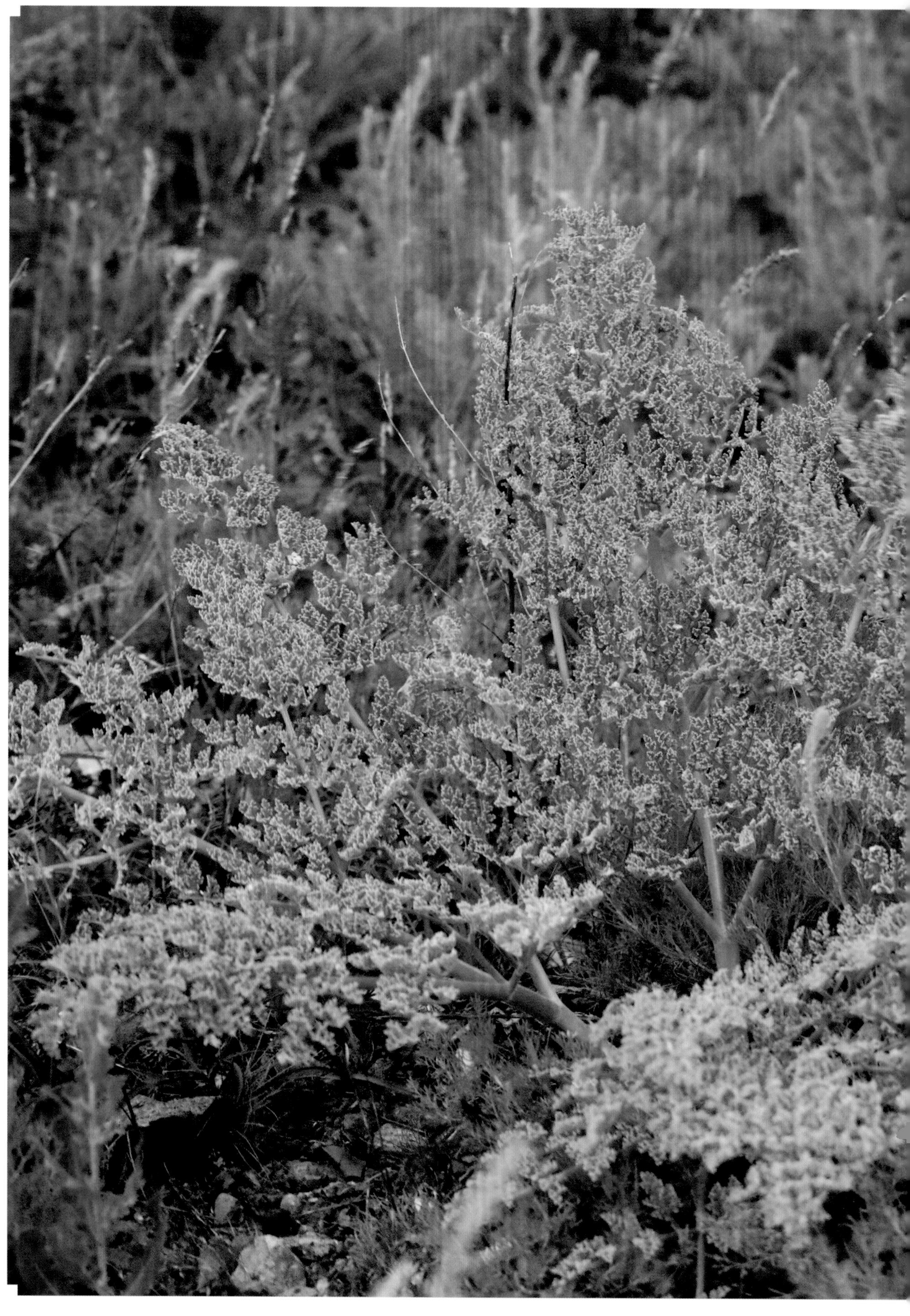

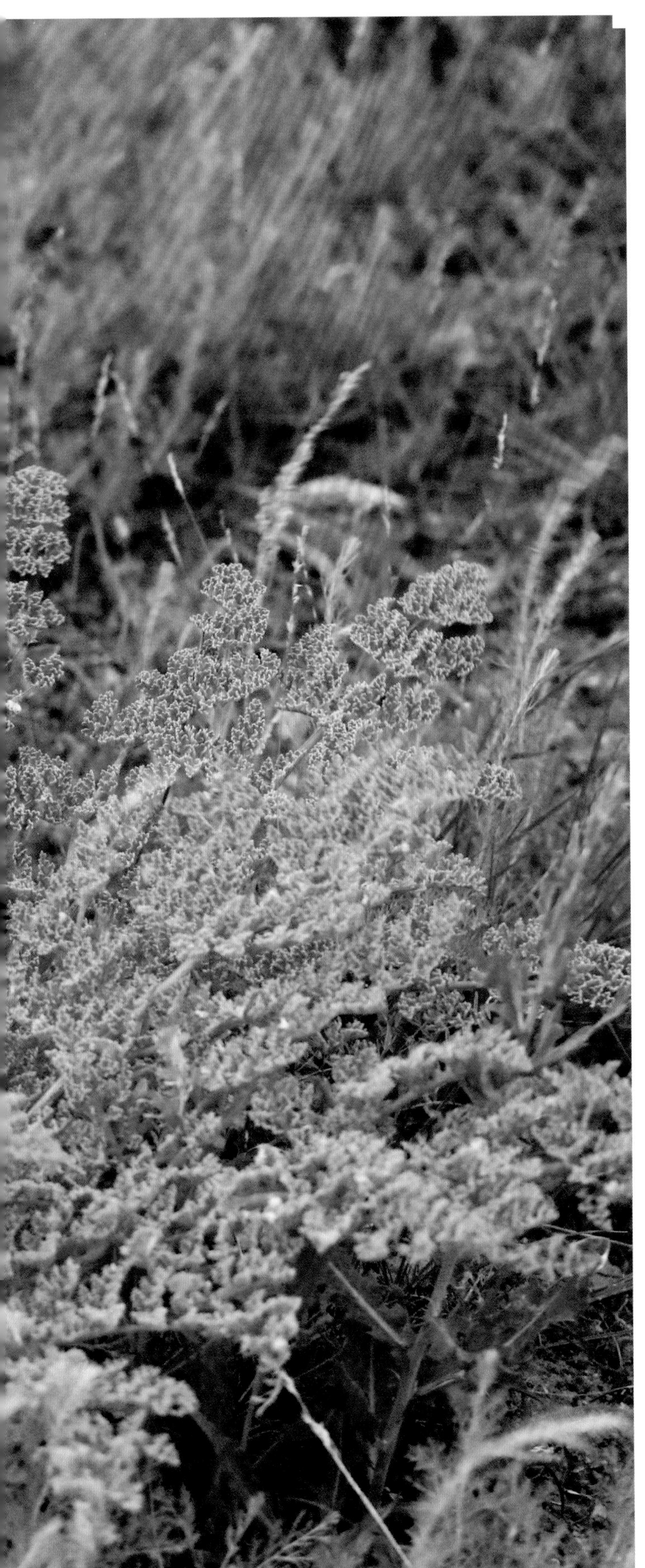

阿魏

【蒙药名】吾莫黑。

【别　名】兴棍、臭阿魏、五彩魏。

【来　源】本品为伞形科植物新疆阿魏 *Ferula sinkiangensis* K. M. Shen 或阜康阿魏 *Ferula fukanensis* K.M.Shen 的树脂。

【性味归经】味苦、辛，性温。归脾、胃、肝经。

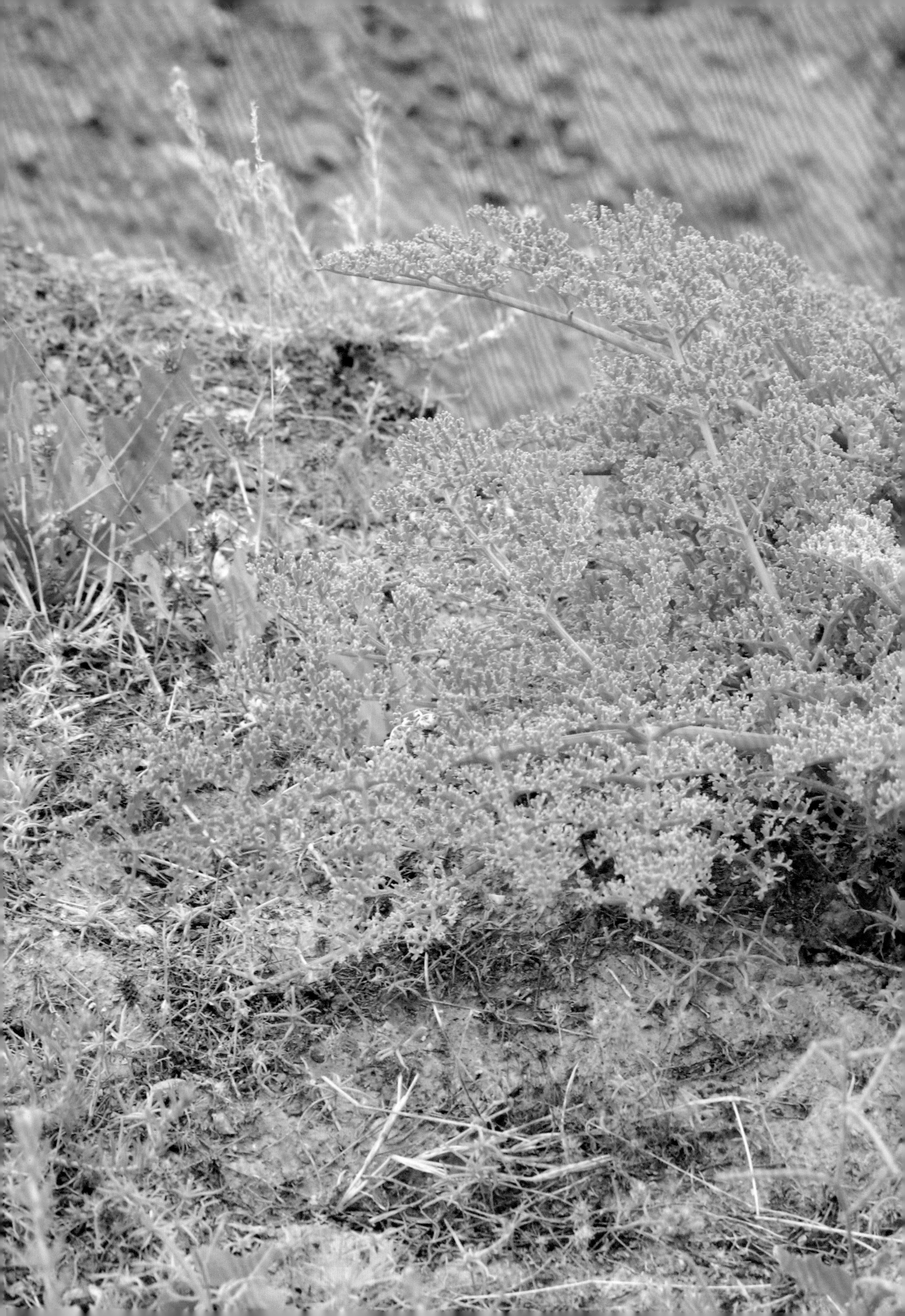

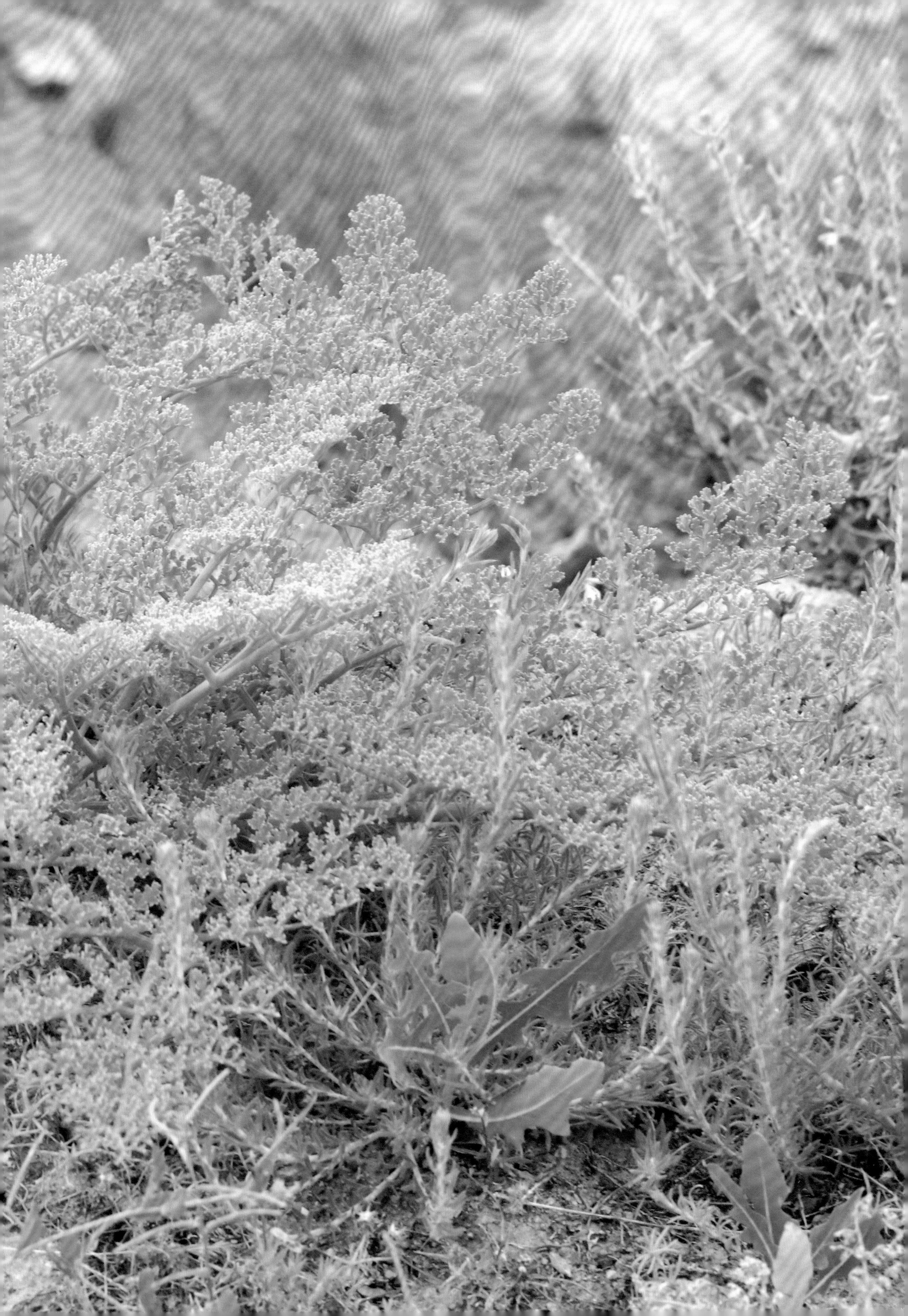

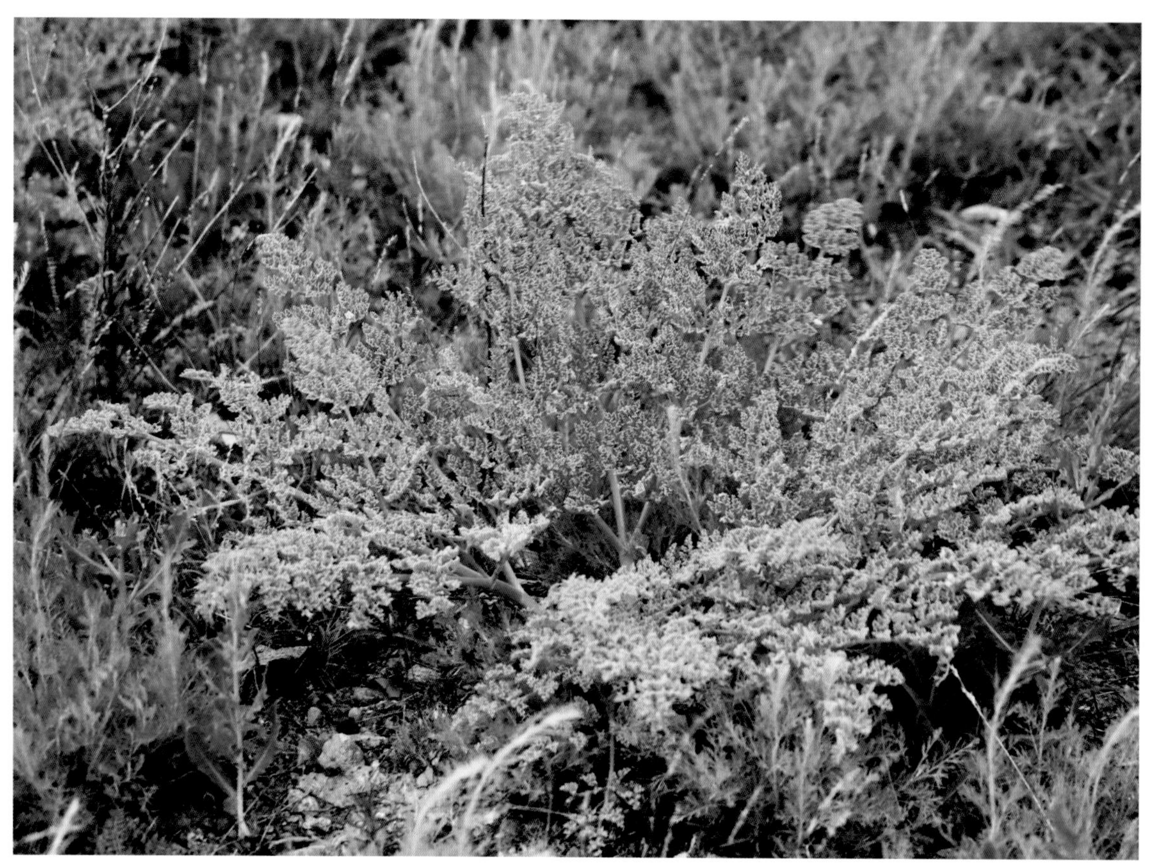

新疆阿魏

识别特征

多年生草本，初生时只有根生叶，至第 5 年始抽花茎；花茎粗壮，高达 2 m，具纵纹。叶近于肉质，早落，近基部叶为 3 ~ 4 回羽状复叶，长达 50 cm，叶柄基部略膨大；最终裂片长方披针形或椭圆披针形，灰绿色，下面常有毛。花单性或两性，复伞形花序，中央花序有伞梗 20 ~ 30 枝，每枝又有小伞梗多枝；两性花与单性花各成单独花序或两性花序中央着生 1 个雌花序，两性花黄色。双悬果背扁，卵形、长卵形或近方形，背面有毛，棕色。花期 4—5 月，果期 5—6 月。

生境分布

生长于多沙地带。分布于我国新疆维吾尔自治区。

采收加工

春末夏初盛花期至初果期，分次由茎上部往下斜割，收集渗出的乳状树脂，阴干。

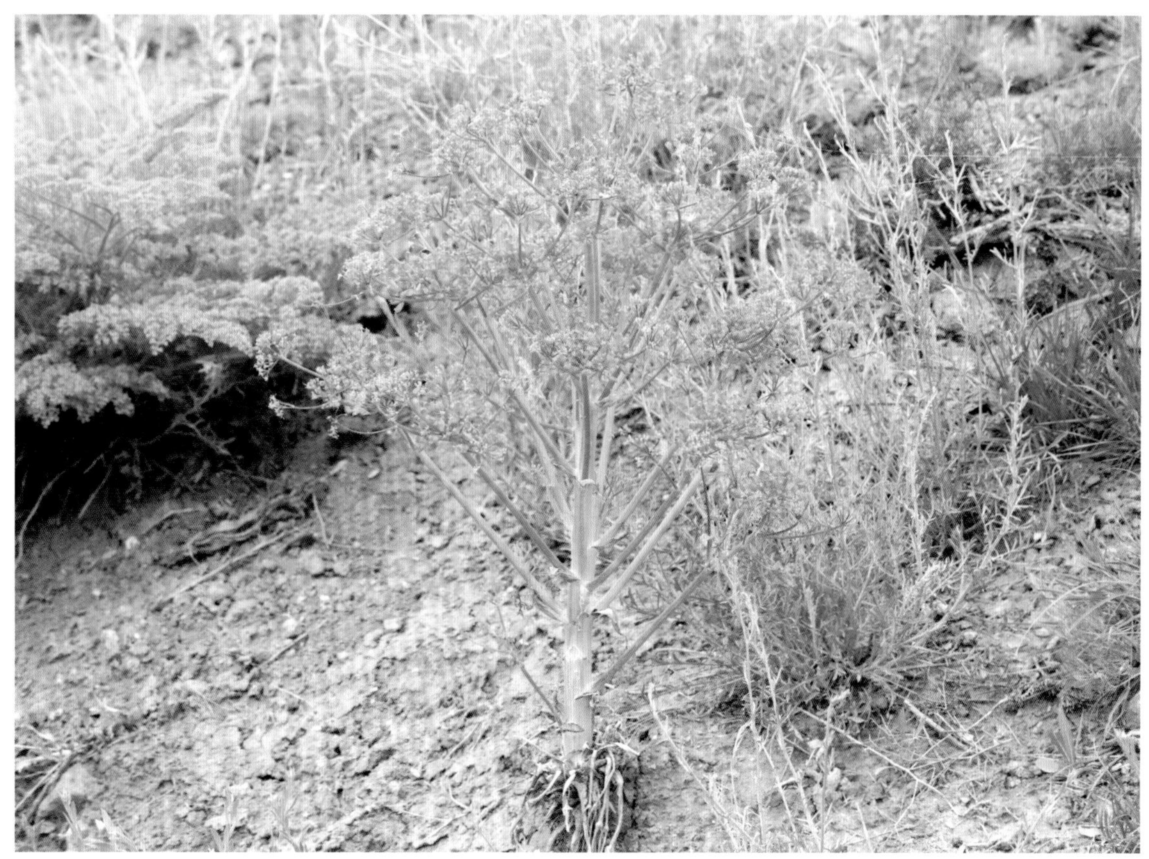

新疆阿魏

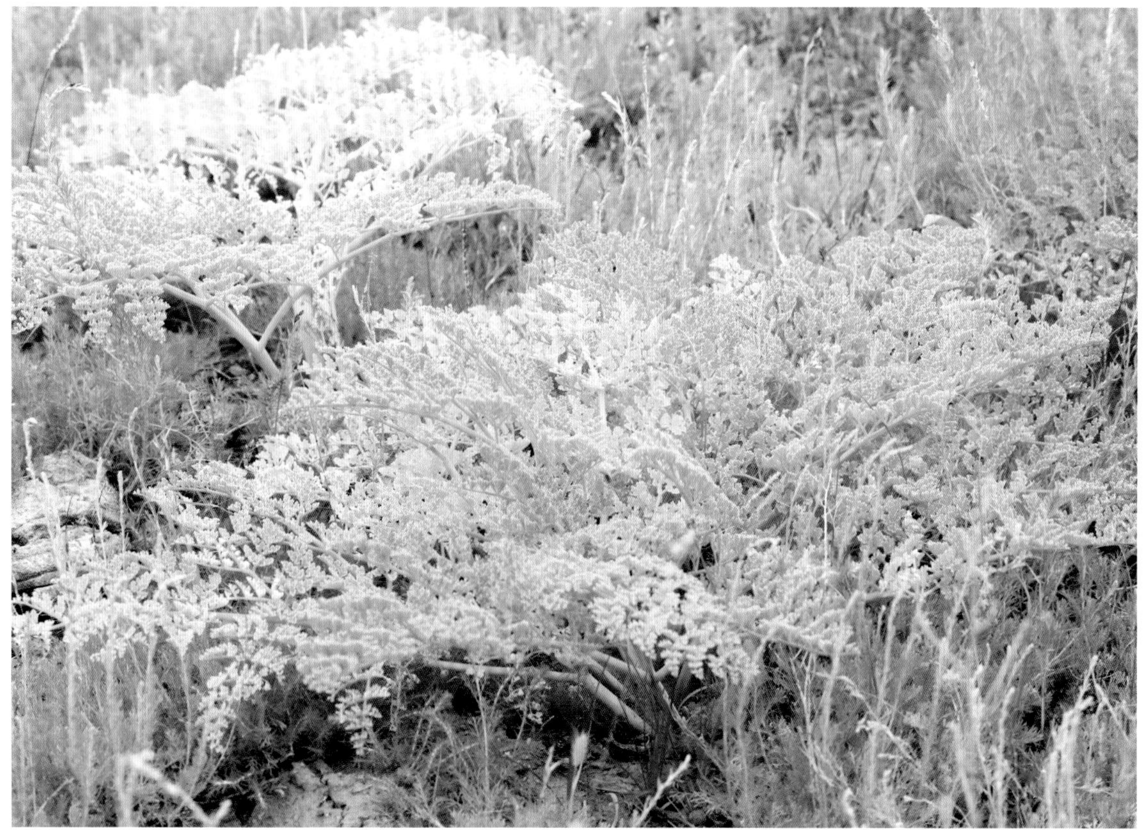

新疆阿魏

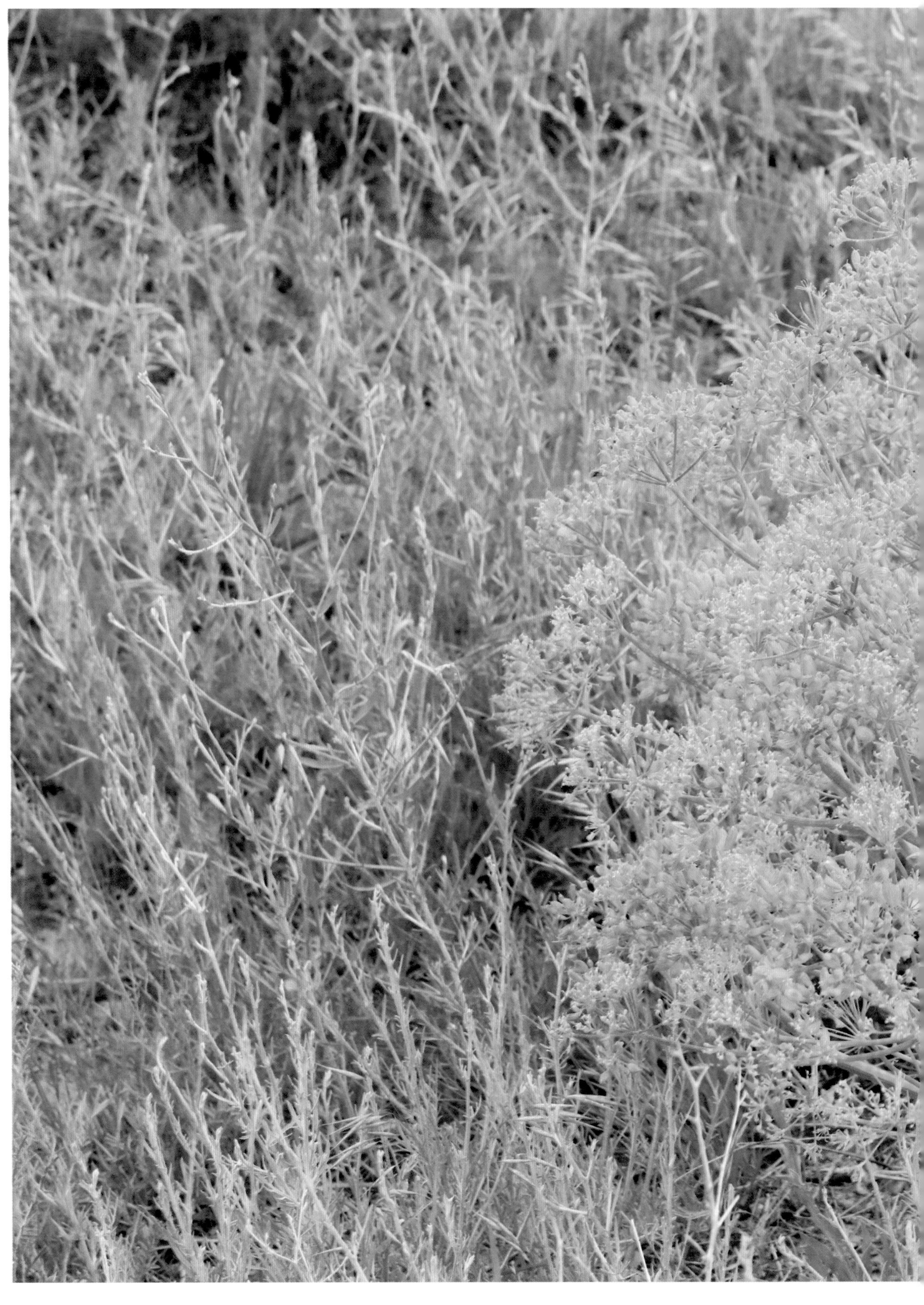

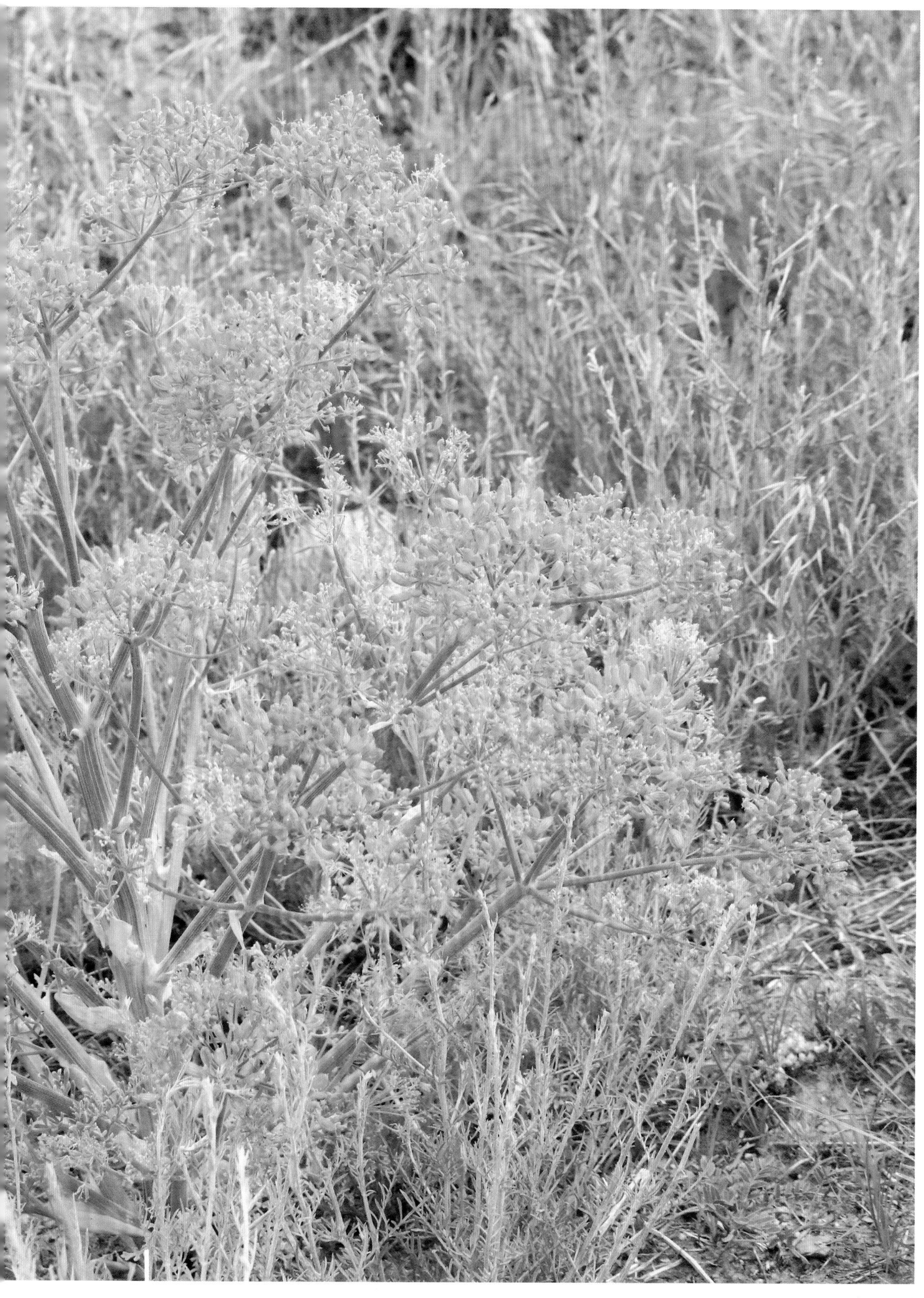

新疆阿魏

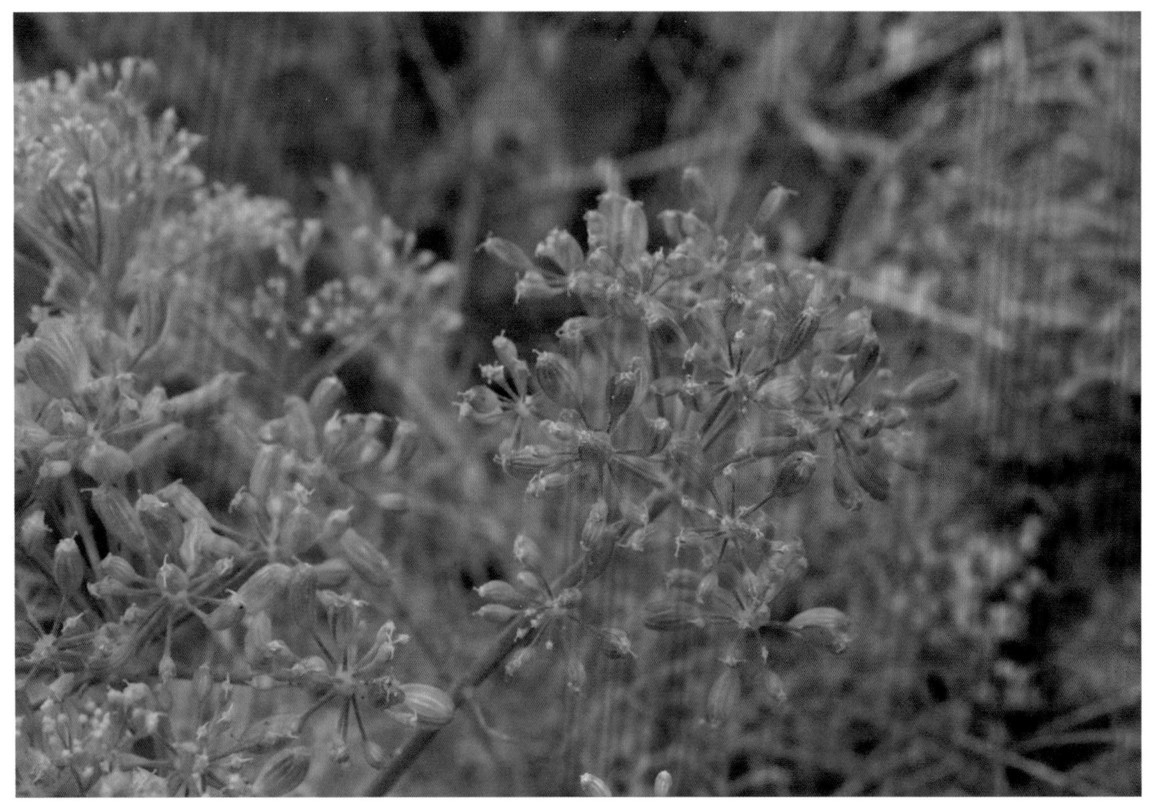

新疆阿魏

药材鉴别

本品呈不规则的块状和脂膏状。颜色深浅不一，表面蜡黄色至棕黄色。块状者体轻、质地似蜡，断面稍有孔隙。新鲜切面颜色较浅，放置后色渐深。脂膏状者黏稠，灰白色。具强烈而持久的蒜样特异臭气，味辛辣，嚼之有灼烧感。

功效主治

消积开胃，祛痰除湿，杀虫。本品味苦、辛，性温，辛能行滞，苦能燥湿，温可散寒。归脾、胃经，能行脾、胃之食物积滞，温胃散寒，健脾开胃，温燥寒湿以祛痰湿之邪。

药理作用

阿魏煎剂在体外对人型结核杆菌有抑制作用。国外有用其胶质作抗惊厥用或治疗某些精神病，也有用作驱虫剂。其挥发油自肺排出，故支气管炎、百日咳或哮喘患者可用其作刺激性祛痰剂。

用法用量

内服：9 ~ 15 g，内服，入丸、散。外用：适量。

民族药方

1．头赫依病，头昏，眼眶和颞部刺痛，视力障碍 阿魏 7.5 g，高良姜、黑云香各 5 g，肉豆蔻 10 g，光明盐 3 g。制成水丸，温开水送服，每次 2 ~ 3 g，每日 1 ~ 2 次。

2．巴达干赫依引起的头痛、头晕、恶心作呕 阿魏、肉豆蔻、丁香各 5 g，当归 2.5 g，小茴香、黑云香各 3.5 g，沉香 10 g。制成水丸，温开水送服，每次 2 ~ 3 g，每日 1 ~ 2 次。

3．疟疾 阿魏、干姜各 3 g，细辛 2.5 g，肉桂 1.5 g，白芥子 6 g。共为细末，用风湿膏 2 张，将药粉分放在 2 张膏药上，再用斑蝥 2 只，去头足及壳，压碎，每张膏药放 1 只。病发前 6 小时贴神阙、命门两穴，贴 24 小时取下。

4．血管瘤 阿魏、柴胡、甘草各 15 g，当归尾、赤芍各 6 g，桔梗 3 g。水煎服，每日 1 剂，须连续服 15 ~ 30 剂。

5．肠炎腹痛泄泻或消化不良、便溏 取阿魏 1 粒如黄豆大。切碎，置脐上，以腹脐膏 1 张贴之。

6．预防麻疹 阿魏 0.2 ~ 0.4 g。置于如铜币大的小膏药中心，中心要对准易感儿的脐眼。紧密贴上，注意保护，不使脱落。

使用注意

脾胃虚弱者及孕妇忌服。

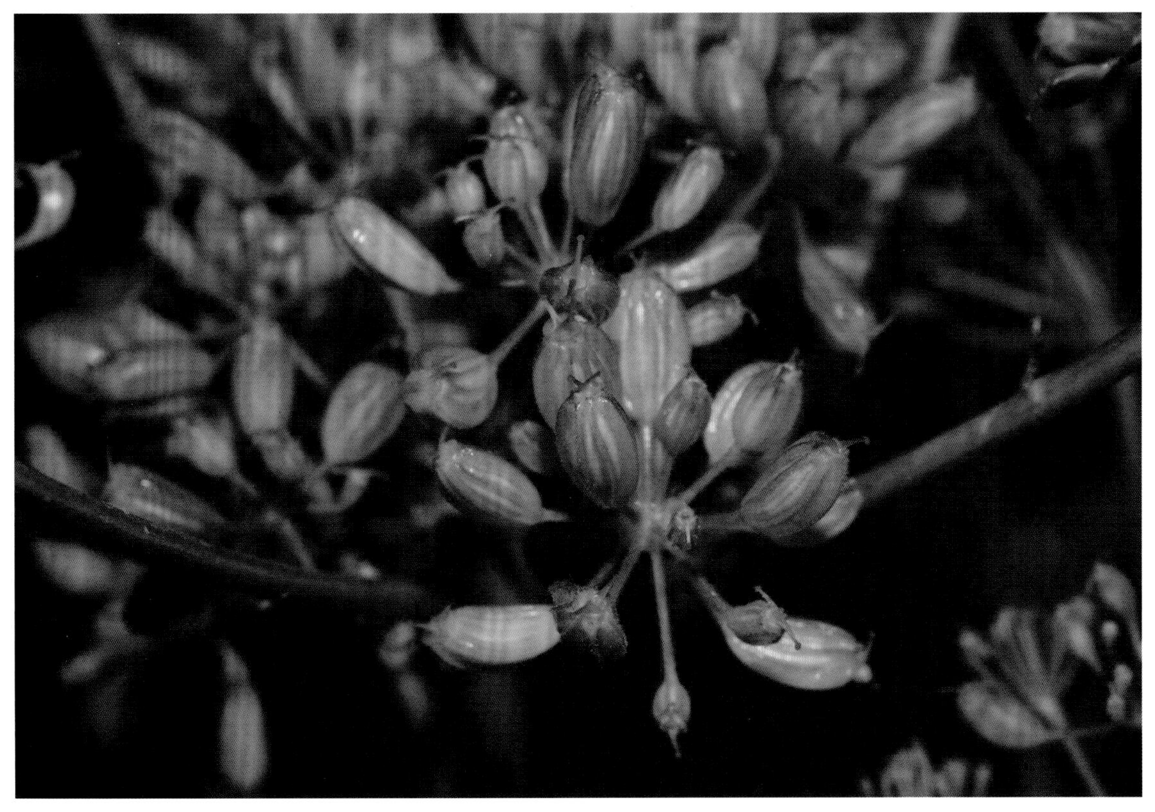

新疆阿魏

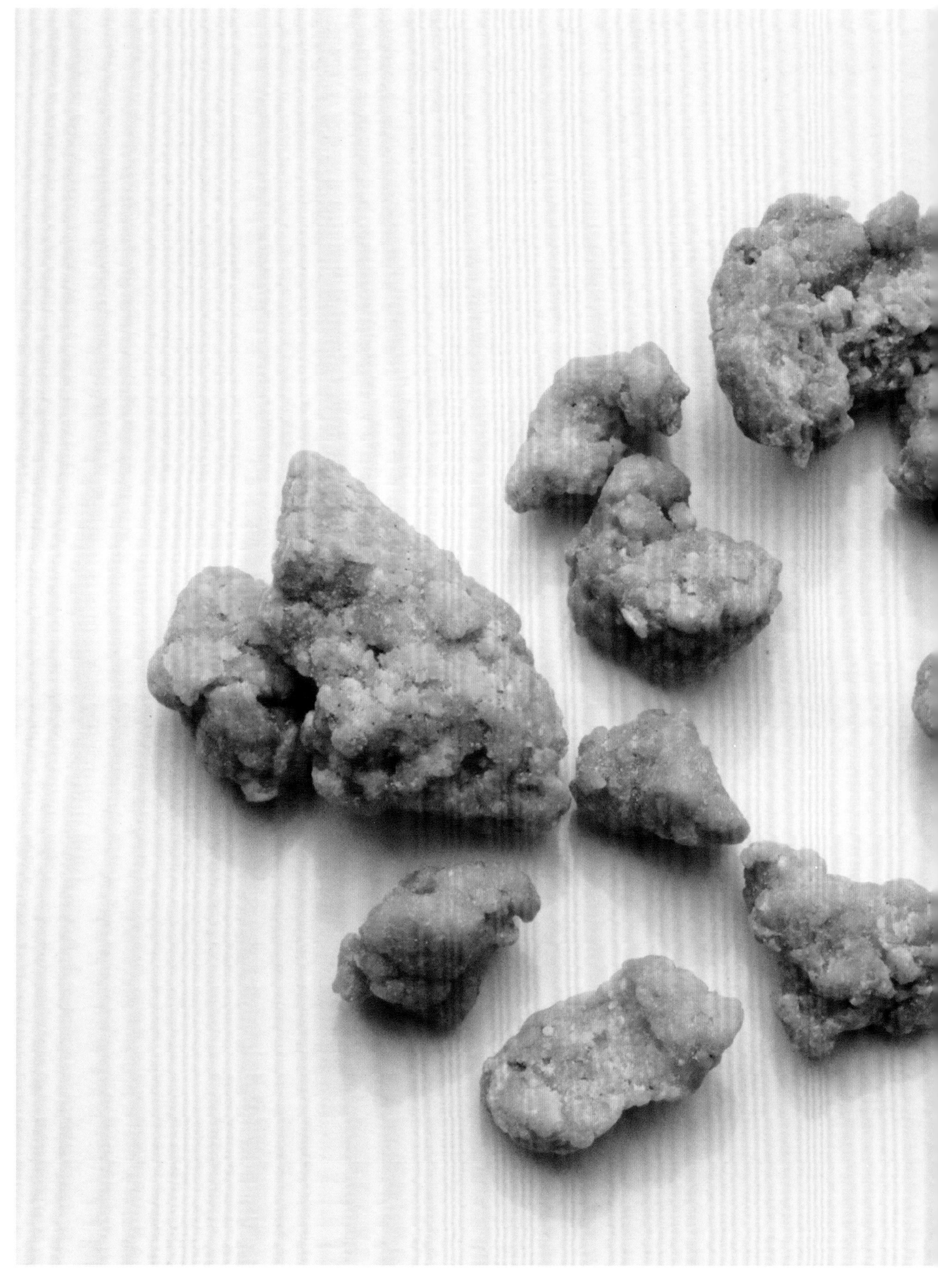

阿魏

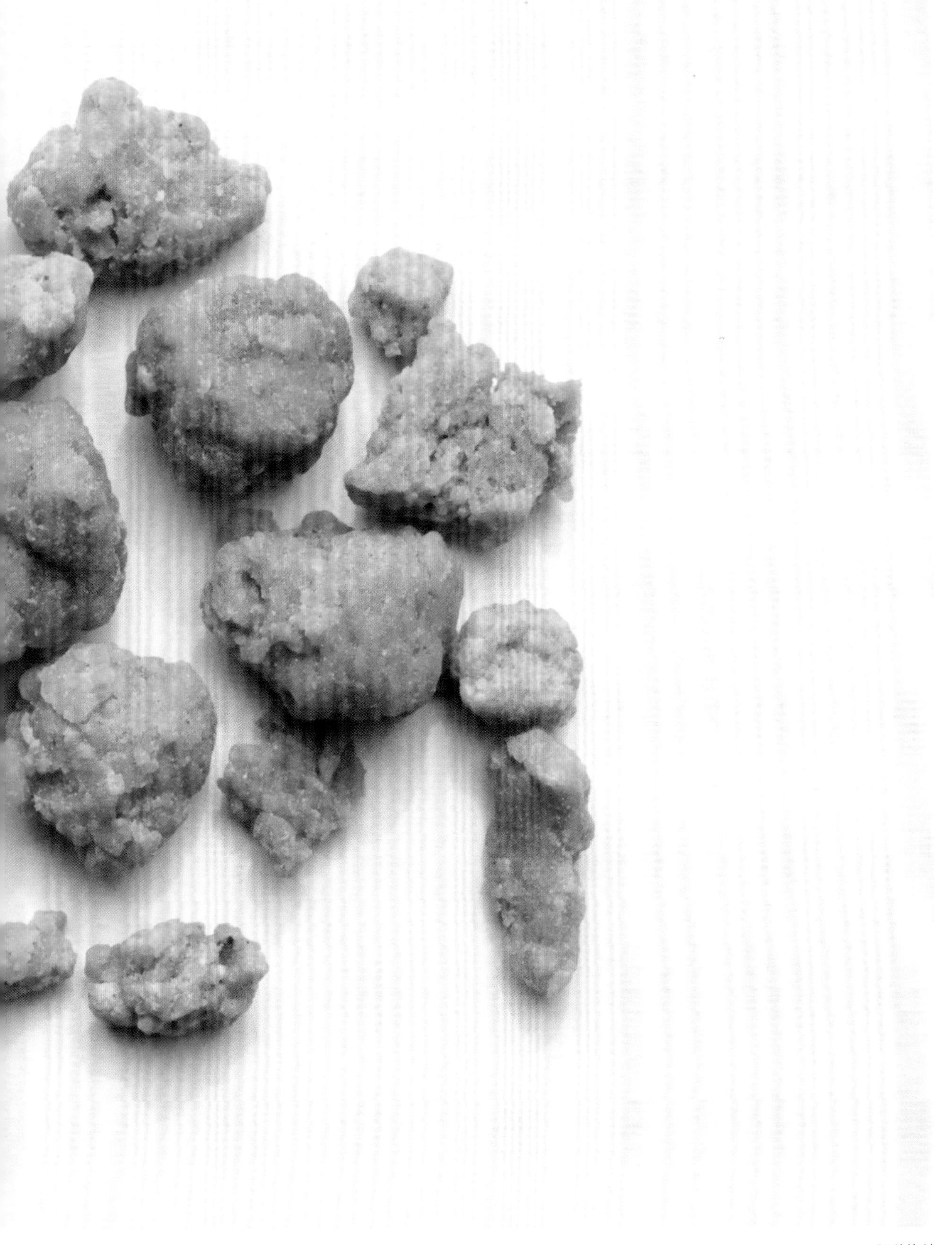

阿魏饮片

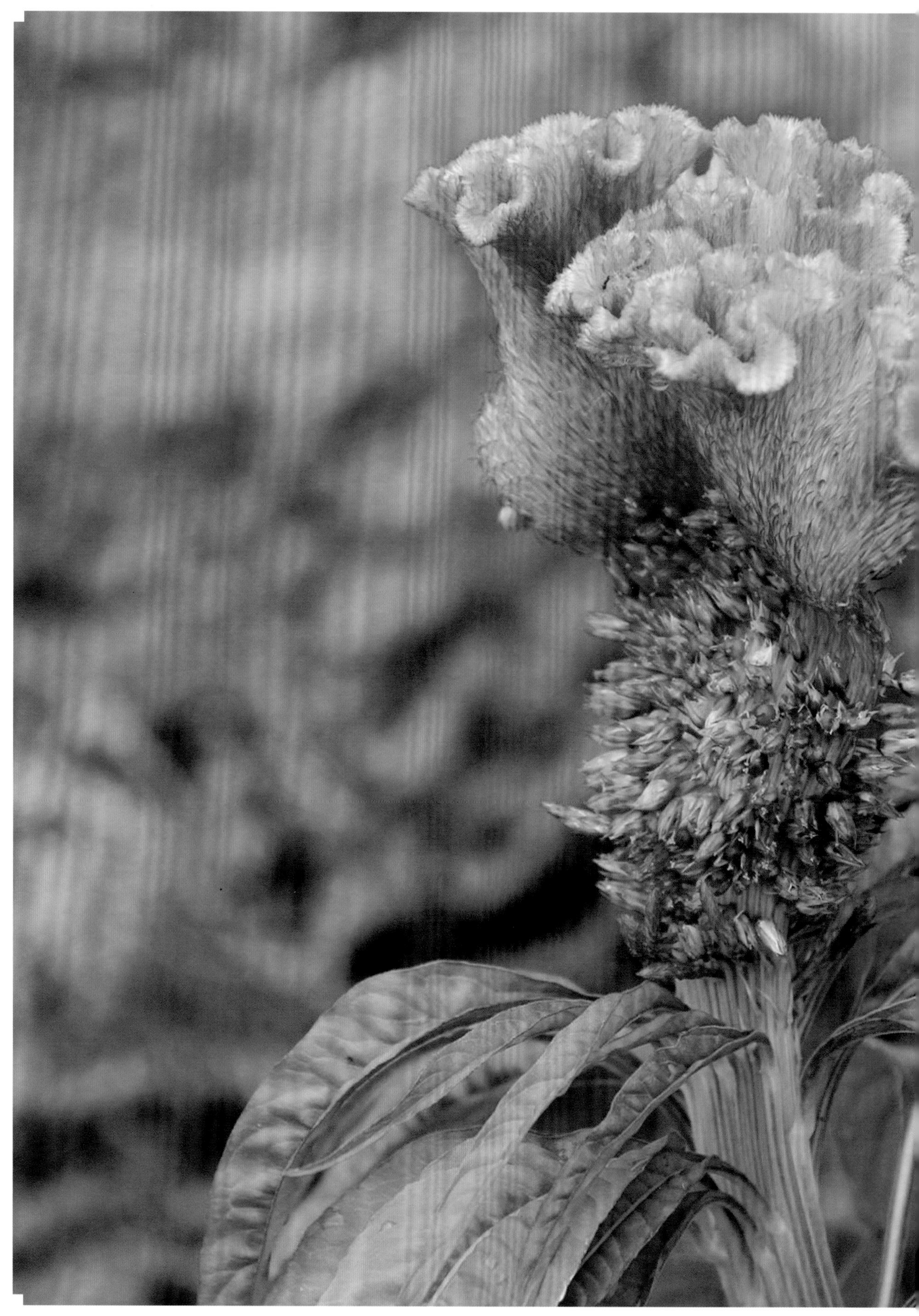

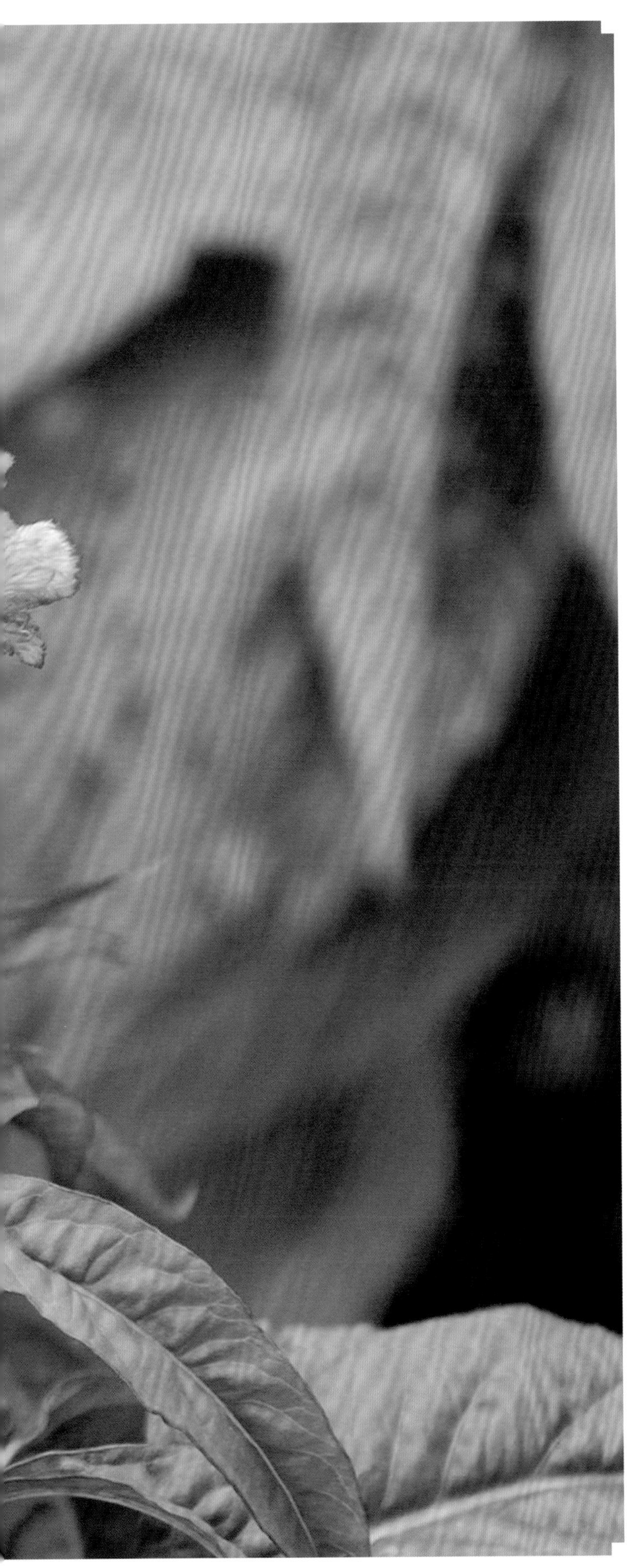

鸡冠花

【蒙药名】塔黑颜。

【别　名】鸡髻花、鸡角枪、鸡公花、鸡冠头、鸡骨子花。

【来　源】本品为苋科植物鸡冠花 *Celosia crisiata* L. 的花序。

【性味归经】味涩，性寒。归热经。

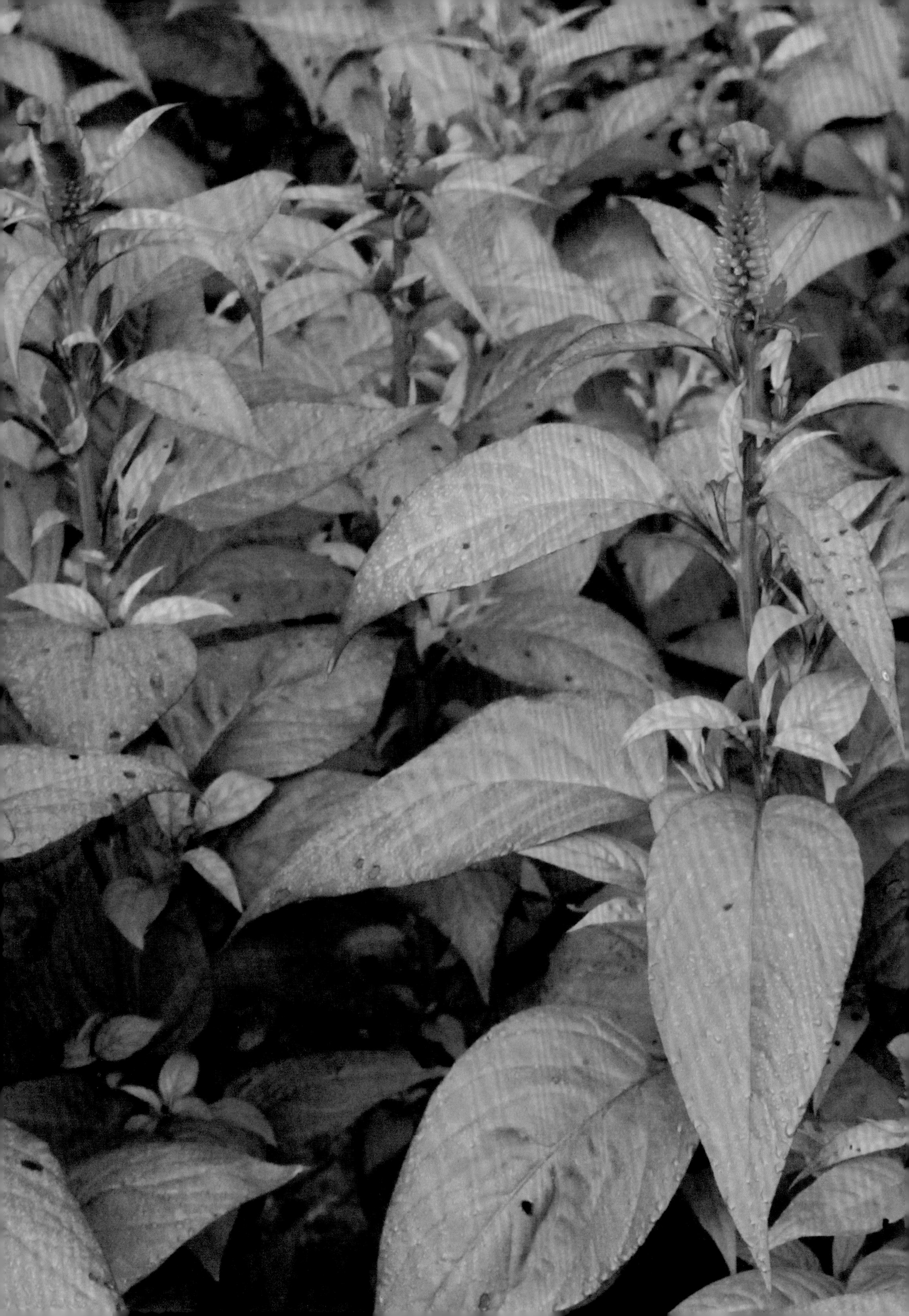

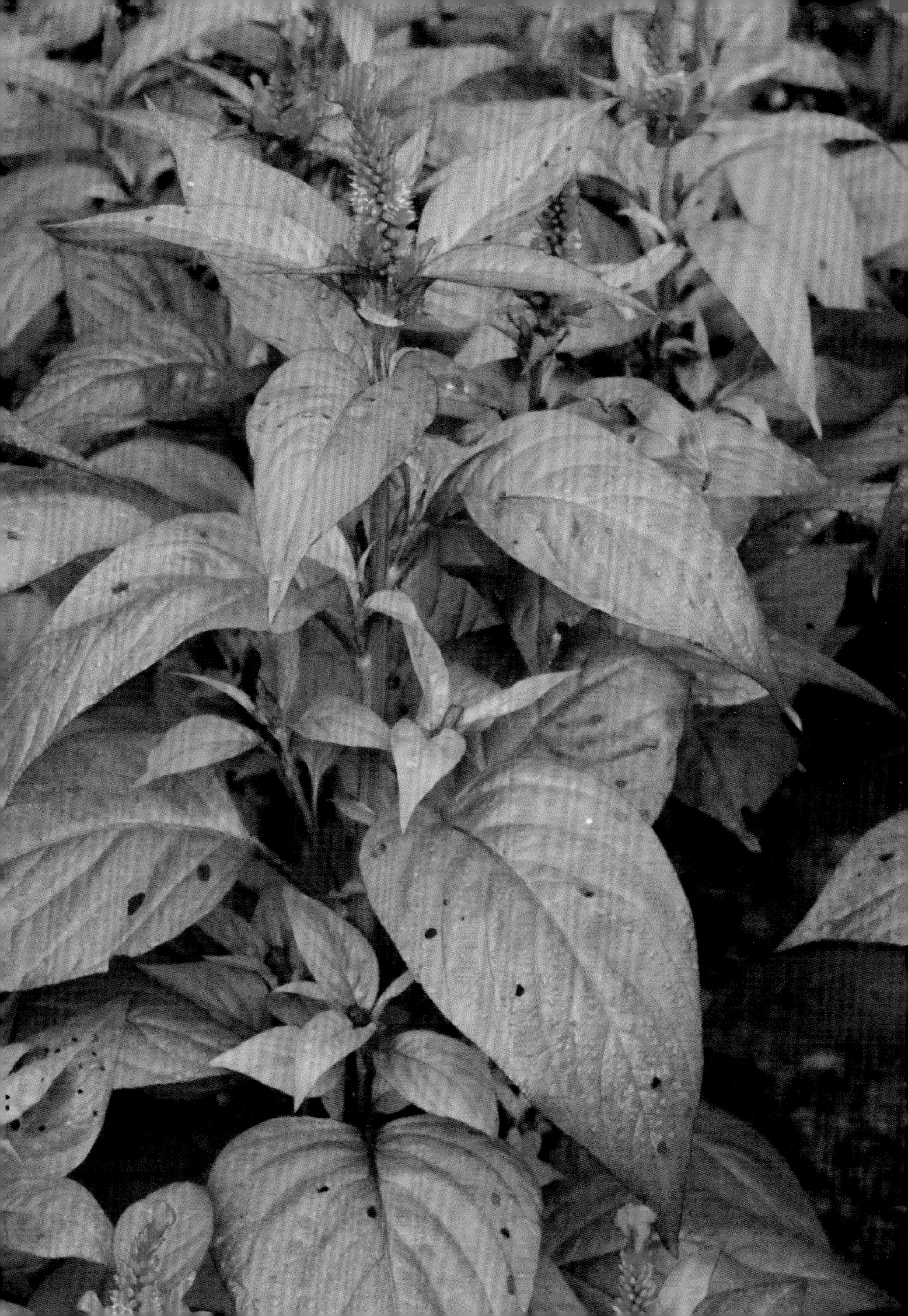

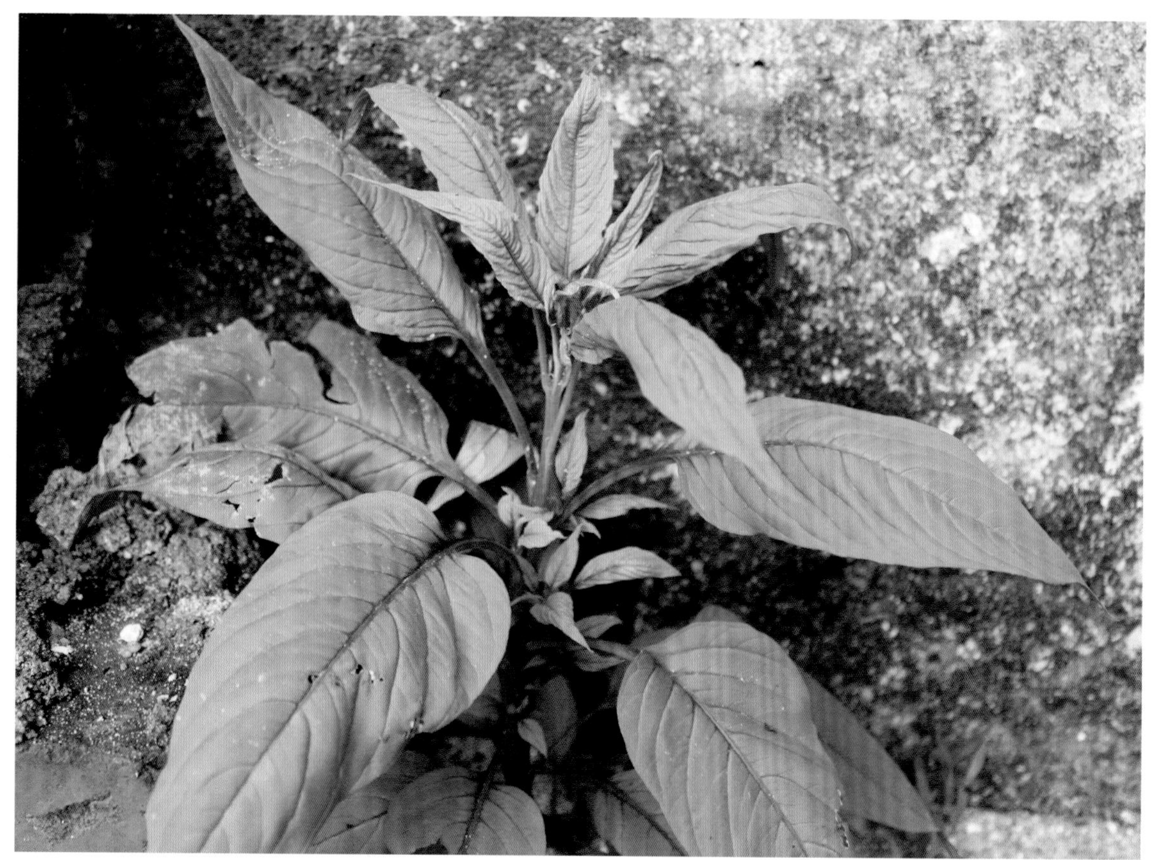

鸡冠花

识别特征

一年生直立草本植物，高 30 ~ 80 cm。全株无毛，粗壮。分枝少，近上部扁平，绿色或带红色，有棱纹凸起。单叶互生，具柄；叶片长椭圆形至卵状披针形，长 5 ~ 13 cm，宽 2 ~ 6 cm，先端渐尖或长尖，基部渐窄成柄，全缘。穗状花序顶生，呈扁平肉质鸡冠状、卷冠状或羽毛状，中部以下多花；花被片淡红色至紫红色、黄白或黄色；苞片、小苞片和花被片干膜质，宿存；花被片 5，椭圆状卵形，端尖，雄蕊 5，花丝下部合生呈杯状。胞果卵形，长约 3 mm，熟时盖裂，包于宿存花被内。种子肾形，黑色，光泽。花期 5—8 月，果期 8—11 月。

生境分布

全国各地普遍栽培。

采收加工

当年 8—9 月采收。把花序连同一部分茎秆割下，捆成小把晒干或晾干后，剪去茎秆即成。

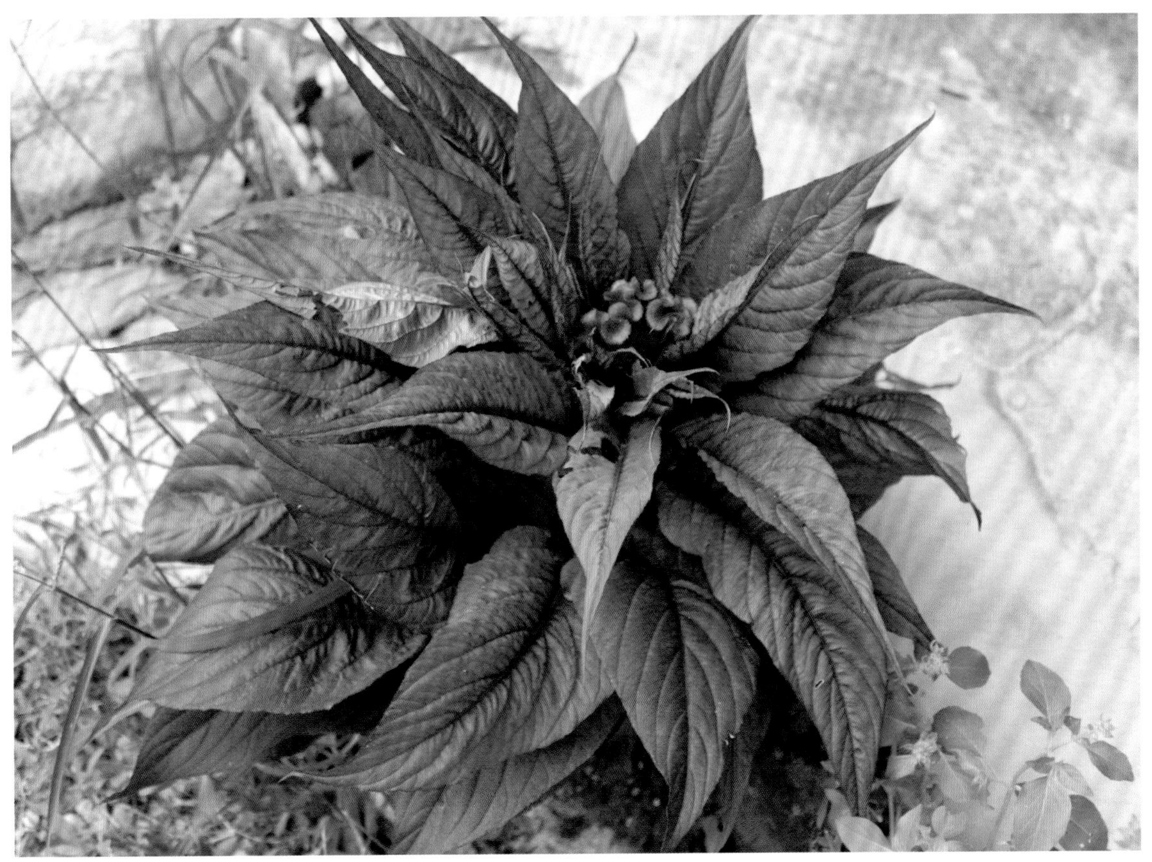

鸡冠花

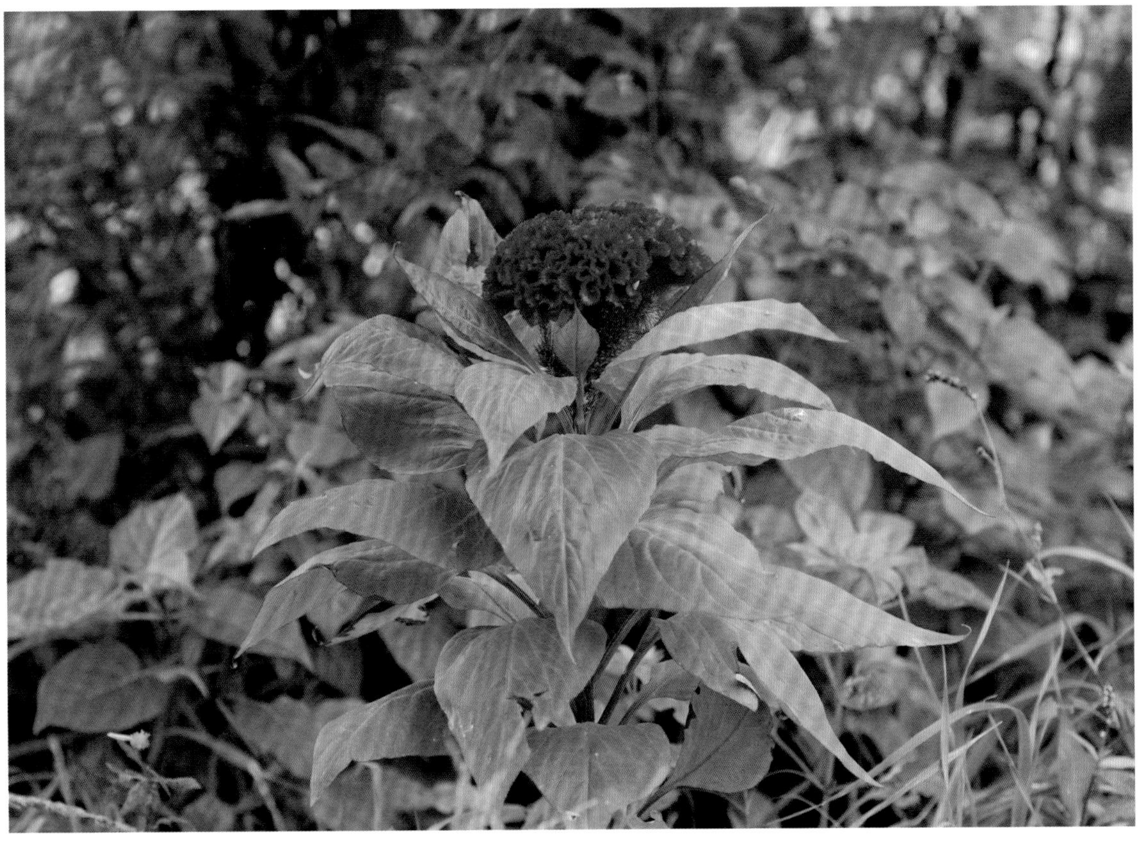

鸡冠花

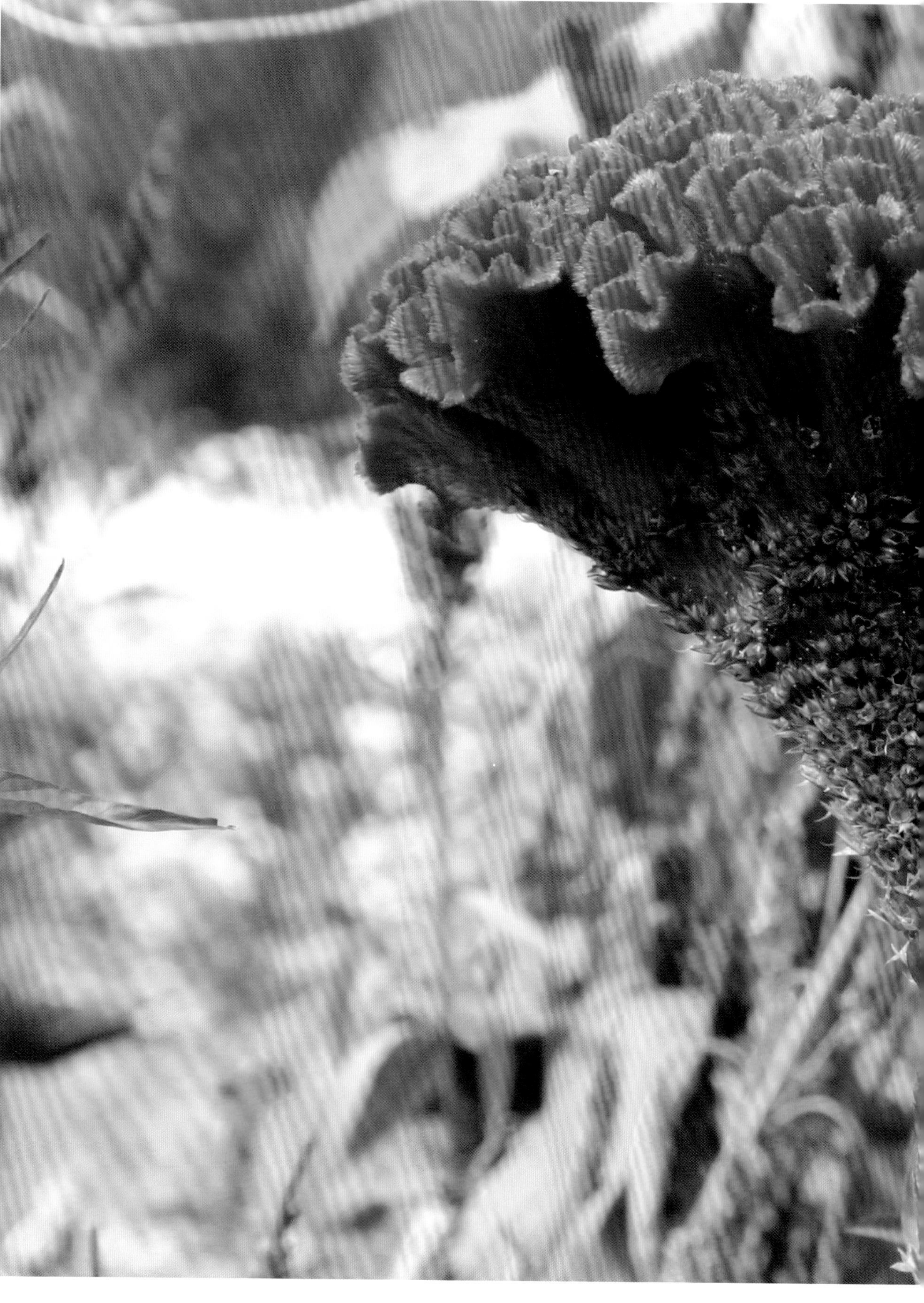

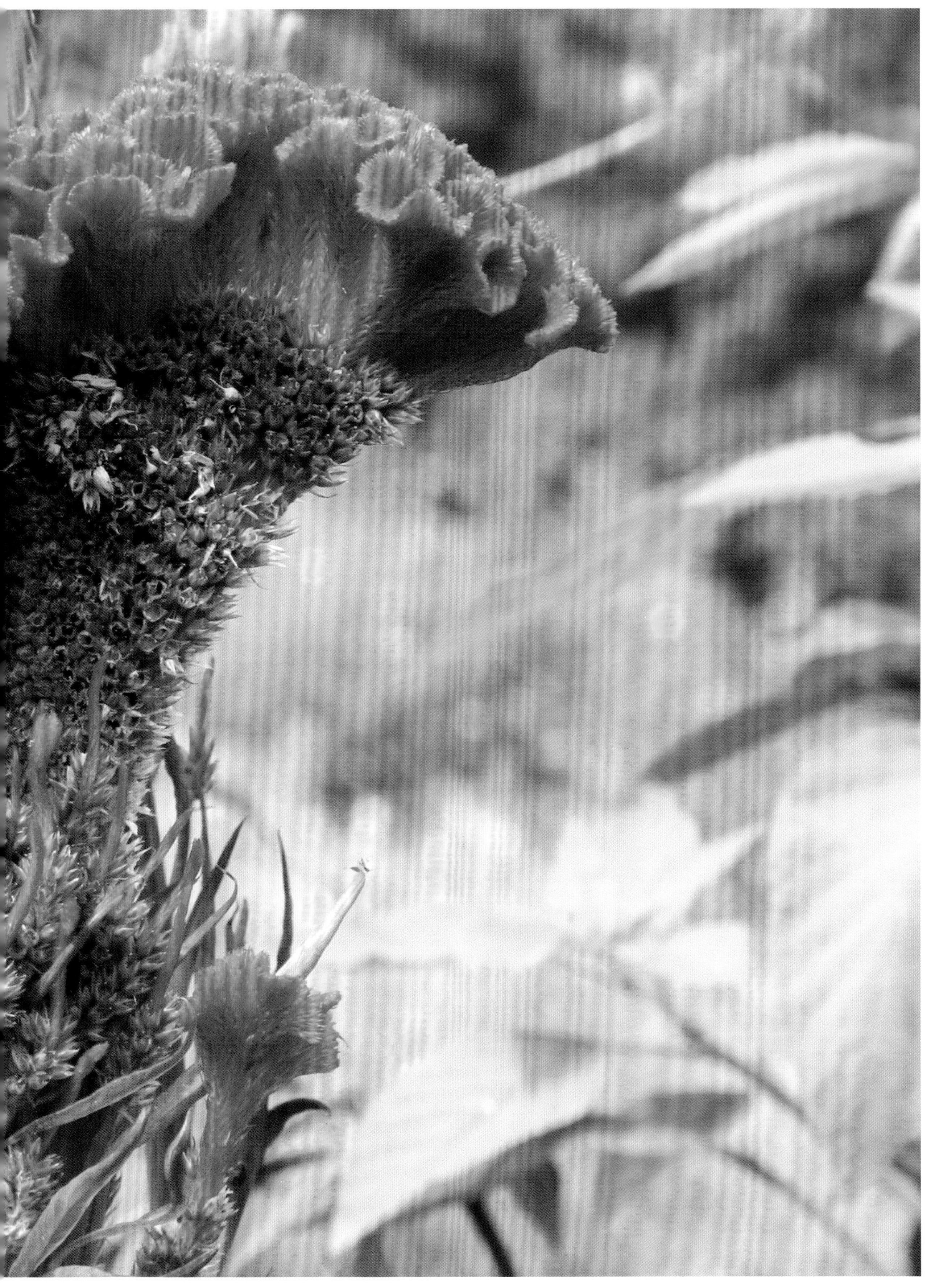

鸡冠花

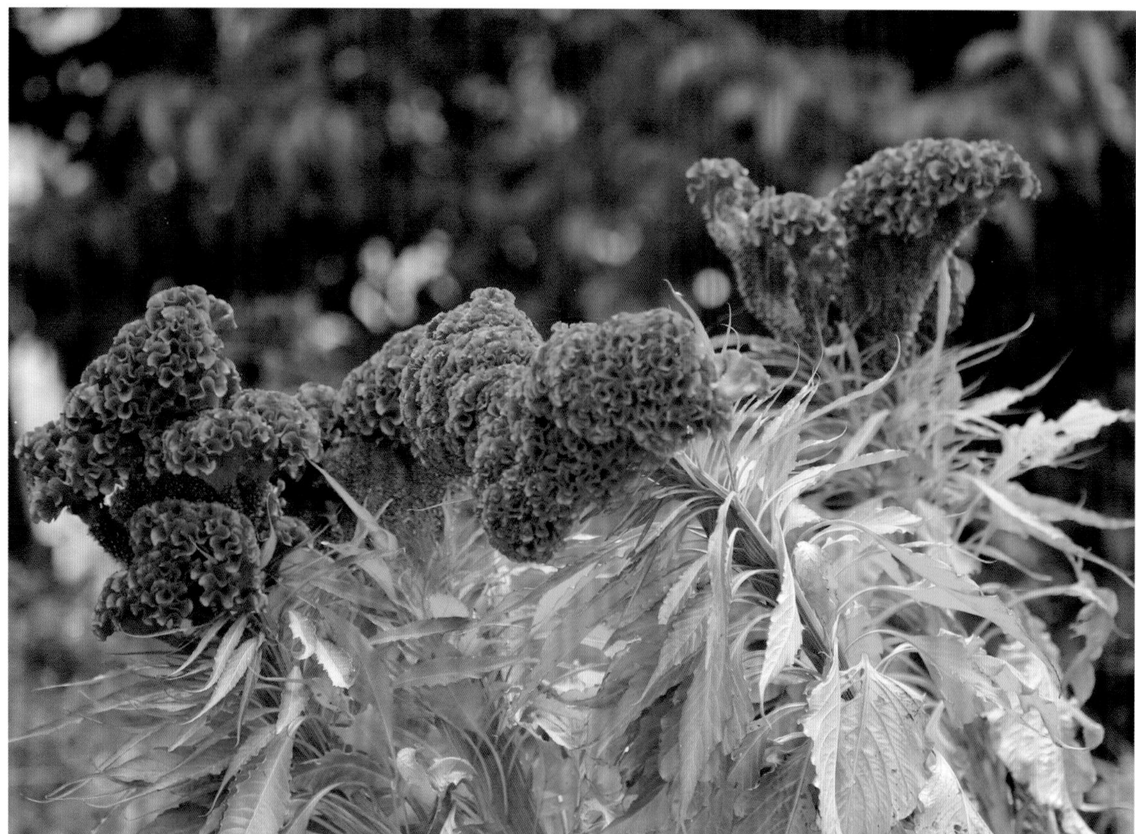

鸡冠花

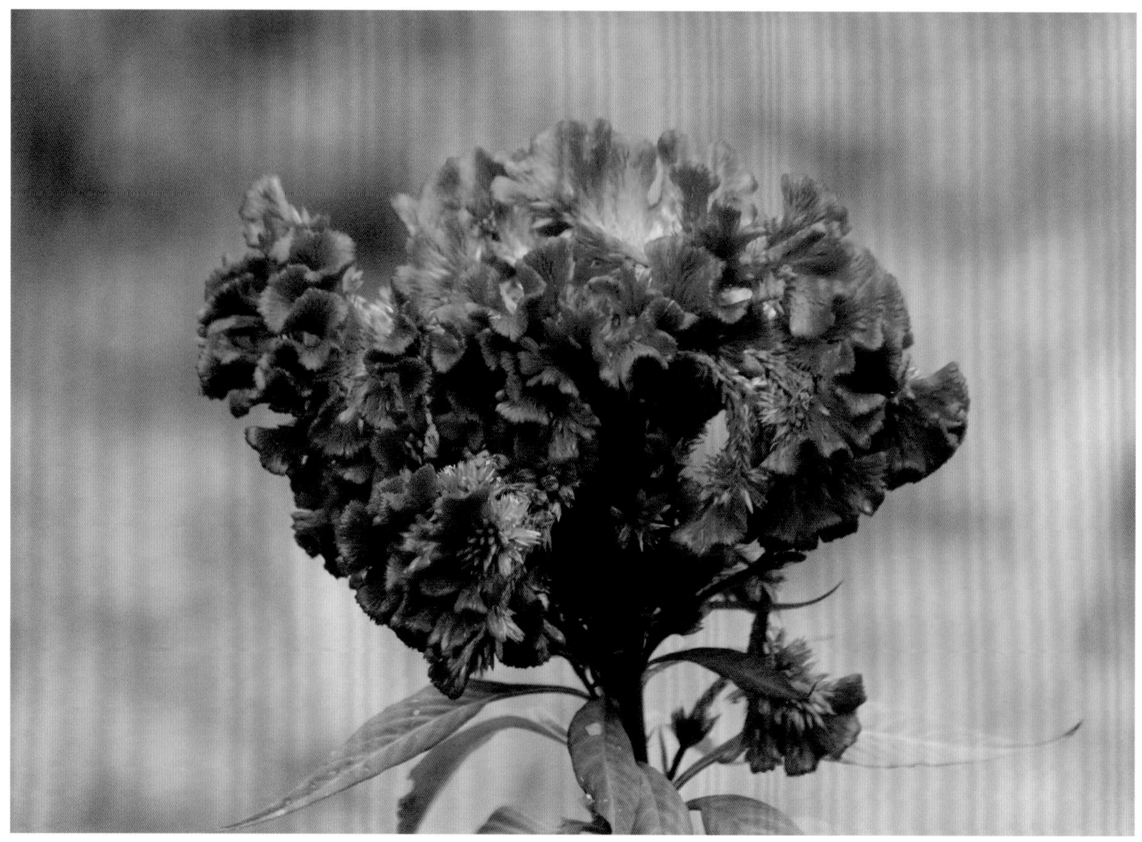

鸡冠花

药材鉴别

穗状花序多扁平而肥厚，似鸡冠状。长 8 ~ 25 cm，宽 5 ~ 20 cm。上缘宽，具皱褶，密生线状鳞片，下端渐狭小，常残留扁平的茎。表面红色、紫红色或黄白色；中部以下密生多数小花，各小花有角质苞片及花被片。果实盖裂，种子圆肾形，黑色，有光泽。体轻，质柔韧。气无，味淡。以朵大而扁、色泽鲜艳者为佳。习惯以白色者质优。

功效主治

凉血止血，止带，止泻。主治诸出血证、带下、泻泄、痢疾。

用法用量

内服：煎汤，9 ~ 15 g；或入丸、散。外用：适量，煎汤熏洗；或研末调敷。

民族药方

1．妇女崩漏　鸡冠花、紫茉莉根各 10 g。水煎服。

2．妇科慢性炎症　10% 鸡冠花注射液。每次 2 ml，每日 1 次，肌内注射。

3．带下病　白鸡冠花、白果仁各 15 g，白菊花、白扁豆各 12 g，白莲子 30 g，白母鸡 1 只（1000 g 左右）。先将鸡处理好，然后再将诸药填入鸡腹，用荷叶包裹置砂锅内，用文火蒸 3 小时后，食肉喝汤，分 2 ~ 3 次食完，每日早、晚各 1 次。治疗期间忌辛辣、禁房事，勤换内裤。

4．月经淋漓　鸡冠花、紫草茸、蜀葵花、熊胆各等份。制成散剂，温开水送服，每次 1.5 ~ 3.0 g，每日 1 ~ 2 次。

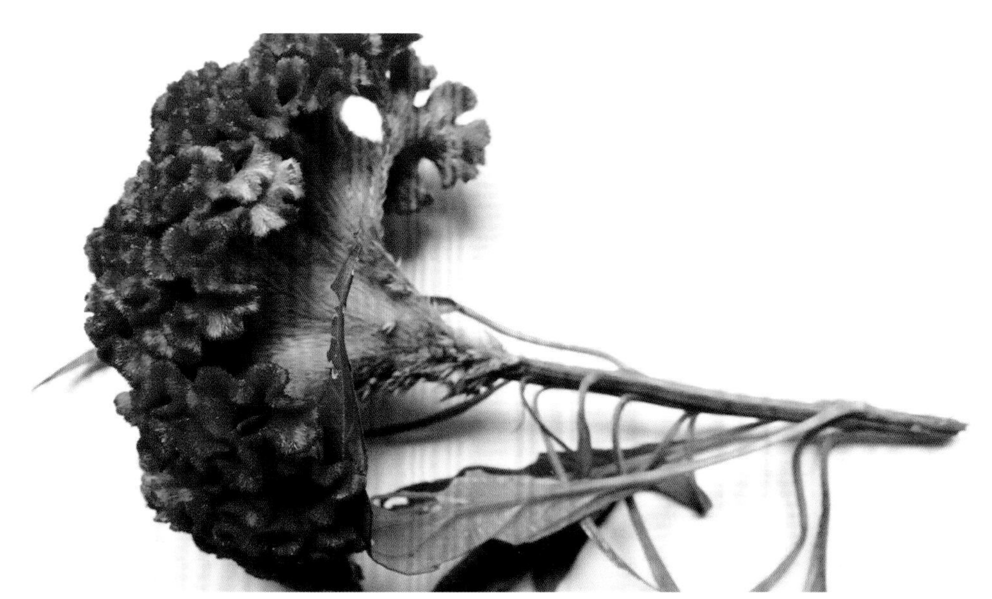

鸡冠花药材

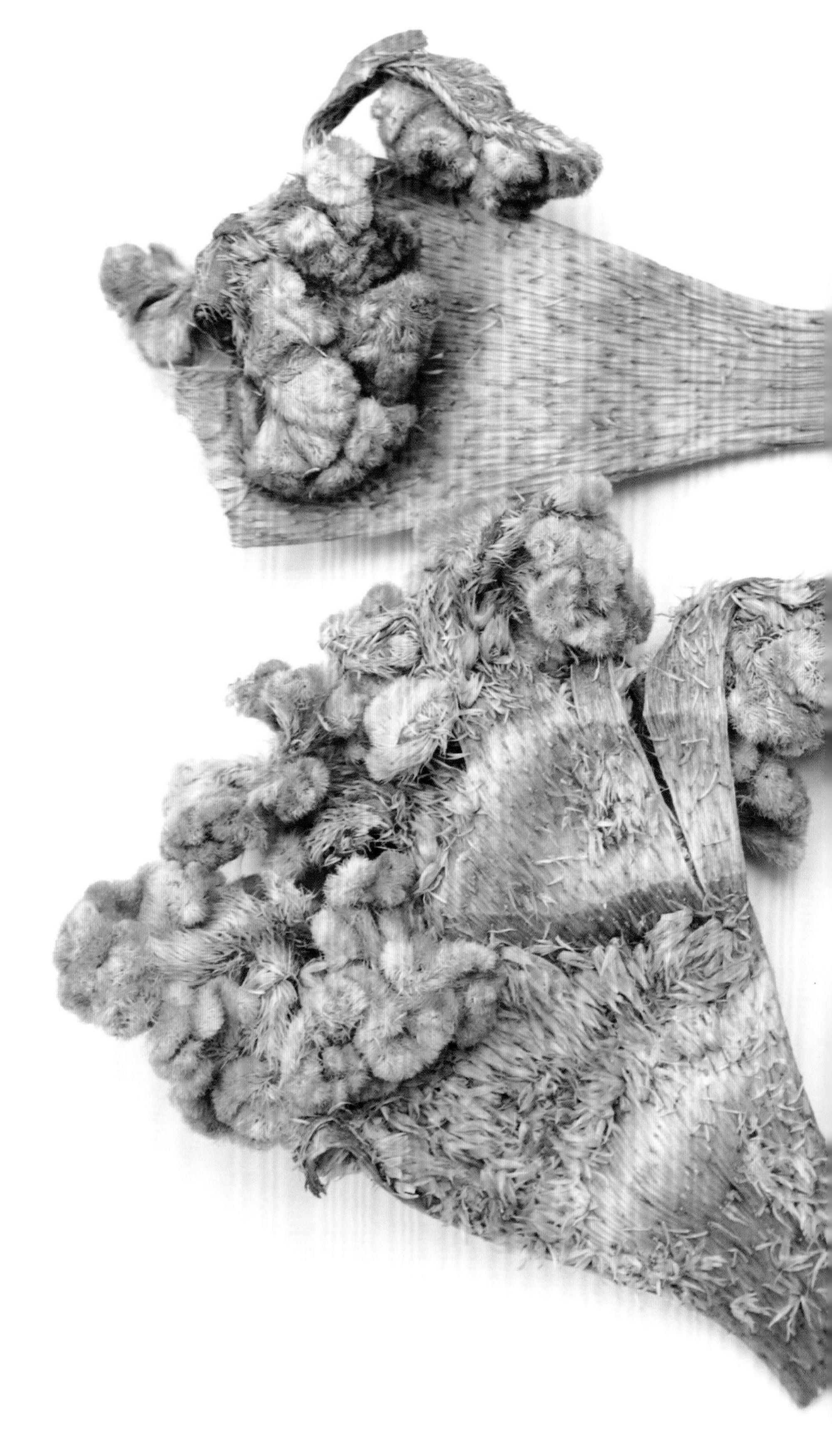

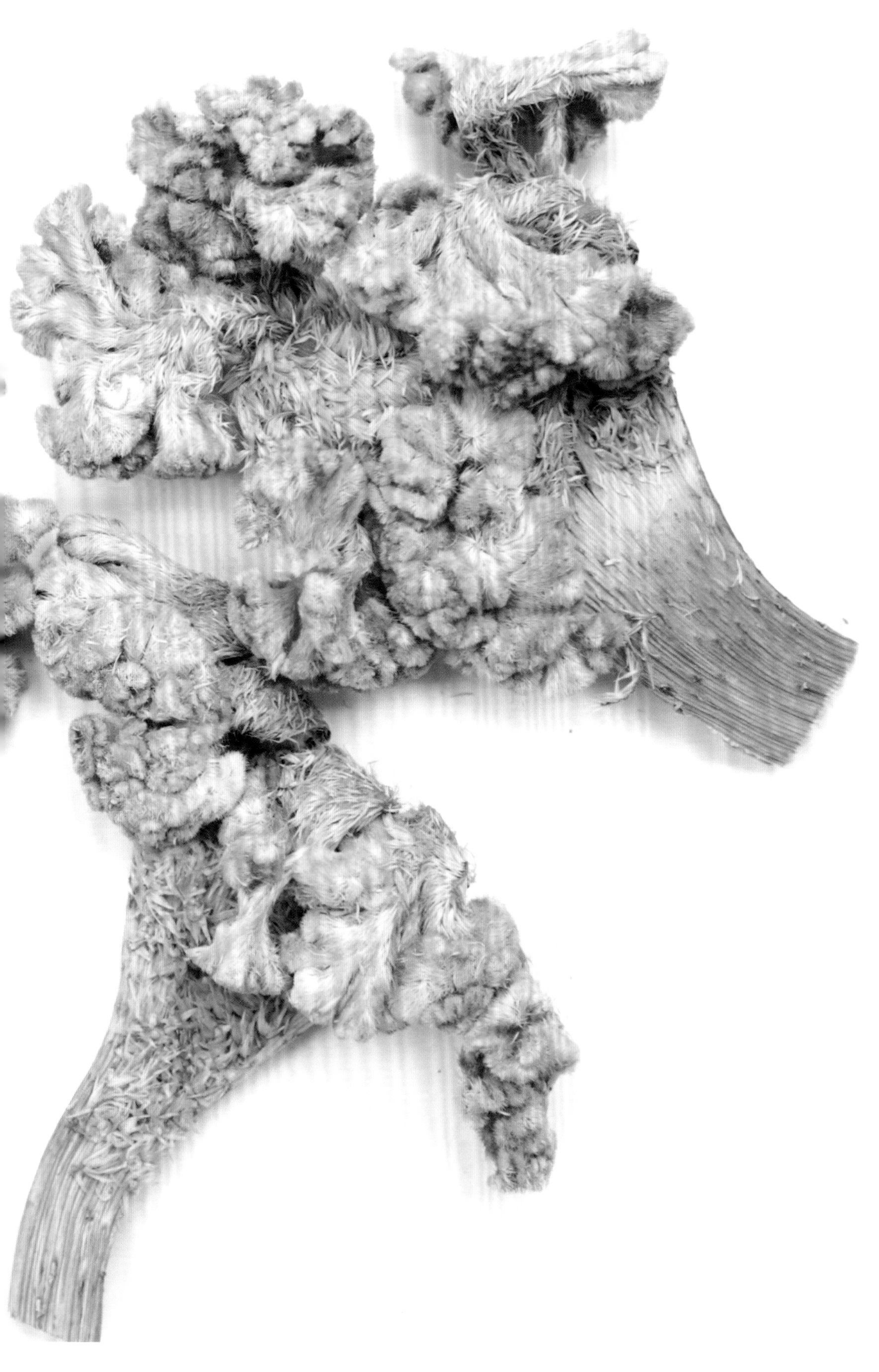

鸡冠花药材

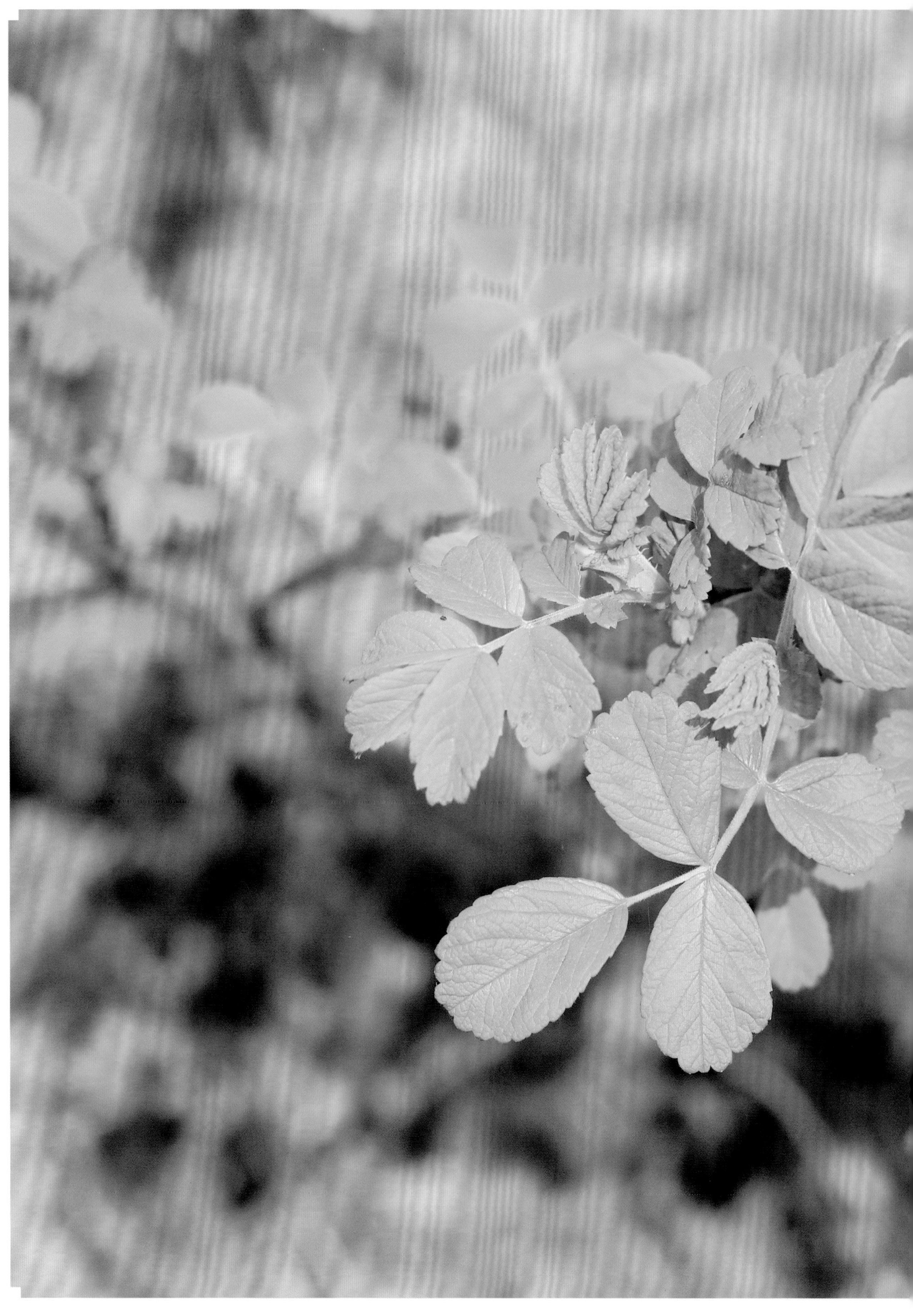

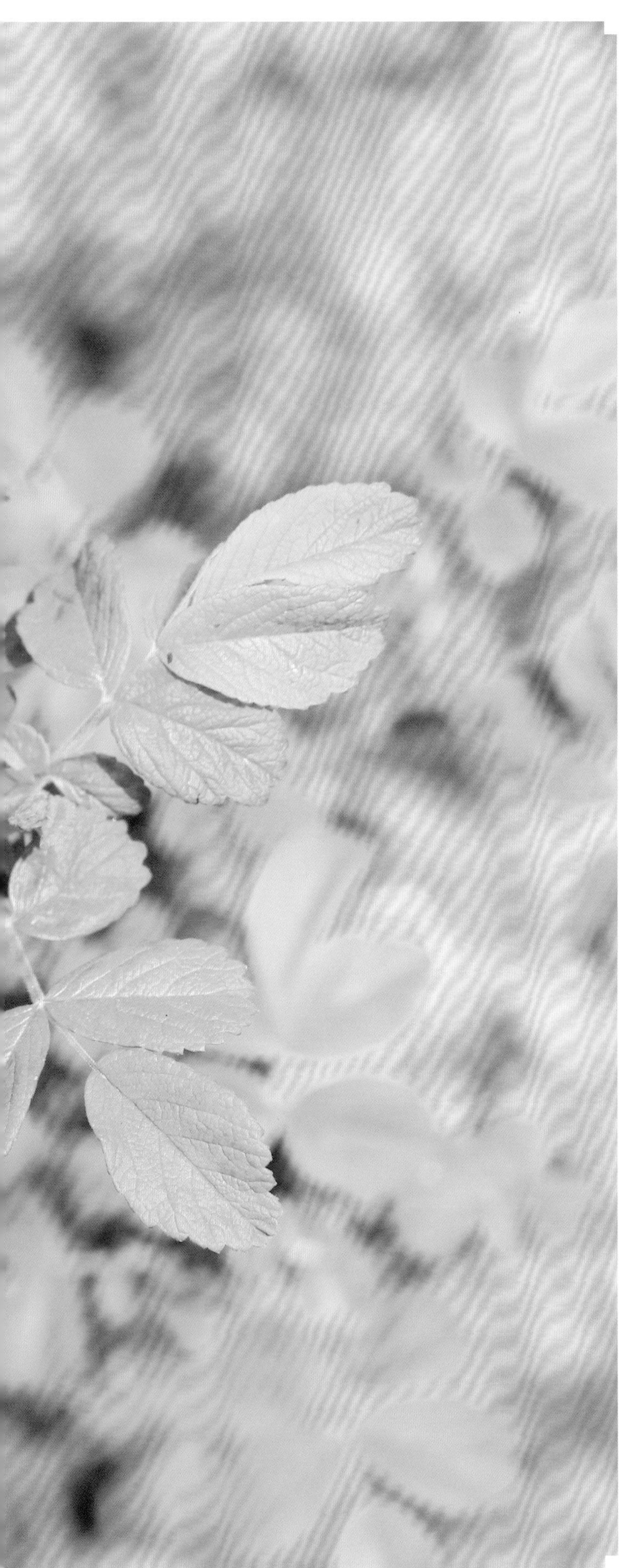

玫瑰花

【蒙药名】札莫尔。

【别　名】淖海、色毕莫德格。

【来　源】本品为蔷薇科植物玫瑰 *Rosa rugosa* Thunb. 的干燥花蕾。

【性味归经】味甘、微苦，性温。归肝、脾经。

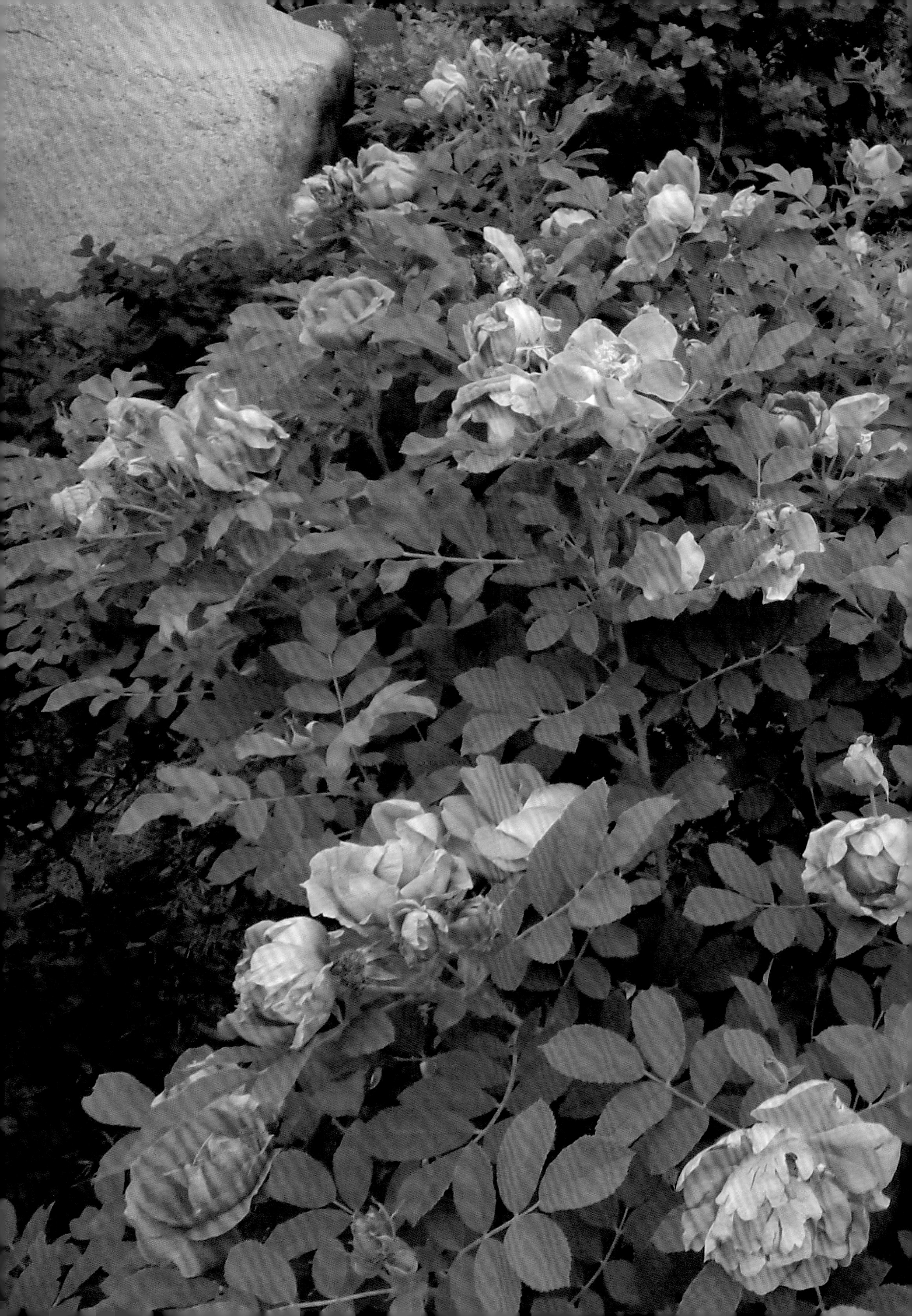

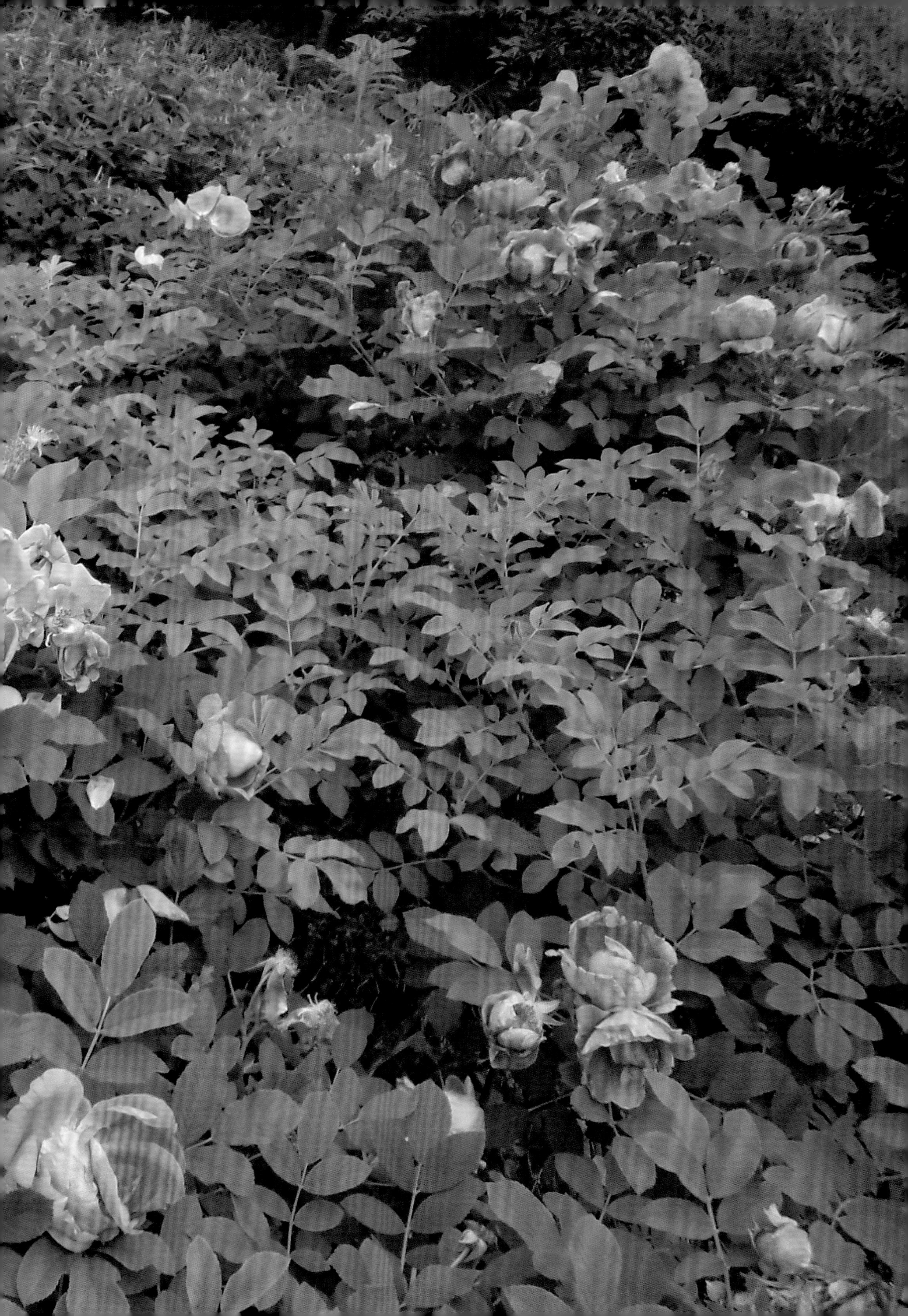

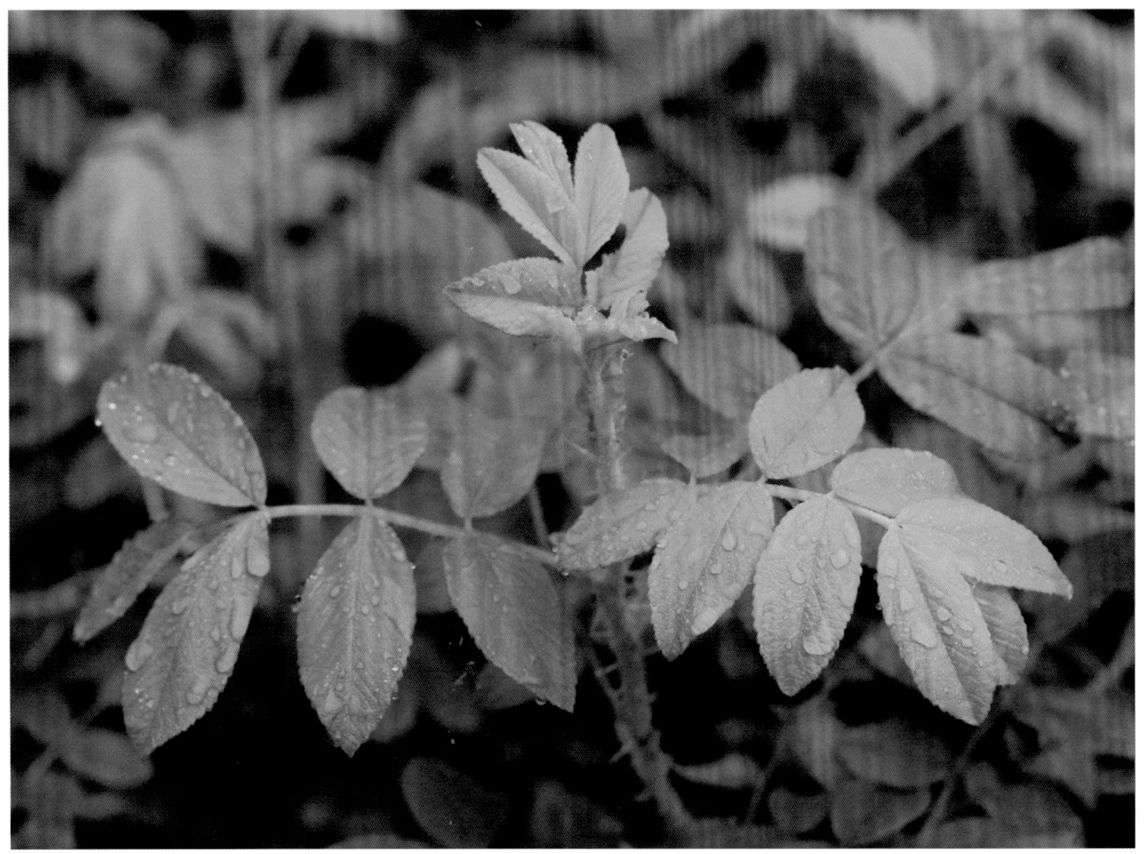

玫瑰

识别特征

直立灌木，茎丛生，有茎刺。单数羽状复叶互生，椭圆形或椭圆形状倒卵形，先端急尖或圆钝，叶柄和叶轴有绒毛，疏生小茎刺和刺毛。花单生于叶腋或数朵聚生，苞片卵形，边缘有腺毛，花冠鲜艳，紫红色，芳香。花期 5—6 月，果期 8—9 月。

生境分布

均为栽培。分布于江苏、浙江、福建、山东、四川等省区。

采收加工

春末夏初花将要开放时分批采摘，及时低温干燥。

药材鉴别

本品略呈半球形或不规则形的团状，直径 1.0 ~ 2.5 cm。花托半球形，与花萼基部合生；萼片 5，披针形，黄绿色或棕绿色；花瓣多皱缩，展平后宽卵形，紫红色，有的为黄棕色。体轻，质脆。气芳香浓郁，味微苦涩。

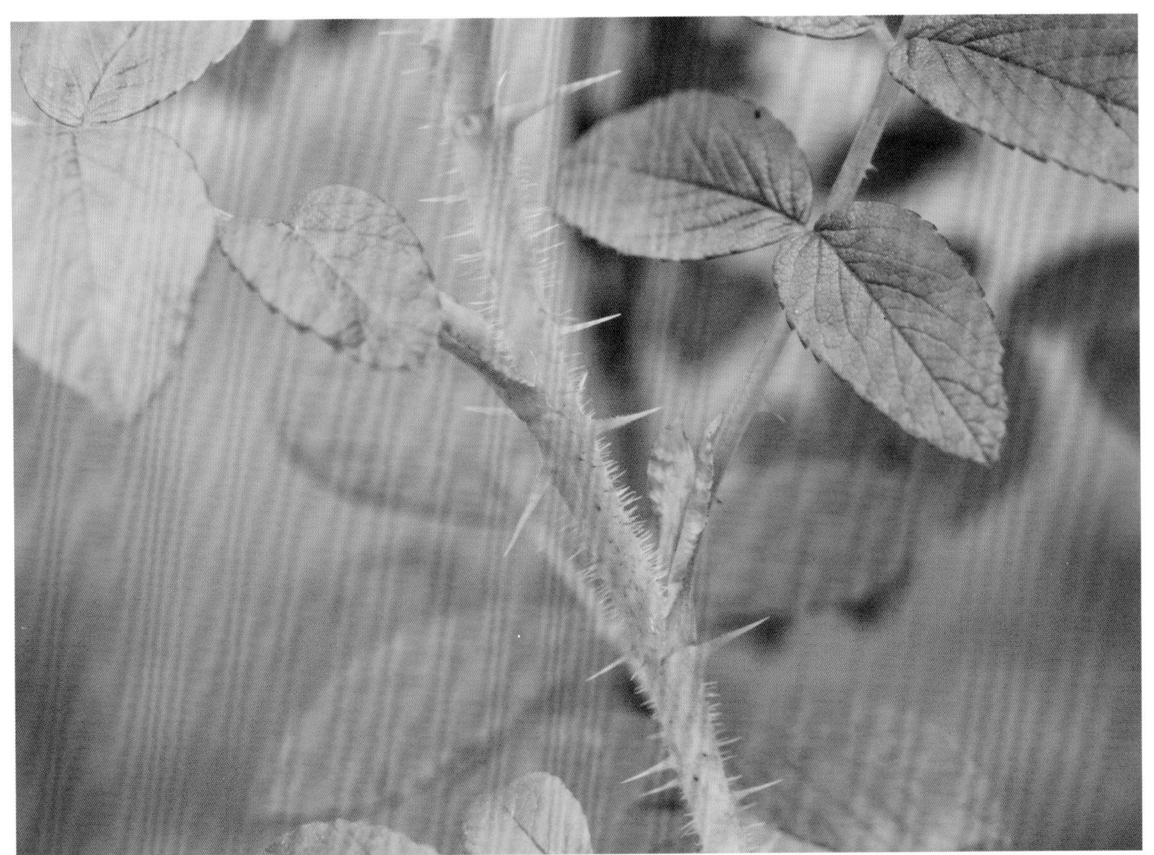

玫瑰

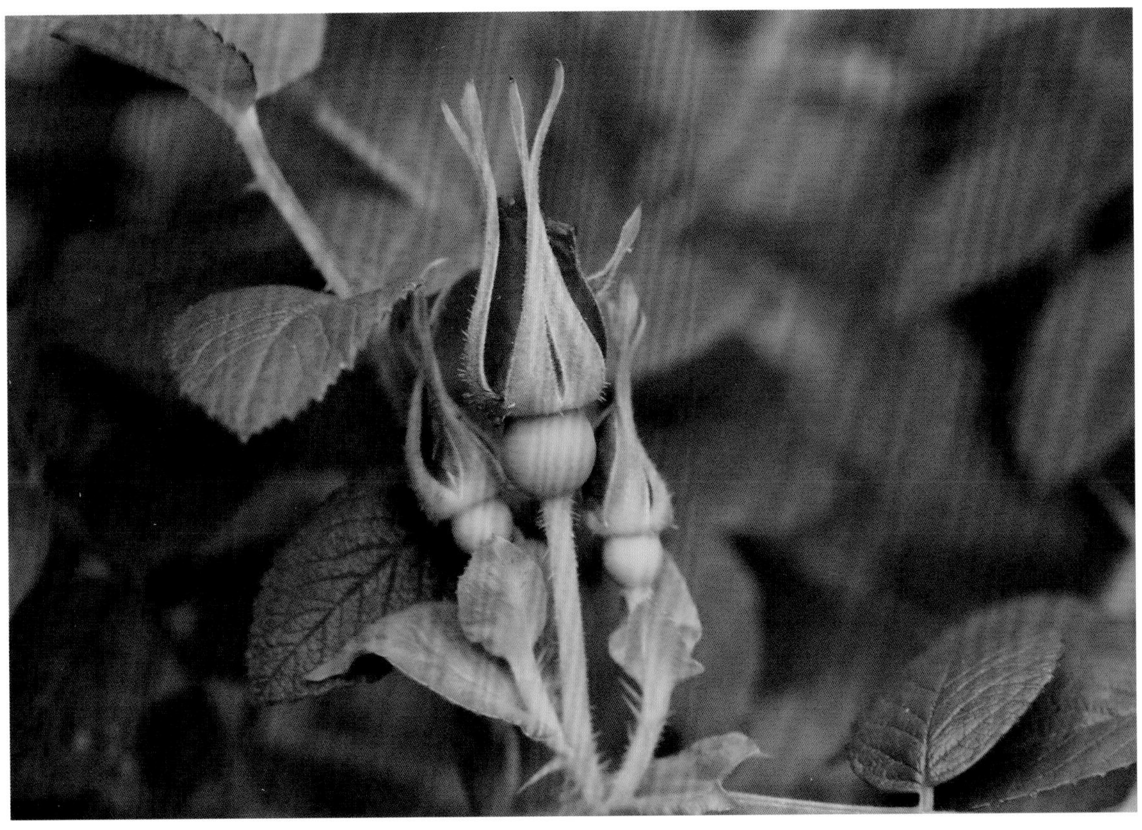

玫瑰

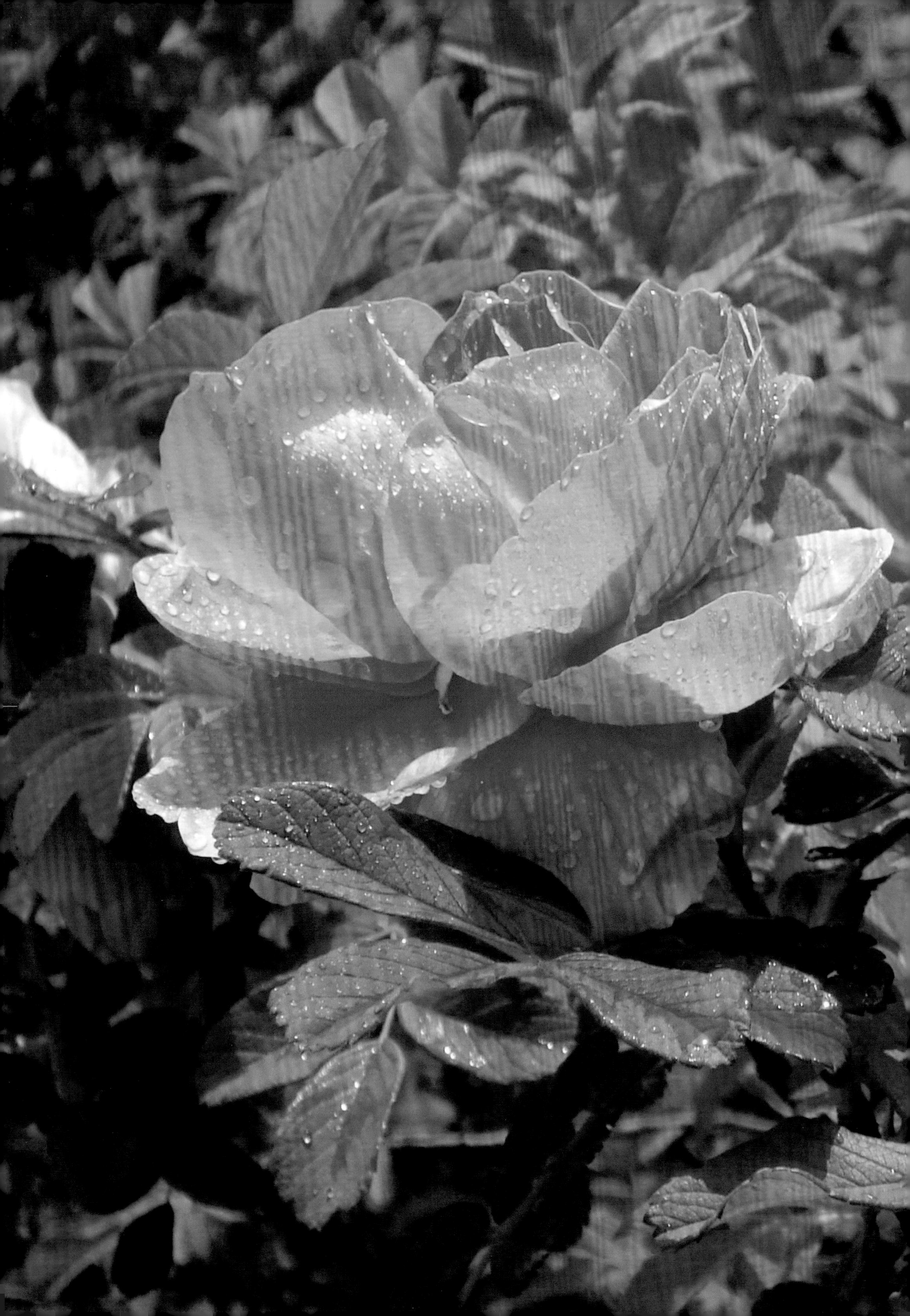

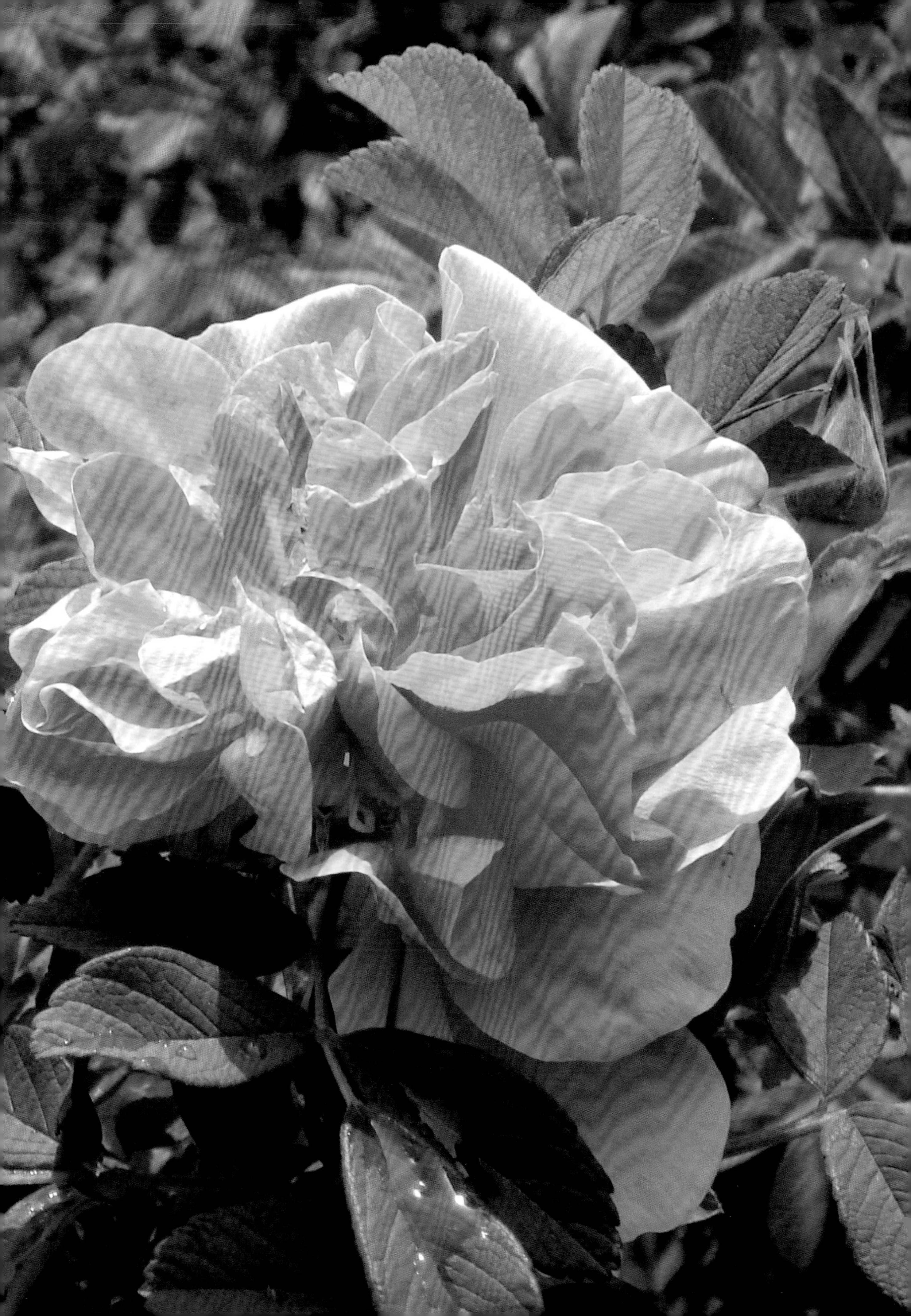

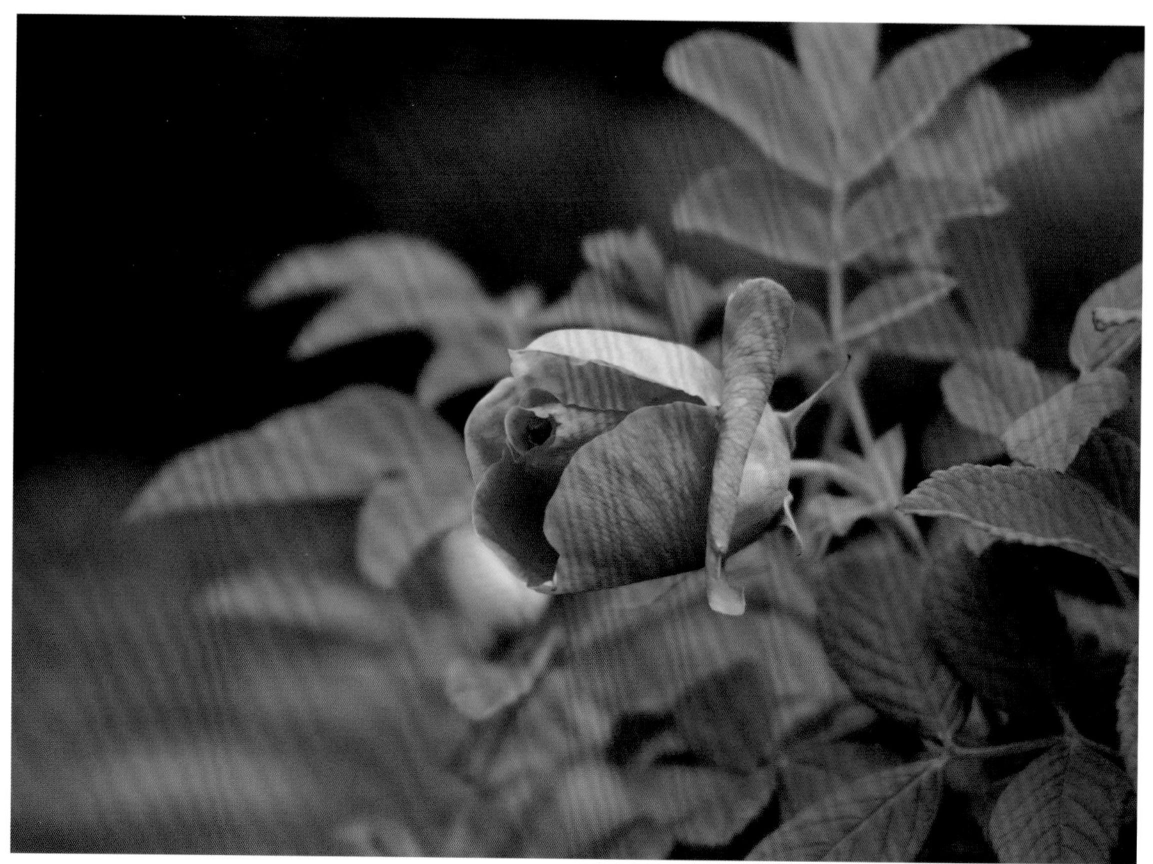

玫瑰

功效主治

行气解郁，活血止痛。本品甘缓苦泄温通，芳香走散，能疏解肝郁、缓和肝气、醒脾和胃、活血散瘀以止痛，故有行气解郁、活血止痛之功效。

药理作用

玫瑰油对大鼠有促进胆汁分泌的作用。

用法用量

内服：3 ~ 6 g，煎服。

民族药方

1. 功能失调性子宫出血 玫瑰花蕊（初开放者）300 朵。去心蒂，新汲水砂锅内煎取浓汁，滤去渣，再煎，白冰糖 500 g 收膏，早、晚开水冲服。

2. 乳腺炎 玫瑰花（初开放者）30 朵。阴干，去蒂，陈酒煎，饭后服。

3. 慢性胃炎 玫瑰花适量。阴干，冲汤代茶服。

4．慢性肠炎　玫瑰花（干花）6 g，大黄 3 g。每日 1 剂，水煎分 3 次服。

5．胃癌　玫瑰花瓣 10 g，茉莉花、绞股蓝、绿茶各 5 g。合置一大杯中，沸水冲泡即成。每日频饮。

6．肥胖症　玫瑰花、茉莉花、荷叶、川芎各 5 g。用沸水冲泡 15 分钟，代茶饮，晚上服用。

7．急性宫颈炎（气滞血瘀型）　玫瑰花、佛手各 10 g，败酱草 40 g。洗净后一起放入药煲中，加水 300 ml，水煎取汁。代茶饮，每日 2 次。

8．子宫肌瘤（气滞血瘀型）　干玫瑰花瓣、干茉莉花各 5 g，绿茶 9 g。用冷水 500 ml，煮沸后把绿茶、玫瑰花、茉莉花放在大茶壶内，将开水徐徐冲入，等茶叶沉底后，先把茶汁倒出冷却，再续泡 2 次，待冷后一并装入玻璃瓶，放入冰箱冷冻，成为冰茶。经常饮用。

9．协日病　玫瑰花、木鳖子（制）、金色诃子各等份。制成丸剂，温开水送服，每次 1.5 ~ 3.0 g，每日 1 ~ 2 次。

使用注意

阴虚火旺者慎服。

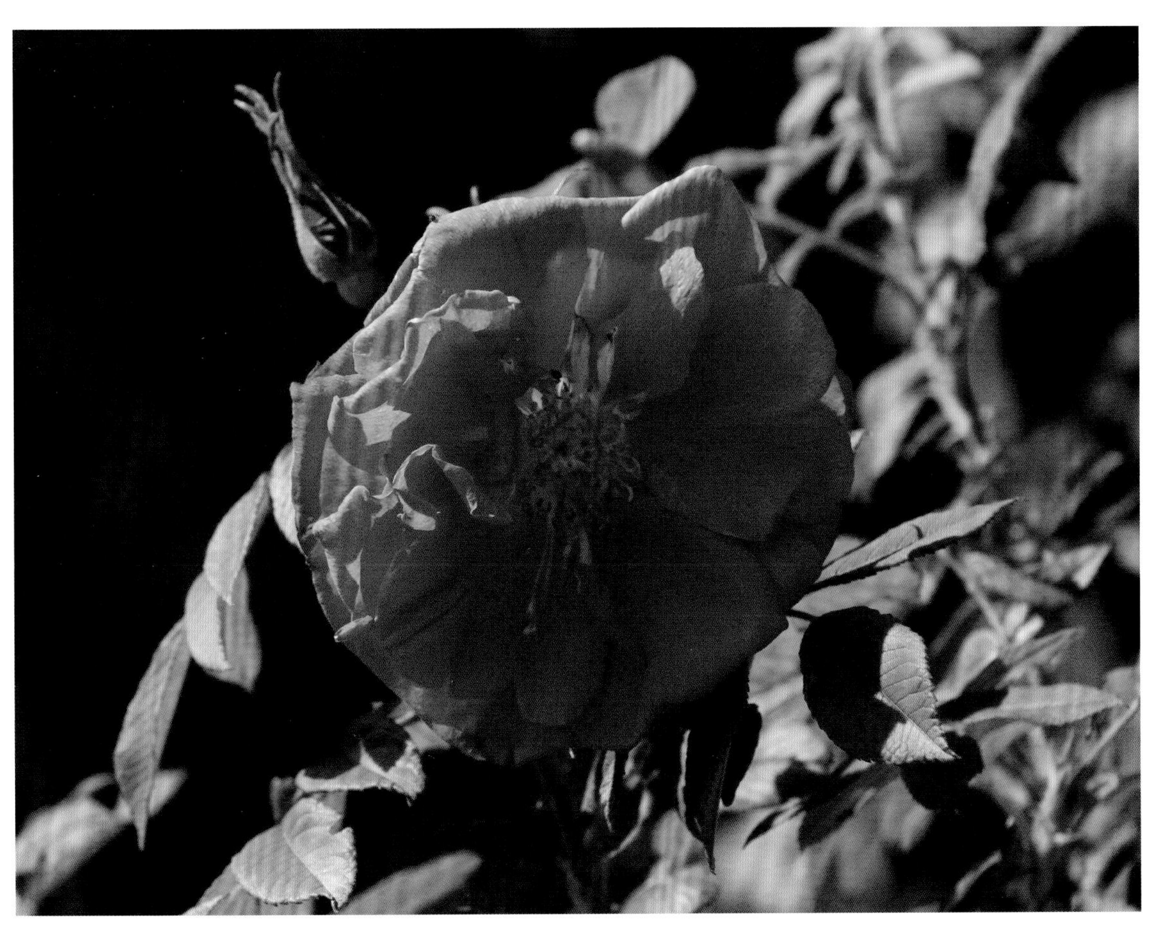

玫瑰

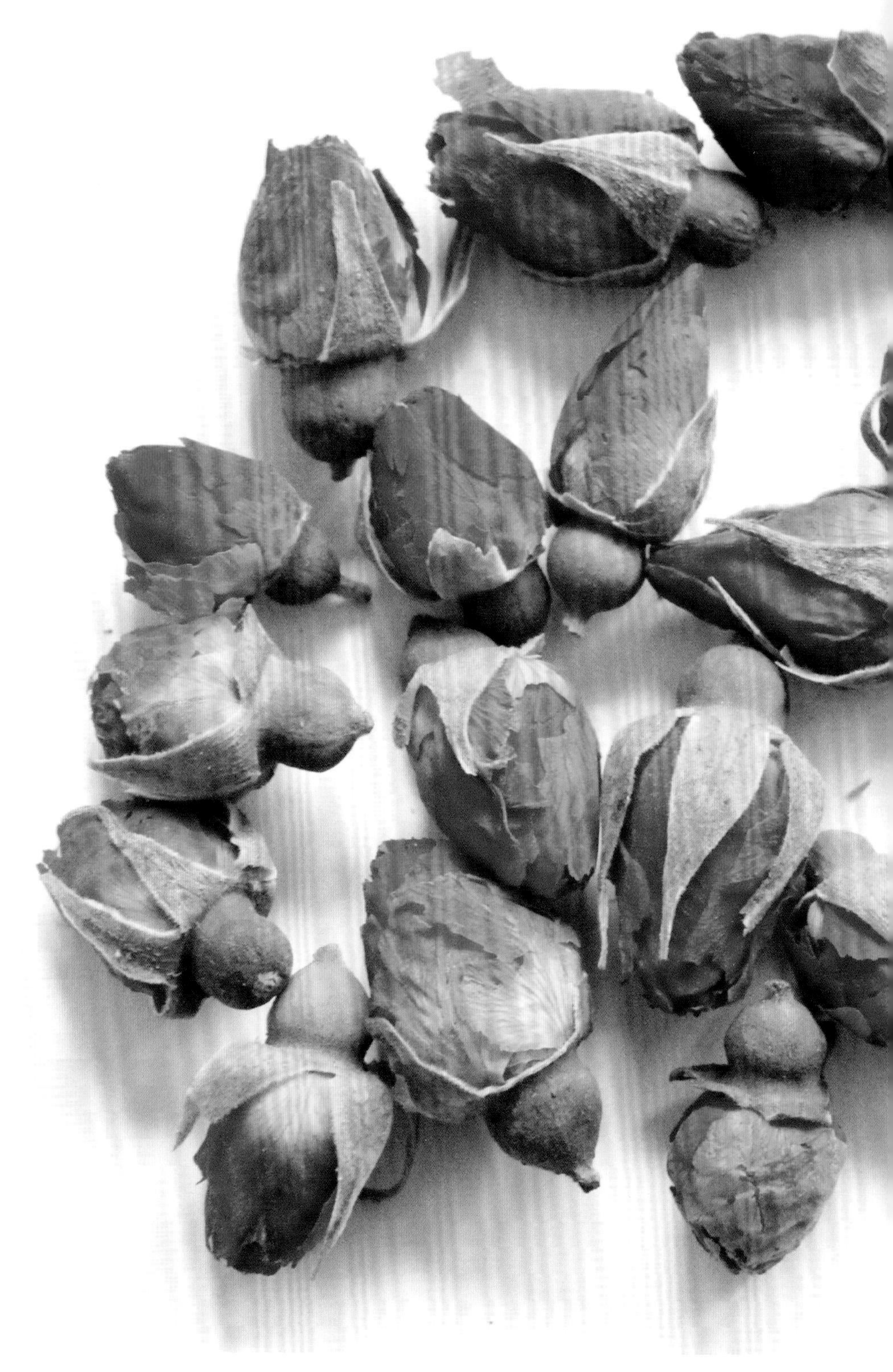

玫瑰花

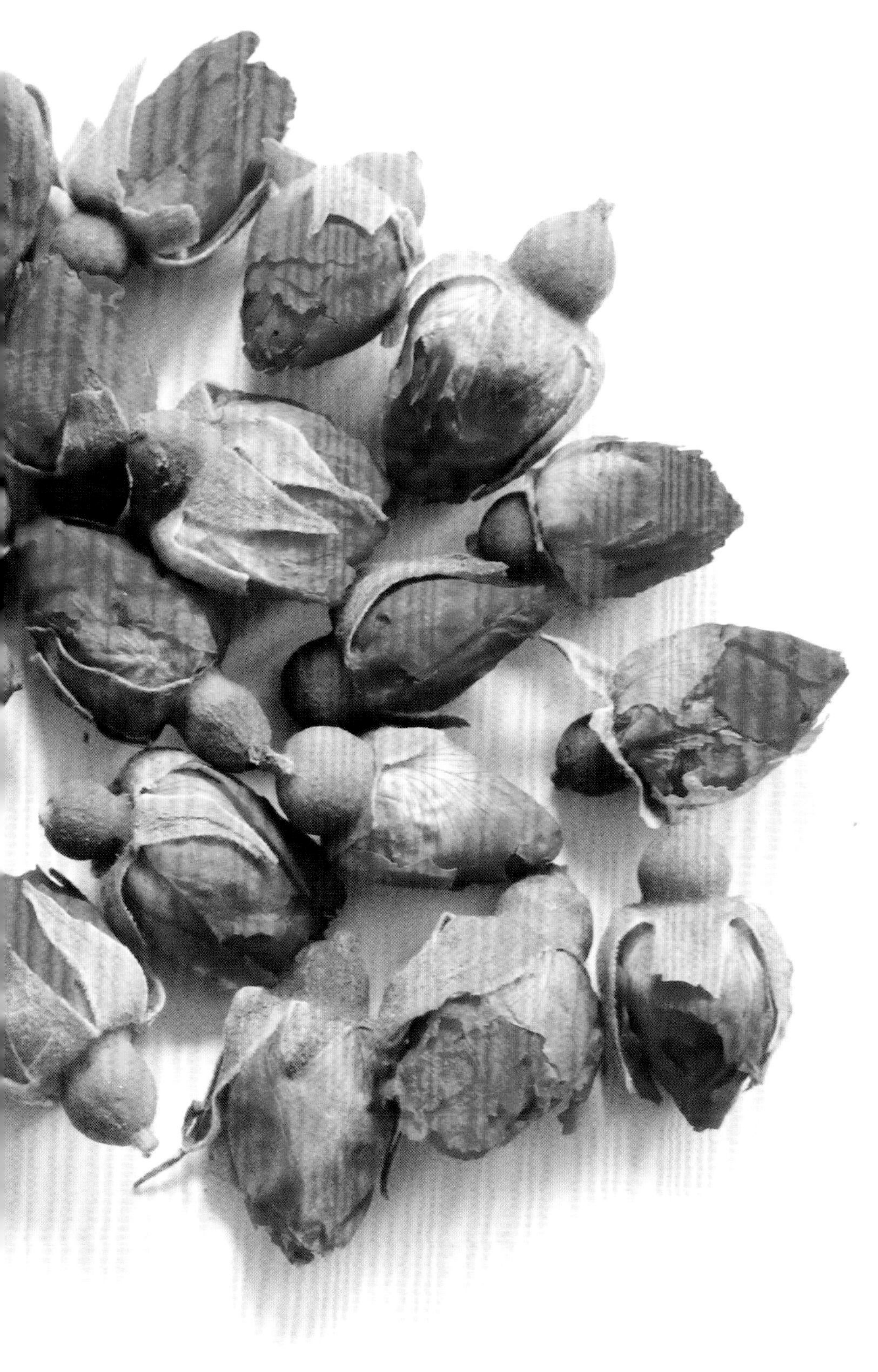

玫瑰花饮片

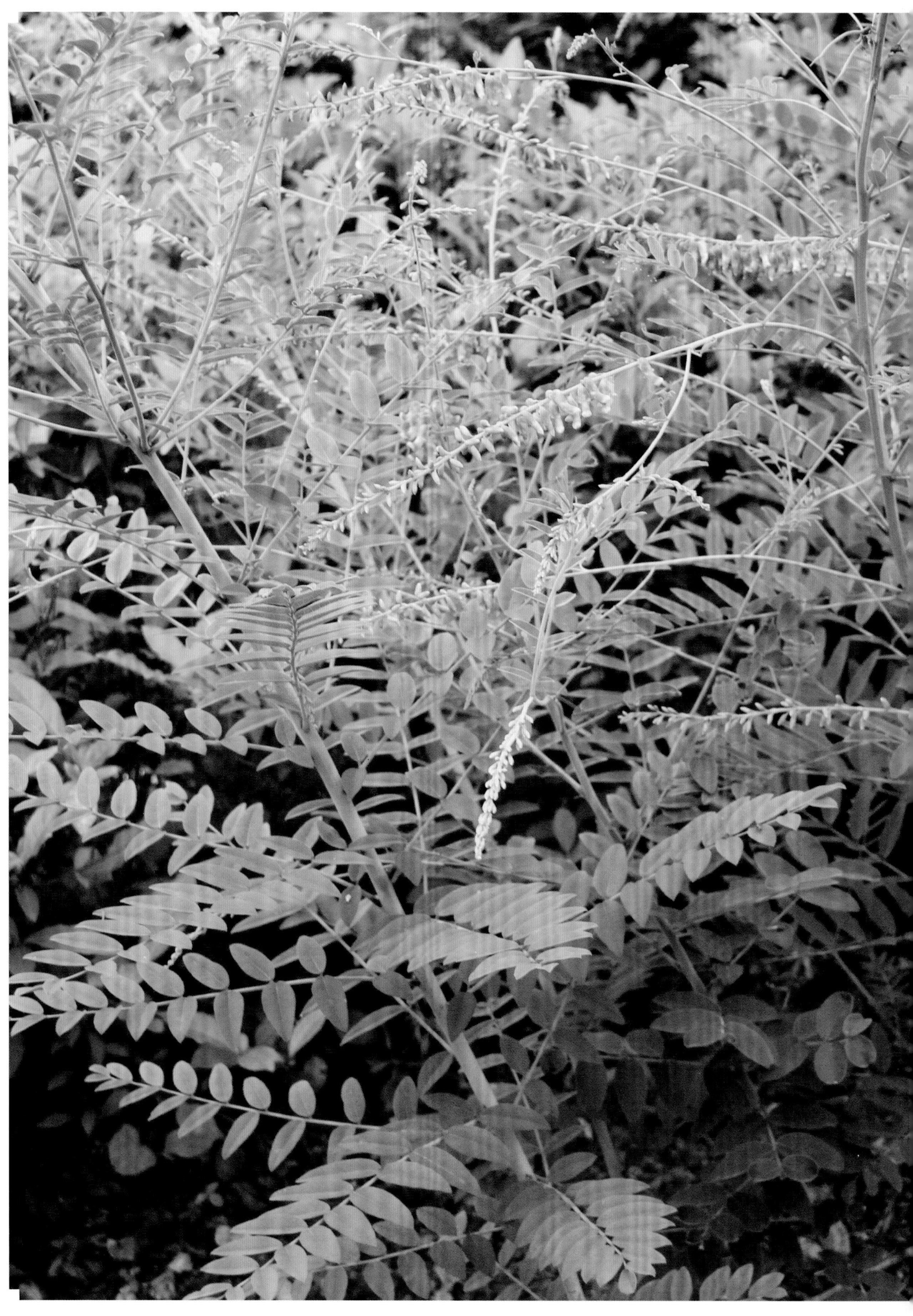

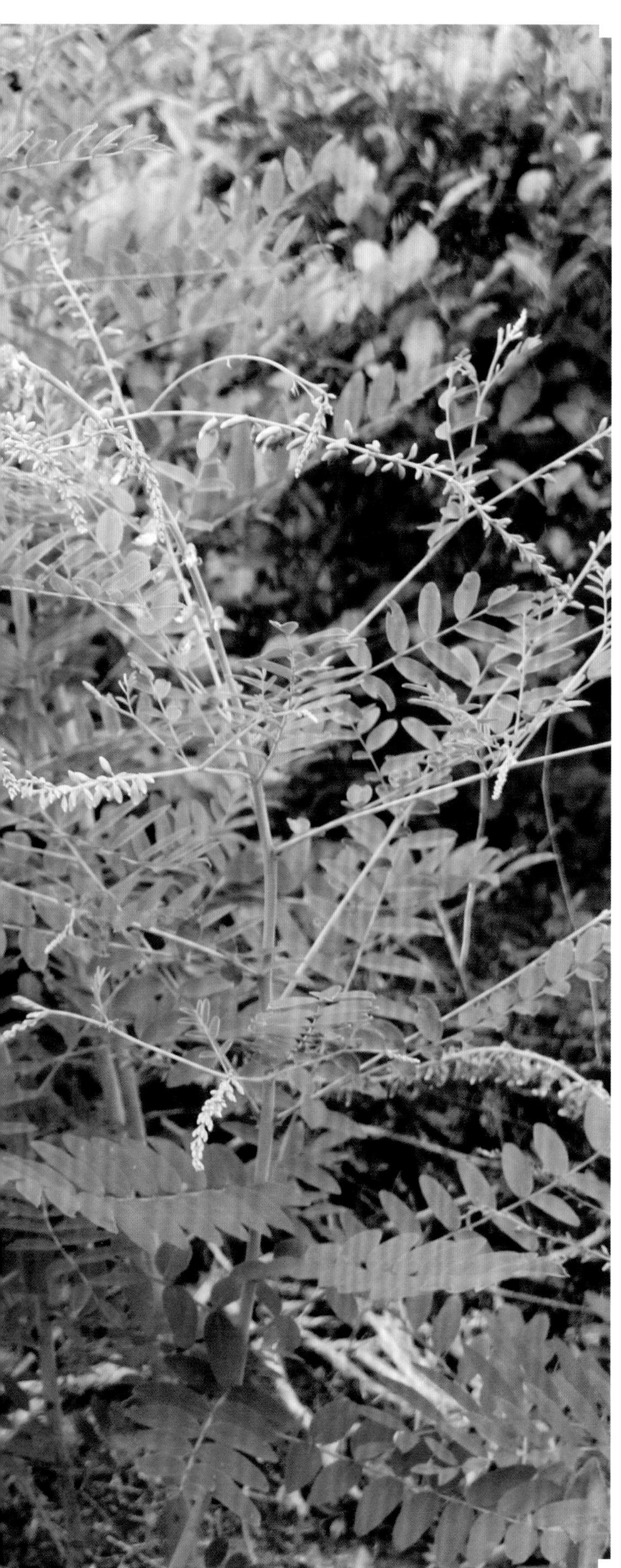

苦参

【蒙药名】道古勒。

【别　名】地骨、野槐、好汉枝、山槐子、利德瑞。

【来　源】本品为豆科植物苦参 *Sophora flavescens* Ait. 的根。

【性味归经】味苦，性寒。归热经。

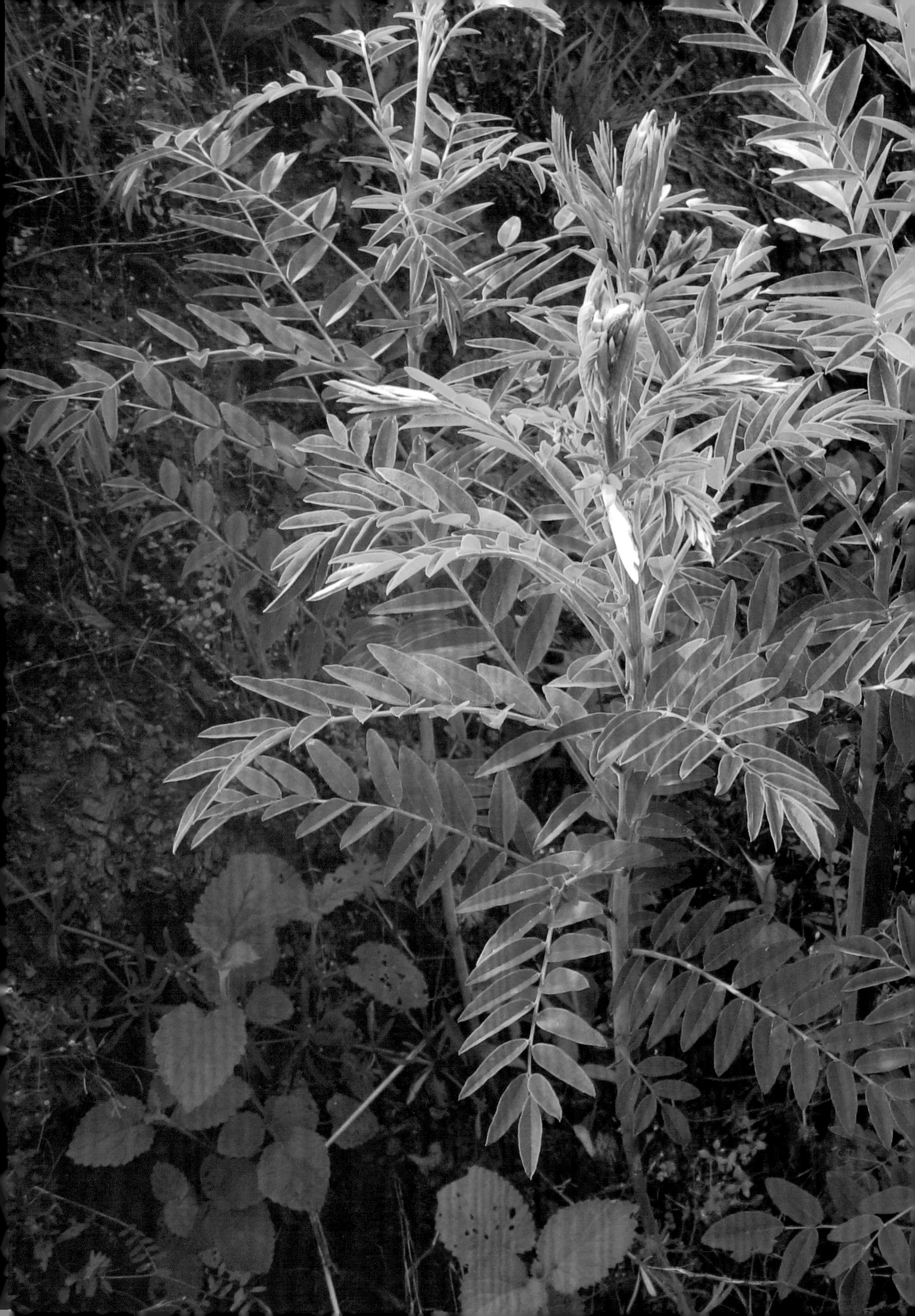

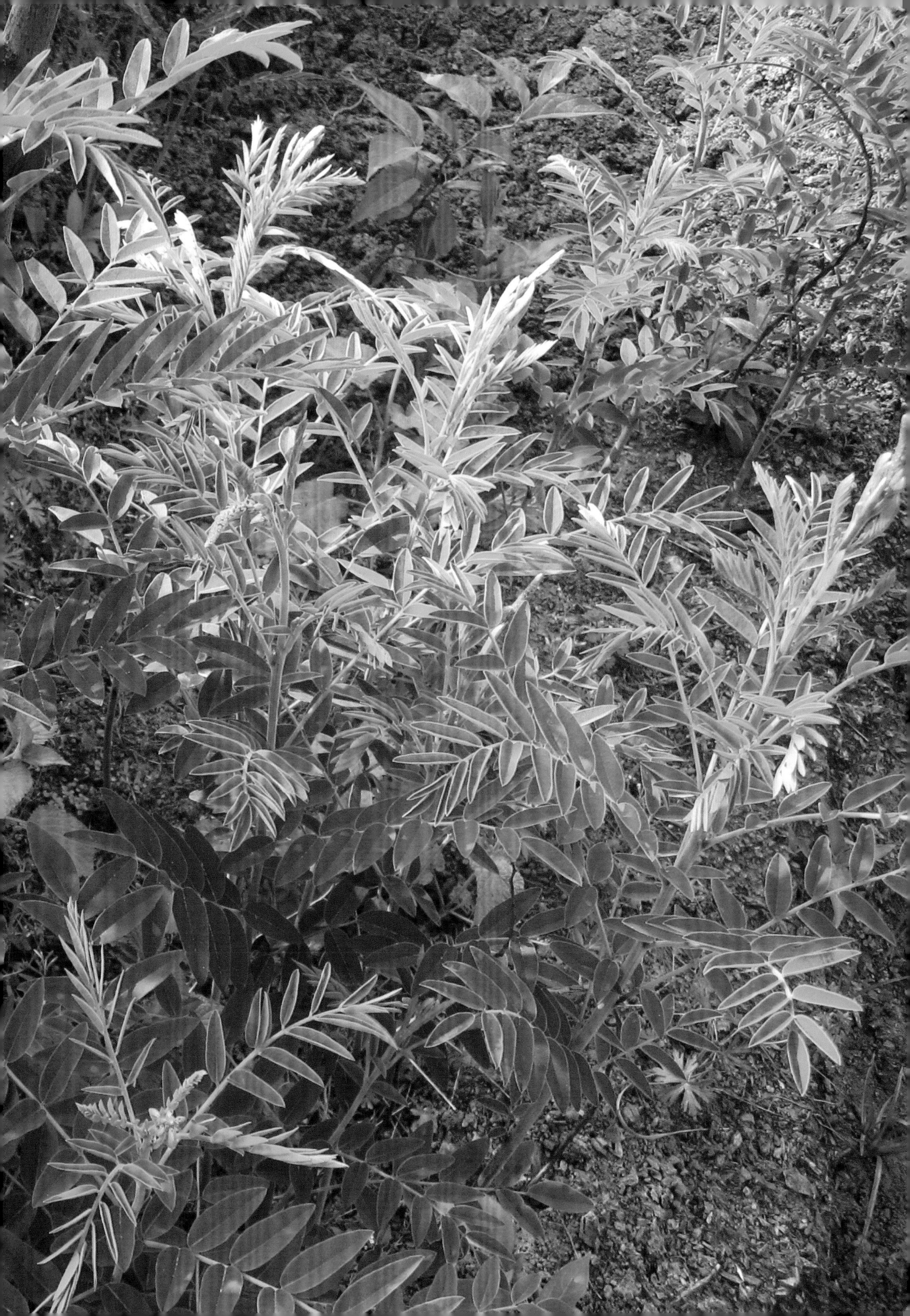

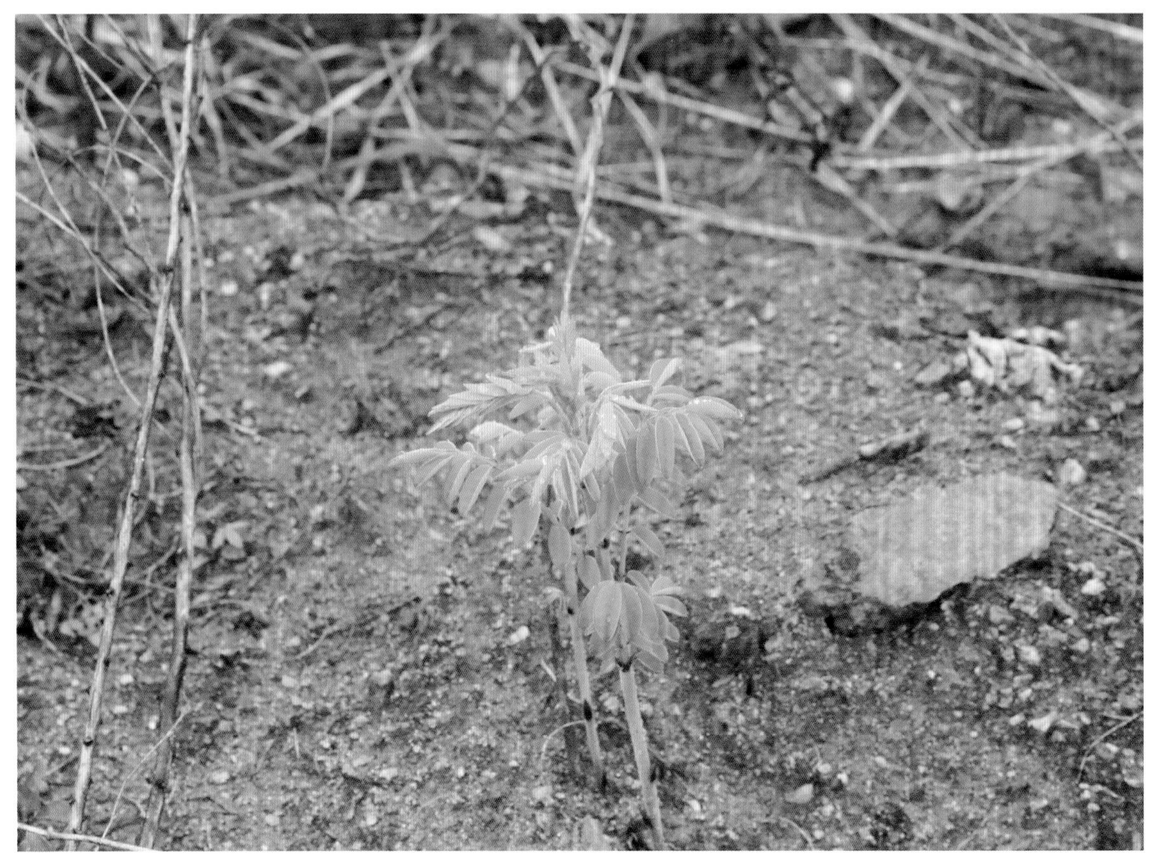

苦参

识别特征

小灌木，高达 3 m。幼枝青色，有疏毛。后变无毛。羽状复叶；小叶 25 ~ 29，披针形，长 2 ~ 3 cm，宽 1 ~ 3 cm，先端渐尖，基部圆形，下面密被平贴柔毛。总状花序顶生；花萼钟形，花冠淡黄色，旗瓣匙形，翼瓣无耳；雄蕊 10，仅基部愈合；雌蕊 1，子房柄被毛。荚果成熟时不开裂。于种子间微缢缩，呈不透明串珠状，有种子 1 ~ 5 粒。花期 5—7 月，果期 7—9 月。

生境分布

生长于山坡、灌丛中。分布于山西、湖北、河南、河北、贵州等省区。

采收加工

秋季挖根，鲜用或晒干备用。

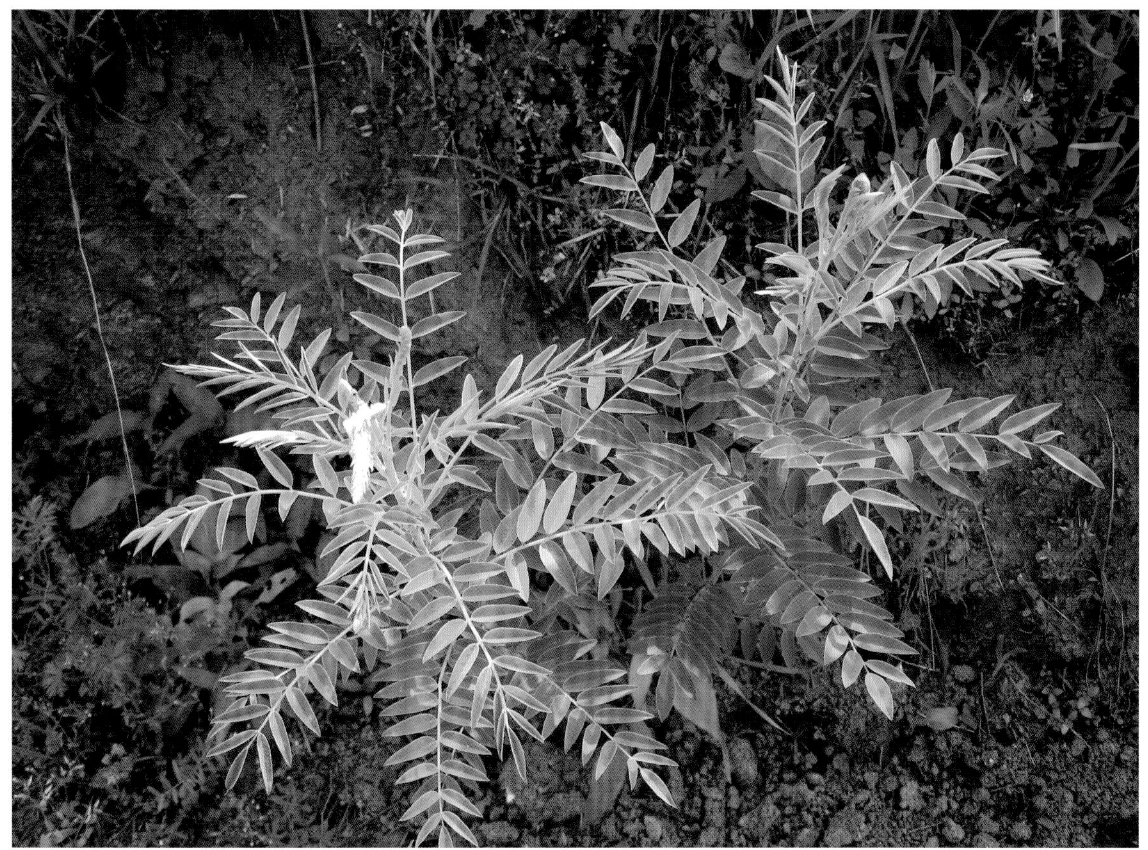

苦参

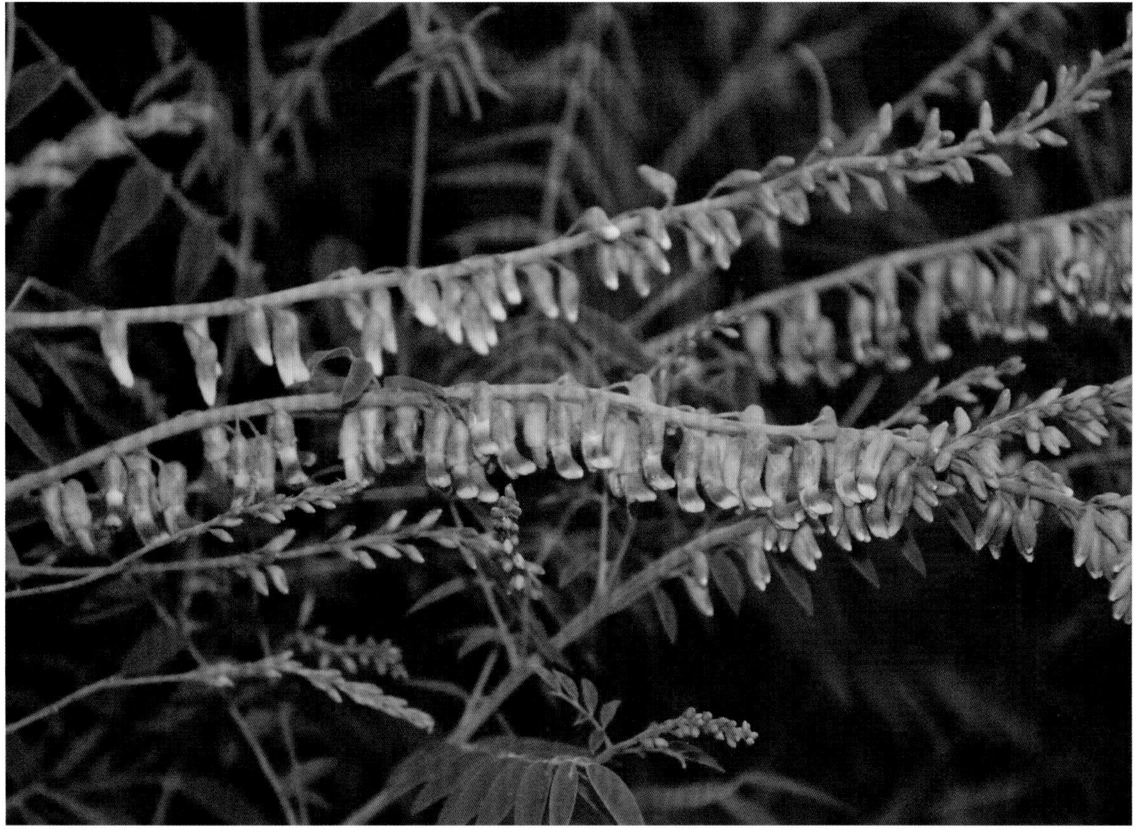

苦参

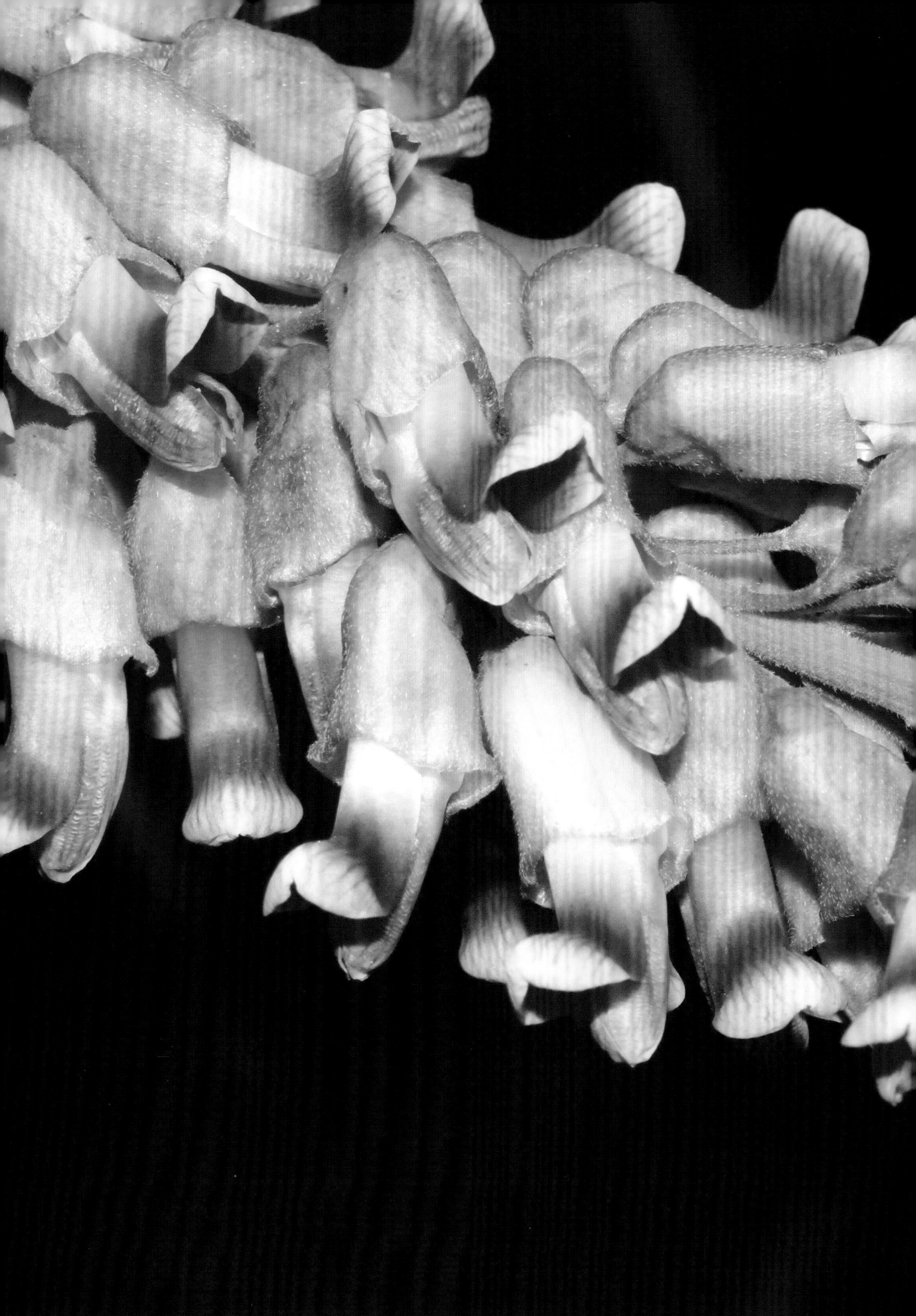

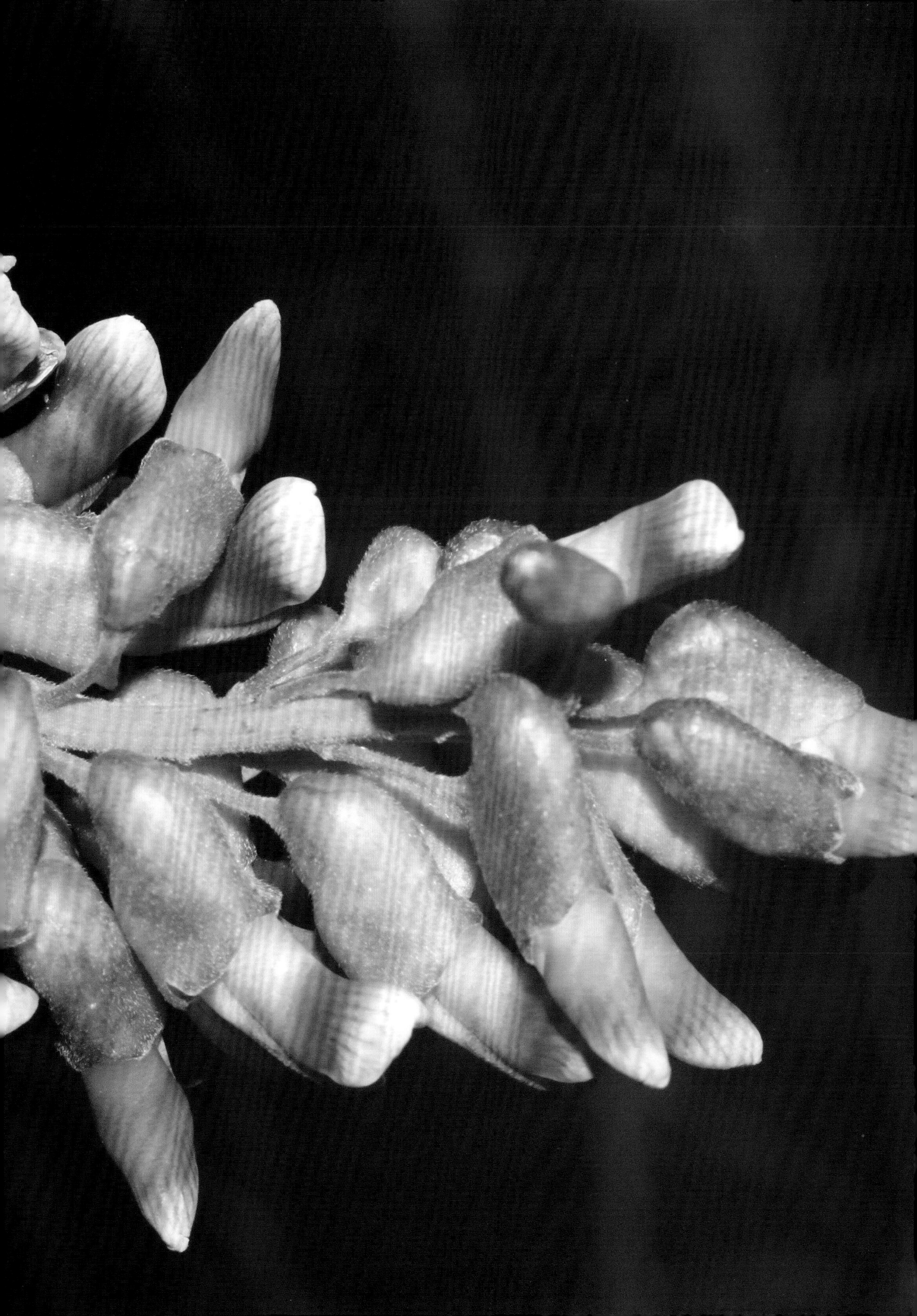

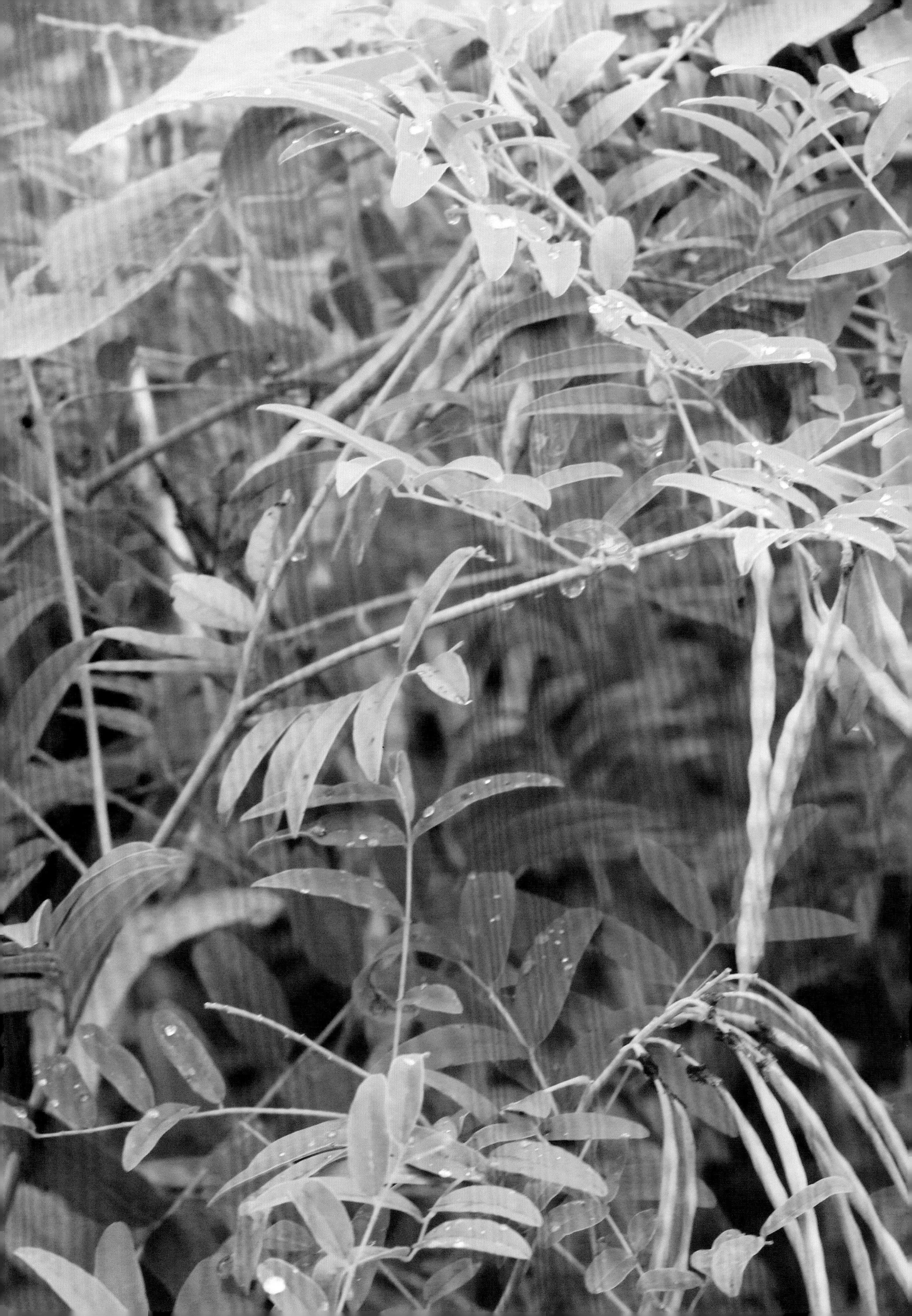

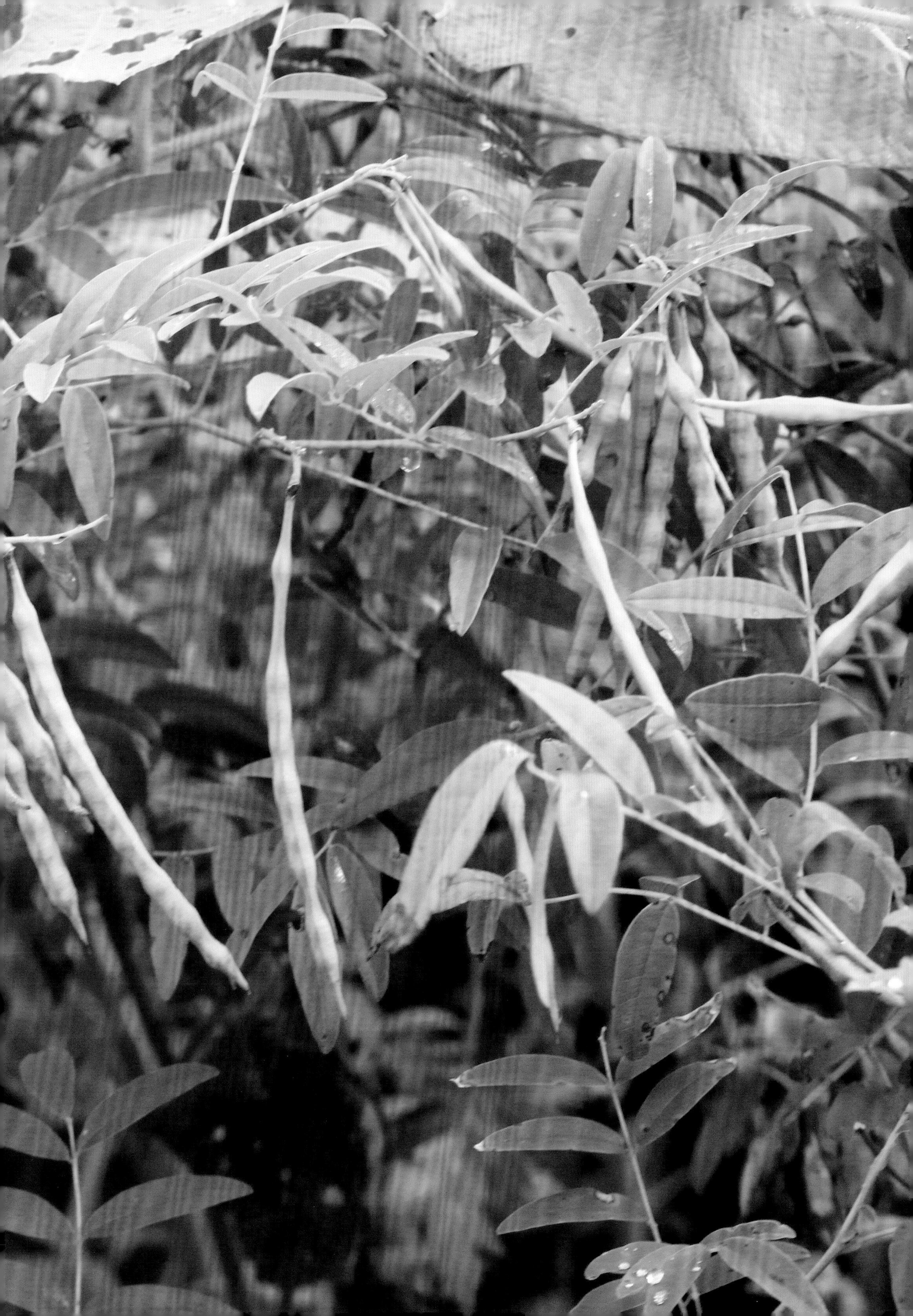

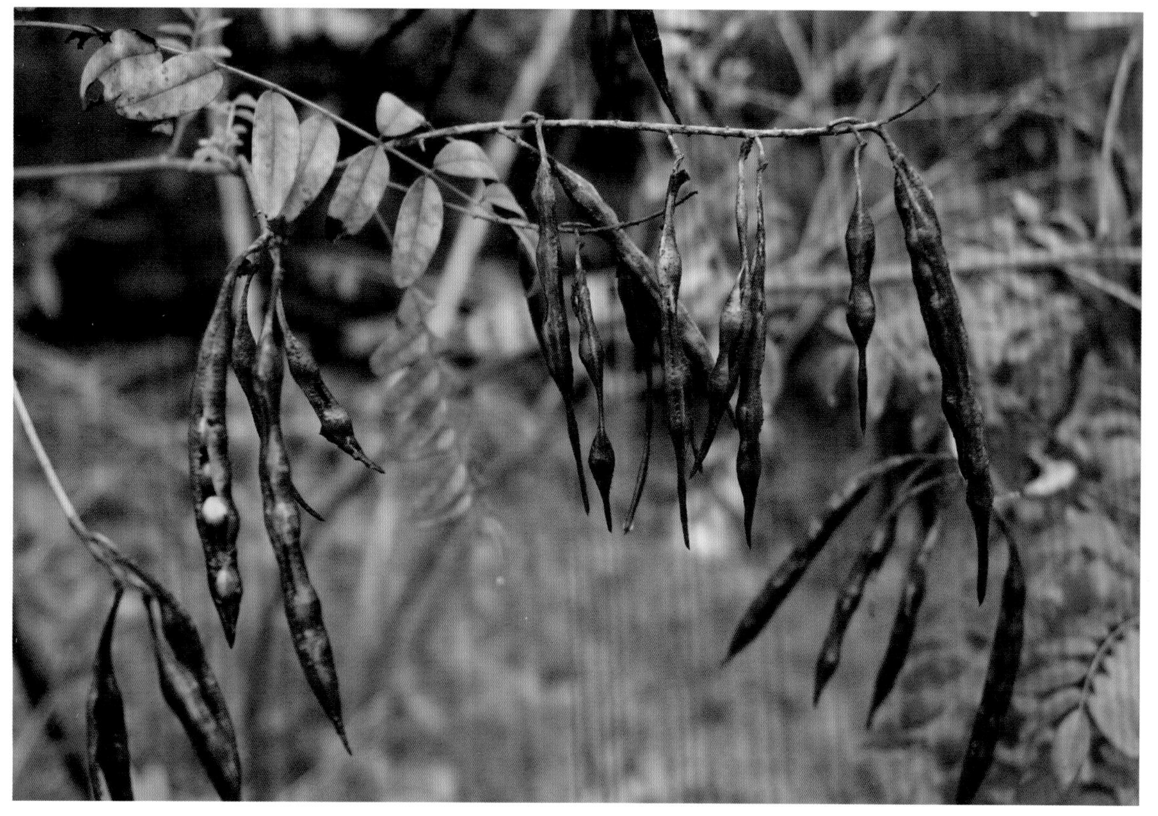

苦参

药材鉴别

根长圆柱形，下部常分枝，长 10 ~ 30 cm，直径 1.0 ~ 2.5 cm。表面棕黄色至灰棕色，具纵皱纹及横生皮孔。栓皮薄，破裂反卷，易剥落，露出黄色内皮。质硬，不易折断，折断面纤维性。切片厚 3 ~ 6 mm，切面黄白色，具放射状纹理。气微，味苦。

功效主治

清热燥湿，杀虫，利尿。主治热痢、便血、黄疸、赤白带下、阴肿阴痒、湿疹、湿疮、皮肤瘙痒，外治滴虫阴道炎。

用法用量

内服：煎汤，3 ~ 15 g；或入丸、散。外用：适量，煎水熏洗；或研末敷，或泡酒搽。

民族药方

1. 皮肤瘙痒　苦参根粉末适量。以香油或菜油调搽患处，亦可用适量药材切片煎水洗全身皮肤。

2. 红痢，赤白带下　苦参 30 g。水煎服。

3．外阴瘙痒 苦参 30 g，蛇床子 15 g，川椒 6 g。水煎洗。

4．肠风下血 苦参（用酒喷火烤，再喷再烤，直至焦黄）10 g。煨水服。

5．肝炎 苦参、赤小豆各 1 g。研细末，用少许吹鼻孔，每日 1 次。

6．驱蛔虫 苦参、苦楝皮、隔山消、大火草根、川谷根各 2 g。研细末，加红糖制成丸，每次 5 粒，晨服，连服 3 日。

7．梅毒，麻风 苦参、苍耳草、马鞭草各 40 g。泡酒 1500 ml，早、晚各服 10 ml。

8．阴痒（阴道毛滴虫），毒疮 苦参适量。煨水洗患处。

9．风热感冒 苦参 5 ~ 10 g。研细末，开水吞服。

10．流行性感冒 苦参、土木香各 50 g，珍珠杆 25 g，山柰 12.5 g。制成煮散剂，水煎服，每次 3 ~ 5 g，每日 1 ~ 2 次。

11．疫热，感冒，麻疹 苦参、土木香各 50 g，诃子、川楝子、栀子各 45 g，地格达 40 g，胡黄连 25 g。制成煮散剂，水煎服，每次 3 ~ 5 g，每日 1 ~ 3 次。

12．陶赖，赫如虎，协日乌素病 苦参、栀子各 25 g，诃子、川楝子各 15 g，地格达 10 g。制成煮散剂，水煎服，每次 3 ~ 5 g，每日 1 ~ 3 次。

使用注意

脾胃虚寒者禁服。

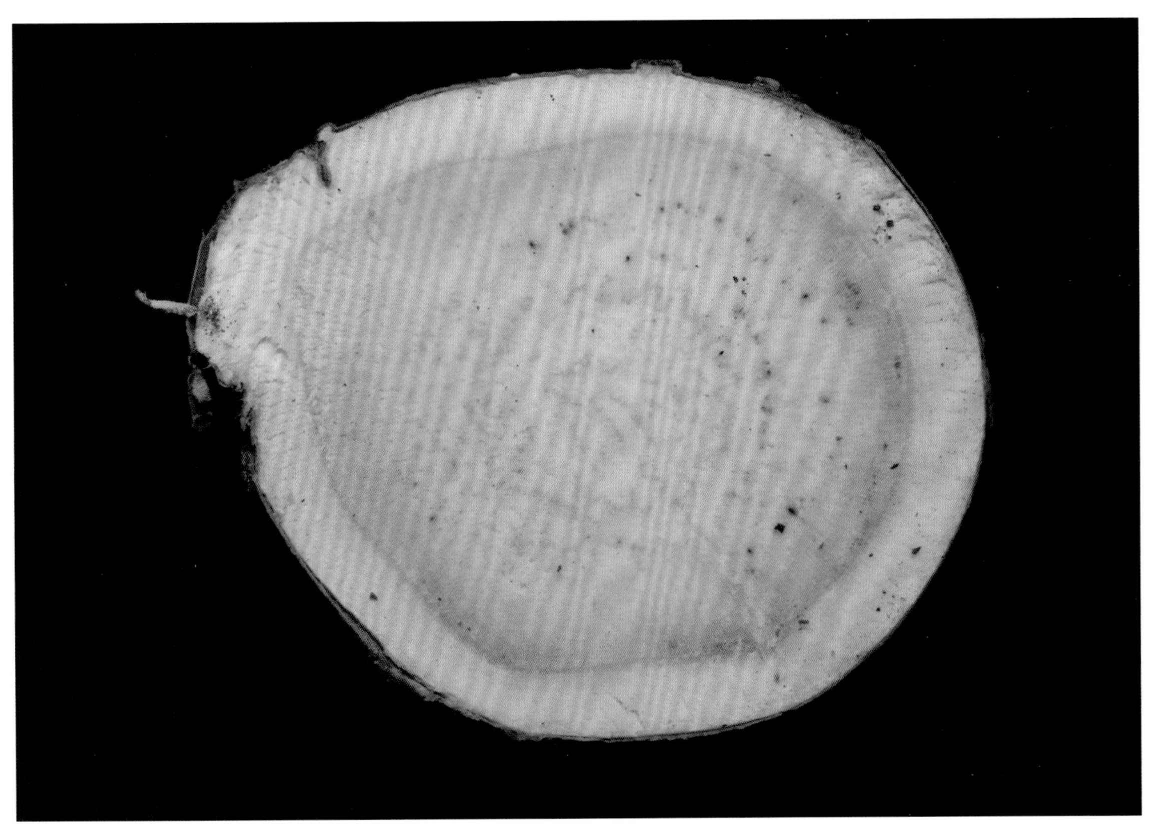

苦参

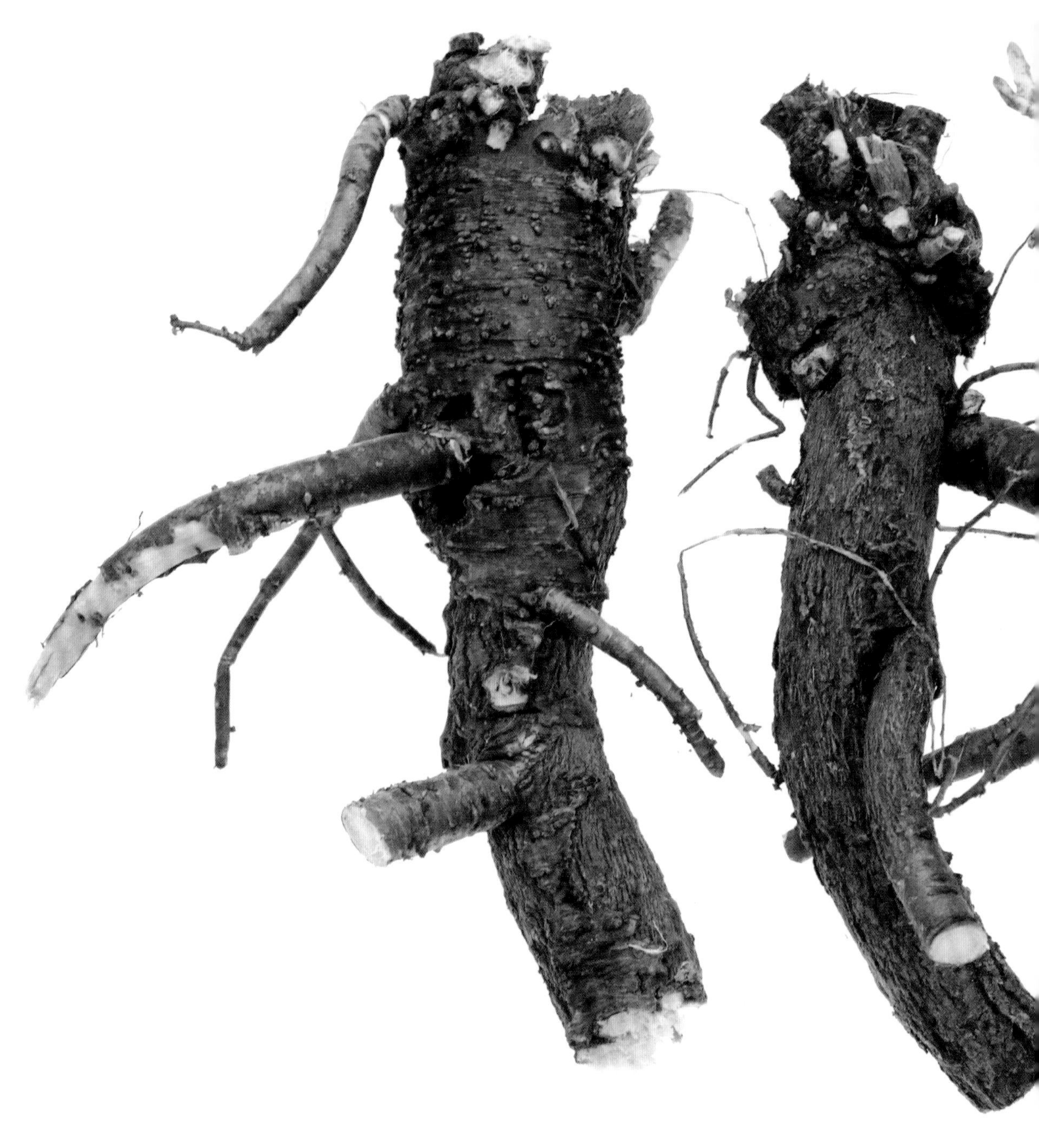

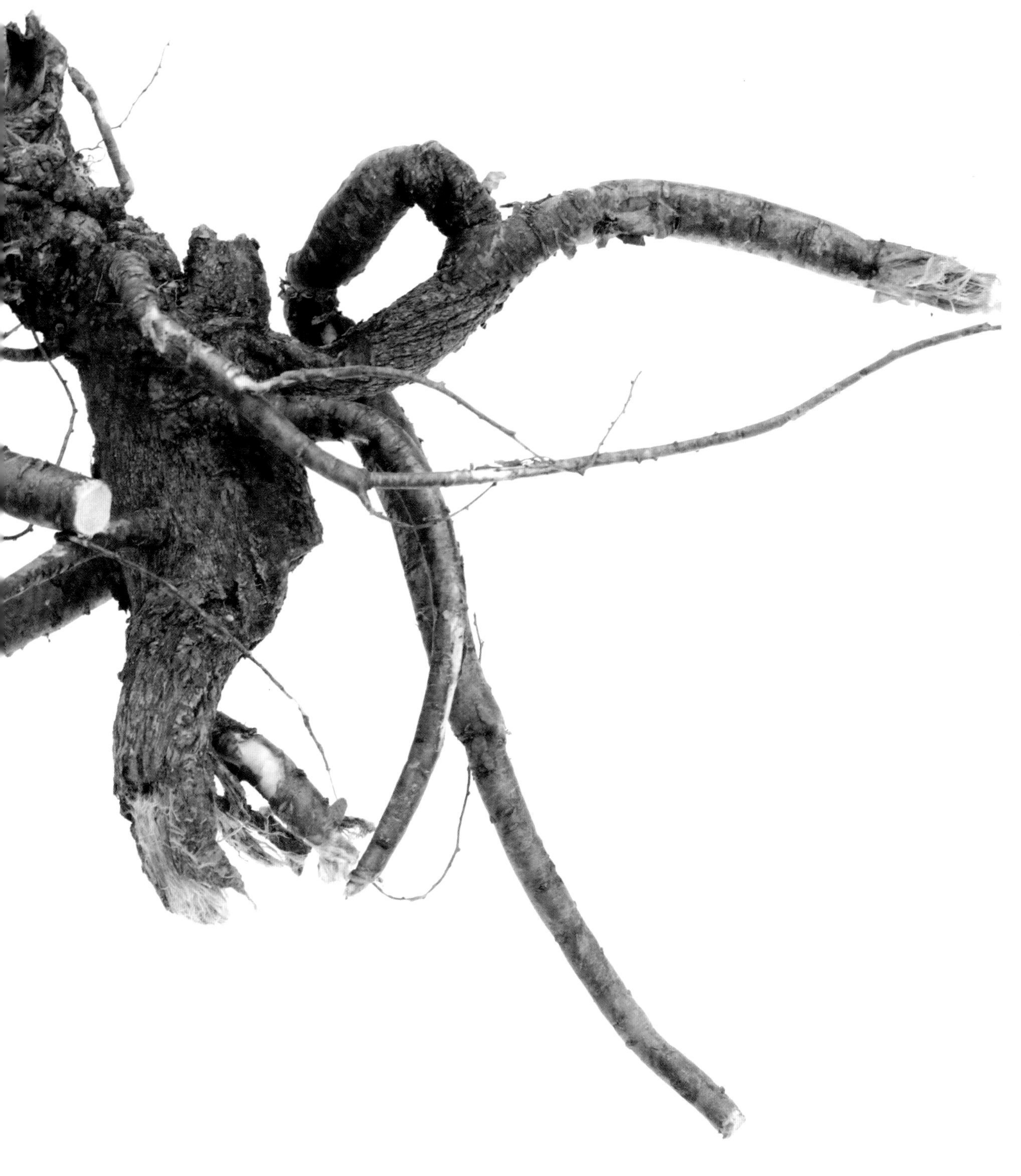

苦参药材

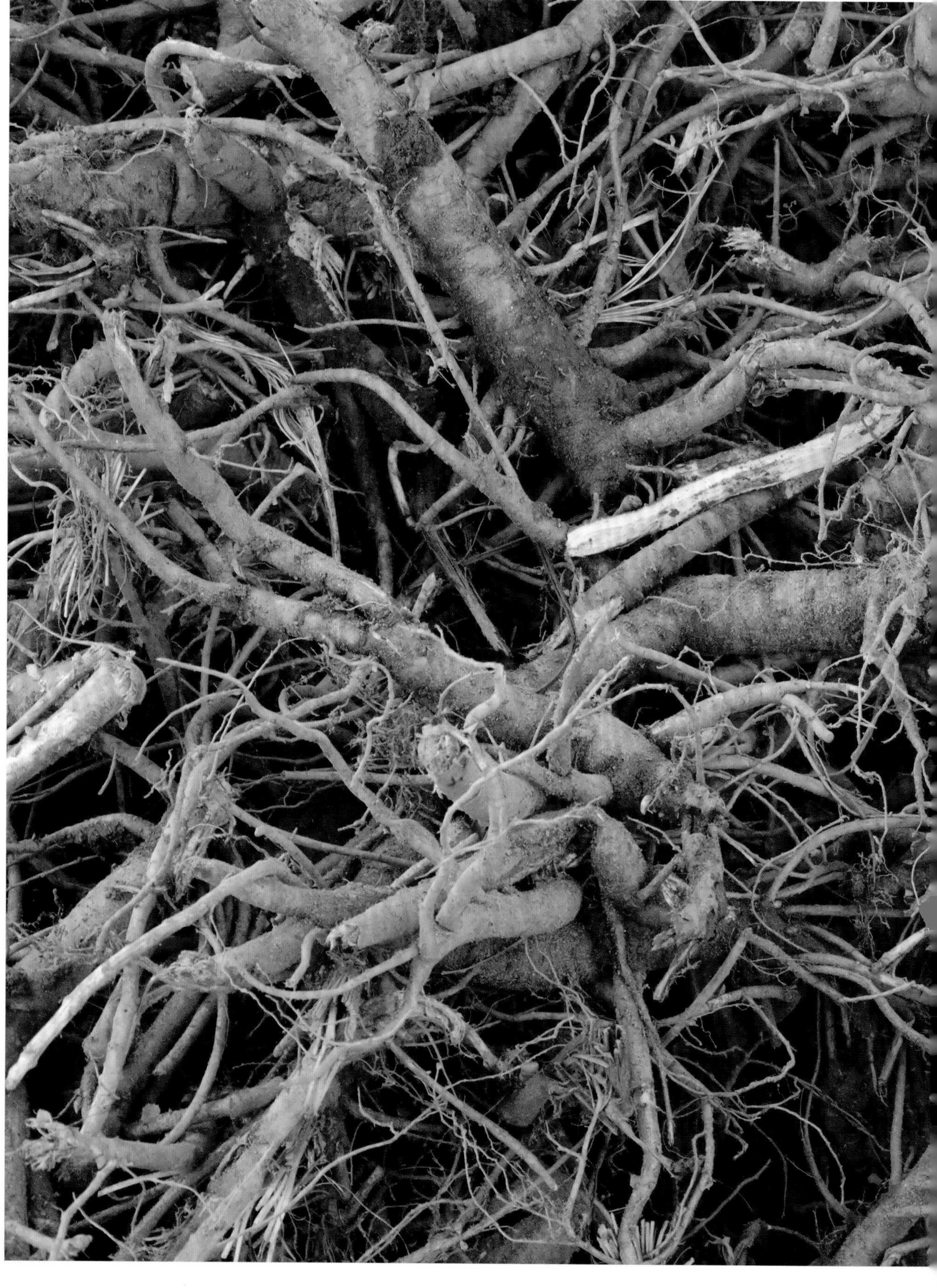

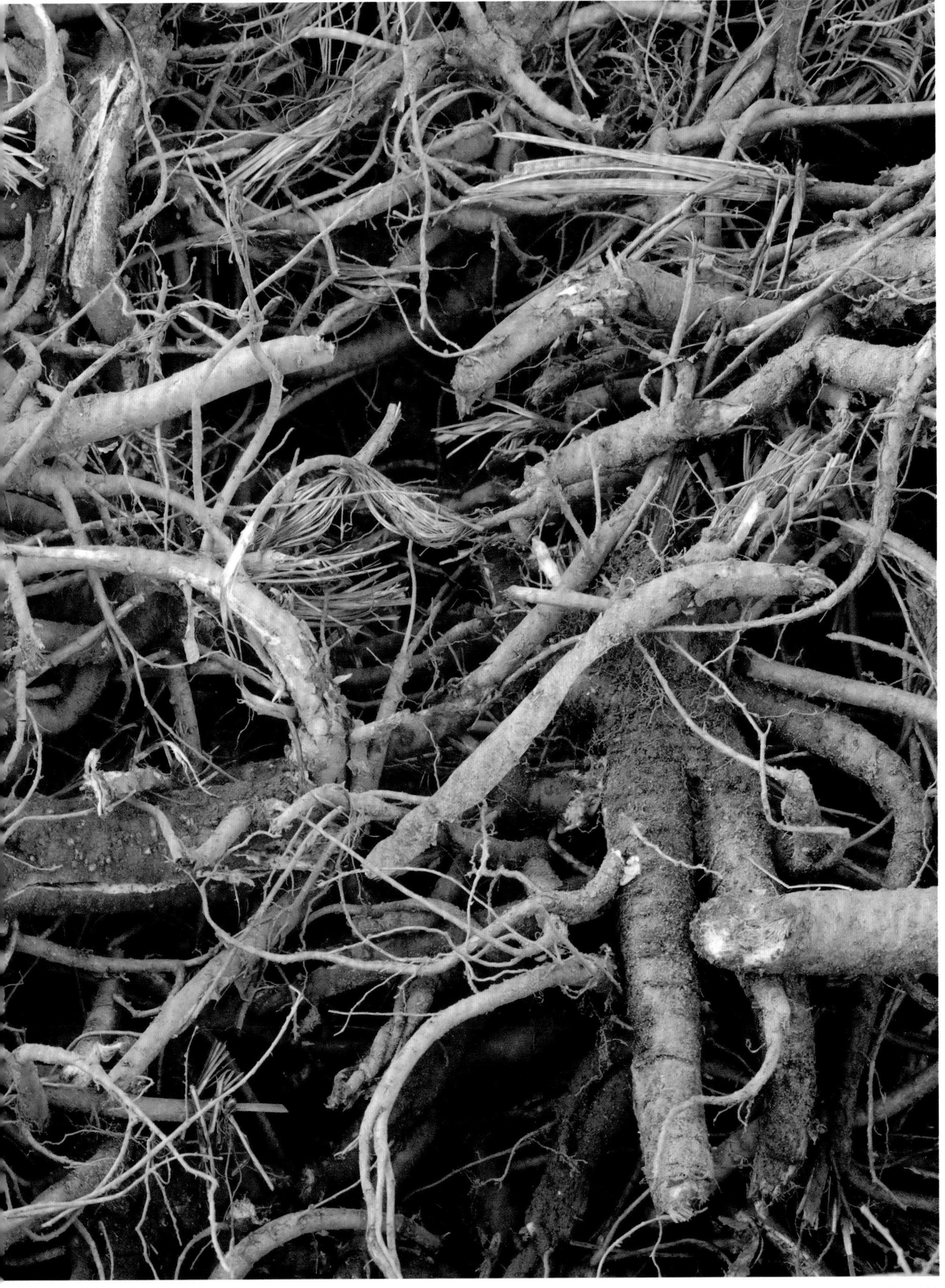

苦参药材

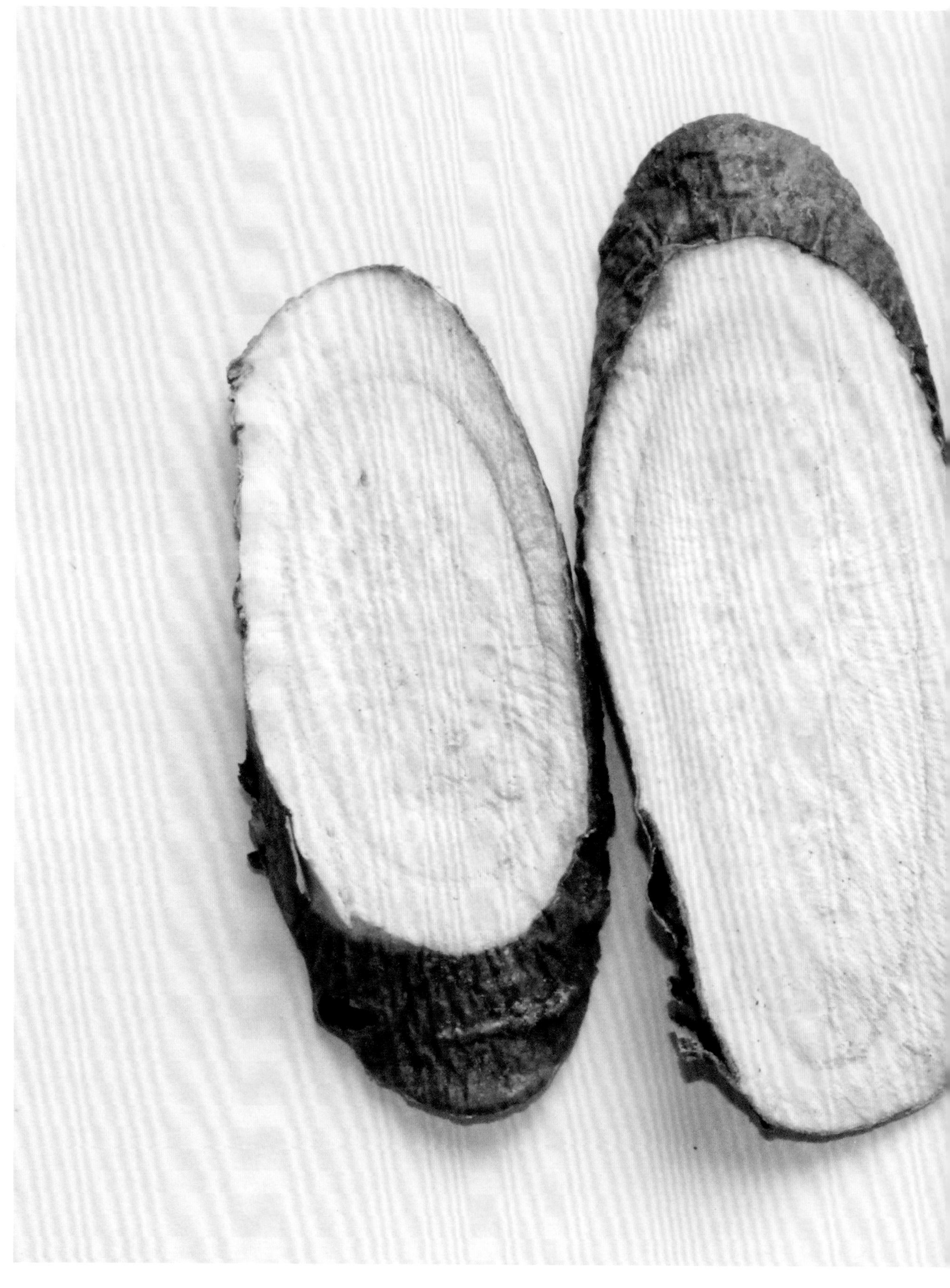

苦参

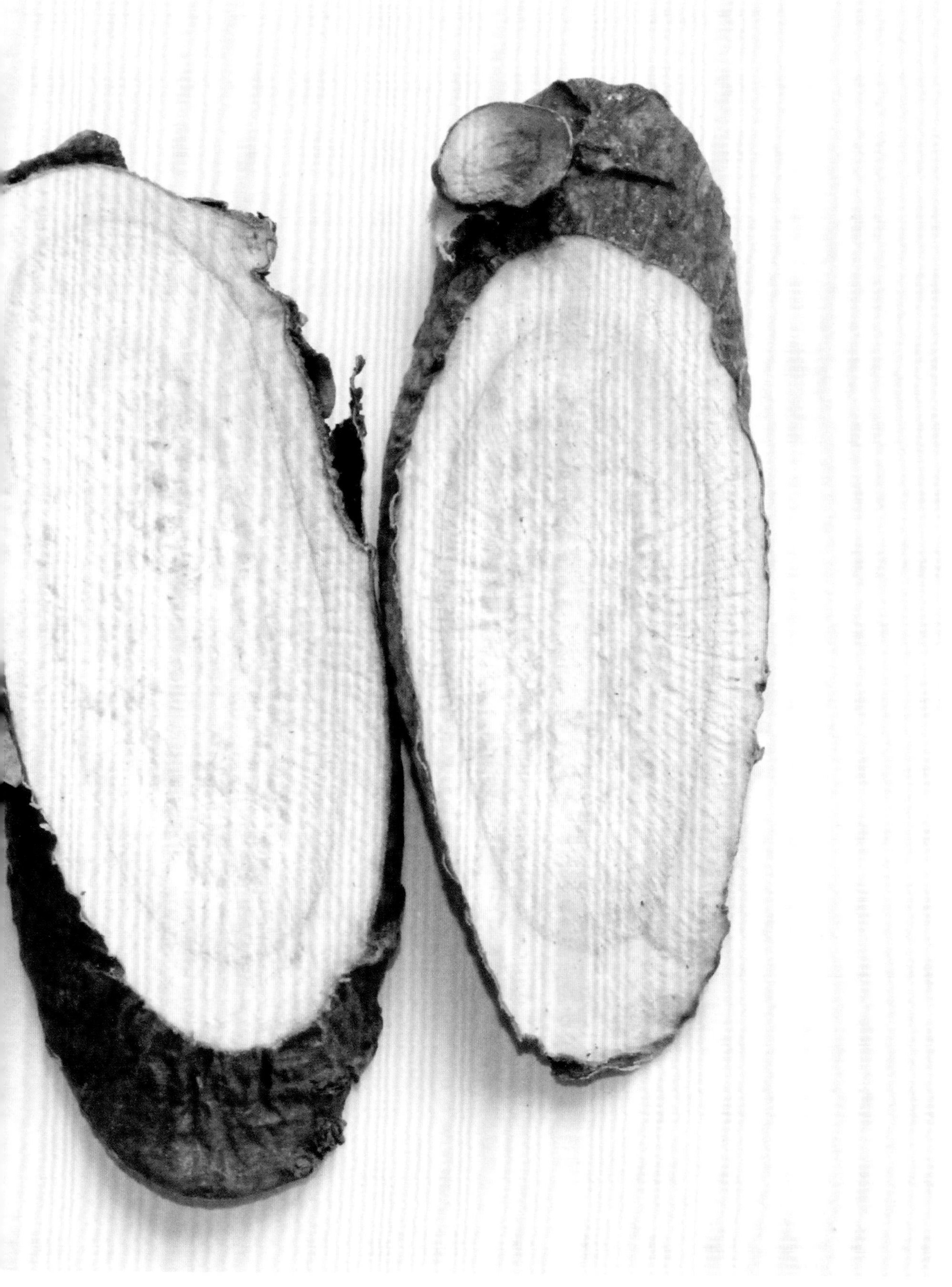

苦参饮片

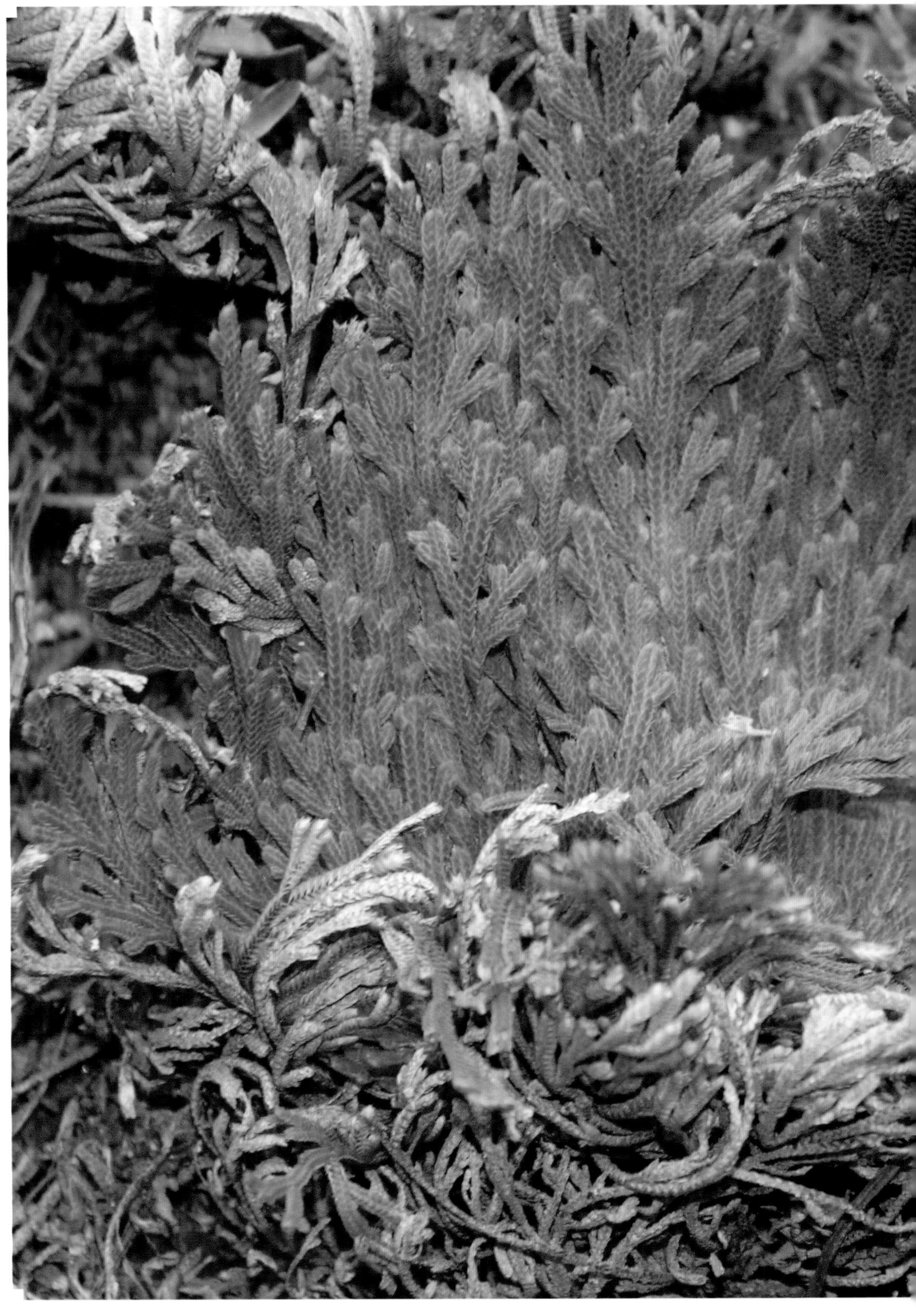

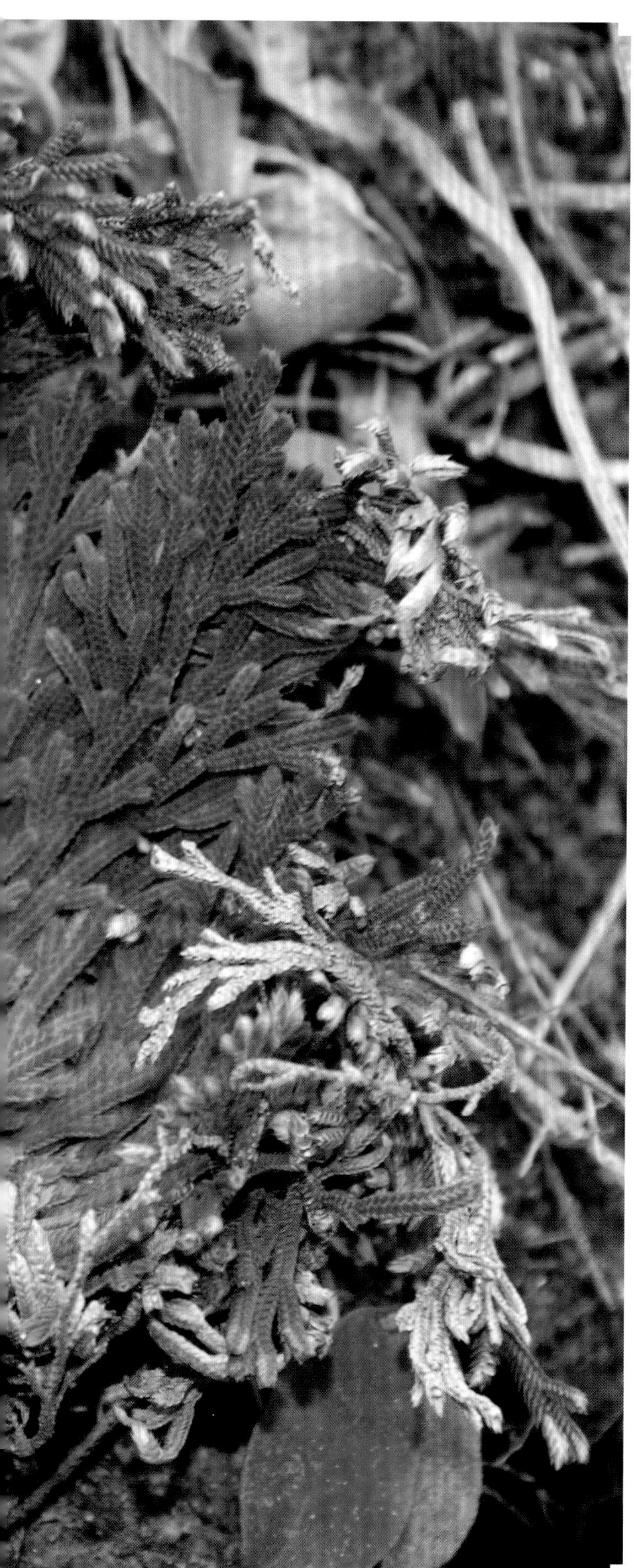

卷柏

【蒙药名】玛塔日音。

【别　名】回阳草、不死草、还魂草、九死还魂草、巴拉巴拉克巴。

【来　源】本品为卷柏科植物垫状卷柏 *Selaginella pulvinata*（Hook. et Grev.）Maxim. 的全草。

【性味归经】味辛，性寒。归热经。

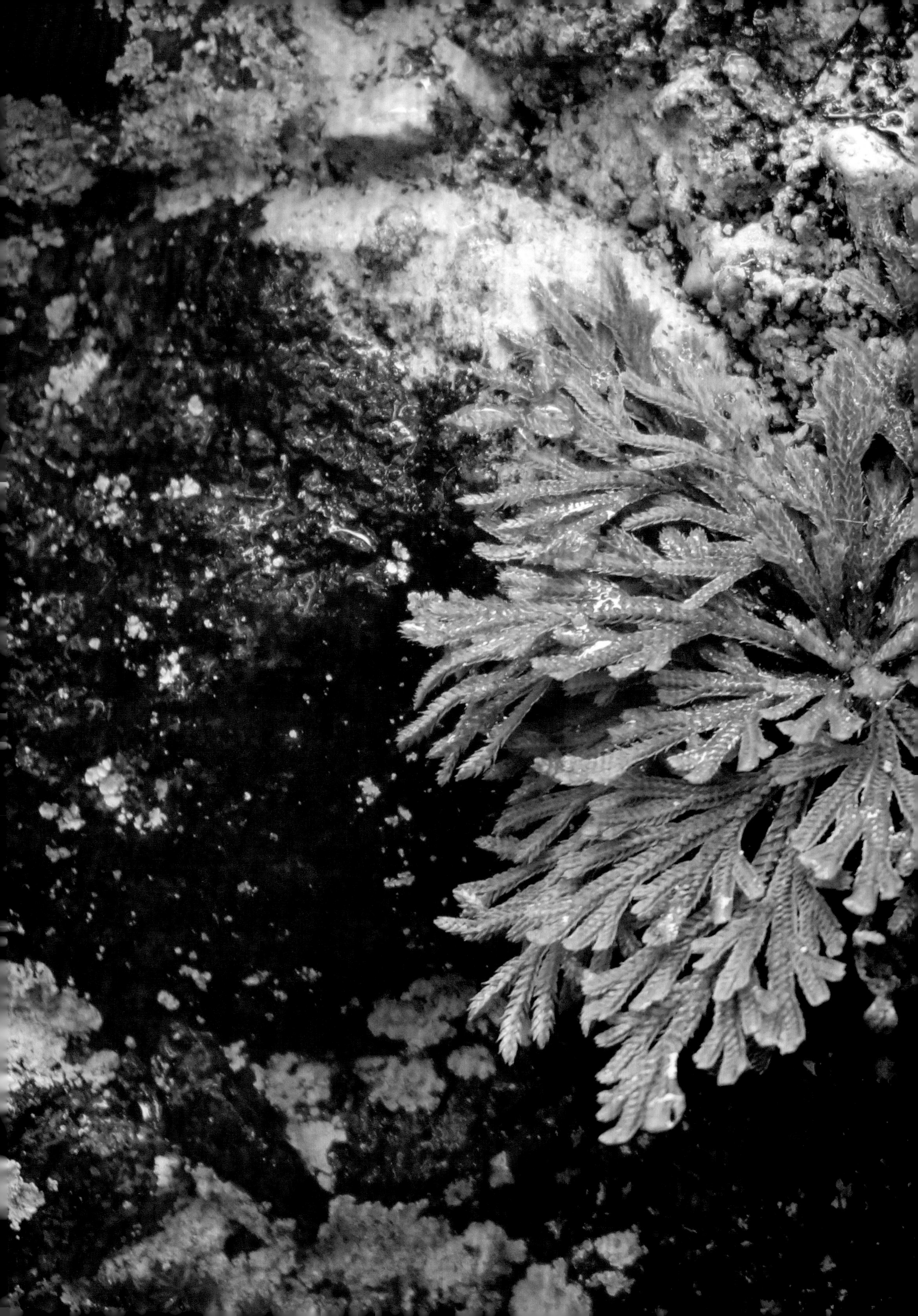

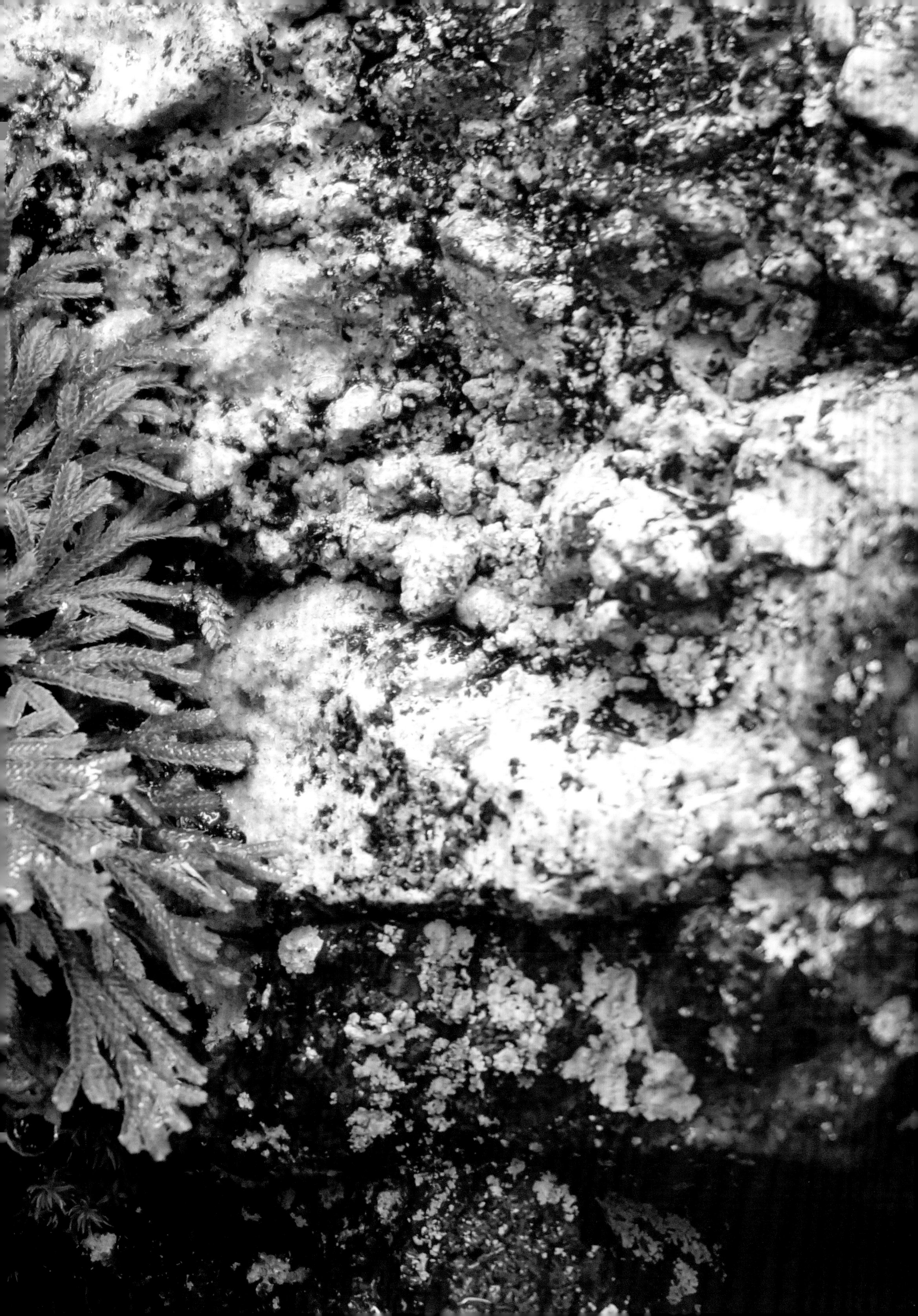

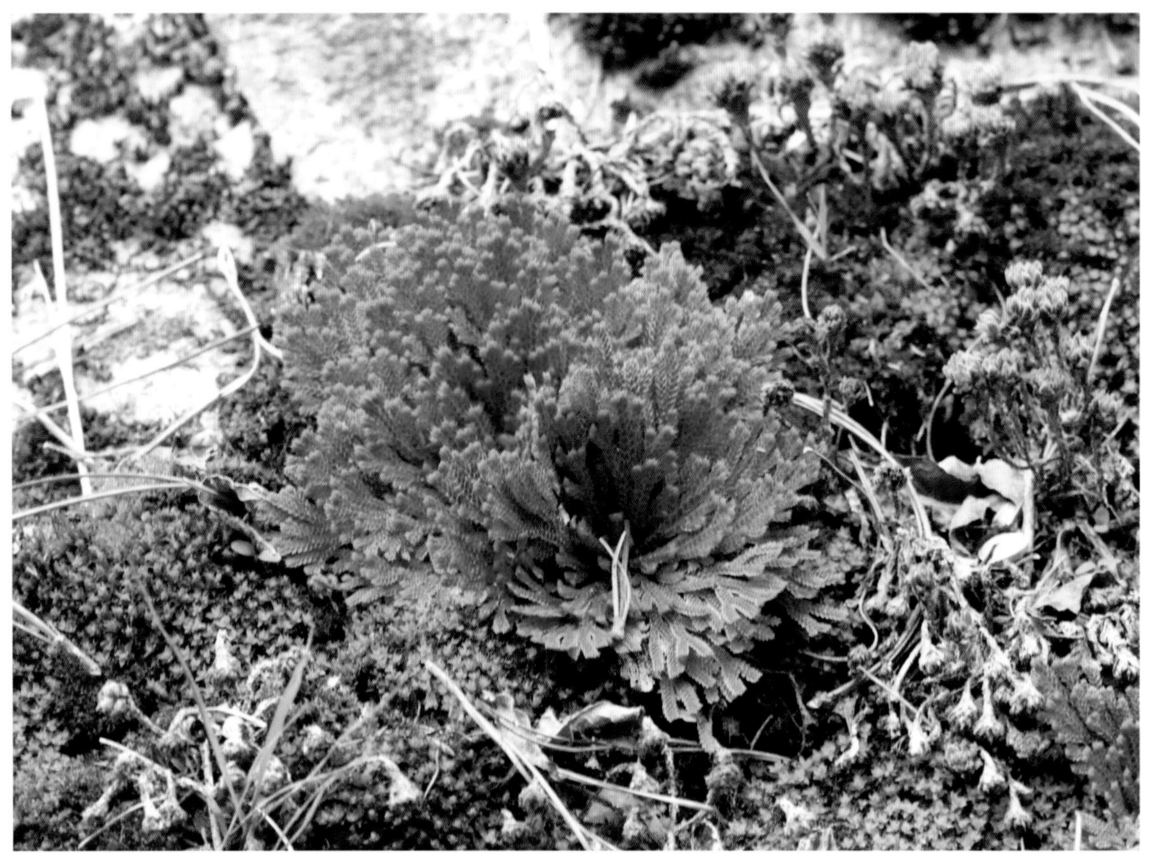

垫状卷柏

识别特征

多年生常绿草本植物，高 5 ~ 15 cm，全株呈莲座状，干后内卷如拳。主茎短，下着须根。侧根丛生在顶端，各枝为二叉式扇状分枝到 2 ~ 3 回羽状分枝。叶二型，在枝两侧及中间各 2 行；侧叶斜展，长卵圆形，长 2.0 ~ 2.5 mm，宽 1 mm，先端突尖呈芒状，远轴的一边全缘，宽膜质，近轴的一边膜质缘极狭，有微锯齿；中叶 2 行，卵圆状披针形，长 1.5 ~ 2.0 mm，宽 0.6 ~ 0.8 mm，先端有长芒，斜向，左右两侧不等，边缘有微锯齿，中脉在叶上面下陷，孢子囊穗单生于枝顶，长约 5 mm，四棱形；孢子叶卵状三角形，先端有长芒，边缘有宽的膜质；孢子囊原肾形，大、小孢子的排列不规则。

生境分布

生长于向阳山坡或岩石缝内。分布于东北、华北、华东、中南及陕西、四川、贵州等省区。

采收加工

全年均可采收，去根洗净，晒干。

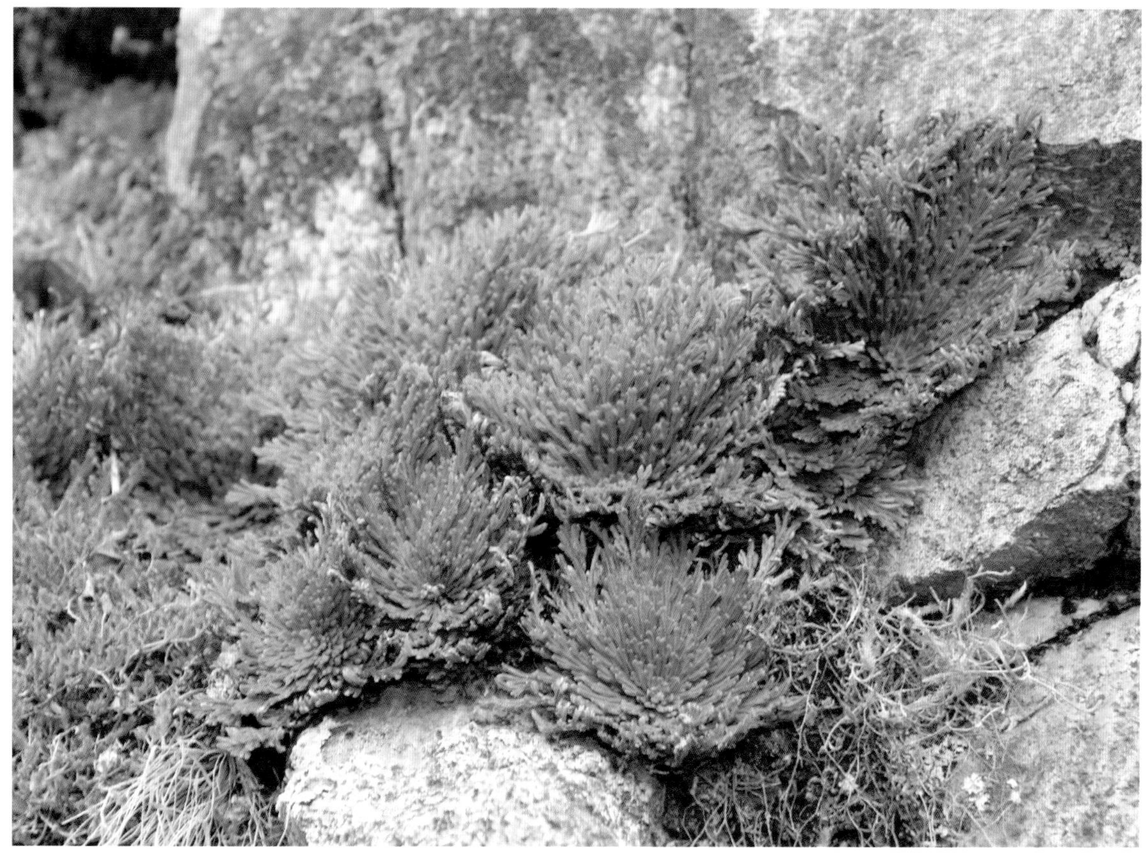

垫状卷柏

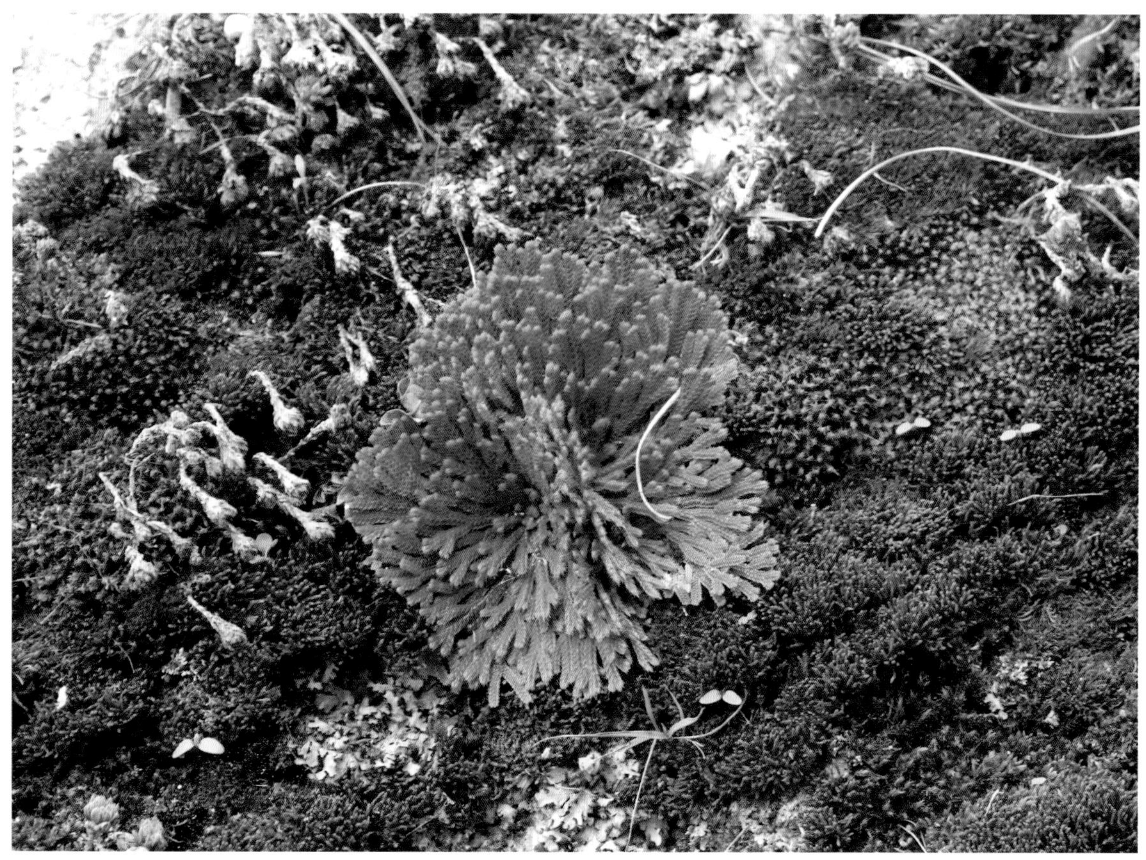

垫状卷柏

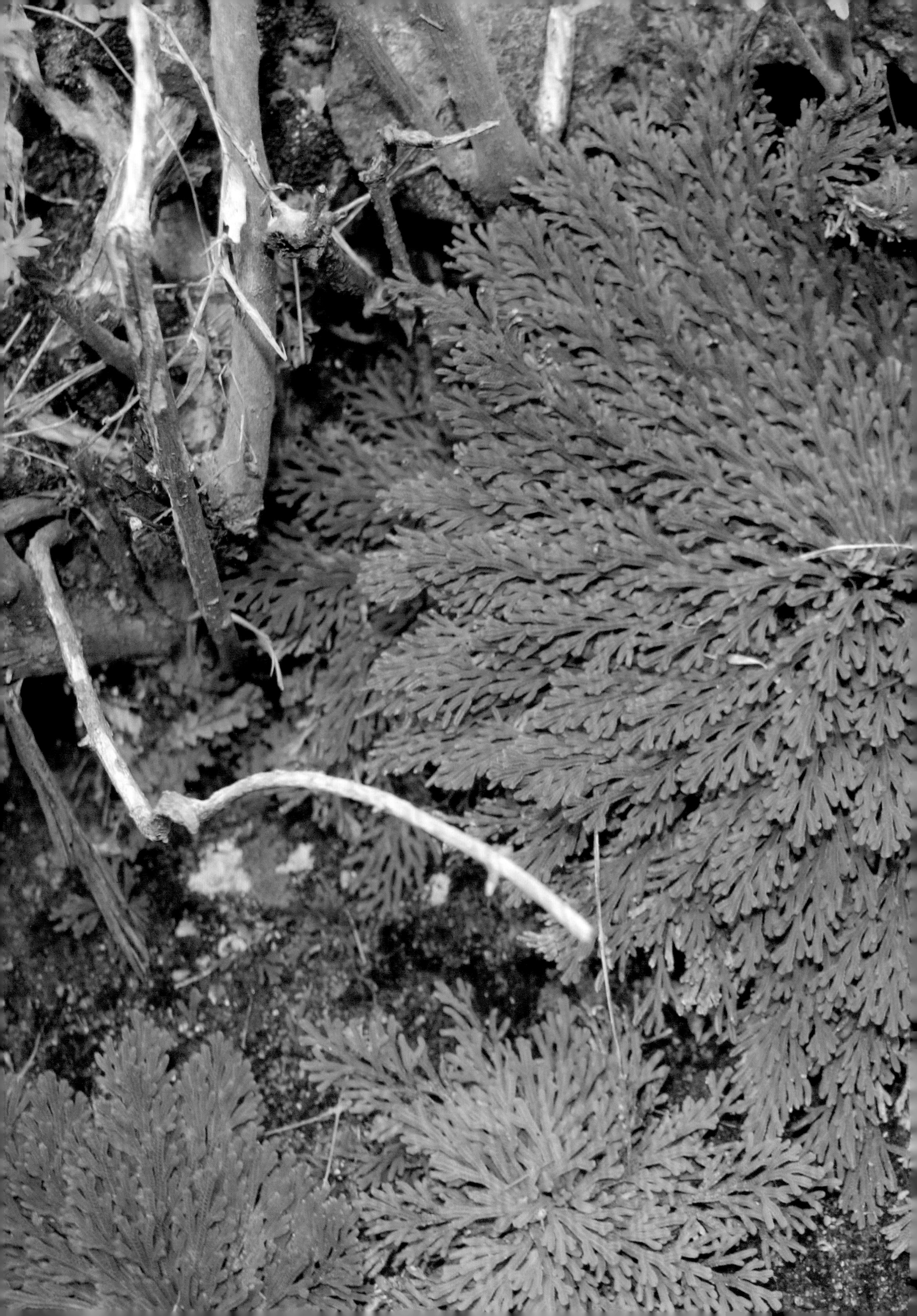

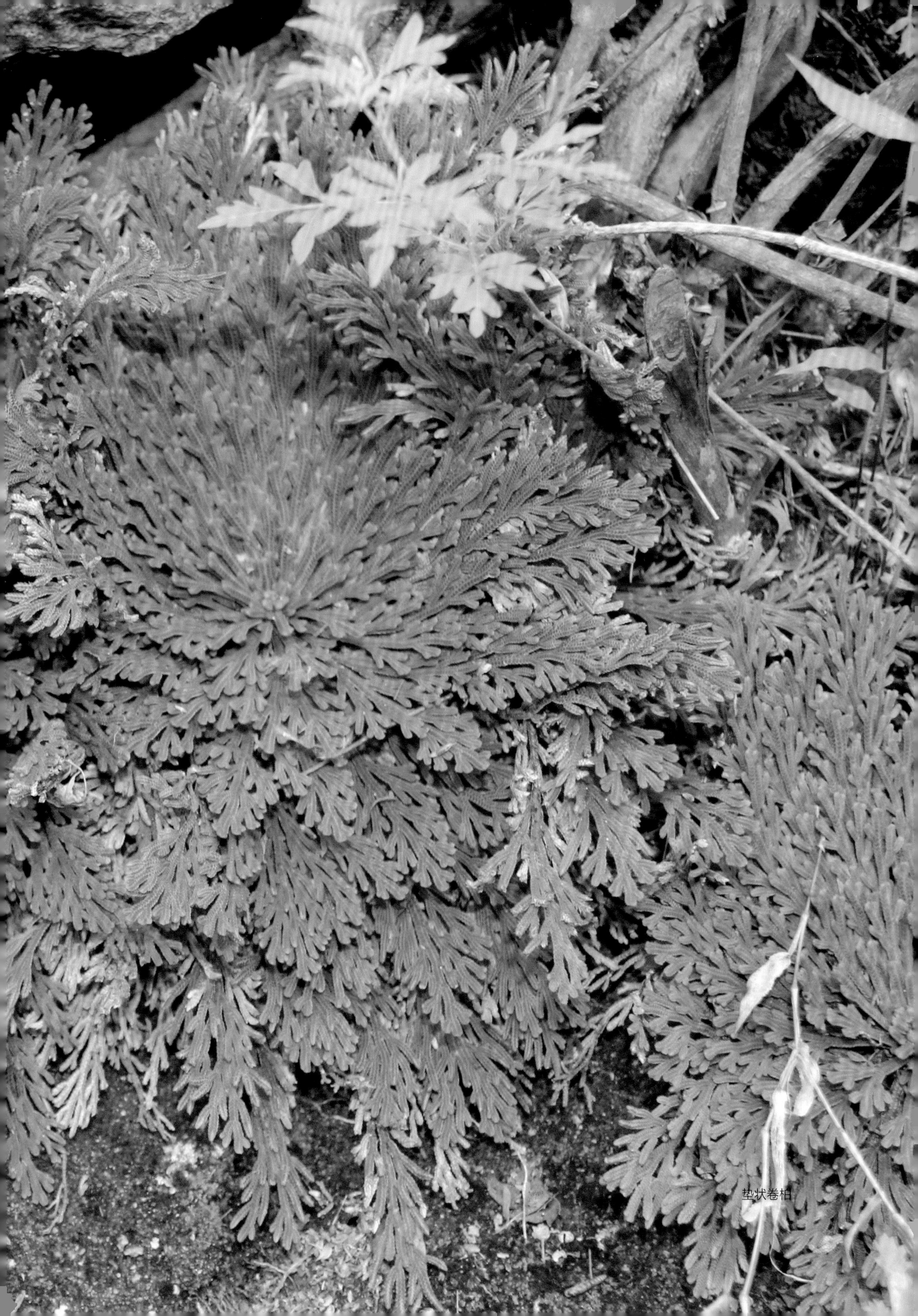

垫状卷柏

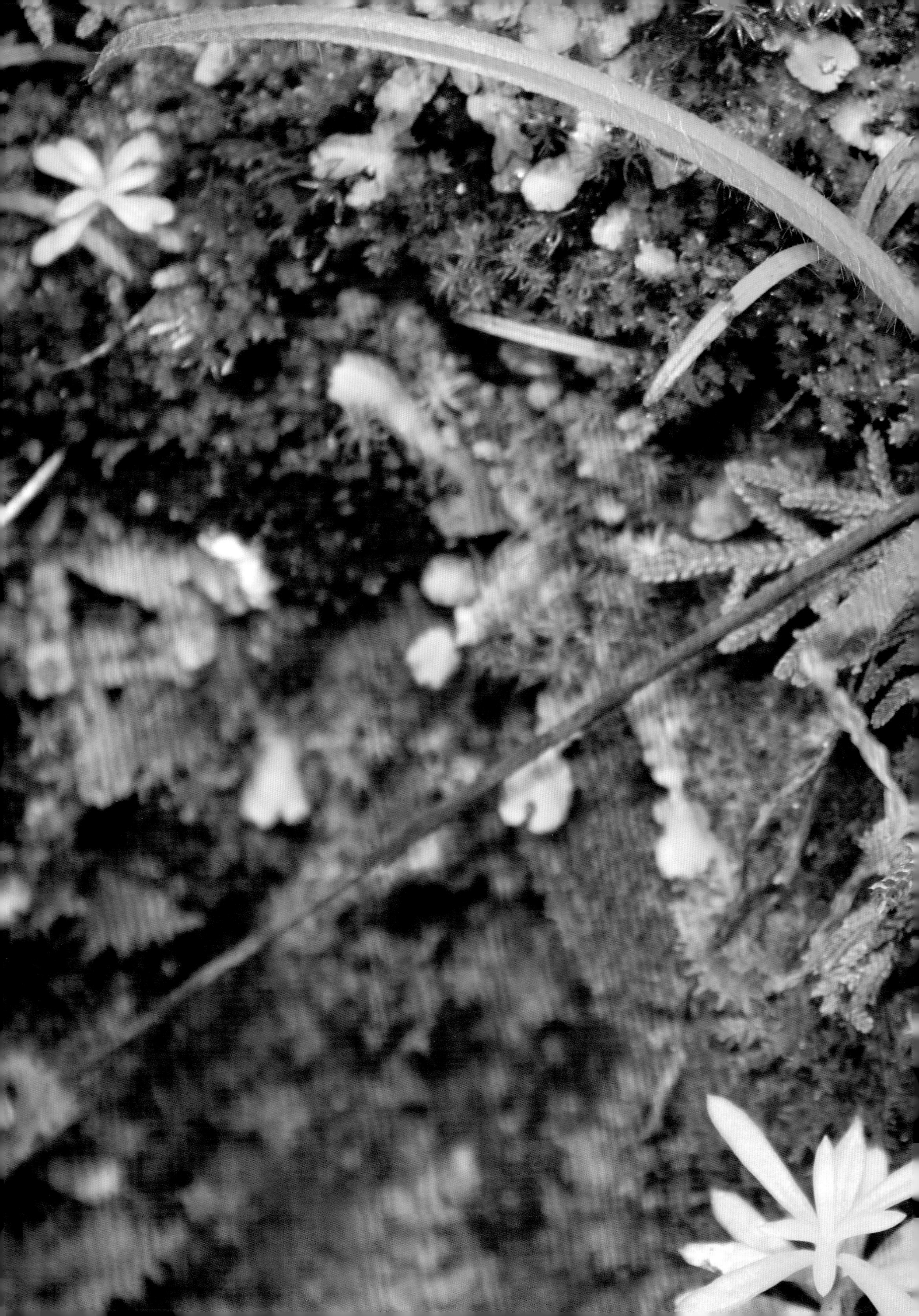

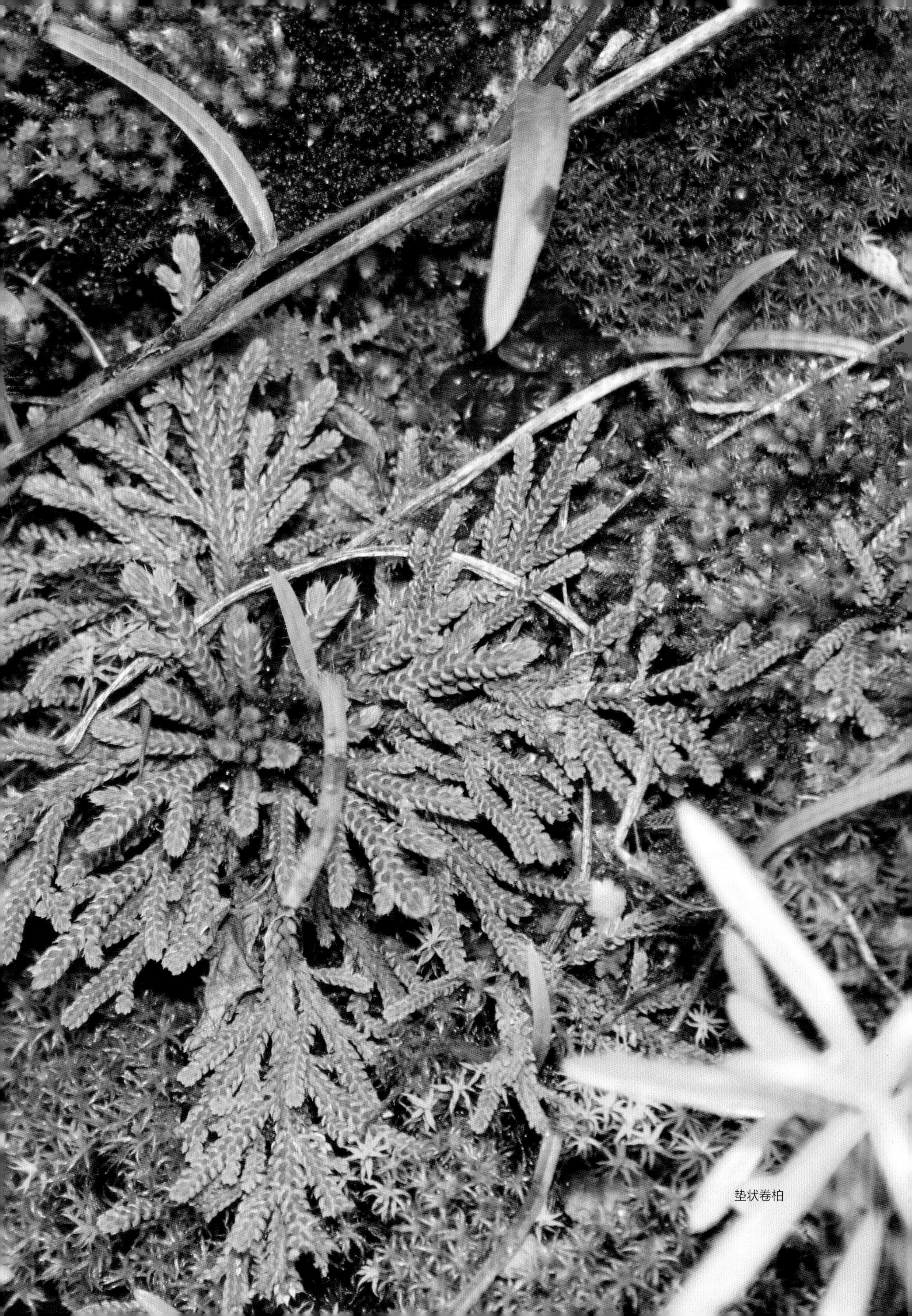

垫状卷柏

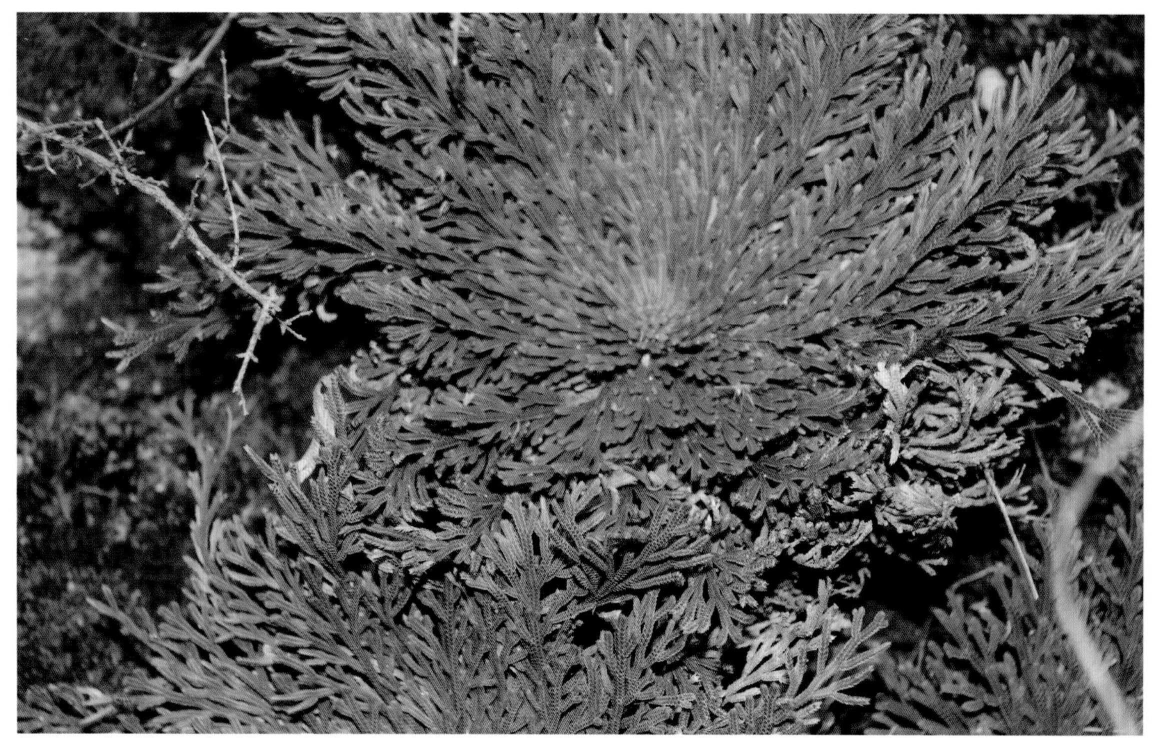

垫状卷柏

药材鉴别

全体紧缩如拳形，基部的须根大多已剪除，或剪短，仅留须根残基，或簇生众多棕色至棕黑色须根，长短不一，长者可达 10 cm。枝丛生，扁而有分枝，绿色或棕黄色，向内卷曲，枝上密生鳞片状小叶，叶片卵形，长 1.5 ~ 2.5 cm，宽 1 mm，先端锐尖，有浅绿色至浅棕色长芒，叶缘膜质，有不整齐的细锯齿，中叶斜列。质脆，易折断。无臭，味淡。

功效主治

生用活血通经，主治经闭，癥瘕，跌仆损伤。炒炭用化瘀止血，主治吐血、衄血、尿血。

用法用量

内服：煎汤，4.5 ~ 10.0 g。外用：适量，研末敷。

民族药方

1. 打伤　卷柏、山枇杷、白薇、红牛膝、蓍草各 6 g。水煎服。

2. 肺出血　卷柏 25 g，茜草 15 g。水煎服。

3. 背疽　卷柏 20 g。水煎服。

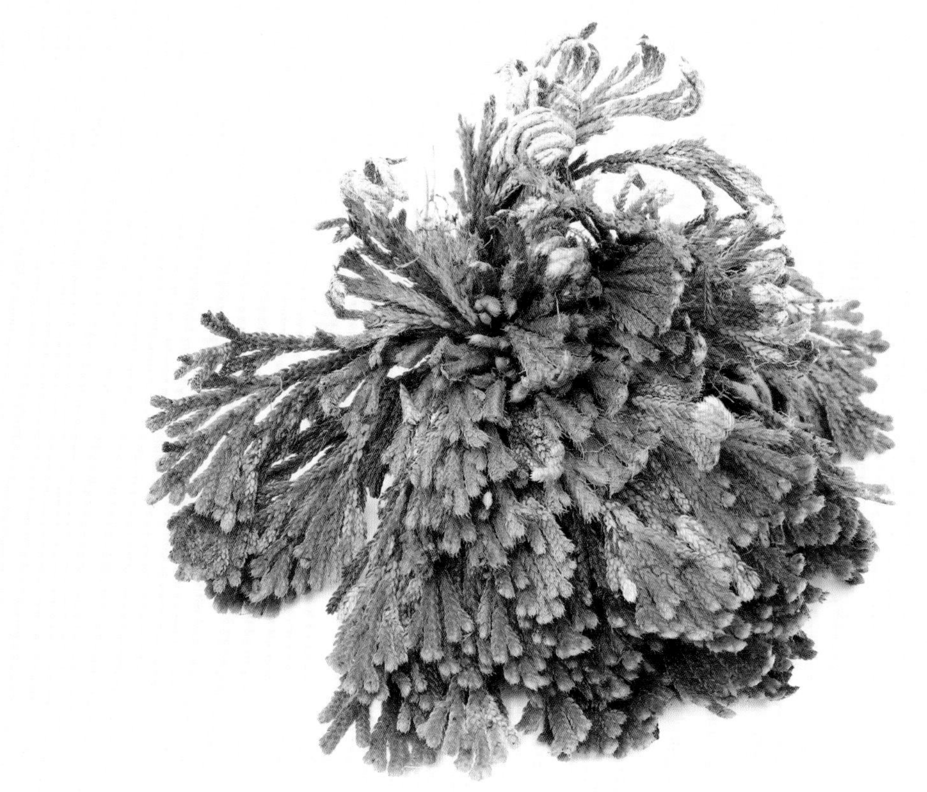

卷柏药材

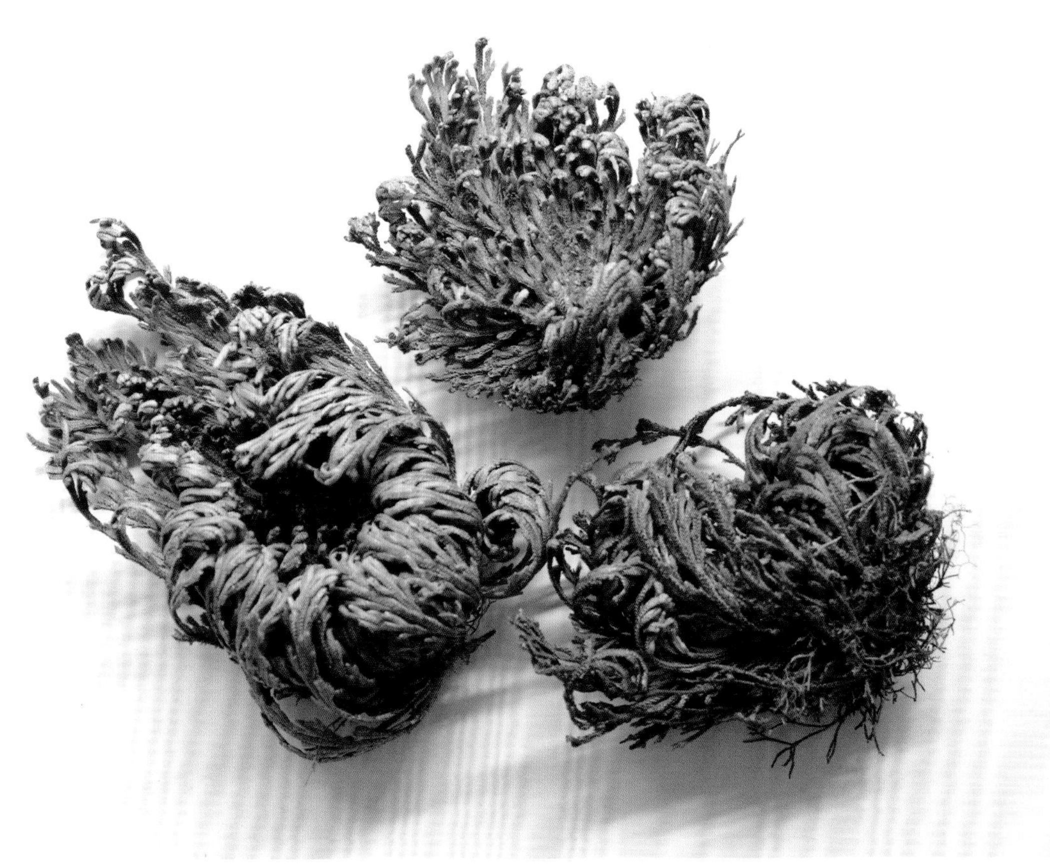

卷柏药材

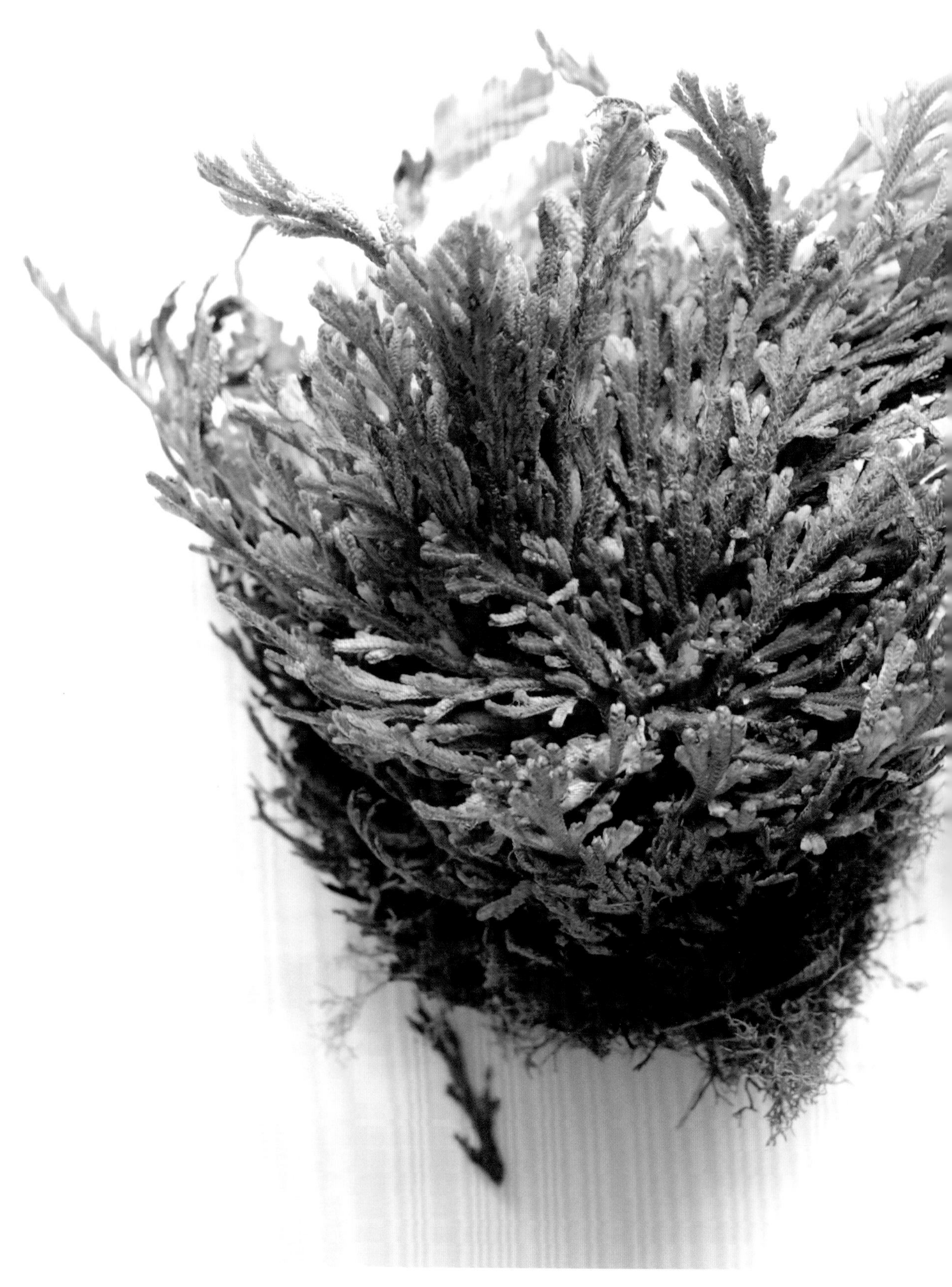

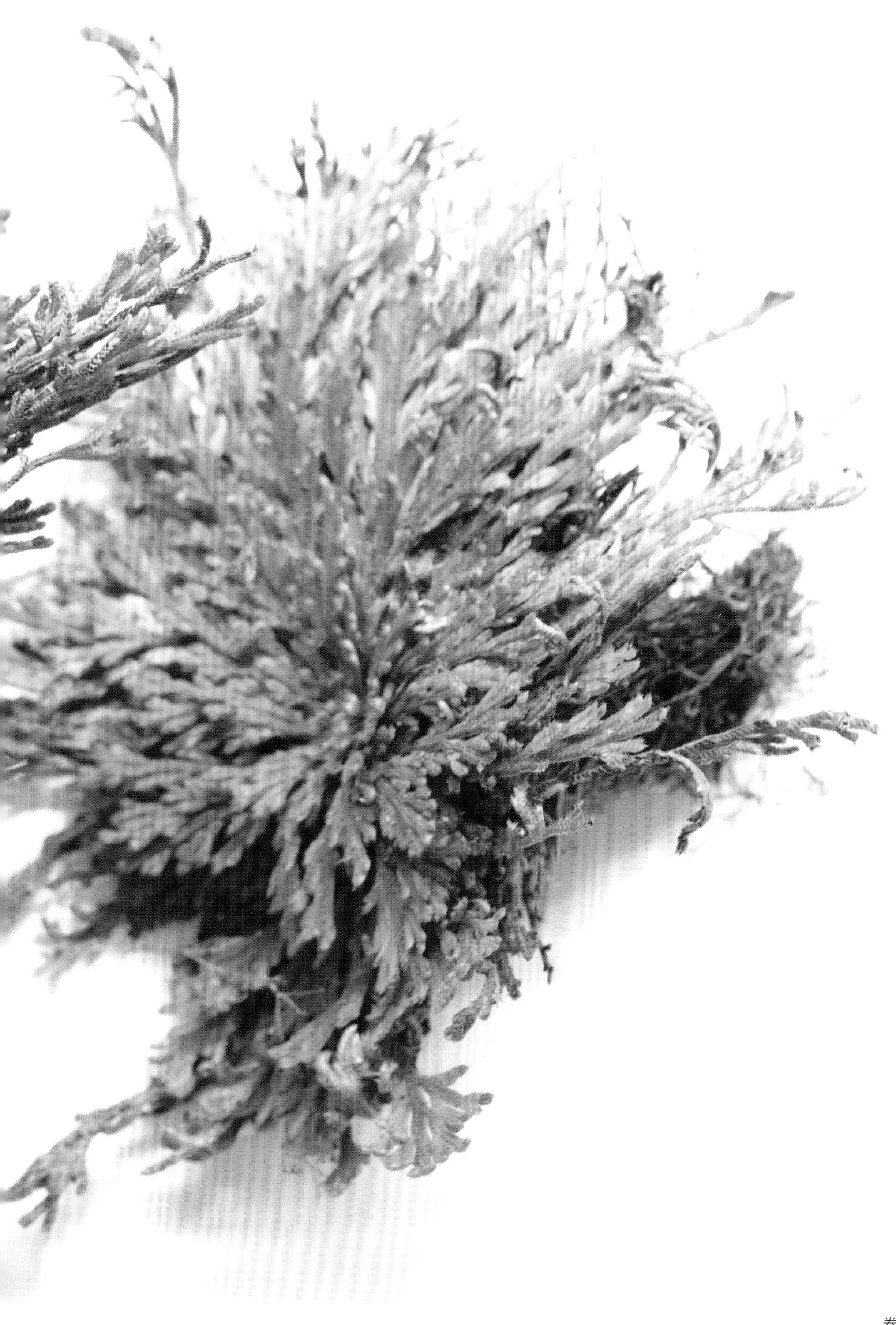

卷柏药材

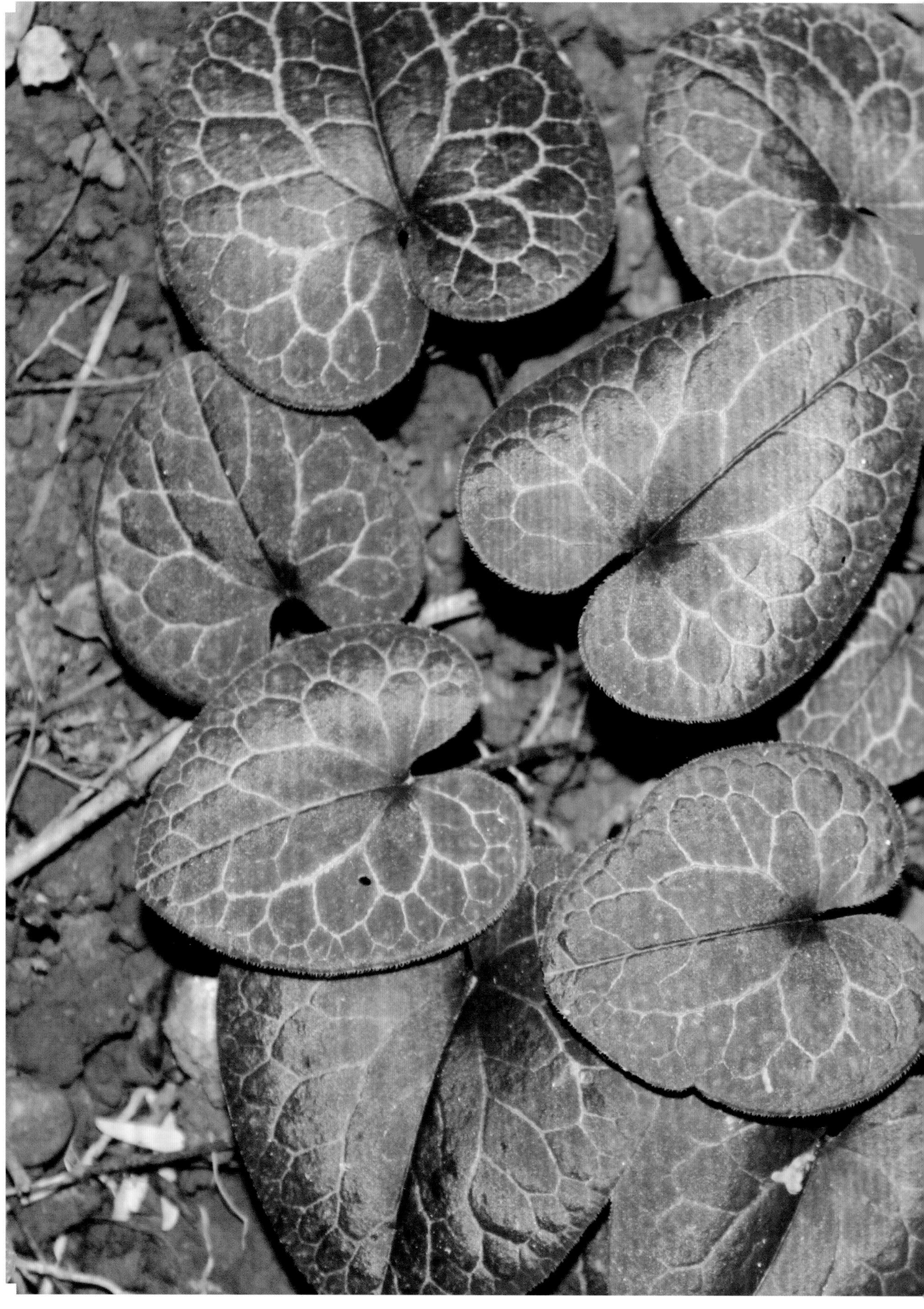

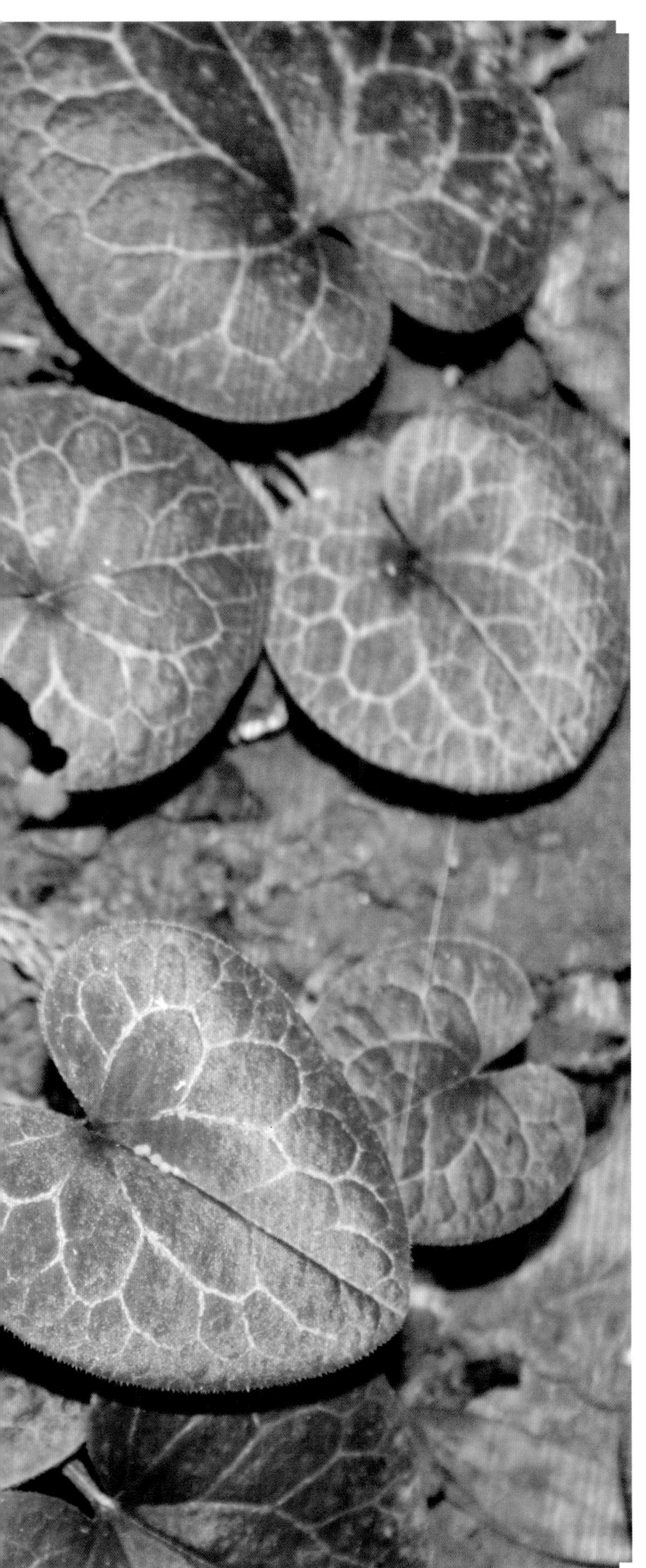

细辛

【蒙药名】乌纳根。

【别　名】哈日、辽细辛、乌纳根、北细辛。

【来　源】本品为马兜铃科植物北细辛 *Asarum heterotropoides* Fr. Schmidt var. *mandshuricum*（Maxim.）Kitag. 或华细辛 *Asarum sieboldii* Miq. 的干燥全草及根茎。

【性味归经】味辛，性温；有小毒。归肺、肾、心经。

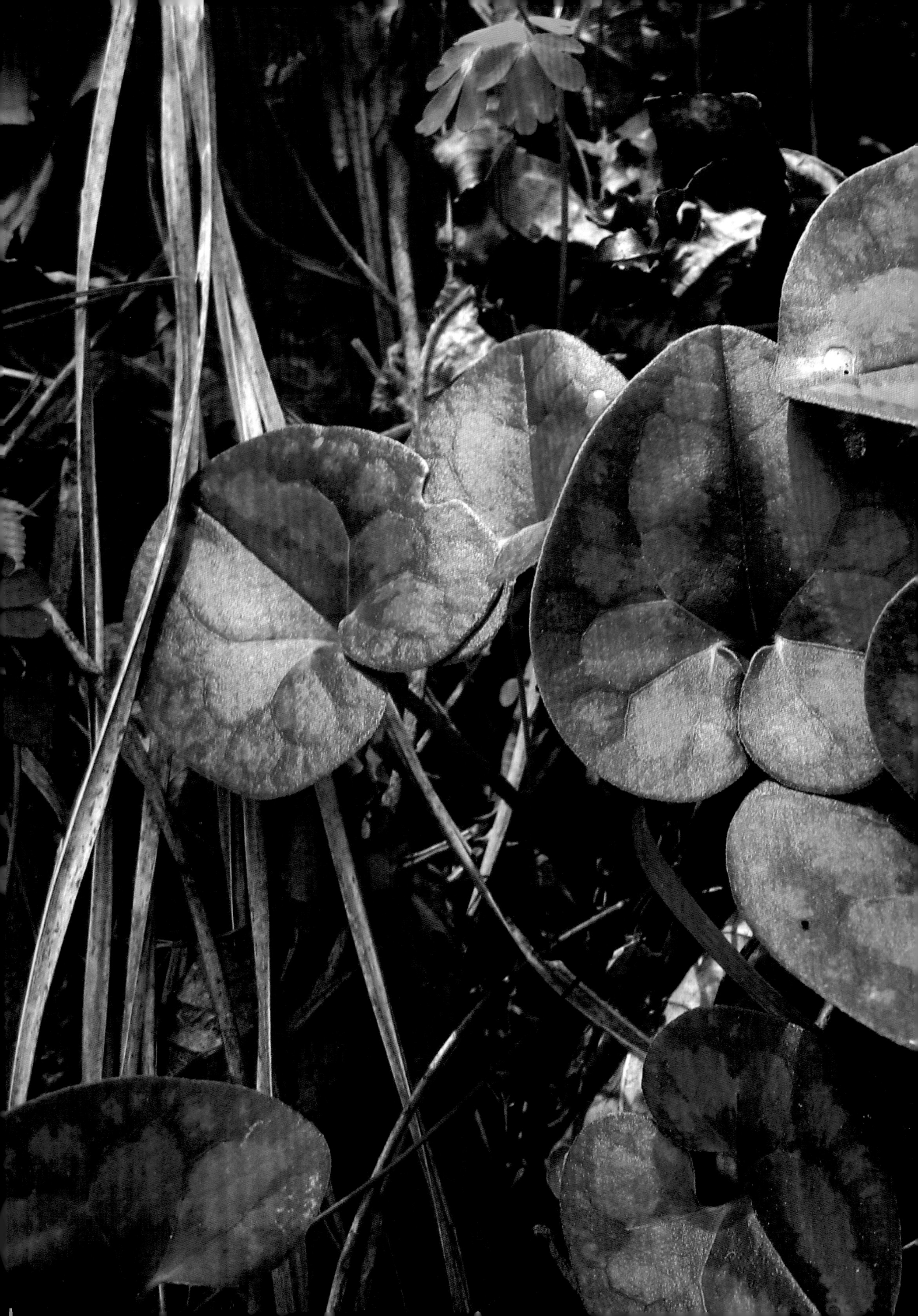

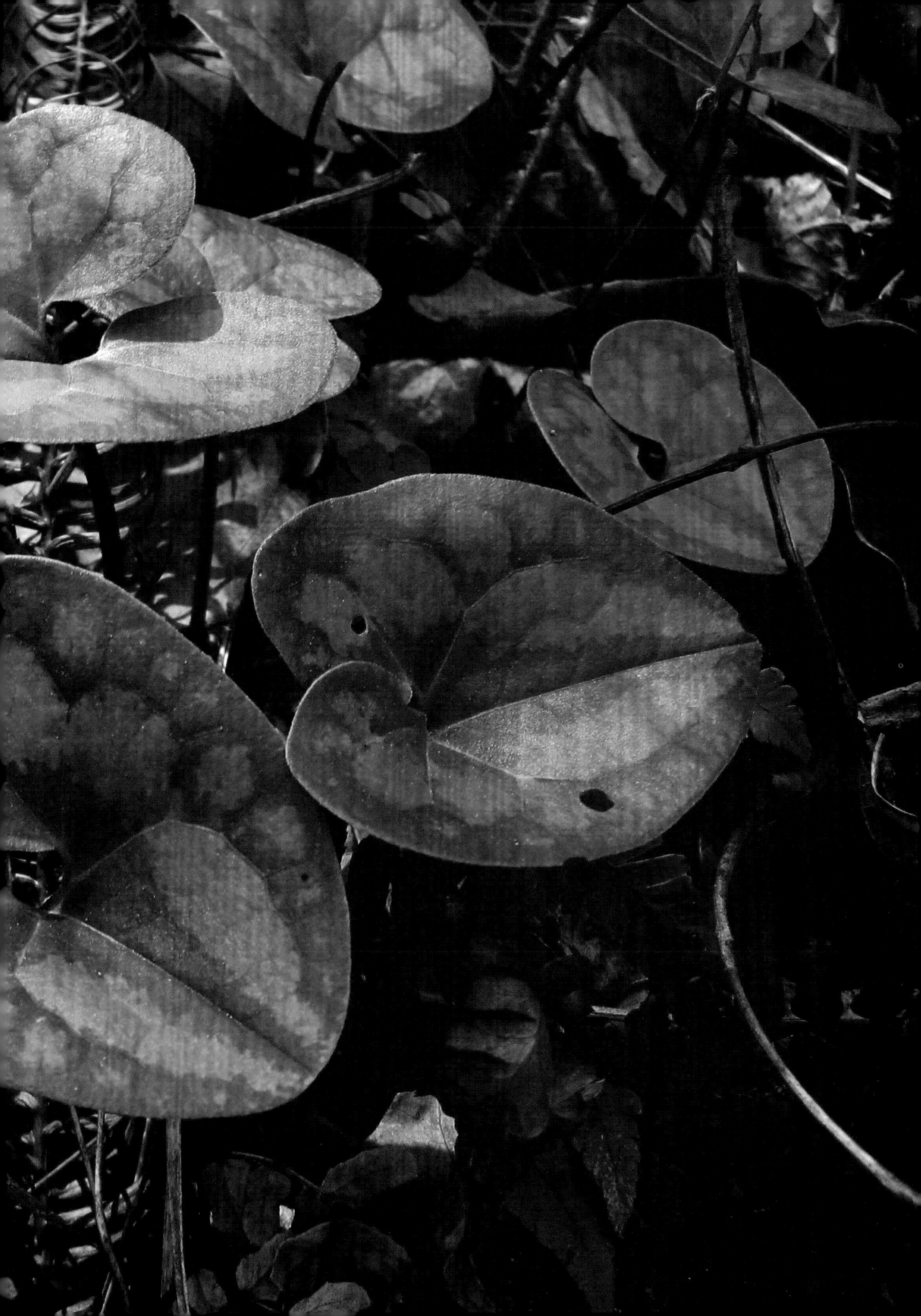

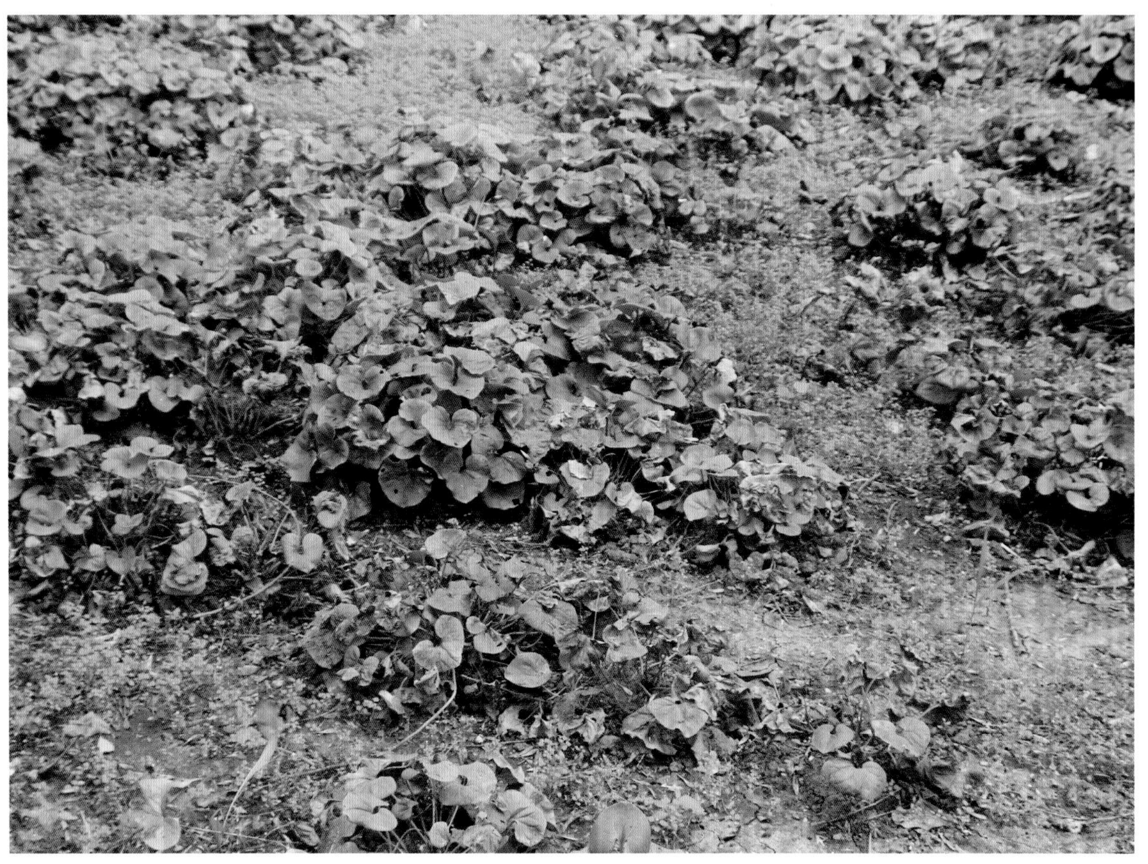

北细辛生境

识别特征

1．北细辛　多年生草本，高 10 ~ 25 cm，叶基生，1 ~ 3 片，心形至肾状心形，顶端短锐尖或钝，基部深心形，全缘，两面疏生短柔毛或近于无毛；有长柄。花单生，花被钟形或壳形，淡紫色，顶端 3 裂，裂片由基部向下反卷，先端急尖；雄蕊 12 枚，花丝与花药等长；花柱 6。蒴果肉质，半球形。

2．华细辛　与北细辛类似，唯叶先端渐尖，上面散生短毛，下面仅叶脉散生较长的毛。花被裂片由基部沿水平方向开展，不反卷。花丝较花药长 1.5 倍。花期 5 月，果期 6 月。

生境分布

生长于林下腐殖层深厚稍阴湿处，常见于针阔叶混交林及阔叶林下、密集的灌木丛中、山沟底稍湿润处、林缘或山坡疏林下的湿地。北细辛分布于辽宁、吉林、黑龙江等省区，习称“辽细辛”；华细辛分布于陕西等众多省区。

采收加工

夏季果熟期或初秋采集，除去泥土，置阴凉通风处晾干。

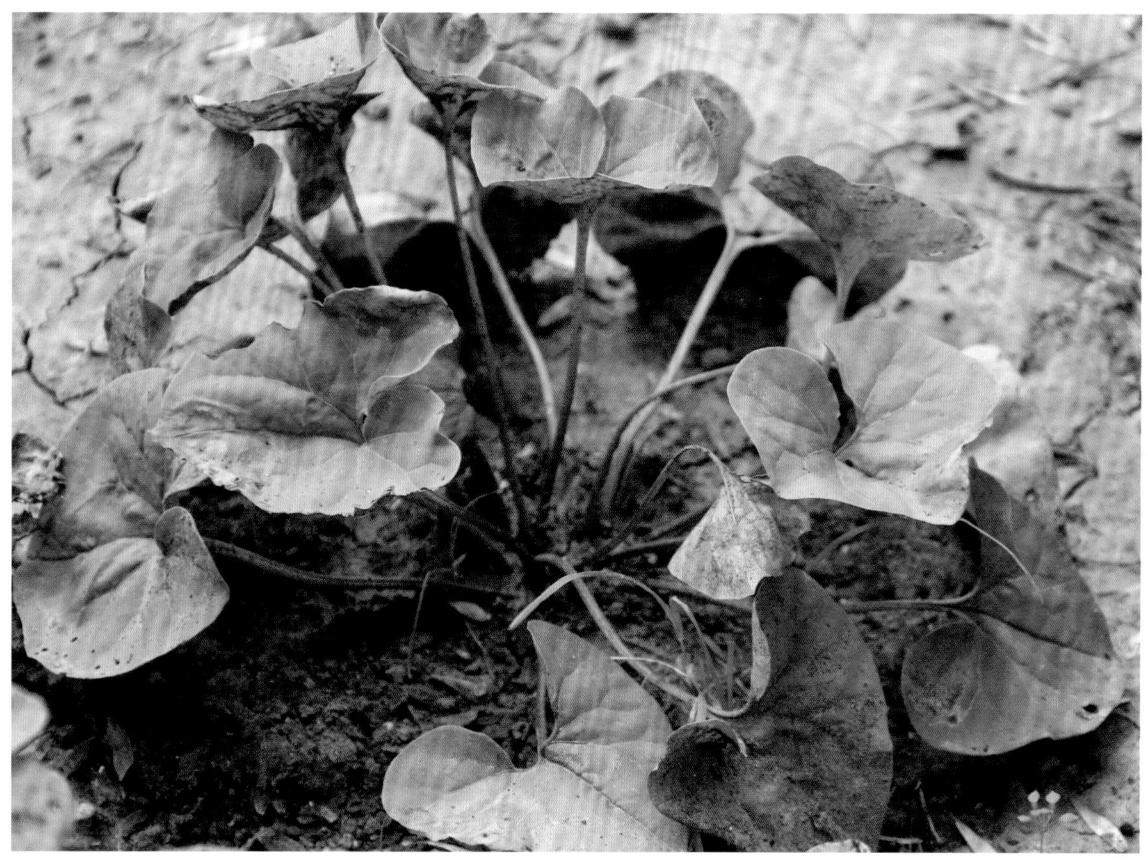

北细辛

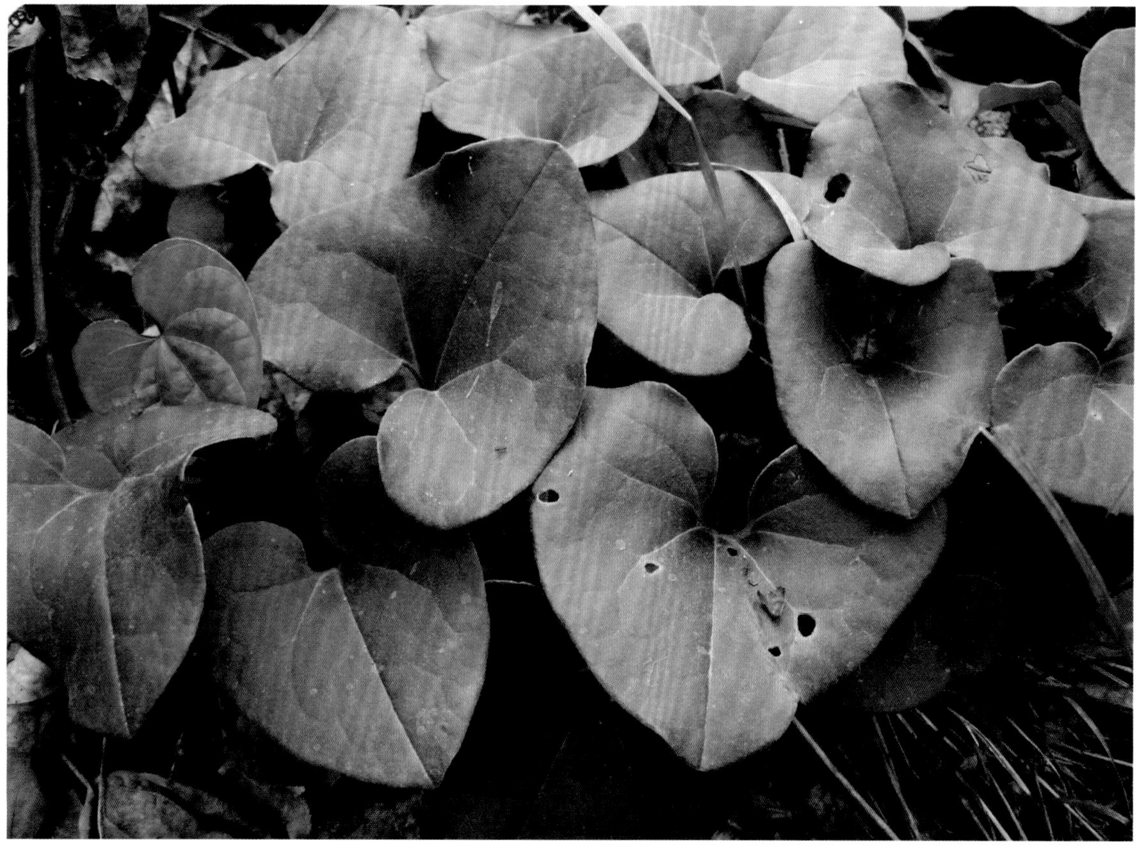

华细辛

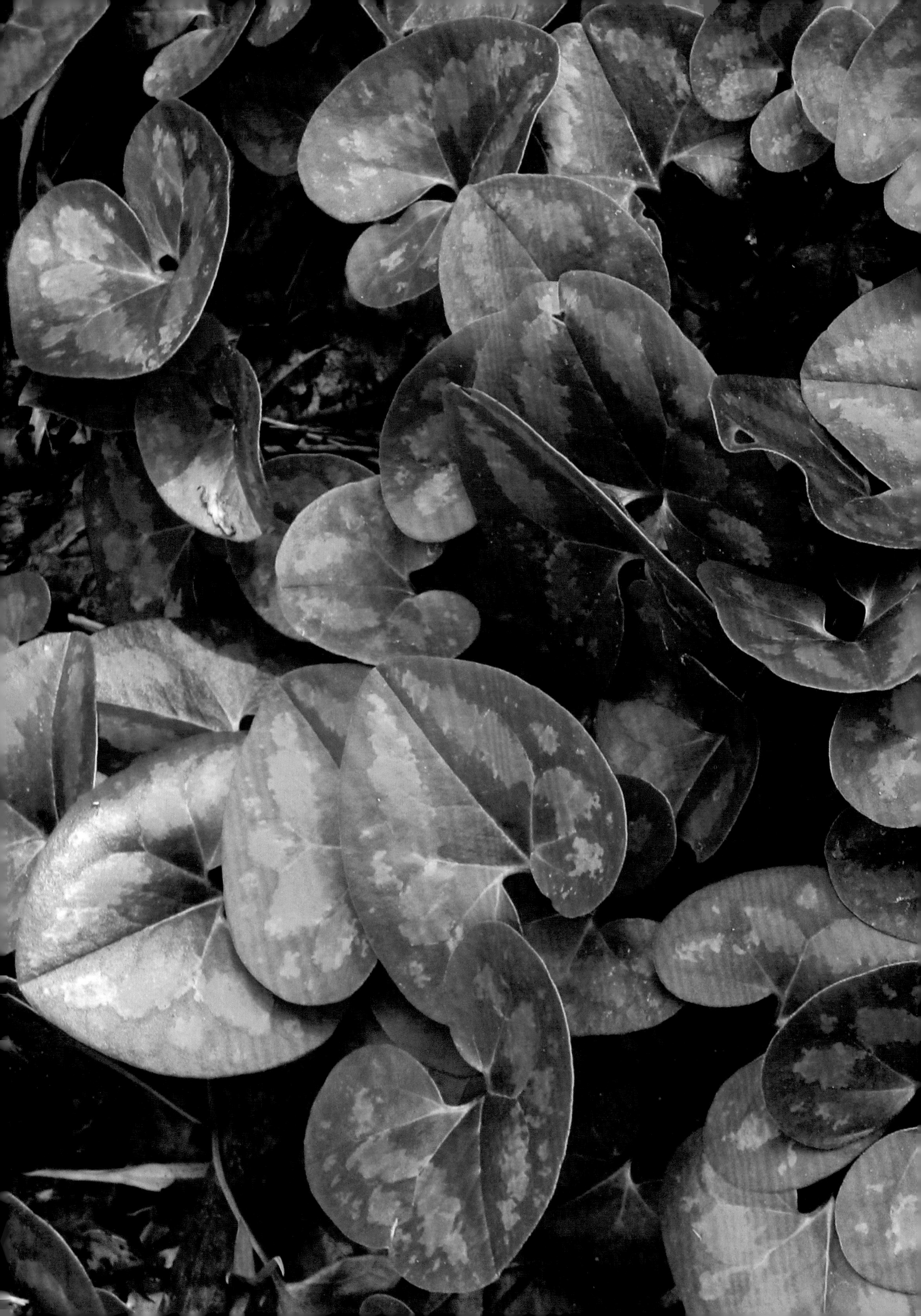

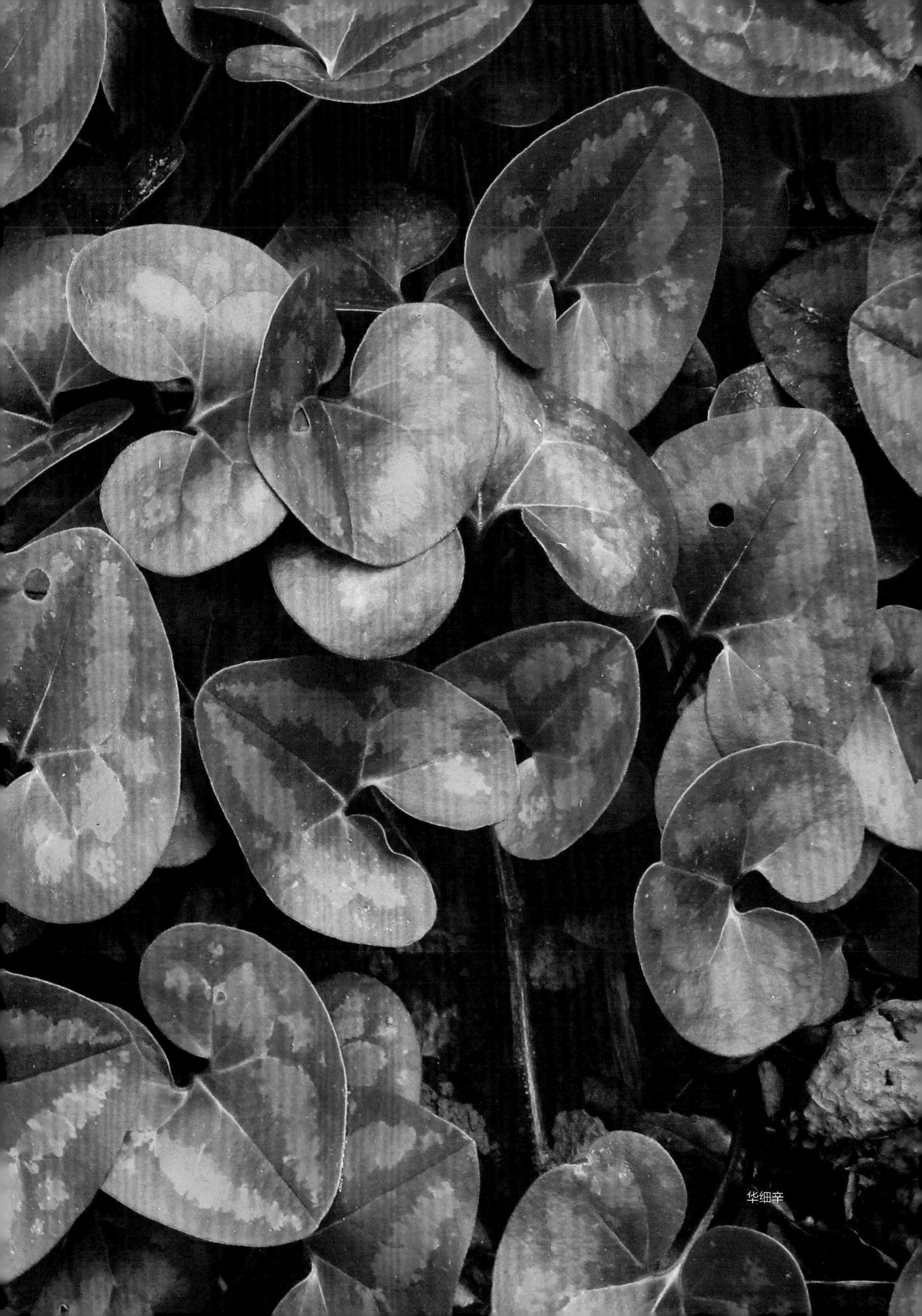

华细辛

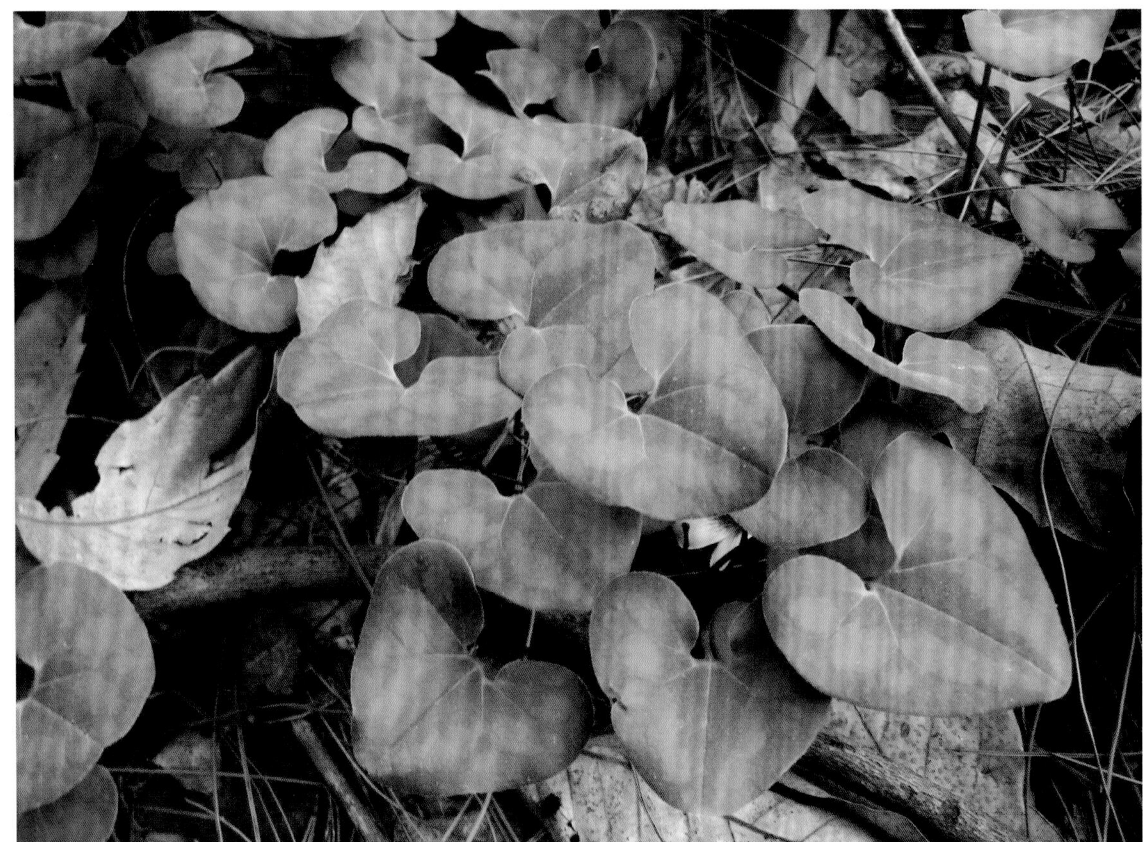

华细辛

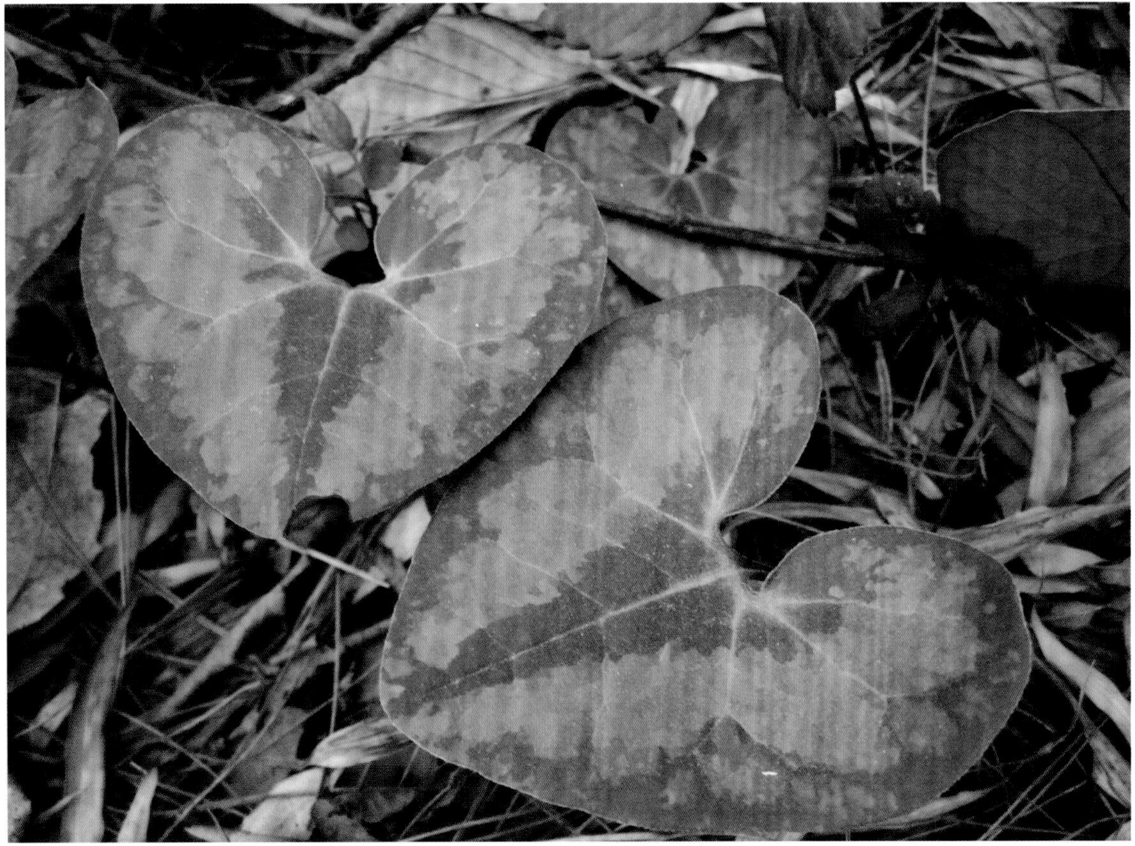

华细辛

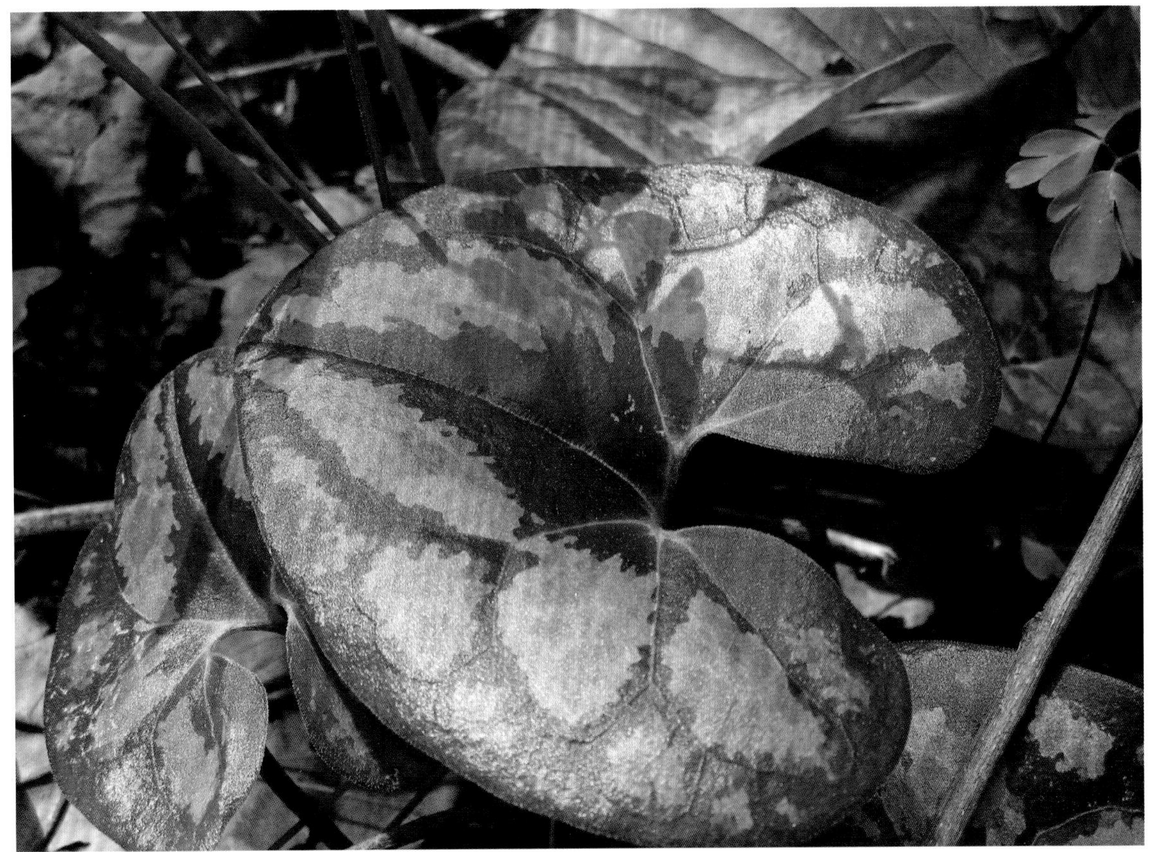

华细辛

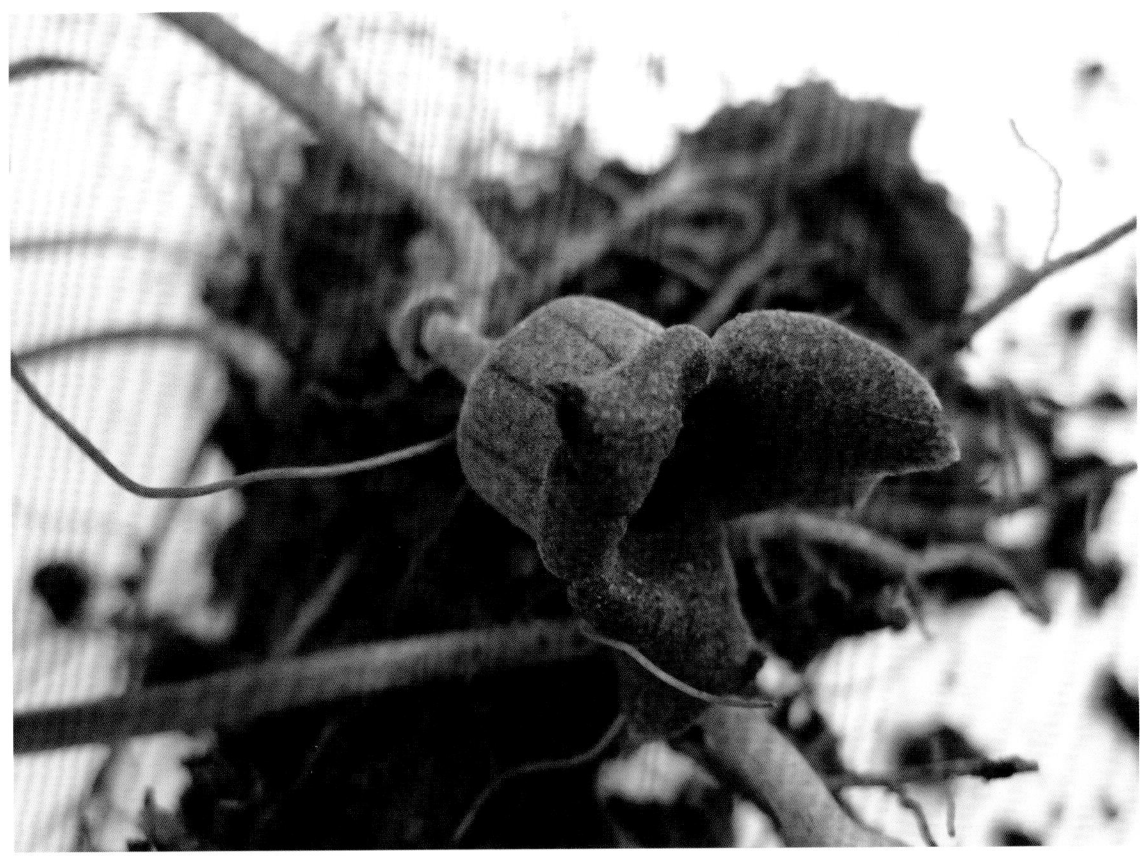

华细辛

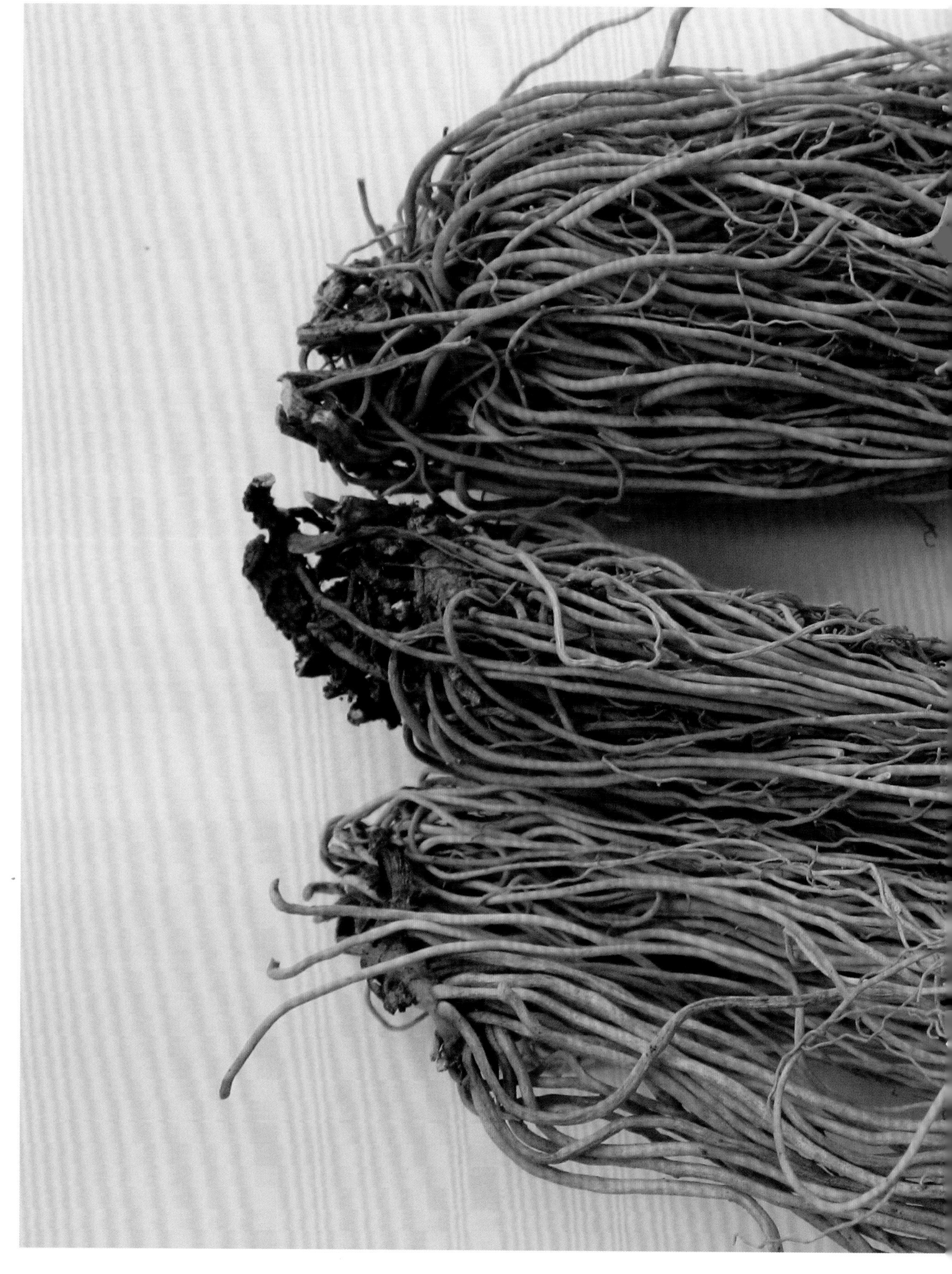

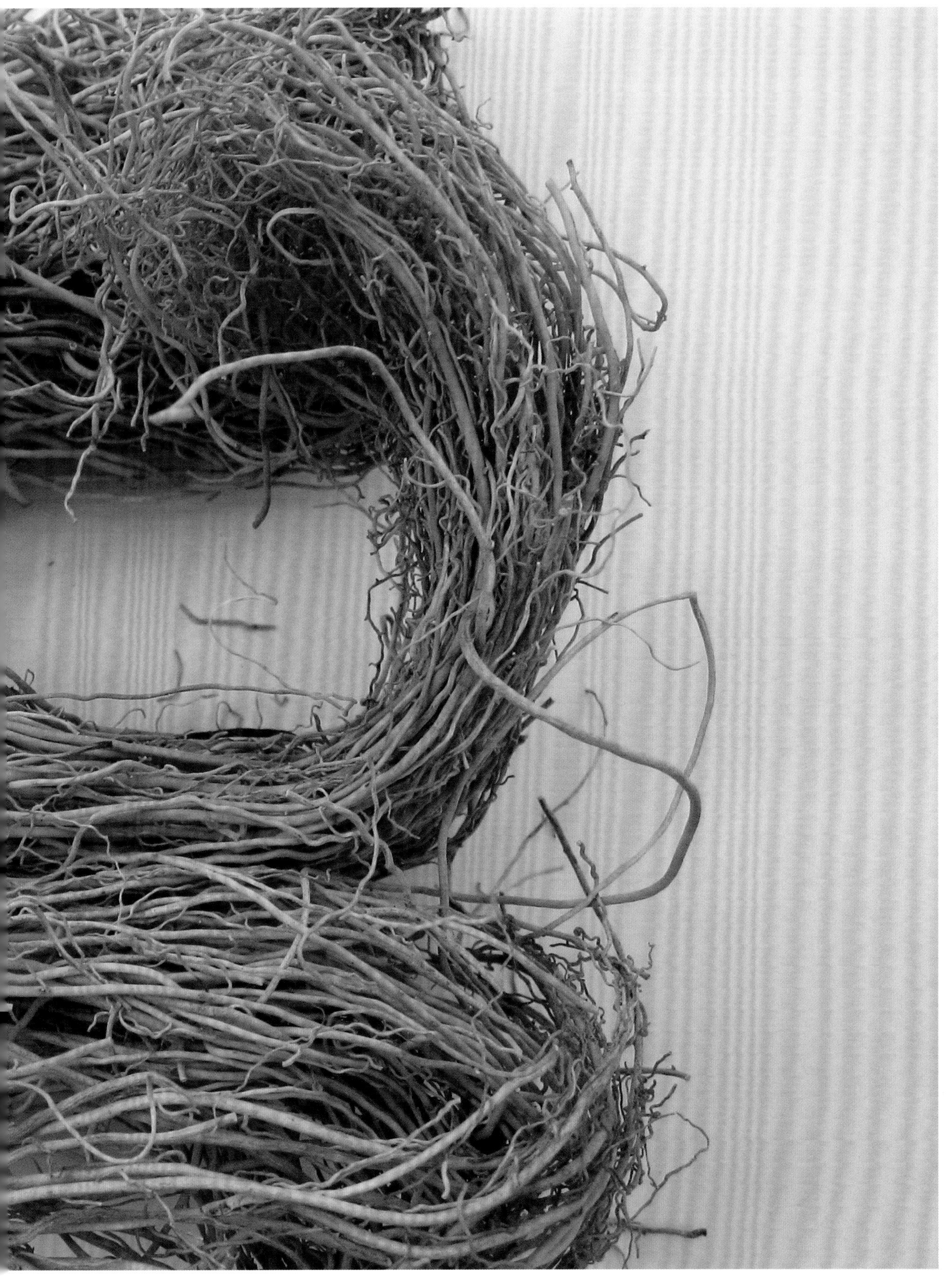

细辛根药材

药材鉴别

本品呈不规则的段。根茎呈不规则圆形，外表皮灰棕色，有时可见环形的节。根细，表面灰黄色，平滑或具纵皱纹，叶多破碎。质脆，易折断。切面黄白色或白色。气辛香，味辛辣、麻舌。

功效主治

祛风散寒，解表，通窍，止痛，温肺化饮。本品味辛香窜，性温而烈，既能外散风寒，解表，通窍，止痛；又能内助阳气，温肺化饮。

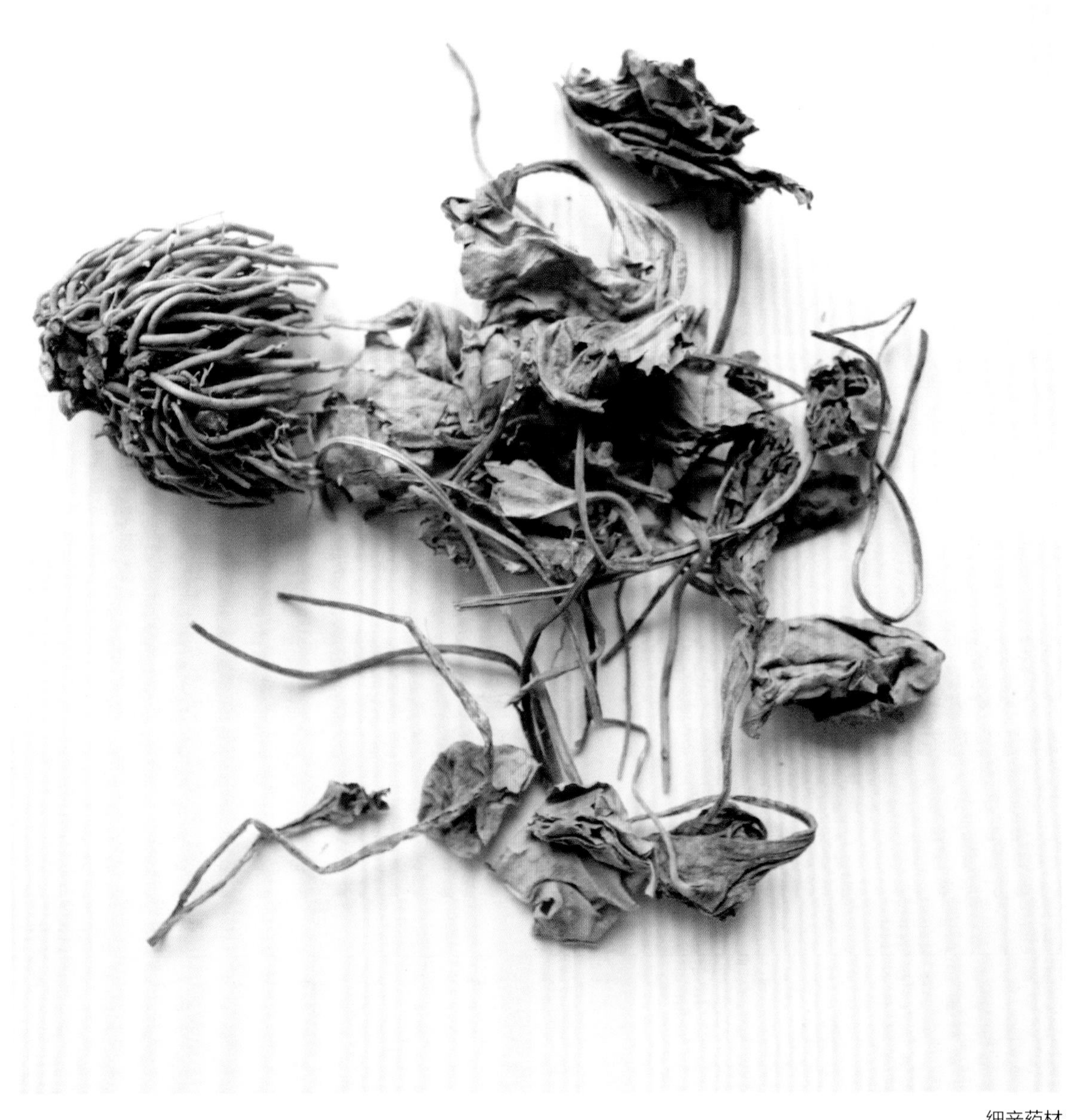

细辛药材

药理作用

本品有明显的中枢抑制作用，能镇静、镇痛；有局部麻醉作用；有解热作用；对豚鼠离体气管有显著松弛作用，增加肺灌流量，镇咳；对革兰氏阳性菌、枯草杆菌、伤寒沙门菌、结核分枝杆菌有抑制作用；有强心、扩张血管、增强脂代谢、升高血糖等作用。

用法用量

内服：2 ~ 5 g，水煎服。0.5 ~ 1.0 g，入丸、散用。外用：适量。

民族药方

1．小儿目疮 细辛末适量。醋调，贴脐上。

2．阳虚感冒 细辛、麻黄各 3 g，附子 10 g。水煎温服。

3．口舌生疮 细辛、黄连各等份。研为细末，先以布揩净患处，掺药在上，涎出即愈。

4．牙痛 细辛（后下）3 g，白芷、威灵仙各 10 g。水煎 2 次，混合后分上、下午服，每日 1 剂。

5．鼻塞不通 细辛末少许。吹入鼻中。

6．小儿支气管炎 细辛 6 g，栀子、没药各 12 g，雄黄 10 g。共研为细末，用适量米醋调匀备用，敷于胸、背部。

7．小儿百日咳 细辛、吴茱萸、大蒜、檀香、葶苈子、百部各 10 g，甘遂 5 g，麝香 1 g。研成细末备用，用时取 10 g 药末，以适量猪胆汁（或鸡胆汁）调至稠膏状，分别贴于涌泉、神阙、身柱、膏肓等穴，每次贴 8 ~ 12 小时，每日 1 次。

8．哮喘 细辛 15 g，白芥子、延胡索各 21 g，甘遂 12 g。研成细末，用姜汁调成糊状，备用，将药膏少许敷于肺俞、定喘、膻中、尺泽、足三里穴位上，胶布固定，持续敷 30 ~ 60 分钟，擦掉药膏，每 10 日治疗 1 次。

9．单纯疱疹 细辛、桔梗、人参、甘草、茯苓、天花粉、白术、薄荷各 10 g。水煎取药汁，口服。

10．头痛，关节痛，发热，刺痛，口苦 细辛 156 g，紫菀花、酸模各 109 g，花紫堇、马蔺子、大黄各 93 g。制成水丸，温开水送服，每次 1.5 ~ 3.0 g，每日 1 ~ 2 次。

使用注意

阴虚干咳、阴虚阳亢头痛、肾功能不全者忌用。反藜芦。

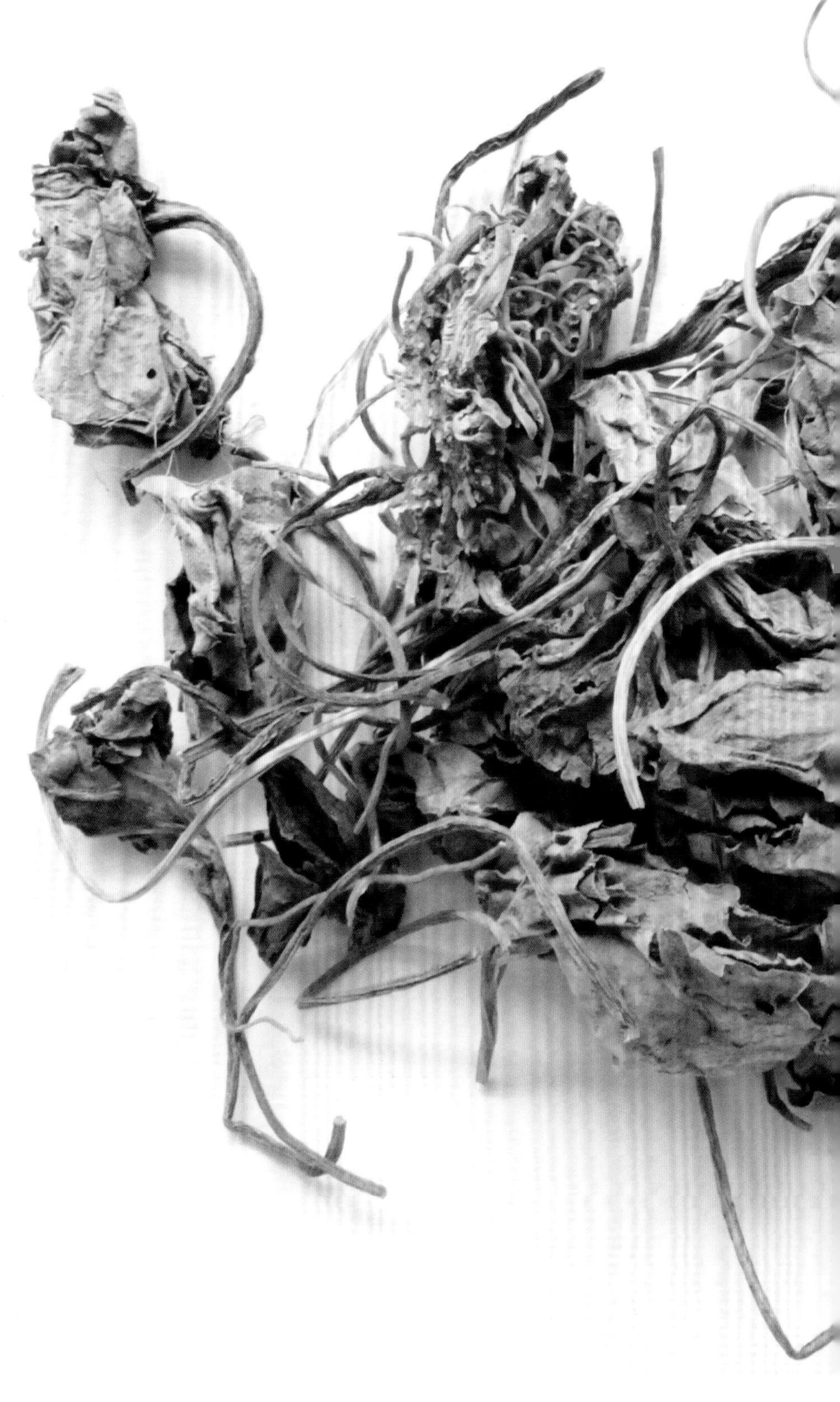

细辛

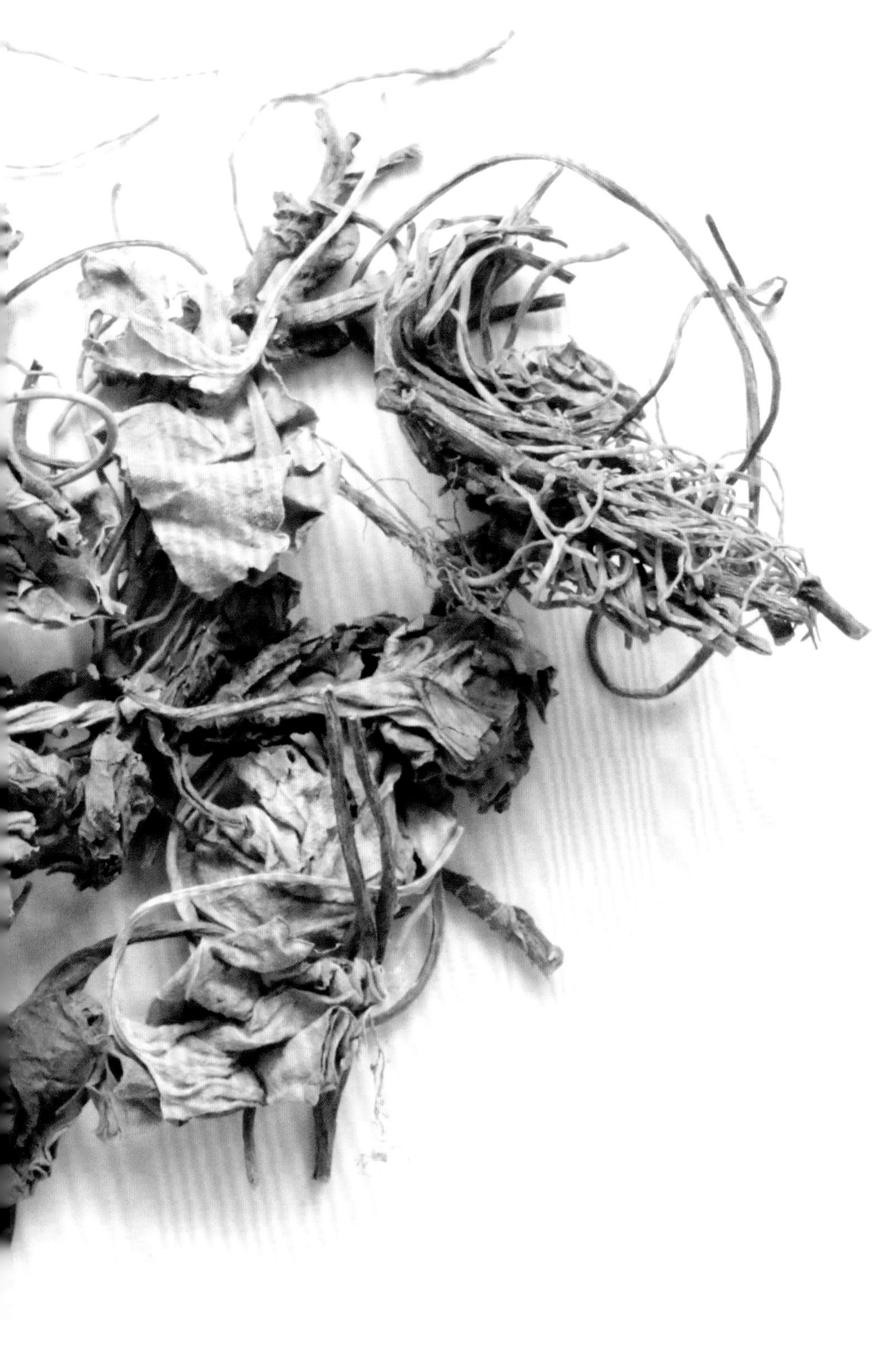

细辛饮片

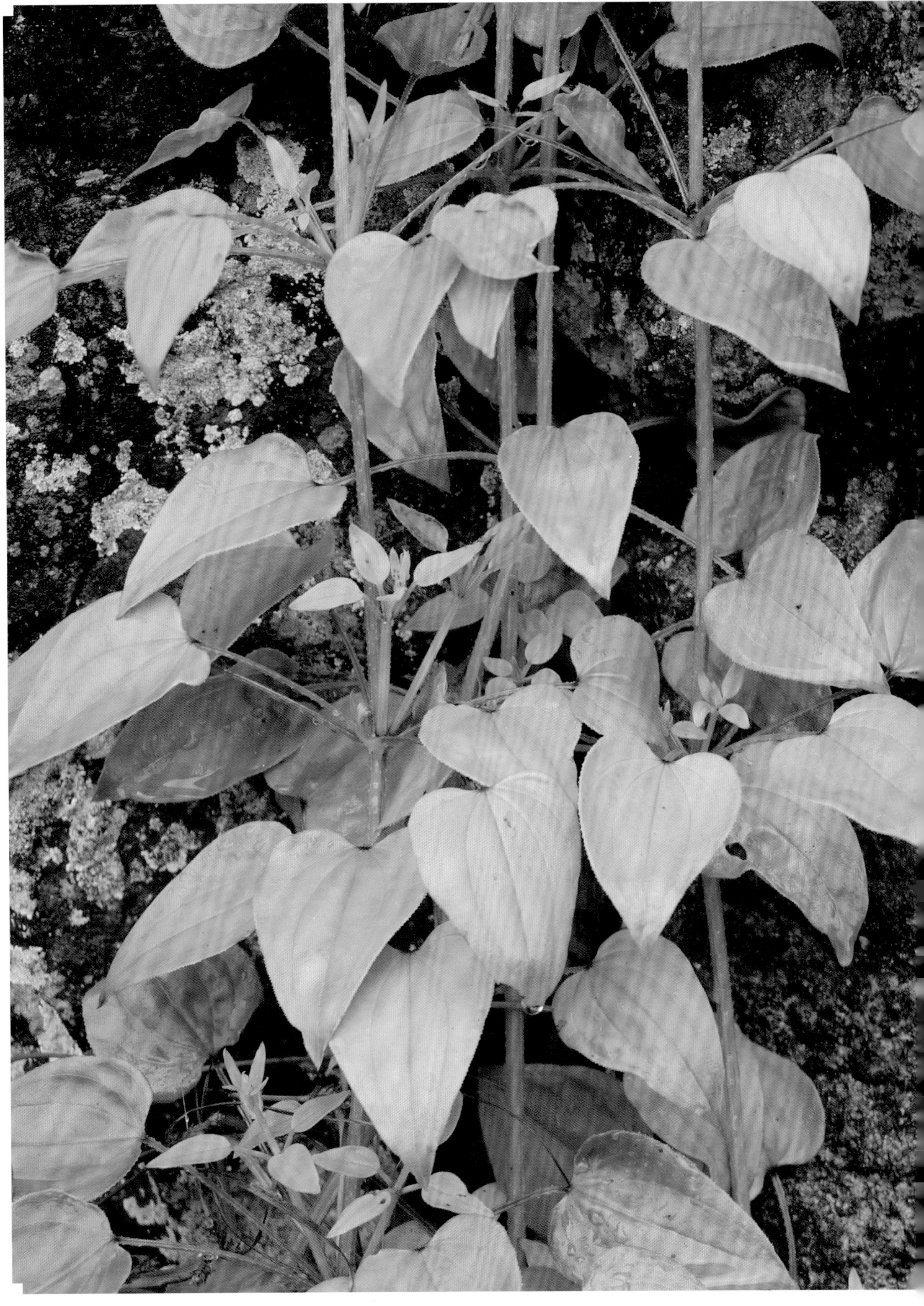

茜草

【蒙药名】 玛日依纳。

【别　名】 造德、茜根、茜草根、纳郎海。

【来　源】 本品为茜草科植物茜草 *Rubia cordifolia* L. 的干燥根及根茎。

【性味归经】 味苦，性寒。归肝经。

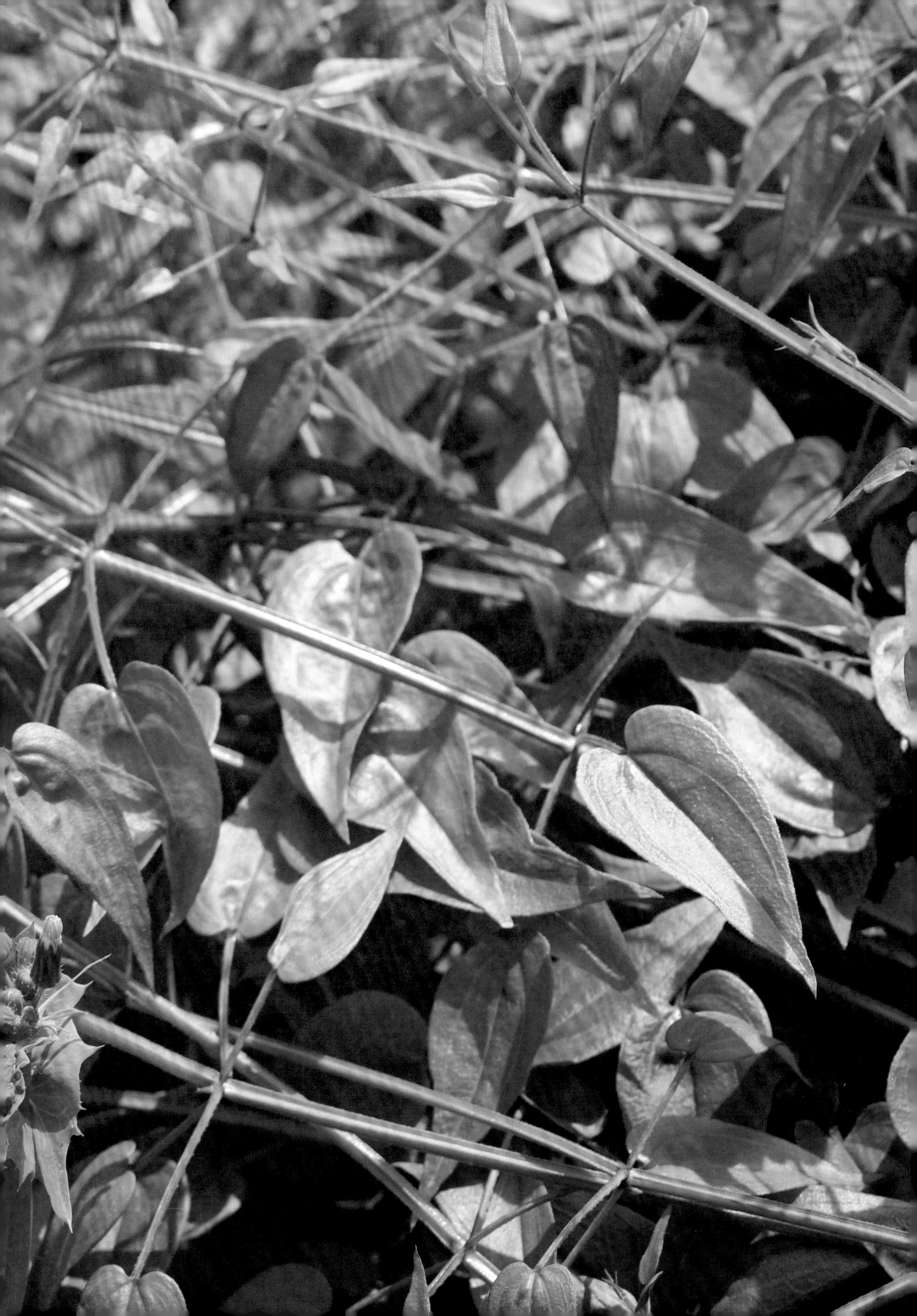

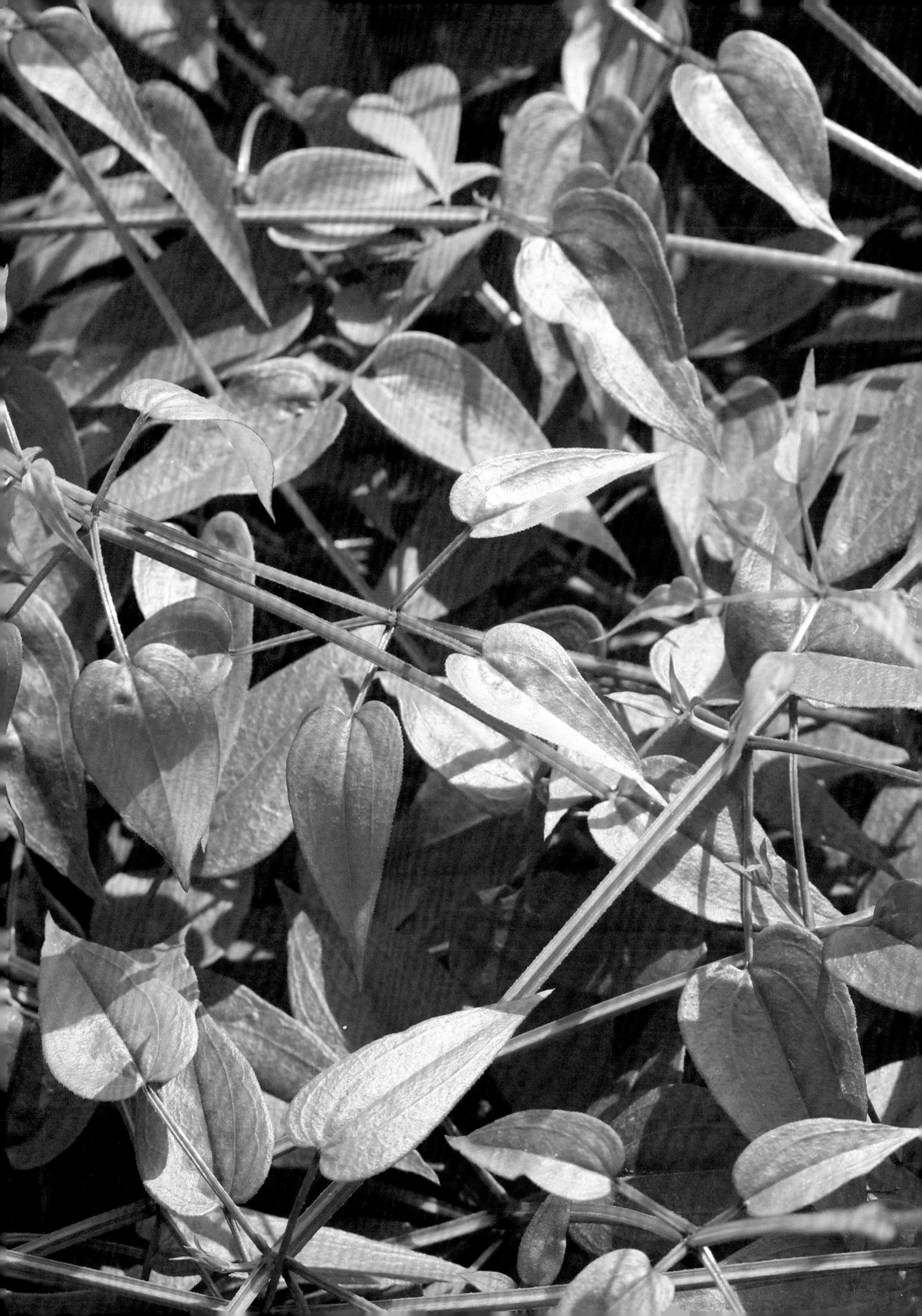

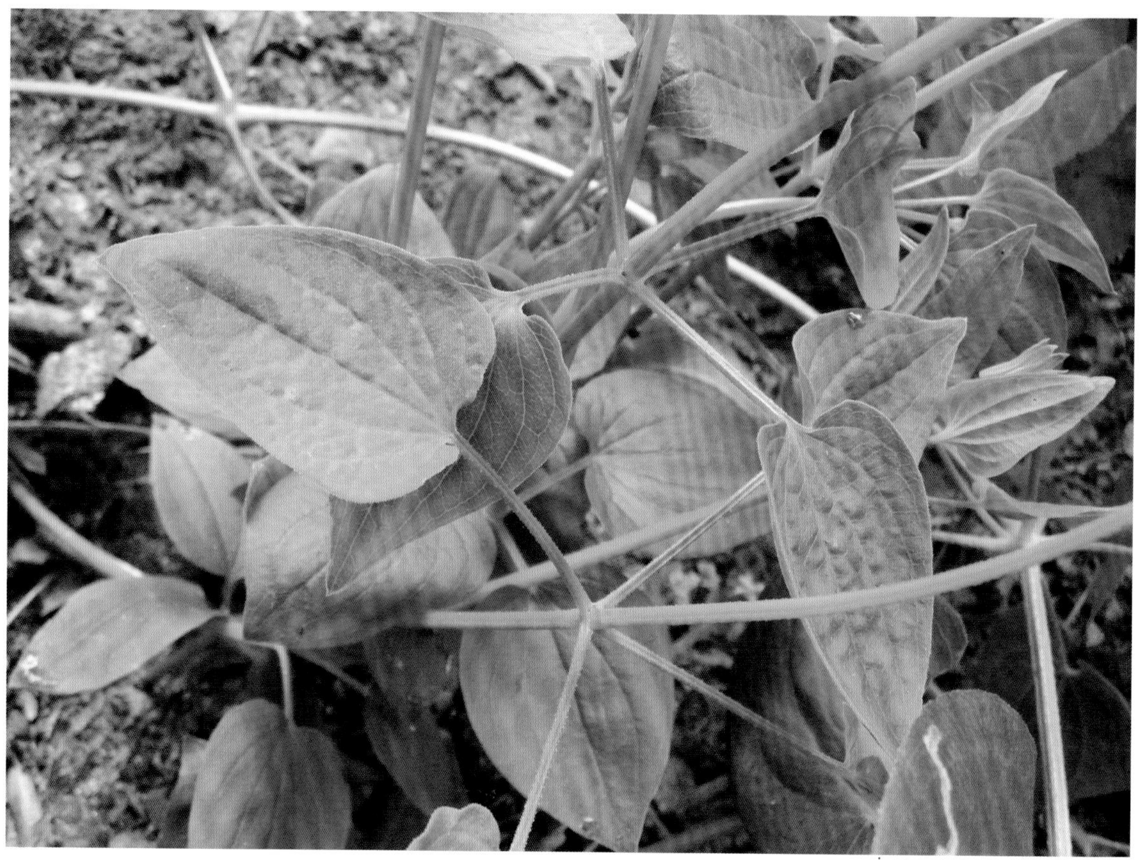

茜草

识别特征

多年生攀缘草本。根细长，丛生于根茎上；茎四棱形，棱及叶柄上有倒刺。叶 4 片轮生，叶片卵形或卵状披针形。聚伞花序顶生或腋生，排成圆锥状，花冠辐射状。浆果球形，熟时紫黑色。花期 8—9 月，果期 10—11 月。

生境分布

生长于山坡岩石旁或沟边草丛中。分布于安徽、江苏、山东、河南、陕西等省区。

采收加工

春、秋二季采挖，除去茎叶，洗净，晒干。

药材鉴别

本品为不规则的短段。外皮红棕色或暗棕色，外皮脱落处呈黄红色。切面皮部紫红色，木部粉红色，有多数散在的小孔。无臭，味微苦，久嚼刺舌。

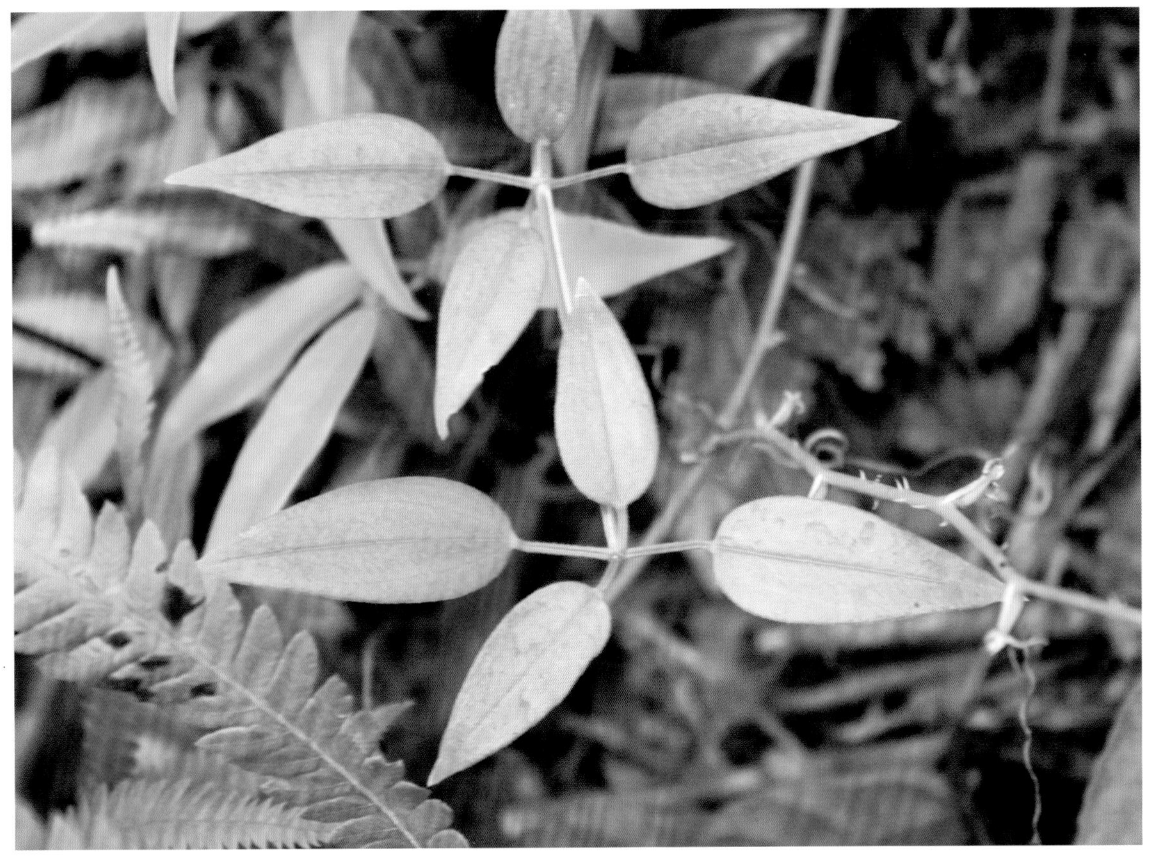

茜草

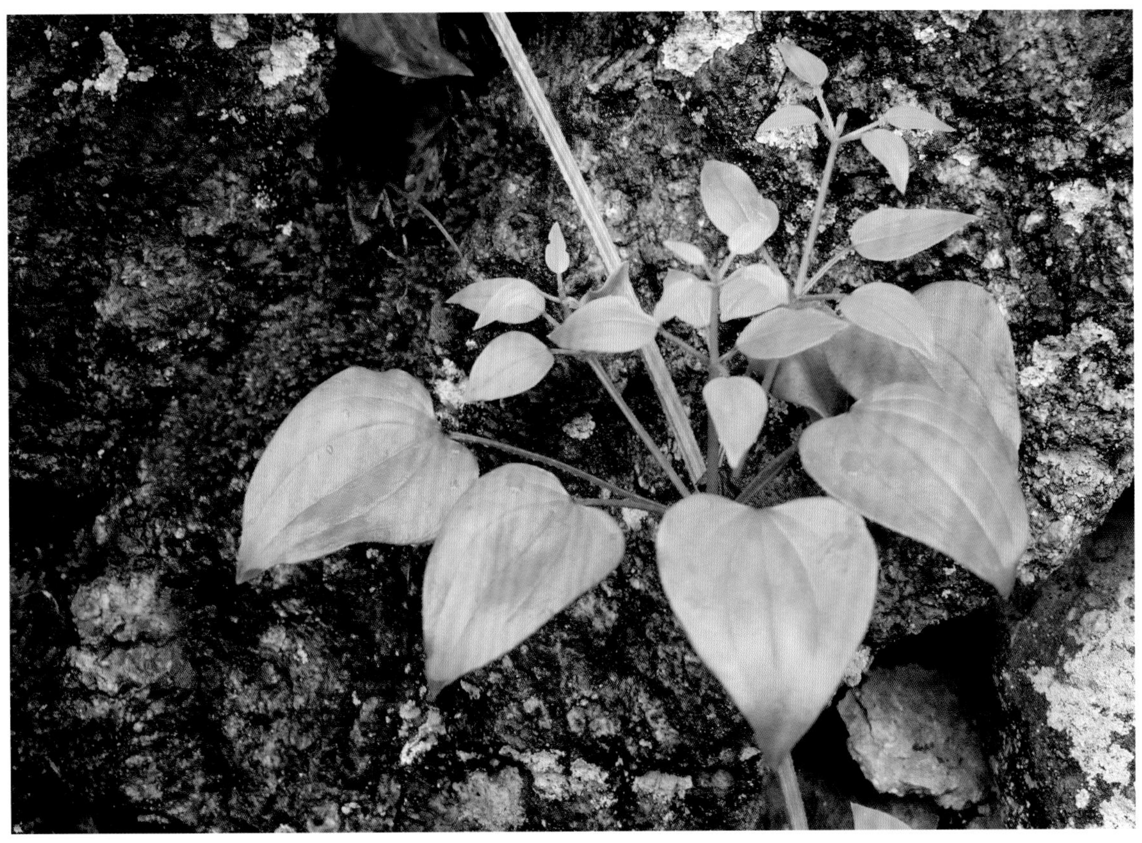

茜草

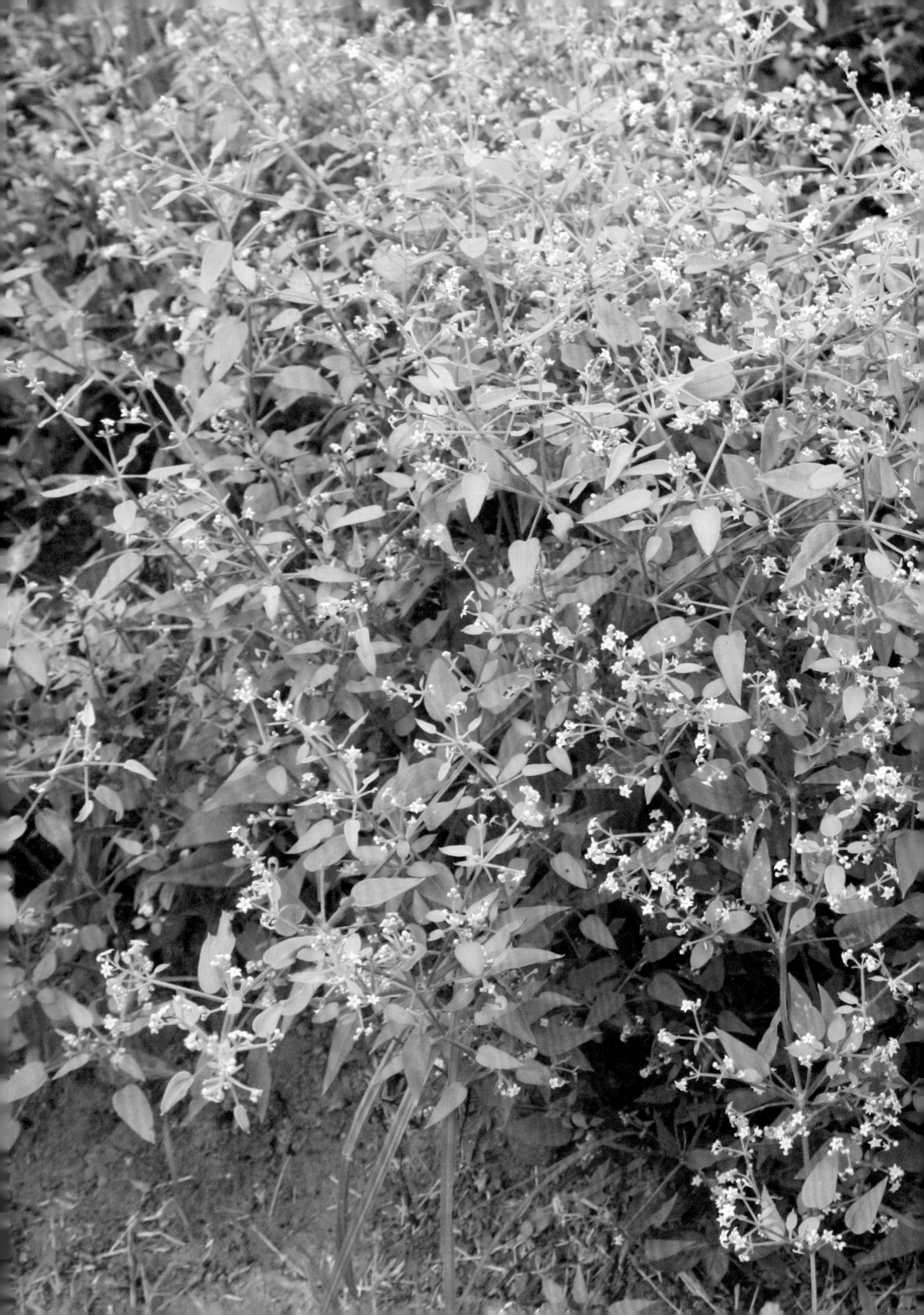

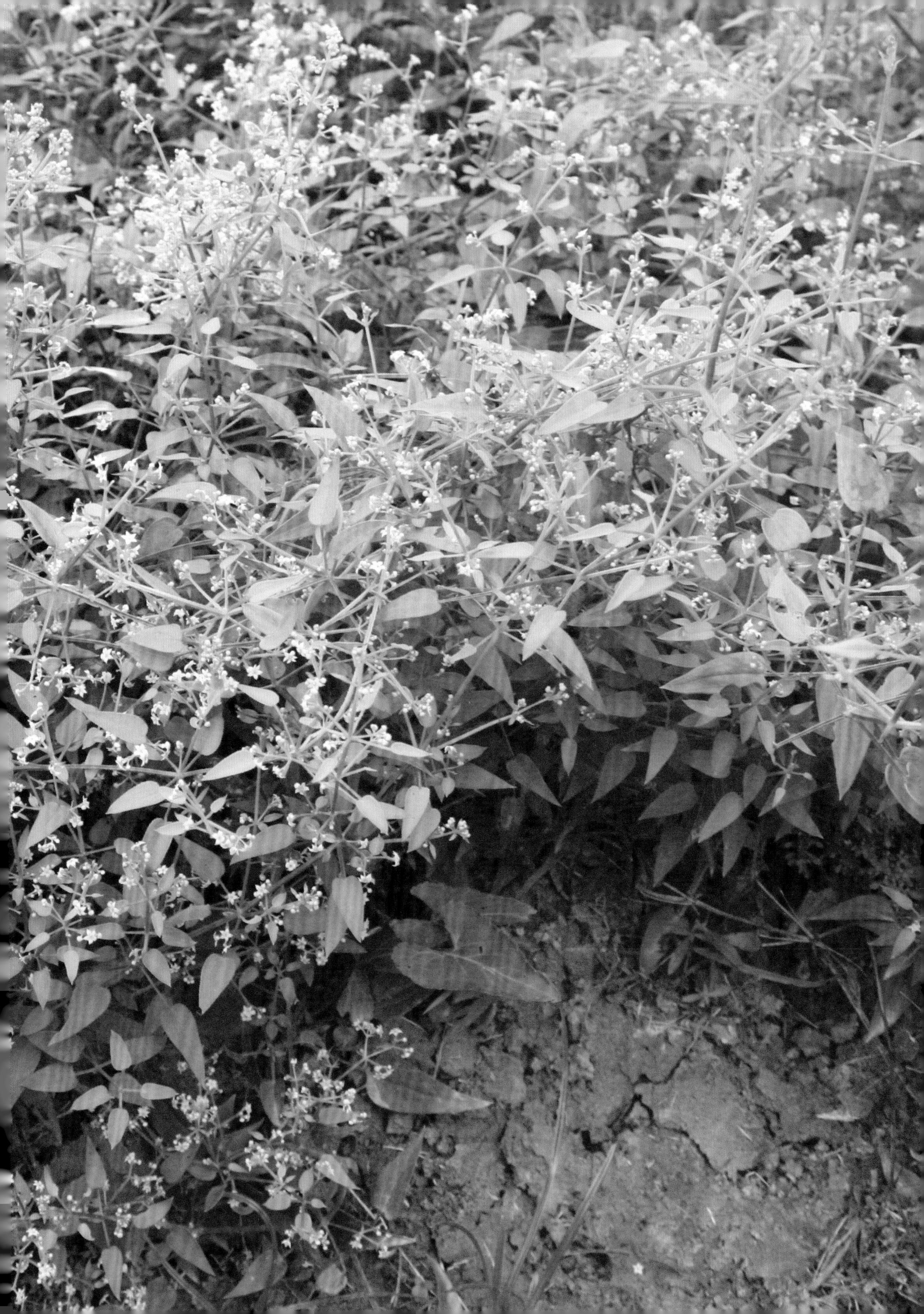

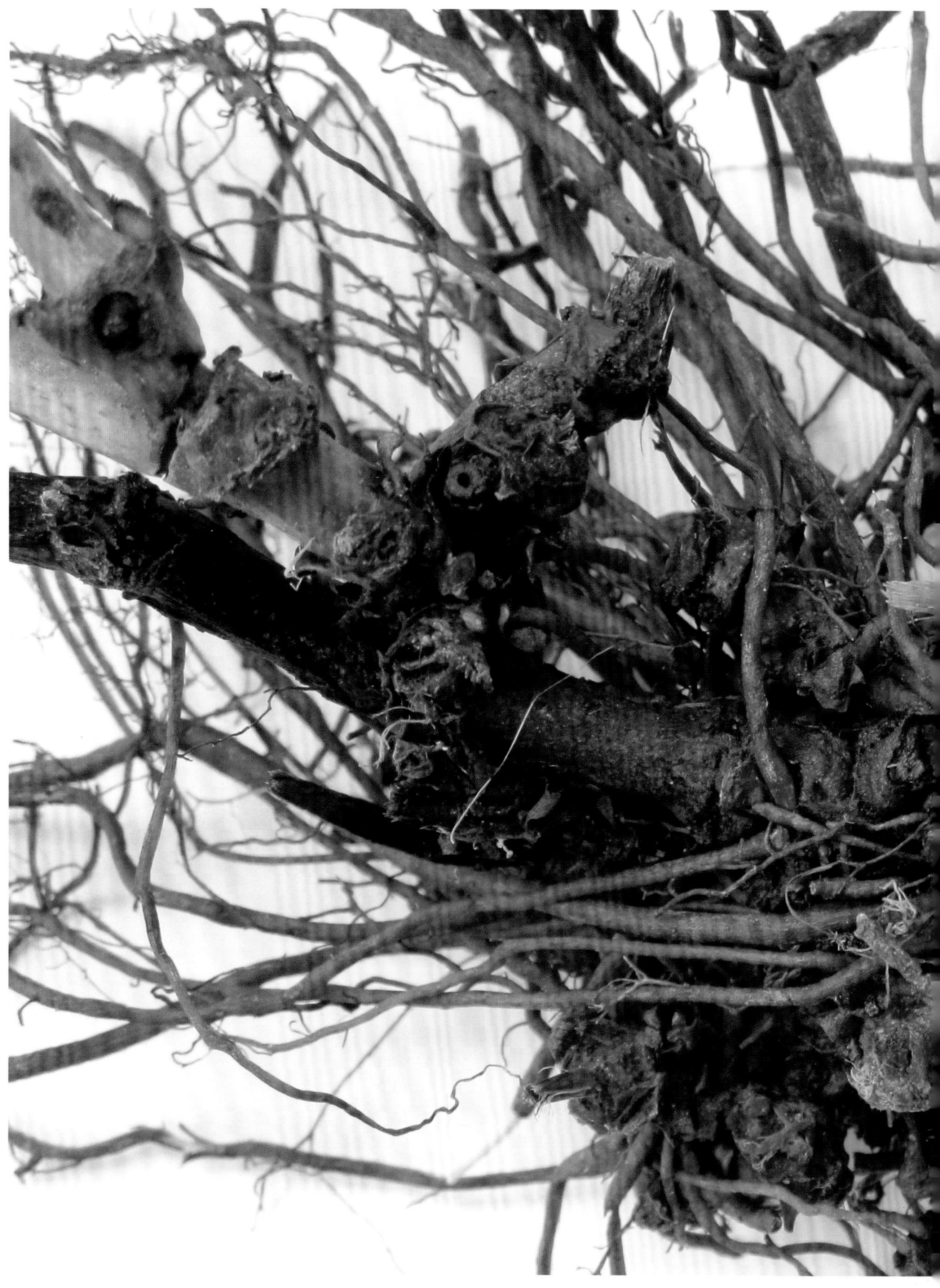

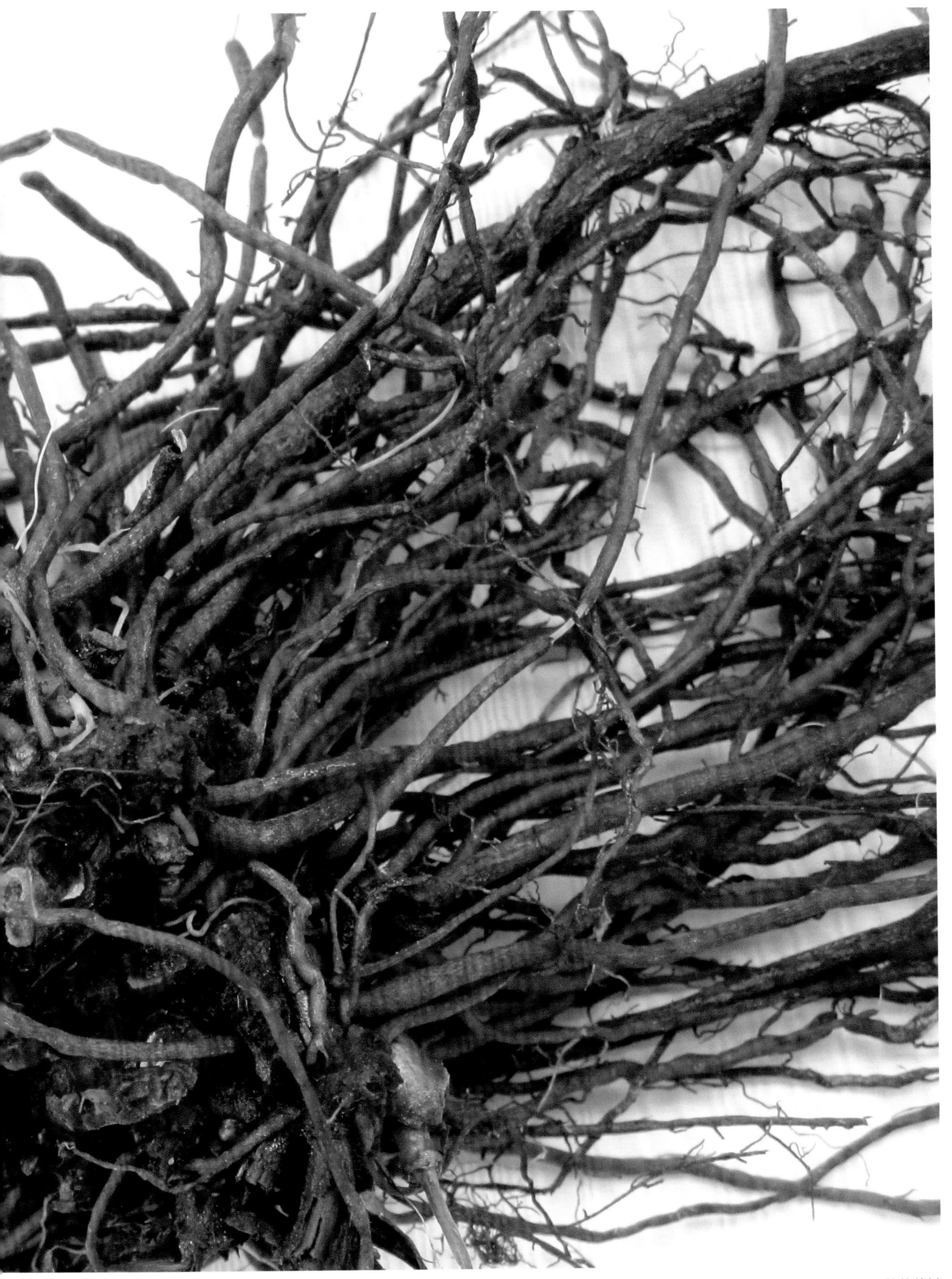

茜草药材

功效主治

凉血化瘀，止血，通经。本品苦寒清泻，入肝经血分，故有凉血、化瘀、止血、通经之功。

药理作用

本品能缩短凝血时间，有一定的止血作用。茜草素同血液内钙离子结合，有轻度抗凝血效应。水提取物有兴奋子宫作用。茜草提取物及人工合成的茜草双酯，均有升白细胞作用。茜草中的环己肽有抗肿瘤作用。此外，对多种细菌及皮肤真菌有抑制作用，还有明显的止咳和祛痰作用。

用法用量

内服：10 ~ 15 g，煎服。止血，炒炭用；活血通经，生用或酒炒用。

民族药方

1．荨麻疹　茜草 25 g，阴地蕨 15 g。水煎，加黄酒 100 g 冲服。

2．经痛，经期不准　茜草 15 g。另配益母草和大枣各适量，水煎服。

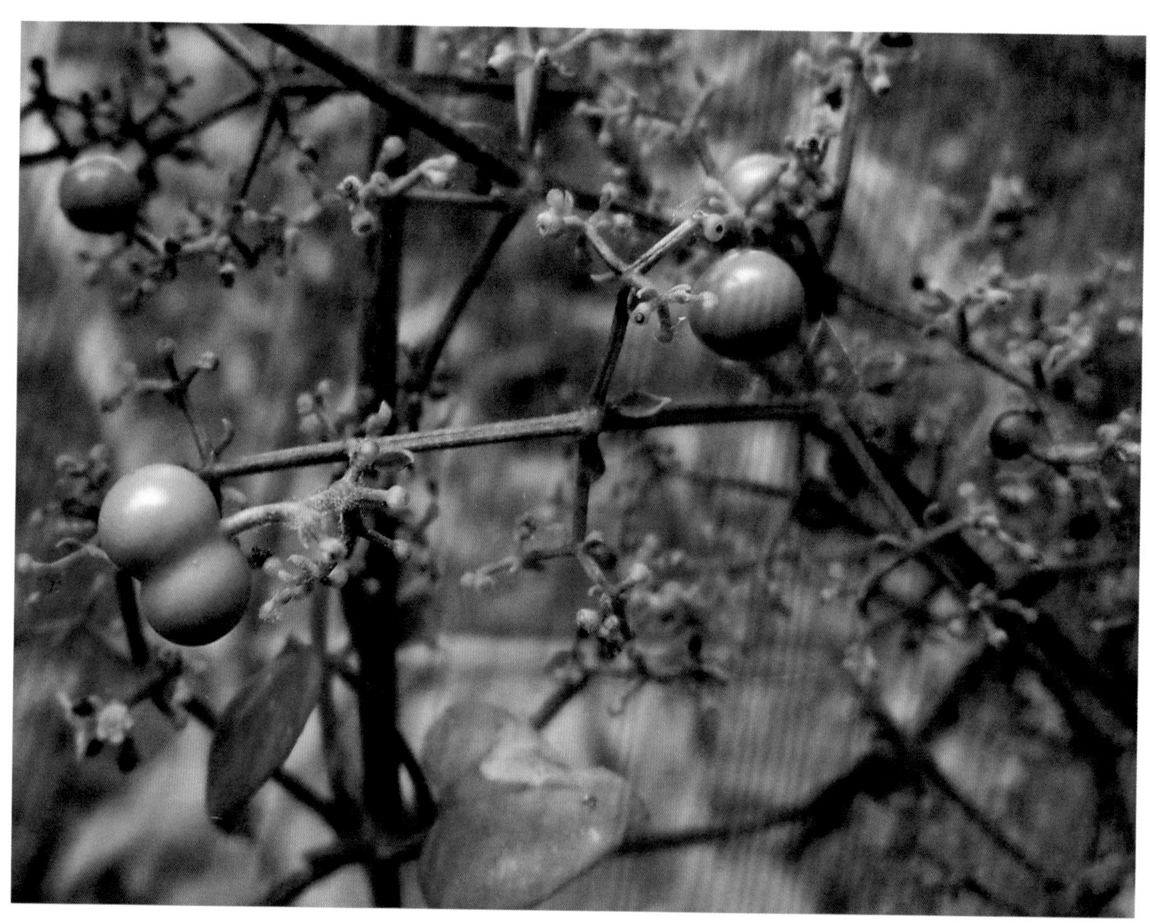

茜草药材

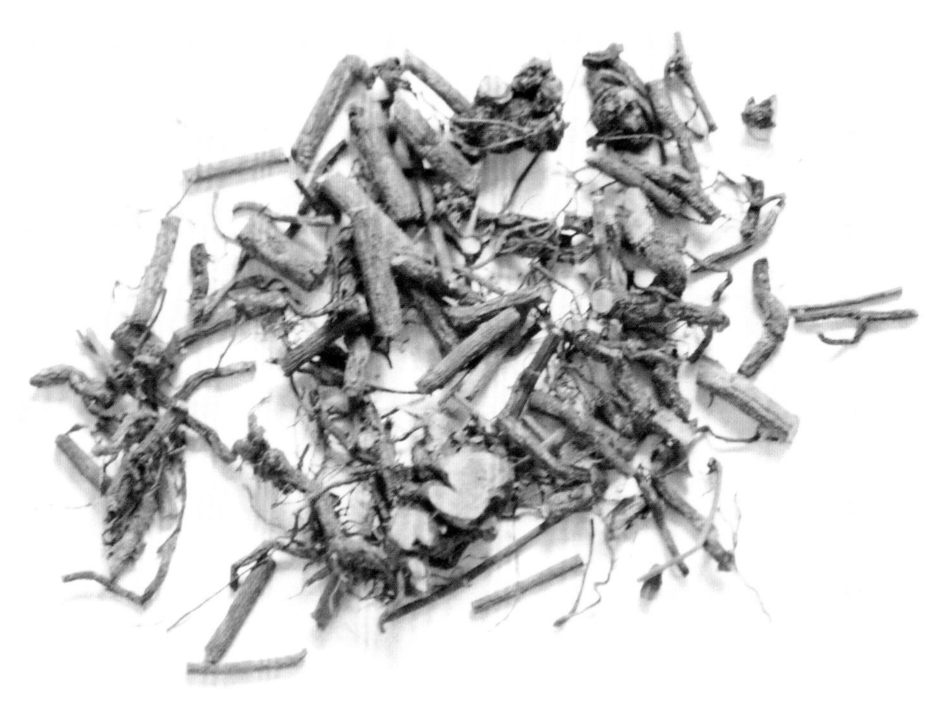

茜草饮片

3．软组织损伤　茜草 200 g，虎杖 120 g。用白布包煮 20 分钟，先浸洗，温后敷局部，冷后再加热使用，连续用药 5 ~ 7 日。

4．外伤出血　茜草适量。研细末，外敷伤处。

5．跌打损伤　茜草 120 g，白酒 750 ml。将茜草置白酒中浸泡 7 日，每次服 30 ml，每日 2 次。

6．关节痛　茜草 60 g，猪脚 1 只。水和黄酒各半，炖 2 小时，吃猪脚喝汤。

7．阴虚之经期延长　茜草、墨旱莲各 30 g，大枣 10 枚。水煎取药汁，代茶饮。

8．吐血　茜草根 50 g。捣成末，每服 10 g，水煎，冷服，用水调末 10 g服亦可。

9．妇女经闭　茜草根 50 g。煎酒服。

10．脱肛　茜草根、石榴皮各 1 把。加酒 1 碗，煎至七成，温服。

11．肺肾伤热，肺热咳嗽，痰中带血，膀胱热，尿痛，尿频等症　茜草、紫草茸、枇杷叶各 10 g。制成煮散剂，水煎温服，每次 3 ~ 5 g，每日 1 ~ 2 次。

使用注意

脾胃虚寒、无瘀滞者禁用。

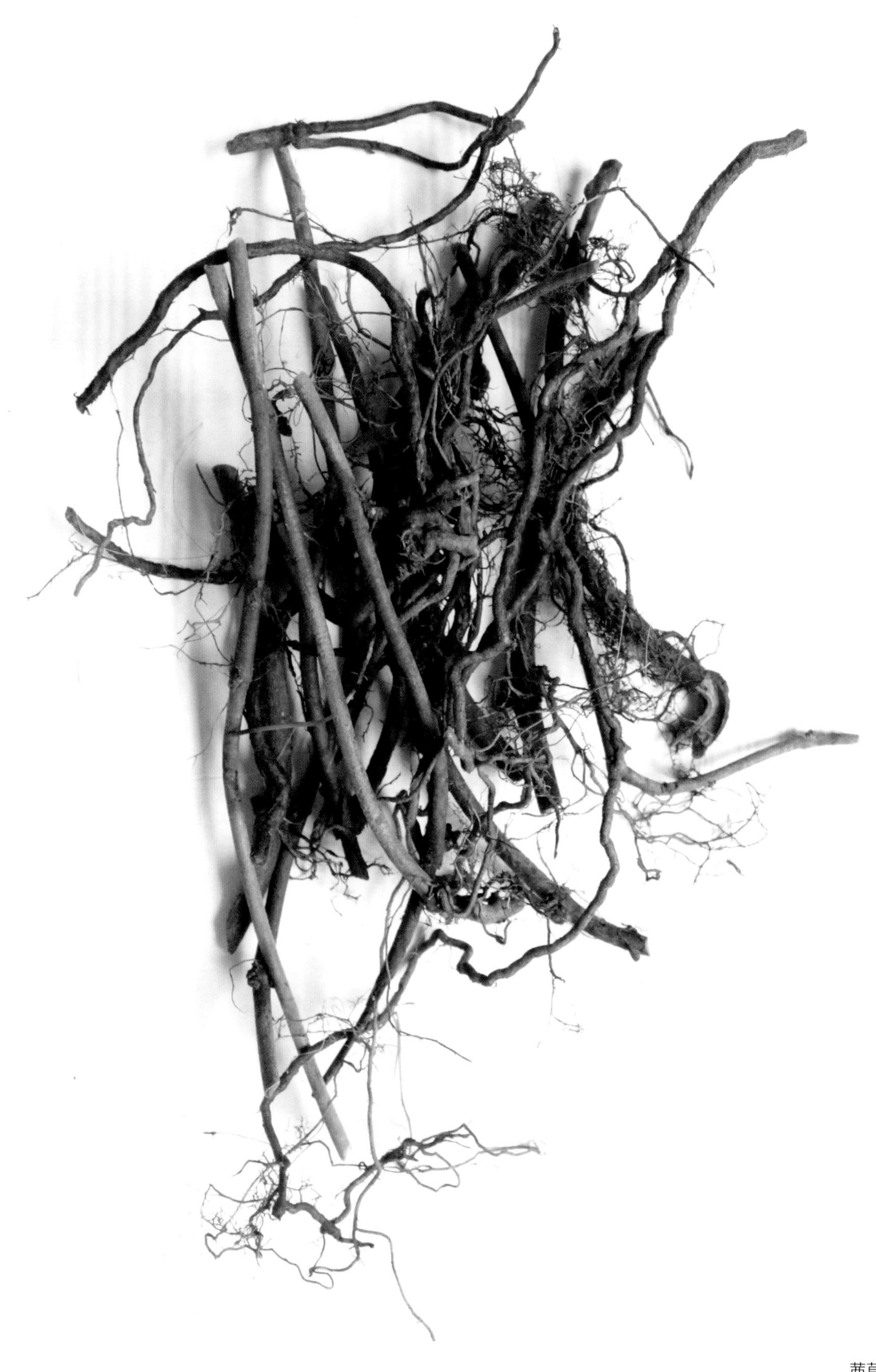

茜草药材

图书在版编目（C I P）数据

中国民族药用植物图典. 蒙古族卷 / 肖培根, 诸国本总主编. — 长沙 : 湖南科学技术出版社, 2023.7

ISBN 978-7-5710-2324-9

Ⅰ. ①中… Ⅱ. ①肖… ②诸… Ⅲ. ①民族地区－药用植物－中国－图集②蒙古族－中草药－图集 Ⅳ. ①R282.71-64

中国国家版本馆 CIP 数据核字(2023)第 138942 号

“十四五”时期国家重点出版物出版专项规划项目

ZHONGGUO MINZU YAOYONG ZHIWU TUDIAN MENGGUZU JUAN DI-ER CE

中国民族药用植物图典 蒙古族卷　第二册

总 主 编：肖培根　诸国本
主　　编：李其信　谢　宇　周重建
出 版 人：潘晓山
责任编辑：李　忠　杨　颖
出版发行：湖南科学技术出版社
社　　址：长沙市芙蓉中路一段 416 号泊富国际金融中心
网　　址：http://www.hnstp.com
湖南科学技术出版社天猫旗舰店网址：
　　　　　http://hnkjcbs.tmall.com
邮购联系：0731-84375808
印　　刷：长沙新湘诚印刷有限公司
　　　　　（印装质量问题请直接与本厂联系）
厂　　址：长沙市开福区伍家岭街道新码头路 9 号
邮　　编：410008
版　　次：2023 年 7 月第 1 版
印　　次：2023 年 7 月第 1 次印刷
开　　本：889mm×1194mm　1/16
印　　张：21
字　　数：311 千字
书　　号：ISBN 978-7-5710-2324-9
定　　价：1280.00 元(共四册)